全国高等医学院校教材
中国高等教育学会医学教育专业委员会规划教材
卫生部“十一五”规划教材

临床营养护理学

主　编　刘均娥　范　旻
副主编　李　缨　马爱勤　薛　梅
主　审　杜寿芬　马　方
编　委　（按姓氏笔画排序）

于兴凯　黑龙江省同江市中医院外科
马　方　北京协和医院营养科
马爱勤　上海市奉贤区中心医院营养科
王　勇　首都医科大学宣武医院营养科
王　黎　新疆石河子大学医学院第一附属医院营养科
庄桂花　新疆自治区人民医院
刘　扬　中国医学科学院肿瘤医院内科
刘　明　澳门理工大学护理学院
刘均娥　首都医科大学护理学院
孙德强　新疆自治区人民医院营养科
杜寿芬　北京协和医院营养科
杨百京　新疆石河子大学医学院第一附属医院营养科
李　缨　首都医科大学宣武医院营养科
邸燕云　新疆自治区人民医院
邹凌燕　山东大学护理学院
宋玉兰　首都医科大学宣武医院营养科
张祥梅　新疆医科大学第五附属医院营养科
陈　燕　湖南省中医院护理部
范　曼　新疆自治区人民医院营养科
郑亚光　天津医科大学护理学院
孟　莉　卫生部医政司护理处
赵　瑛　首都医科大学护理学院
南　芳　首都医科大学护理学院
姚俊英　新疆自治区人民医院营养科
陶应龙　新疆自治区人民医院营养科
黄　回　浙江大学医学院护理系
韩晓丽　新疆乌鲁木齐市友谊医院营养科
薛　岚　中国医学科学院肿瘤医院护理部
薛　梅　新疆自治区中医医院营养科

北京大学医学出版社

图书在版编目（CIP）数据

临床营养护理学/刘均娥，范旻主编．—北京：北京大学医学出版社，2009.8

ISBN 978-7-81116-830-3

Ⅰ.临… Ⅱ.①刘…②范… Ⅲ.①临床营养—医学院校—教材②护理学—医学院校—教材 Ⅳ.R151 R47

中国版本图书馆 CIP 数据核字（2009）第 106897 号

临床营养护理学

主　　编：刘均娥　范　旻

出版发行：北京大学医学出版社（电话：010-82802230）

地　　址：(100191) 北京市海淀区学院路 38 号　北京大学医学部院内

网　　址：http：//www. pumpress. com. cn

E - mail：booksale@bjmu. edu. cn

印　　刷：莱芜市圣龙印务有限责任公司

经　　销：新华书店

责任编辑：安　林　**责任校对**：金彤文　**责任印制**：张京生

开　　本：787mm×1092mm　1/16　**印张**：28　**字数**：706 千字

版　　次：2009 年 8 月第 1 版　2011 年 7 月第 2 次印刷　**印数**：3001—5000 册

书　　号：ISBN 978-7-81116-830-3

定　　价：45.00 元

全国高等医学院校护理本科教材
编委会名单

序

护理学是医学的重要组成部分。随着社会的发展、医学科学的进步，人们对健康认识和需求日趋提高，为了满足日益增长的高层次护理人才的需求，高等医学院校内普遍设置了学士学位护理专业，部分院校还开设了护理专业硕士学位培养项目。在近二十多年的高等护理教育实践中，各院校积极开展教学改革，积累了经验，形成了特色。为了适应高等护理教育层次的提升、加强护理学专业教材建设的需要，也为体现各院校教改的成果，北京大学、山东大学、首都医科大学、华北煤炭医学院、内蒙古医学院、青海大学、河北大学、河北工程学院、石河子大学、新疆医科大学、汕头大学、大理学院、长沙医学院等院校共同协作编写了五年制本科护理学专业教材。

新编写的教材紧紧围绕教育部规定的护理学本科医学学士学位学生的培养目标、规格及护理专业教学大纲。力求贯彻“以整体人的健康为中心”的护理理念和作为护理实践框架结构的护理程序。涵盖相关的社会科学、人文科学、心理学和管理学的内容。随着医学科学的迅猛发展，护理专业知识领域也在随之拓宽，出现了不少新的理论和模式。在护理实践中，除了重视临床护理的进展，还要关注社区护理工作人员的需要，并广泛开展以循证医学为主导的探索。

本套教材中，每一本书的主编和编者均经过精心挑选，他们既有学术知名度，又有丰富的教学经验。新编写的教材不仅具有启发性、实用性，体现与时俱进的特点，还注重启发、培养学生的评判性思维及创新能力和国际交流能力。

本套教材可供高等护理专业本科学生、专升本学生使用，也可供各层次护理教学及临床护理工作者参考使用。

在教材编写和教材建设工作中，得到了各院校和北京大学医学出版社的鼎力支持，我们希望在读者们的关爱下这套教材能在市场竞争中脱颖而出，得到广大师生的认可和护理工作者的好评。

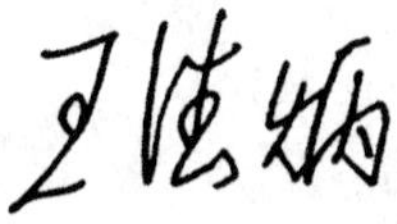

前　言

临床营养学是研究营养与疾病关系的一门学科，包括疾病的营养代谢、营养治疗和营养预防。近 40 年来，随着基础研究和临床应用研究的不断深入，人们对临床营养的作用和价值的认识有了跨跃式的发展，其临床应用的范畴、应用技术、制剂的供应和设备都取得了显著的进步，使得临床营养治疗在疾病的预防、治疗、康复中发挥着日益重要的作用，并已成为临床综合治疗措施中不可缺少的组成部分。

临床营养治疗工作的广泛开展，给护士的工作任务和角色提出了许多新的和更高的要求，例如：护士在日常工作中需要对普通病人和社区慢性病患者进行饮食指导，对营养不良患者进行营养状况的评价和个体化的饮食指导，对肠内或肠外营养支持的患者正确实施营养支持，并进行营养效果的监测和评价。所以，临床营养学知识对护士能否胜任这些工作至关重要。

本书分三部分：总论、各种疾病的营养治疗与护理、中医营养治疗与护理。总论部分介绍了临床营养学的概况、临床营养筛查与评价、饮食习惯与营养咨询、科学饮水、健康人群的营养需要、中国居民膳食指南、临床营养基础理论、肠内和肠外营养支持等内容。第二部分介绍了各系统常见疾病的代谢特点、营养支持的适应证、营养治疗的原则、营养治疗的方式及其营养护理措施。第三部分介绍了中医食疗的治疗原则和常见疾病的中医食疗。本书的编者几乎均是活跃在我国临床营养教学、科研、管理和实践工作一线的资深营养师，保证了本教材内容的专业性、新颖性、科学性和实用性。

本书的初稿由薛梅副主编和韩晓丽营养医师整理。“总论”部分由新疆自治区人民医院营养科范曼主任统稿，“各种疾病的营养治疗与护理”部分由临沂市人民医院营养科马爱勤主任统稿。全书由首都医科大学护理学院刘均娥主编统稿，由李缨副主编对部分章节的内容进行了更新和调整，由范曼主编给予审定，并承蒙我国著名营养界前辈杜寿芬教授以及中国医师协会营养医师专业委员会主任委员、北京协和医院营养科马方主任在百忙中对本书进行了审阅。在此对大家的辛勤付出一并表示最衷心的感谢！但由于编写时间有限，本书不足之处，敬请广大师生和读者指正。

主编　刘均娥　范旻

2009 年 5 月

目　录

第一篇　总　论

第二篇　各种疾病的营养治疗与护理

第三篇　中医营养治疗与护理

第一篇

总　论

第一章　临床营养学概论

第一节　营养学

一、营养学的定义

营养学是生命科学的一个分支，具有很强的应用性。营养学是研究选择食物，以及食物在人体内的消化、吸收、利用、代谢以及维持生长、发育与良好健康的相关过程的一门学科。

二、中国传统营养学的发展简史

我国营养学要比西方国家开展的早得多。早在《山海经》中就曾有神农尝百草的记载。《神农本草经》记载的365种上、中、下品药中，上品者大多为食药通用的日常食物。公元341年晋朝葛洪的《时后方》中就提出可用肝治疗维生素A缺乏的干眼病，用海藻治疗缺碘性甲状腺肿。南北朝的《素问》中就提出“五谷为养、五果为助、五畜为益、五菜为充”，已提出了各种食物的不同营养功能与平衡膳食的概念。唐朝《千金方》中有食治篇，共分水果、蔬菜、谷类、鸟兽四门。元朝饮膳太医包思慧，即皇帝的主任营养师出版了《饮膳正要》，这是中国也是世界上第一本营养治疗即膳食治疗疾病的书籍。明朝李时珍《本草纲目》收录的1982种药物中，谷物、水果、蔬菜、野菜等300多种，动物性食物400多种，并详细说明何种可食、何种不可食。

三、西方营养学的发展简史

1898年出现营养（nutrition）这一名词，然而对它的了解却远远早于这一时期，有了食物就有了营养的知识。营养学是一门综合的科学，它与生物化学、生理学、病理学、医学、公共卫生学、农牧渔业科学与食品加工学等都有密切关系。众所周知，在远洋航海中，船员因长期吃不到新鲜蔬菜与水果，发生齿龈出血和皮下出血点，并称其为坏血病，而船员吃了新鲜蔬菜与水果就立即痊愈。并发现了这两种食物中富含一种维生素，我们称之为抗坏血酸即维生素C。

20世纪初阿脱华脱与本尼迪克特发明了单式热量计测定食物中的热量与用呼吸热量计测定多种劳动动作的热量消耗。罗斯在1936年发现了在蛋白质中有人体必需的8种氨基酸。维生素的名词是芬克在1912年提出来的。以后麦克伦和奥斯朋与门德尔在动物试验中发现了维生素A、核黄素与硫胺素的功能。

四、营养学的分类

营养学可分公共卫生营养、妇幼营养、临床营养、动物营养（畜牧营养）、食品营养、老年营养、营养流行病学，中医营养学等。

五、营养学研究的两个主要阶段

营养学的研究主要分两个主要阶段，一是发现食物中的各种营养素，预防与治疗营养缺乏病与营养不良以及根据各种人群的合理需要制订营养素需要量或供给量标准。目前，在调查我国各类人群存在的营养缺乏病以及制订营养素供给量标准的工作还在继续进行。二是研究营养如何促进健康、增强体质，研究营养与膳食有关的疾病，以及如何调整膳食以预防这些疾病。

第二节 临床营养学

临床营养学是研究病人营养的一门科学，它主要讨论营养与疾病的关系，人体在病理状态下的营养需要以及如何满足这种需要。它是利用增减营养素作为防治疾病的手段，通过多种途径供给病人合理的营养，达到减轻脏器负担、恢复组织和器官功能，提高病人免疫功能，增强抵抗力，促进病人康复的目的。目前，临床营养已成为临床综合治疗的一个重要组成部分，是现代医院管理的综合措施之一。正确的营养支持及治疗能显著提高病人的治愈率，降低死亡率，加速病床周转率。营养治疗在增进疗效上与医疗和护理有着同等重要的作用，而合理的营养能增强机体的抵抗力，促进组织修复，为药物治疗提供物质基础。由于营养缺乏或失调直接导致的疾病，通过正确的营养治疗就能达到治愈的目的。要处理好病入的营养问题，即实施现代的营养治疗（支持），并不是一件简单的事，处理得好，可取得良效，处理得不当，可适得其反，甚至病人可能会受到某些伤害。这些所谓的伤害，主要是指营养治疗不当所致的并发症。

一、临床营养的两次革命

20 世纪 70 年代以前，临床营养专业方面的医师与营养师们，工作的重点是如何用不同的治疗膳食来治疗各种疾病或帮助病人恢复营养。例如针对不同的疾病情况，根据病人的接受程度应用普通饭、软饭、半流质和流质。根据各种疾病的特点，设计出肝、胆、胰疾病的治疗饮食，心血管疾病的治疗膳食，糖尿病的治疗膳食以及各种诊断用试验膳食等。同时也对一些严重的营养缺乏病如维生素 A 缺乏、缺铁性贫血、核黄素与硫胺素缺乏、癞皮病、缺碘性甲状腺肿等用营养素或富含这些营养素的食物进行治疗。

20 世纪 70 年代，美国的营养工作者曾对医院的外科、内科、癌症等病人进行营养调查，发现住院病人的营养状况很差，根据几个有名医院的调查，如波士顿的哈佛大学医学院的附属医院、麻省总医院和其他大城市的医院，其营养缺乏病在 45% 以上。这一发现震惊了美国卫生部与全美的医务工作者。在美国，营养发展很早，也很发达，但为什么还有这么多的营养缺乏病呢？原因是很复杂的，创伤、手术、感染、炎症、脓毒症会引起机体内神经、激素与生化代谢的一系列的复杂变化，而这些变化既不能为医生们了解又不能及时解决，便会使病人的营养情况出现恶化。同时那时对病人的营养评价方法还没有建立，因而无法发现。

上述发现，导致了美国营养学的转向，大多数知名的营养工作者都从一般营养转向研究临床营养。绝大多数医院都建立了以医生、营养师、药剂师、护士组成的营养支持服务小组(简称 NSS)。同时，广泛开展了对医院病人的营养评价方法的研究，对住院病人尤其是危重病人，不能进食的病人如何输入营养素，如全静脉营养与全胃肠道营养的研究，这就是临床营养的首次革命。

从20世纪80到90年代，国际上对临床营养学的研究又有了新的进展。

过去认为上述营养补充方法的重要功能之一是使胃肠道休息。即胃肠道中没有食物，没有消化作用，胃肠道就没有作用，就能休息康复。要素膳与全静脉营养就是针对这一概念而在临床上应用的。现在认为这一概念是错误的。最近发现肠道是人体中最大的免疫器官，而且具有肠道屏障作用。如果肠道内没有营养素供应，肠道就会营养不良，使肠道的免疫功能减弱与发生细菌易位。因此，新的概念是能用普通膳食的话，尽量用普通膳食，能用匀浆膳的不用要素膳，除非是在万不得已的情况下，才用要素膳或全静脉营养。这是临床营养的第二次革命。

综观我国的临床营养的发展情况，还是比较缓慢的。虽然要素膳在医院的营养科室得到了一定程度的应用。但最主要的临床营养评价方法，仅在个别医院加以研究、应用，关于全静脉营养在国内进行临床实践的也只是一小部分医院。国内其他临床营养单位，基本上还处在首次营养革命阶段。

二、临床营养的内容

临床营养包括机体营养缺乏或过剩的诊断及治疗，机体代谢及其应激后的变化、营养评价、营养治疗（支持）的适应证、营养制剂的种类及其制备和特点、营养输入通路的建立及其监护、营养治疗的实施原则、并发症的防治、临床营养学的研究、营养制剂及营养品的研制开发、临床营养知识的科普宣传、教学等方面。另外，不同疾病的营养治疗方案还有具体的要求，采用个体化的治疗方案可以减少副作用的发生并提高疗效。

三、营养治疗的内容

营养治疗是利用增加或减少营养素来防治疾病。根据病人营养失调的情况不同，增减的营养素也不尽相同，主要包括下面几项内容：

1. 热量　瘦的病人，营养不良及基础代谢增高者，应提高热量供给，肥胖患者应限制热量的摄入。

2. 蛋白质　有些病人如结核病、长期高热、贫血、烧伤、大手术前后、蛋白质一热能营养不良等患者，应增加蛋白质摄入量，但肾衰竭、肝昏迷、急性肝坏死等患者，必须限制蛋白质的摄入。

3. 脂肪　对于体重不足的患者，提高热量供应时，需相应地增加脂肪的摄入；而胆囊炎、胰腺炎、肝疾病、肥胖症、高脂血症等患者，可按不同病情控制脂肪摄入量。

4. 碳水化合物　患有酸中毒以及急性肾小球肾炎的病人，应提高糖类的供给量，糖尿病、肥胖症的病人应限制糖的摄入量。

5. 无机盐　艾迪生病、肠瘘、出血热的多尿期等患者应视病情增如盐的摄入，而高血压病人以及心脏病伴有心力衰竭、肝硬化伴腹水、急性肾炎的少尿期、脑水肿等疾病的患者，应限制钠盐。对佝偻病、骨质软化症及断肢再植者均应补充足够的钙、磷；而甲状旁腺功能亢进者用试验膳食则应限制钙的摄入；当患者有缺铁性贫血或失血性贫血时均应补充铁；原发性血色素沉着病应减少铁的摄入量。

6. 维生素　维生素分脂溶性、水溶性及类维生素三类，其品种繁多，作用也各不相同，临床应用广泛，有关这方面的内容，将在相关章节另行详细阐述。

7. 水分　高热、腹泻及肠瘘的患者，应当注意水及钠的补充，但患急性肾炎、脑水肿、尿毒症少尿期等疾病时应减少水分的摄入量。

8. 食物纤维　肠伤寒及直肠肛门手术后的患者宜限制粗纤维的摄入。习惯性便秘等病人应增加膳食纤维，故可用含纤维素高的食物。

四、营养治疗的途径及方式

1. 经口营养　是指膳食经口摄入，经胃肠消化吸收以获取营养素，是最好的营养方式，应尽可能采用。

2. 管饲营养　是将食物制成流质或糊状，通过插入胃管输入病人体内，保证病人获得维持生命所必需的营养素。常用于意识发生障碍不能进食的病人或消化道手术后的患者，管饲膳食有混合奶、匀浆膳、要素膳等。

3. 完全胃肠外营养　也称“静脉营养”，是指通过胃肠道以外的途径——周围静脉或中心静脉，输给病人所需要的部分营养或全部营养物质。其输注方式有单瓶输入和配制成“全合一”的静脉营养袋输入给病人，以达到营养治疗的目的。

五、营养治疗的基本原则

1. 膳食治疗必须根据病人的病情特点，与护理、药物以及外科手术治疗相结合。

2. 营养治疗要合理全面，根据不同疾病和疾病的不同阶段，制定出合理的营养治疗方案。

3. 治疗饮食的配制应经常变换花样和改变烹调方法。

4. 受热量或某些营养素限制的病人，禁止在定量饮食外私自增加任何食物。

5. 在采用饮食治疗时，必须使病人了解治疗的目的和要求，取得病人的合作。

6. 选择治疗方案时能采用经肠营养的方法应尽量使用这一方法，非用不可时再选用经静脉营养治疗。

六、临床营养的研究趋势

经过30多年的发展，近代临床营养治疗已经比较完善。反映在用于肠内、肠外营养的制剂日益丰富，适用于不同病情的病例；肠外营养（PN）、肠内营养（EN）所需的导管、储袋及输注泵等器具已随手可得。可以认为，目前的营养治疗已能满足大多数病人的需要。但是，也还有不少问题要作更深入的研究。归纳起来，大致有下列几方面。

（一）对应激后代谢变化的深入研究

对应激后的代谢变化已有所认识，并认为有些分解代谢是不可逆的。严重的分解代谢会对机体带来灾难性的后果，至今还没有好的对策。如何采取相应的措施，有效地抑制其分解代谢，是今后研究的重点之一。

（二）特殊病人营养治疗的研究

某些病人，例如肝肾功能不良、心肺功能不全、糖尿病、老年病人及恶性肿瘤病人等，其营养治疗有各自不同的特点。从专用制剂的研制，到临床治疗方案的制订，都需要分别进行研究，使疗效更好，不良反应更少。

（三）特殊营养物质的研究

现在已发现，谷氨酰胺、生长激素、胰岛素样生长因子 -1、精氨酸等各具有其特殊的作用。但究竟能发挥多大的作用，以及其适应证等都还需作更多的研究。另外，对于营养制剂中的某些成分的确切作用也是研究的内容，如 PN 制剂中的甲硫氨酸、多不饱和脂肪酸（PU、FA）、结构脂肪乳剂、ω-3 脂肪酸等；EN 制剂中的短链脂肪酸（SCFAs）、纤维素、DNA、MCT 等。它们的实际意义，还需有更多的临床研究才能作出客观的评价。其中，关于生长激素等生长因子用于肿瘤病人的指征，特别受到关注，应予慎重评价。

（四）营养的分子生物学研究

该领域的研究范围很广。从疾病角度（外伤、移植、营养不良、肿瘤及儿童生长发育等），或从激素及其调节物角度（胰多肽、生长激素、内毒素、谷氨酰胺、胰岛素、一氧化氮合酶、谷胱甘肽及胰岛素样生长因子 -1 等），观察在营养干预的情况下，机体在细胞和分子水平的变化，如线粒体复合物 -1（C-1）、炎性细胞因子（IL-6、IL-8）、T 淋巴细胞凋亡、PMN 及 NK 细胞活性、TNF-α 及其受体的变化等。这些研究的结果，对阐明营养状态和营养治疗中的某些现象的理论基础以及作用机制将具有非常重要的意义。

（范昱）

第二章 临床营养筛查与评价

第一节 营养筛查

一、营养筛查的概念

营养筛查（nutrition screening）又称营养风险筛查（nutrition risk screening，NRS），是由医务人员通过快速、简便的方法，评估病人有无营养风险，以便确定营养咨询和评价的实施步骤，决定是否需要制订营养计划的方法。动态的营养筛查可以帮助医务人员调整营养治疗方案。

二、初步筛查

对病人进行初步筛查（initial screening），又称首次营养风险筛查，可包括如下方面：

1. 摄取食物的能力。
2. 食物耐受与否。
3. 既往饮食史和 / 或饮食的变化情况。
4. 体重的变化 / 体重史。
5. 饮酒 / 酗酒。
6. 服用多种药物。
7. 可能的食物与药物间的相互作用。

三、进一步筛查

进一步筛查或称第二次筛查，是回顾既往病史 (review of medical history) 的过程，应包括以下方面：

1. 过去及现在可能改变病人营养状况的诊断和 / 或存在问题列表：

• 呼吸、循环、消化和其他系统疾病可导致某些营养素需求量的改变。

• 注意影响机体食物的摄取、消化、吸收、排泄的因素。

2. 营养状况的客观指标

• 体重史：

—入院时体重

—身高

—通常体重

—体重变化百分比

• 实验室检查：

—血清白蛋白的水平

—血红蛋白及红细胞比容

—疾病特异的血液指标

- 体质评价（参见本章体格检查部分）：

  —水肿或皮肤肿胀

  —恶病质/慢性肌肉萎缩

  —肥胖

  —损伤、创伤、压痛情况

  —肤色

3. 可能影响营养状态的治疗手段

- 药物与营养素间的相互作用
- 化疗
- 放疗
- 透析
- 外科手术

4. 病人目前采用的食物类型

- 禁食天数
- 口服营养补剂
- 肠内管饲
- 肠外营养

四、危险因素的确定

由营养筛查结果确定营养不良的危险 (risk identification)。筛查出存在营养不良危险的病人需进一步进行营养评价，否则，应根据具体情况定期复查。

《美国临床营养速查手册》规定有下列情况者，可能需要专门的营养支持：

1. 营养素摄入不足：指不能满足营养和食物需求超过 5 天。

2. 体重丢失：非自主减重，6 个月内丢失通常体重的 10%，或 1 个月内丢失超过 5 磅 (2.25kg)。

3. 血清白蛋白水平低于 3.5g/dl。

此外，ESPEN 2006 指南定义了重度营养风险（severe nutritional risk）：描述因疾病或手术造成的急性或潜在的营养代谢受损，可能因有或无营养支持带来更好或更差的临床结局，用以下指标衡量：

1. 6 个月内体重下降＞ 10%～15%

2. BMI ＜ 18.5

3. NRS ≥ 3 分或 SGA C 级评分

4. 血浆白蛋白＜ 30g/L（没有明确的肝、肾功能障碍）

五、营养风险筛查的方案(NRS 2002)简介

2002 年，欧洲营养学会（ESPEN）提出了成年住院病人营养风险筛查的方案（NRS 2002），首先通过 4 个问题来评估住院病人是否有营养风险、程度如何，是否需要营养支持以及预后如何：

1. 是否 BMI ＜ 20.5

2. 近 3 个月是否有体重下降

3. 过去一周是否有摄食减少

4. 是否有严重疾病（如需 ICU 治疗）

如果有任何一项为是就进入第二次筛查，如果全部答否，则每周重复筛查一次。

NRS 2002 方案第二次筛查采用评分的方法对营养风险加以量度，总评分内容包括疾病评分、营养状态评分、年龄评分三者之和。《NRS 2002》的核心证据来源于 128 个临床随机对照试验（RCT）。通过对这些 RCT 进行系统评价，研究人员发现，以评分是否达到或大于 3 分作为有无营养风险的标准，评定出的有营养风险的病人，在接受营养支持后，其良性临床转归比例较高。疾病评分参见表 2-1-1，营养状态评分参见表 2-1-2，年龄评分超过 70 岁为 1 分，否则为 0 分。

表 2－1－1　NRS (2002) 对于疾病严重程度的定义

疾病评分（分）	疾病严重程度定义	营养需要量状况
0	没有	正常
1	轻度：慢性疾病病人因出现并发症而住院治疗。病人虚弱但不需卧床。如髋关节骨折、慢性疾病有急性并发症、COPD、肝硬化、血液透析、糖尿病、一般肿瘤病人	轻度提高：蛋白质需要量略有增加，但可以通过口服和补充来弥补
2	中度：病人需要卧床，如腹部大手术后、脑卒中、重度肺炎、血液恶性肿瘤	中度增加：蛋白质需要量相应增加，但大多数人仍可以通过人工营养得到恢复
3	重度：病人在 ICU 中靠机械通气支持，如颅脑损伤、骨髓移植、大于 APACHE10 分的 ICU 病人	明显增加：蛋白质需要量增加而且不能被人工营养支持所弥补，但是通过人工营养可以使蛋白质分解和氮丢失明显减少

* 根据 128 个欧洲的有循证医学证据的报告界定

表 2－1－2　NRS 对营养状态低减的评定标准

营养状态评分（分）	BMI ）kg/m^2）	近期体重丢失 >5% 所用时间	一周内进食量减少（%）
0	＞20.5	无	0
1		三个月内	25—50
2	18. 5～20.5	两个月内	50～75
3	＜18.5	一个月内	75～100

*3 项问题任一个符合就按照其分值，几项都有按照高分值为准

NRS 2002 规定营养风险总评分＝疾病有关评分＋营养状况评分＋年龄评分，总评分＞3 的病人存在重度营养风险或营养不良可能，应由医务人员按照医院常规设计并实施营养计划。分值＜3 分者表明当时不存在营养不良，但存在营养风险的可能，需要定期进行复查，比如在住院期间每周 1 次，以后复查的结果若＞3 分，即应制订营养支持计划。例如病人进行腹部大手术，就在手术后评定时按照新的分值（2 分）评分，并按新的总评分决定是否需要营养支持。此外，营养筛查的结果表明具有营养风险，但因代谢性或功能性因素无法实施

标准的营养计划或者对是否具有营养风险存在疑问，应由营养专业人员对病人进行详细的营养评定。

2002 年以后丹麦 Kondrup 等发表的多中心临床研究（有 212 个中心参加）表明，《NRS 2002》在预测营养不良风险和病人对营养治疗的反应方面，具有其他工具所不可比拟的优势。因此，《NRS 2002》被欧洲推荐为住院病人营养风险评估的首选工具。对于不能确切测量身高体重的一小部分病人（如严重水肿等病人），无法得到可靠的体质指数 (BMI) 数据，欧洲也考虑应用白蛋白水平（＜ 30 g / L）来评估这一小部分病人是否存在营养不良。

2004 年 12 月 4 日，中华医学会肠外肠内营养学分会结合中国人 BMI 正常值 (18.5 ≤ BMI＜23.9)，对全国 10 个大城市 11 家三级甲等医院的 15098 万例住院病人进行了营养风险筛查，涉及 6 个临床专科。总适用率：99.2%，营养不良的发生率为 12. 0%，存在营养风险病人占 35.5%，分值＞3 者有 32.7% 接受规范和不规范营养支持（即需要的 1/3 用了）。分值＜ 3 者有 15.3% 接受了营养支持（即不需要的 1/6 用了）。

《NRS 2002》有临床 RCT 的支持、有助于医患沟通，而且简便易行，医师，营养师、护士都可以操作，是未来临床营养支持标准化操作的有用工具。

第二节 营养评价

一、营养评价的概念

营养评价 (或称营养评定，nutrition assessment）（由营养专业人员）对病人的营养代谢、机体功能等进行全面检查，用于制订营养支持计划，考虑适应证和可能的副作用。

当营养筛查表明病人需要全面营养咨询的时候，对病人的营养状况进行调查。营养评价有助于为病人确定最安全、便利、经济的营养摄入方案，同时，也有助于将营养上受损的病人调理至最佳营养状态。

二、复习病史记录和调查膳食史

1. 复习病史记录

（1）对病人营养状况持续性或阶段性产生影响的可能因素　包括何种营养素的缺乏、有关的心理和社会因素（如饮酒、吸烟、经济状况）、罹患的急性和慢性病对营养的影响、药物以及与营养有关的其他病史或症状，如厌食、吞咽困难、胃肠道症状，如恶心、呕吐、腹泻或吸收不良。

（2）了解对病人营养状况已产生影响或可能产生影响的病史资料　包括药物作用、诊断过程、外科手术和治疗情况（化学治疗、放射治疗）。

（3）了解病人的营养史　收集病人的一般健康状况、饮食习惯和饮食方式等资料，包括生活习惯、食物购买力、进餐计划和食物制作、进餐方式、吃零食情况、进餐地点、饮食嗜好、食物过敏、过去饮食限制、维生素和 / 或矿物质的补充、以前使用过的肠内、肠外营养支持手段、食欲变化、口味变化、服用未经处方的药物、体重改变（通常体重、体重增减情况及其时间规律）、膳食情况、排便习惯、锻炼和活动情况。

2. 收集病人膳食史的方法

（1）24 小时回顾法　要求病人提供过去 24 小时的进食情况。本法简单易行，不受经常性饮食习惯影响，但所调查的资料不代表病人经常性进食情况。

（2）经常性进食情况调查　此法是一种快速简易方法，更能代表病人经常进餐情况，但要求病人依靠记忆来回顾平时的进餐情况。

（3）食物频率法　即用食物单记录由病人选择所吃食物的频率。本法易标准化，与24小时回顾法合用更理想，能提供一段时间主要营养素摄入的概况，但食物单可能未列入病人膳食中全部食物品种，故所调查内容可能有疏漏情况。该法还要求病人有读写能力。

（4）食物记录（日记）法　要求病人记录3～7天内实际进食情况。该法能排除回忆的误差，但要求病人有读写能力和了解食物的每份量，故不是每个病人都能按要求做得到的。

（5）膳食结构的评价　用食物成分表或医用营养计算机来分析病人摄入食物的营养素含量，将所得到的病人营养素摄入量与推荐的营养素需要量对比，来评价病人的膳食是否合理。

三、临床检查

临床检查是营养状态全面评价的一部分。通过询问、观察、触诊技术来获取关键资料。体检之所以必要，是因为通过体检不仅能评价营养缺乏的体征，还能够评价其他营养状态相关的动力学，如自理能力，获取食物、备餐、用餐的能力。

（一）体检技术

1．视诊 (inspection）

（1）视诊是最常用的体检技术。

（2）注意观察（肤）色、体形、（皮肤）质地和穿衣尺码（胖瘦）。

2．触诊（palpation）

（1）通过触摸检查皮肤弹性、体表温度、胖瘦和身体一些部分的运动灵活性。

（2）两种触诊法：①轻触：用指尖的最灵敏处。②深触：用手掌施以较重的压力。

3．叩诊（ percussion）

（1）用手指和手掌快速地叩击体表。

（2）通过叩出的声音确定器官的边缘、形状和位置。

（3）确定某个脏器是实质性的，还是充满液体或气体。

（4）两种叩诊方法：①直接法：以指尖或手掌直接叩击体表。②间接法：以左手中指伸直放于体表相应位置不动，右手中指叩击左中指。

4．听诊（auscultation）

（1）听诊是体检的最后一项技术（只是查腹部时，先视诊，随后即听诊）

（2）用听诊器听由心、肺、肝、肠发出的不同声音。

（二）体检的注意事项

1．体检的准备工作：

（1）为病人提供隐私保护的环境。

（2）仅暴露所要检查处。

（3）在检查过程中解释每一个步骤及目的。

（4）注意护理中的文化方面的问题。

2．注意描述以下总体情况：

（1）反映全面的营养状况：如体重减轻，肌肉体积减小，脂肪储备减少；肥胖症，脂肪储存过多。

（2）注明一般情况包括定向力、言语、体位和运动灵活性：如疼痛影响食欲和备餐能力

（3）注明精神状况：（如，精神错乱、抑郁）可以影响食物准备、吃饭的要求，不知道是否吃过、何时吃过——造成体重下降以及相关营养缺乏。

（4）注明能量状况

（5）注明营养消耗的体征，如骨骼肌消瘦，特别是股四头肌及三角肌；皮下脂肪消耗，特别是面部、大腿、腰部，以及体重减轻。

临床检查所发现的症状和体征，可作为判断营养缺乏症及其他疾病的参考。大多数的营养缺乏症状是轻微且非特异的，许多症状都不只是单一营养素缺乏，而是多种营养素缺乏及非营养性的原因（如环境）所造成。故临床检查的发现，需进一步以人体测量、饮食评估或生化检查来确定，才能作为营养评估之有效方法。

表 2－2－1　营养不良的生理症状

身体部位或系统	正常状态	营养缺乏可能的症状或状况	可能缺乏的营养素
头发	头发滑润有光泽，坚固不易掉落	1．无光泽干燥 2．头发稀疏 3．色泽异常 4．容易脱落	蛋白质热量不足 (PEM) 蛋白质、生物素、锌 蛋白质、铜 蛋白质
脸	脸上皮肤光润，呈现健康色	1．苍白 2．月亮脸 3．鼻周围油脂性的皮屑	铁 蛋白质 维生素 B_{12}、烟酸、维生素 B_6
眼睛	明亮有神，黏膜呈健康红润	1．眼睑结合膜苍白 2．眼睑发红、龟裂干燥、睑角炎 3．Bitot 斑、干眼病、夜盲症	铁（贫血） 维生素 B_2、维生素 B_6 维生素 A
口唇	平滑湿润	1．唇边的溃疡 2．唇和口的红肿病变	维生素 B_2、烟酸、维生素 B_6、 铁
舌头	深红色，光滑	1．平滑舌 2．舌头发红疼痛或肿痛 3．舌炎	维生素 B_{12}、叶酸 烟酸 烟酸、维生素 B_6、B_2、B_{12}、叶酸
牙龈	健全，无肿大或萎缩	1．牙龈肿大 2．海绵状 3．出血、萎缩	 维生素 C
皮肤	光滑、肤色良好	1．表皮干燥或粗糙鳞片状 2．小部分的皮下出血 3．皮下色素沉淀或日晒部位脱屑 4．水肿	维生素 A、维生素 C、必需脂肪酸 维生素 C、维生素 K、烟酸 蛋白质

续表

身体部位或系统	正常状态	营养缺乏可能的症状或状况	可能缺乏的营养素
指甲	硬实、粉红	1. 汤匙甲	铁
		2. 指甲苍白易碎，中间线状隆起	蛋白质、热量
腺体		1. 甲状腺肿大	碘
		2. 耳下腺肿大	蛋白质
肌肉与骨骼系统	姿势良好、无畸形	1. 腿骨弯曲	维生素 D
		2. 关节肿大	维生素 D
		3. 肌肉无力	蛋白质、钙
神经系统	精神稳定、反射正常	1. 心智混乱或精神沮丧	维生素 B_1、维生素 B_{12}、烟酸
		2. 心理性肌肉运动改变	蛋白质
		3. 运动无力、感觉异常	维生素 B_1
肠胃系统	无胀气、腹泻或便秘，无肝、脾肿大		蛋白质热量不足（PEM）
其他		伤口或组织修护延迟	维生素 C、锌、蛋白质

四、人体测量

（一）体重（body weight, DW）

1. 意义：体重是营养评定中最简单、最直接、最可靠的指标，是历史上沿用已久，目前最为主要的营养评定指标。体重的改变是与机体能量和蛋白质的平衡改变相平行的，故体重可从总体上反映人体营养状况。包括平时、理想和目前之体重。

2. 测定方法：体重的测定要考虑到测量的时间、穿的衣服多少及是否已排便等因素。对住院病人应选择晨起空腹，排空大小便后，着内衣裤测定。体重计的感量不得大于0.5kg，测定前须先标定准确。

3. 体重的评定指标：

现实体重比理想体重 (ideal body weight，IBW) ＝现实体重 /IBW×100%

结果评价见表 2–2–2。

表 2－2－2　现实体重占 IBW% 结果评价

结果	体重状况
＜80%	消瘦
80% ～ 90%	偏轻
90% ～ 110%	正常
110% ～ 120%	超重
＞120%	肥胖

病人之通常体重较理想体重更有意义，通常体重改变百分比有助于确定其营养不良的程度。

体重改变：由于我国目前尚无统一的标准体重值，加之身高与体重的个体变异较大，故采用体重改变作指标似更合理。用公式表示为：

体重改变（%）＝［（通常体重—实测体重）÷ 通常体重］×100%

应将体重变化的幅度与速度结合起来考虑，其评价标准见表 2-2-3。

表 2-2-3　体重变化的评定标准

时间	中度体重丧失	重度体重丧失
1 周	1% ～ 2%	＞2%
1 个月	5%	＞5%
3 个月	7.5%	＞7.5%
6 个月	10%	＞10%

体重指数（body mass index，BMI）：BMI＝体重（kg）/ 身高^2（m^2）。BMI 被认为是反映蛋白质一热量营养不良以及肥胖症的可靠指标。James 等提出的 BMI 评定标准见表 2-2-4（注：我国目前正在研究和制定符合中国人特点的 BMI 标准）。

表 2-2-4　BMI 的评定标准（西方标准）

等级	BMI 值
肥胖Ⅲ级	＞40
肥胖Ⅱ级	30 ～ 40
肥胖Ⅰ级	25 ～ 29.9
正常值	18＜BMI＜25
蛋白质一热量营养不良Ⅰ级	17.0 ～ 18.4
蛋白质一热量营养不良Ⅱ级	16.0 ～ 16.9
蛋白质一热量营养不良Ⅲ级	＜16

测定体重时的注意事项：

（1）病人出现水肿、腹水等，引起细胞外液相对增加，并可掩盖化学物质及细胞内物质的丢失。

（2）病人出现巨大肿瘤或器官肥大等，可掩盖脂肪和肌肉组织的丢失。

（3）利尿剂的使用会造成体重丧失的假象。

（4）在短时间内出现能量摄入及钠量的显著改变，可导致体内糖原及体液的明显改变，从而影响体重。

（5）如果每日体重改变小于 0.5kg，往往提示是体内水分改变的结果，而非真正的体重变化。在排除脂肪和水的变化后，体重改变实际上反映了机体瘦组织群（lean body mass，LBM）的变化。

（6）不同营养类型体内脂肪和蛋白质消耗比例不同，因而体重减少相同者，有的可能蛋白质特别是内脏蛋白质消耗少，有的蛋白质消耗多，从维持生命和修复功能而言蛋白质的多少比体重改变更重要，所以不同类型营养不良病人，相同体重的减少对预后可产生不同影响。

目前对体重指标一般的认识是：体重减少是营养不良的最重要的指标之一，但应结合内脏功能的测定指标，如握力、血浆蛋白等。当短期内体重减少超过 10%，同时血浆白蛋白＜3.0 mg% 时，可判定病人存在严重的蛋白质热量营养不良。

（二）皮褶厚度（skinfold thickness）

皮下脂肪含量约占全身脂肪总量的 50%，通过皮下脂肪含量的测定可推算出体脂总量，体脂总量的变化间接反映了热能的变化。

1．三头肌皮褶厚度（triceps skinfold thickness，TSF）：被测者上臂自然下垂，取左（或右）上臂背侧肩胛骨肩峰至尺骨鹰嘴连线中点，于该点上方 2cm 处，测定者以左手拇指与示指将皮肤连同皮下脂肪捏起呈皱褶，捏起处两边的皮肤须对称。然后，用压力为 $10g/mm^2$ 的皮褶厚度计测定。应在夹住后 3 秒钟内读数，测定时间延长可使被测点皮下脂肪被压缩，引起人为误差。连续测定 3 次后取其平均值。为减少误差，应固定测定者和皮褶计。

结果判定：TSF 正常参考值男性为 8.3mm，女性为 15.3mm。实测值相当于正常值的 90% 以上为正常，80%～90% 为轻度亏损，60%～80% 为中度亏损，小于 60% 为重度亏损。

2．肩胛下皮褶厚度：被测者上臂自然下垂，取左（或右）肩胛骨下角约 2mm 处，测定方法同 TSF。

结果判定：以肩胛下皮褶厚度与 TSF 之和来判定。正常参考值男性为 10～40mm，女性为 20～50mm；男性＞40mm，女性＞50mm 者为肥胖；男性＜10mm，女性＜20mm 者为消瘦。

3．髋部与腹部皮褶厚度：髋部取左侧腋中线与髂脊交叉点。腹部取脐右侧 lcm 处。测定方法同 TSF。

上述结果还可代人下面公式推算总体脂（total body fat，TBF）：TBF（%）＝0.91137A＋0.17871B＋0.15381C−3.60146

A、B 和 C 分别代表三头肌、肩胛下和髋部皮褶厚度 (mm)。结果＞20% 者为肥胖。

（三）上臂围与上臂肌围

1．上臂围（arm circumference，AC）：被测者上臂自然下垂，取上臂中点，用软尺测量。软尺误差不得大于 0.1cm。

结果判定：AC 的正常参考值见表 2-2-5。

表 2-2-5　我国北方地区成人上臂围正常参考值

性别	年龄（岁）	例数	上臂围（cm）	变异系数
男	18～25	1 902	25.9±2.09	0.08
	26～45	1 676	27.1±2.51	0.09
	46～	674	26.4±3.05	0.12
女	18～25	1 330	24.5±2.08	0.08
	26～45	1 079	25.6±2.63	0.10
	46～	649	25.6±3.32	0.13

2. 上臂肌围（arm muscle circumference，AMC）：上臂肌围可间接反映体内蛋白质储存水平，它与血清白蛋白水平相关。有研究发现，当血清白蛋白值小于2. 8g% 时，87% 的病人出现 AMC 值的减小。

AMC 可由 AC 值换算求得，即：

AMC （cm）= AC （cm）−3.14×TSF （cm）

结果评定：AMC 的正常参考值男性为 24. 8cm，女性为 21. 0cm。实测值在正常值 90% 以上时为正常；占正常值 80% ～ 90% 时，为轻度营养不良；60% ～ 80% 时，为中度营养不良；小于 60% 时，为重度营养不良。

五、生化及实验室检查

生化及实验室检查可提供客观的营养评价结果，不受主观因素的影响；并且可确定存在哪一种营养素的缺乏，这两点是人体测量及膳食调查等方法所不具备的优势。

生化及实验室检查的内容包括：

（1）营养成分的血液浓度的测定；

（2）营养代谢产物的血液及尿液浓度的测定；

（3）与营养素吸收和代谢有关的各种酶的活性的测定；

（4）头发、指甲中营养素含量的测定等。

（一）血浆蛋白

血浆蛋白水平可反映机体蛋白质营养状况。最常用的指标包括血清白蛋白、转铁蛋白、甲状腺结合前白蛋白和视黄醇结合蛋白。

1. 血清白蛋白（albumin）：白蛋白于肝细胞内合成，合成速度为每日 120 ～ 270mg/kg 体重。白蛋白合成后进入血流，并分布于血管的内、外空间。在正常情况下，体内总的白蛋白池（pool）约为 3～5g/kg 体重，其中，30%～40% 分布于血管内。血管外的白蛋白贮存于瘦体组织中，分布于皮肤、肌肉和内脏等。白蛋白的合成受很多因素的影响，在甲状腺功能低下、血浆皮质醇水平过高、出现肝实质性病变及生理上的应激状态下，白蛋白的合成率下降。白蛋白的半衰期约为 14～20 天，其每日约代谢掉总量的 6%～10%。白蛋白的主要代谢部位是肠道和血管内皮。

影响血浆白蛋白浓度的因素主要包括：

（1）白蛋白的合成速度；

（2）白蛋白的容量及分布空间的大小；

（3）白蛋白分解代谢的速率；

（4）有否存在大量白蛋白丢失；

（5）是否出现体液分布状态的大的改变等。

很多疾病可影响上述几个因素，如在持续性半饥饿状态的病人，白蛋白合成迅速减少，并由血管外向血管内转移，这是保存白蛋白的一种保护性措施。若蛋白质摄入持续减少，则分解代谢亦会减慢，使白蛋白的血浓度不致下降过快。但如果机体蛋白质极度消耗，或肝功能严重受损，血浆白蛋白可迅速降低。在癌症等高度应激状态下，白蛋白的合成代谢降低，而分解代谢增加。烧伤、肾变性及其他可引起蛋白质丢失的疾病均可造成白蛋白丢失。体液潴留与失水可造成血浆白蛋白浓度由减少到增加，亦可相反。不同疾病状态对白蛋白代谢的影响参见表 2-2-6。

表 2-2-6　疾病状态对白蛋白代谢的影响

疾病状态	对白蛋白代谢的影响
半饥饿营养不良	白蛋白由血管外向血管内转移，合成分解均降低，血浓度下降
甲状腺功能降低	白蛋白由血管外向血管内转移，血浓度下降
甲状腺功能亢进	白蛋白的合成与分解都增加，血浓度及池大小不变
类癌综合征	因色氨酸不足，白蛋白合成下降
肝硬化、肝衰竭	白蛋白合成下降，伴有血管外损失（腹水），血浓度下降
酒精性肝病	抑制白蛋白合成
肠梗阻及肠病	白蛋白丢失增加
肾小球病变	从白蛋白尿中丢失
肾变性	白蛋白分解代谢增加，并从白蛋白尿中丢失
尿毒症	白蛋白合成减少
肿瘤及放疗	白蛋白分解增加
烧伤	白蛋白从血管外大量丢失，从表皮丢失
创伤、大手术	白蛋白分解增加，合成减少，血浓度下降

血浆白蛋白水平与外科病人术后并发症及死亡率相关。血浆白蛋白作为判定预后的一个指示物，其作用在很多条件下已被认可。持续的低白蛋白血症被认为是判定营养不良的可靠指标。

2. 血清前白蛋白（prealbumin，PA）：前白蛋白在肝合成，因在 pH8.6 条件下电泳转移速度较白蛋白快而得名。又因为前白蛋白可与甲状腺素结合球蛋白（TBG）及视黄醇结合蛋白（RBP）结合，而转运甲状腺素及维生素 A，故又名甲状腺素结合前白蛋白（thyroxine - binding prealbumin，TBPA）。前白蛋白的分子量为 54 980，含氮量为 16.7%。每日全身代谢池分解率为 33.1%～39.5%。其生物半衰期短，约为 1.9 天，故与转铁蛋白和视黄醇结合蛋白共称为快速转换蛋白（rapid – turnover transport protein，RFP）。

与白蛋白相比，前白蛋白的生物半衰期短，血清含量少且体库量较小，故在判断蛋白质急性改变方面较白蛋白更为敏感。在输注白蛋白的情况下，若仍使用血清白蛋白进行营养评定，其结果可能会受到影响。故在输注白蛋白时，宜选用前白蛋白而非白蛋白作为营养评价的指标。

然而，很多疾病状态可对血清前白蛋白浓度产生影响，使其应用受到限制。其中，造成其升高的因素主要包括脱水和慢性肾衰竭。由于前白蛋白清除的主要场所是肾，故肾衰竭病人可出现前白蛋白升高的假象。降低血清前白蛋白的因素包括水肿、急性分解状态、外科手术后、能量及氮平衡的改变、肝疾病、感染和透析等。机体在创伤、严重感染和恶性肿瘤等各种应激反应后的 1 ～ 2 天内，即可出现血清前白蛋白浓度的下降。这与急性期反应蛋白（acute- phase response protein，ARP），如 C 反应蛋白、铜蓝蛋白、纤维蛋白原和结合珠蛋白的血浆浓度升高的变化刚好相反。上述这种状态会伴随应激反应的持续进行而持续存在下去，故前白蛋白不适宜作高度应激状态下营养评价的指标。此外，由于前白蛋白在肝合成，各种肝疾病均可导致血清前白蛋白水平降低。并且，肝实质损害越严重，前白蛋白减低幅度越明显。故在对各类肝病病人进行营养评定时，应用前白蛋白须特别慎重。另外，由于前白蛋白的主要功能是转运甲状腺素和维生素 A，因此，这些物质在体内的水平会影响前白蛋白的活性。

3. 血清转铁蛋白（transferrin，TFN）：TFN 在肝合成，生物半衰期为 8.8 天，能及时反映内脏蛋白的急剧变化。在进行高蛋白饮食治疗时，转铁蛋白在血浆中浓度上升较快，故是判断治疗效果的良好指标。但 TFN 体库较小，约为 5.29g。TFN 对评定个体病人的营养状态尚缺乏足够的灵敏度与特异性。

4. 血清视黄醇结合蛋白（retinal binding protein，RBP）：RBP 在肝合成，其主要功能是运载维生素 A 和前白蛋白。RBP 主要在肾代谢，其生物半衰期仅为 10 ～ 12 小时，故能及时反映内脏蛋白的急剧变化。但因其反应极为灵敏，即使在很小的应激反应下，其血清浓度也会有所变化。胃肠道疾病、肝疾病等均可引起血清 RBP 浓度的降低。目前 RBP 在临床的应用尚不多。

5. 纤粘连蛋白（fibronectin，FN）: FN 为血浆 α_2 糖蛋白，主要在肝合成，存在于多种组织中，半衰期很短（4 ～ 24 小时）。FN 在饥饿时降低，恢复营养支持后 5 日即可升高。在广泛创伤、烧伤、手术及脓毒血症时降低。

以上 5 种血浆蛋白的基本特征列于表 2-2-7。

表 2-2-7　血浆蛋白的基本特征

血浆蛋白	分子量 (D)	合成部位	血清正常值范围	生物半衰期
白蛋白	66 460	肝细胞	45 (35 ～ 50)	18—20
转铁蛋白	79 550	肝细胞	3.3 (2.6 ～ 4.3)	8 ～ 9 天
前白蛋白	54 980	肝细胞	0.3 (0.2 ～ 0.4)	2 ～ 3 天
视黄醇结合蛋白	20 960	肝细胞	0.372±0.0073	12 小时
纤粘连蛋白	440 000	肝细胞及其他组织	1.82±0.16	4 ～ 24 小时

（二）氮平衡与净氮利用率

氮平衡（nitrogen balance，NB）是评价机体蛋白质营养状况的最可靠与最常用指标。一般食物蛋白质的氮的平均含量为 16%。若氮的摄入量大于排出量，为正氮平衡（posiiive nitrogen balance）；若氮的摄入量小于排出量，为负氮平衡（negative nitrogen balance）；若摄入量与排出量相等，则维持氮的平衡状态（nitrogen equilibrium），表示摄入的蛋白质量可满足基本要求。

氮平衡的计算要求氮的摄入量与排出量都要准确地收集和分析。氮的摄入（N-intake）包括经口摄入、经肠道输入及经静脉输入，均可测定。最好采用经典的微量凯氏（micro-Kjeldahl）定氮法定量，亦可采用一些较新而方便的方法，如化学荧光法等测定。

对住院病人，在一般膳食情况下，大部分氮的排出为尿氮（urinary N，UN），约占排出氮总量的 80%，但若摄入不同的蛋白质时，这一比例会有所变动。其他氮的排出途径还包括粪氮（fecal N，FN）、体表丢失氮（integumental N，IN）、非蛋白氮（nonprotein N，NPN）及体液丢失氮（body fluid N losses，BFN）等。

NB 的计算公式可表示为：

NB ＝ (N - intake) - (UN ＋ FN ＋ IN ＋ NPN ＋ BFN)

（三）肌酐身高指数 (creatinine height index, CHI)

肌酐 (creatinine) 系肌肉中的磷酸肌酸经不可逆的非酶促反应，脱去磷酸转变而来。肌酐在肌肉中形成后进入血液循环，最终由尿液排出。肌酐身高指数是衡量机体蛋白质水平的灵敏指标，其优点在于：①成人体内肌酸和磷酸肌酸的总含量较为恒定，每日经尿排出的肌酐量基本一致，正常男性约为 1000 ～ 1800mg/d，女性为 700 ～ 1000mg/d。②运动和膳食的变化对尿中肌酐含量的影响甚微。曾有争论膳食中蛋白质水平是否会影响尿肌酐水平，但实验表明，膳食中除去蛋白质后，尿肌酐排出量需经过相当长的时间才出现下降，故在评定 24 小时尿肌酐时不必限制膳食蛋白质。③经 40K 计数测定，成人 24 小时尿肌酐排出量与瘦体组织 (LBM) 量一致。④在肝病等引起水肿等情况而严重影响体重测定时，因为 CHI 不受此影响，故显得价值更大。

CHI 测定方法：连续保留 3 天 24 小时尿液，取肌酐平均值并与相同性别及身高的标准肌酐值（表 2-2-8）比较，所得的百分比即为 CHI。

CHI 评定标准：CHI ＞ 90% 为正常，80%～90% 表示瘦体组织轻度缺乏，60%～80% 表示中度缺乏，＜ 60% 表示重度缺乏。

表 2-2-8　正常成人肌酐排出量标准值

男性		女性	
身高（cm）	肌酐排出量（mg/24h）	身高（cm）	肌酐排出量（mg/24h）
157.5	1 288	147.3	830
160.0	1 325	149.9	851
162.6	1 359	152.4	875
165.1	1 386	154.9	900
167.6	1 424	157.5	925
170.2	1 467	160.0	949
172.7	1 513	162.6	977
175.3	1 555	165.1	1 006
177.8	1 596	167.6	1 044
180.3	1 642	170.2	1 076
182.9	1 691	172.7	1 109
185.4	1 739	175.3	1 141
188.0	1 785	177.8	1 174
190.5	1 831	180.3	1 206
193.0	1 891	182.9	1 240

然而，CHI 的应用也存在一定的局限性：

1.因各种原因，准确收集 24 小时尿量是困难的。若用随意尿标本测定，其精确度极差；

2. 一些因素可导致 24 小时尿肌酐排出量减少，如肾、肝功能衰竭，肿瘤和严重感染等；

3. 24 小时尿肌酐排出量随年龄的增大而减少，而表 2-2-8 中的标准肌酐值并未包含年龄因素；

4. 目前，尚缺乏中国健康成人的标准肌酐一身高值。这些均给 CHI 的应用造成困难。

（四）肌酐体重系数（creatinine body weight index, CBWI）

CBWI＝实测 24h 尿肌酐量 / 理想体重 24h 尿肌酐量 ×100%

理想体重尿肌酐量（mg/24h）＝肌酐体重系数（mg/kg）× 理想体重

肌酐体重系数：男性为 20mg/kg · 24h，女性为 15 mg/kg · 24h。

（五）肌酐身高比（creatinine height reta, CHR）

CHR＝24h 尿肌酐量（mg）/身高（cm）

正常值：男性 CHR ＞ 6. 2mg/cm，女性 CHR ＞ 4. 0mg/cm。若 CHR 小于上述标准，则说明存在营养不良。

（六）血浆氨基酸谱

在重度蛋白质热量营养不良时，血浆总氨基酸值明显下降。不同种类的氨基酸浓度下降并不一致。一般来说，必需氨基酸（ essential amino acid．EAA）下降得较非必需氨基酸（non-essential amino acid，NEAA）更为明显。在 EAA 中，缬氨酸、亮氨酸、异亮氨酸和甲硫氨酸的下降最多，而赖氨酸与苯丙氨酸下降相对较少。在 NEAA 中，大多数浓度不变，而酪氨酸和精氨酸出现明显下降。个别氨基酸（如胱氨酸等）浓度还可升高。

（七）免疫功能评定

细胞免疫功能在人体抗感染中起重要作用。蛋白质热量营养不良常伴有细胞免疫功能损害，这将增加病人术后感染率和死亡率。通常采用总淋巴细胞计数和皮肤迟发性超敏反应来评定细胞免疫功能。

1. 总淋巴细胞计数（total lymphocyte count，TLC）：TLC 是评定细胞免疫功能的简易方法。但一些研究表明，TLC 并非判定营养不良的可靠性指标，且与预后的相关性较差，加之一些原发性疾病，如心功能衰竭、尿毒症、霍奇金病，及使用免疫抑制剂（如肾上腺皮质激素）等，均可使 TLC 降低，故现在临床已少用。TLC 的计算公式为：

TCL＝淋巴细胞百分比 × 白细胞计数

结果评定：TLC>20×10^8/L 者为正常，（12 ～ 20）×10^8/L 者为轻度营养不良，（8 ～ 12）×10^8/L 者为中度营养不良，<8×10^8/L 者为重度营养不良。

2. 皮肤迟发性超敏反应（skin delayed hypersensitivity，SDH）：自 20 世纪 70 年代以来，发现营养不良病人 SDH 反应异常，并于接受营养支持后立即恢复。因而建议以 SDH 作为营养状况，特别是细胞免疫功能判定的重要指标。

SDH 是于前臂表面不同部位皮内注射 0.1ml 的抗原（一般一次用两种抗原），待 24 ～ 48 小时后测量接种处硬结直径，若 >5mm 为正常。

常用抗原包括链激酶 / 链道酶（ streptokinase － streptodomase，SK-SD）、流行性腮腺炎病毒素（mumps）、白色念珠菌提取液（candida）、植物血凝素（PHA）和结核菌素试验（OT，1 ：2000）。

应用 PHA 较为合适的浓度为 50μg/0. 1ml，正常人群阳性率可达 95. 7%。

(八) 维生素及微量元素的生化检查

基本方法及辅助方法详见表 2-2-9。

表 2-2-9　维生素及微量元素的生化检查项目举例

营养素	基本方法	辅助方法
视黄醇	相对剂量反应	血浆视黄醇及胡萝卜素
硫胺素	红细胞转酮酶活性	尿及血浆硫胺素
核黄素	红细胞（或全血）谷胱甘肽还原酶活性	
尼克酸	尿中 N- 甲基烟酸酰胺 尿中 N- 甲基 -2- 吡啶酮 -5- 羧酸	全血 NADP 浓度
吡哆醇	血浆吡醛 -5- 磷酸及红细胞转氨酶活性	尿 FIGLU 排出量（组氨酸负荷）
叶酸	血浆及红细胞叶酸水平，血片观察红细胞	尿 FIGLU 排出量（组氨酸负荷）
维生素 B_{12}	血浆运钴胺 TCI 及红细胞 B_{12} 含量	Schilling 试验
维生素 C	白细胞维生素 C 含量	尿维生素 C 及其代谢
维生素 D	血中 25 -（OH）- D_3 水平	血浆碱性磷酸酶活性
维生素 E	血浆生育酚	
维生素 K	血浆凝血酶原	
铁	血红蛋白、血浆铁蛋白	红细胞原卟啉
硒	血清 / 血浆硒浓度	谷胱甘肽氧化酶活性
锌	血清 / 血浆锌浓度	发锌及血细胞锌浓度
碘	血浆 T_3 及 T_4 浓度	甲状腺检查

六、综合营养评定

利用单一指标评定人体营养状况局限性强，误差较大。目前，多数学者主张采用综合性营养评定方法，以提高灵敏性和特异性。

1. 预后营养指数（prognostic nutritional index，PNI）

该指数是由 Mullen 等对 4 种营养状态评定参数与外科病人预后的相关性进行了分析统计后，于 1980 年提出的。用公式表示为：

PNI（%）＝ 158－16.6（ALB）－0.78　（TSF）－0.20（TFN）－5.80（DHST）

其中，ALB 表示血清白蛋白（单位：g%）；TSF 表示三头肌皮褶厚度（单位：mm）；TFN 表示血清转铁蛋白（单位：mg%），DHST 表示迟发性超敏皮肤反应试验（硬结直径＞ 5mm 者，DHST ＝ 2；＜ 5mm 者，DHST＝1；无反应者，DHST＝0）。

评定标准：若 PNI ＜ 30%，表示发生术后并发症及死亡的可能性均很小；若 30% ≤ PNJ ＜ 40%，表示存在轻度手术危险性；若 40% ≤ PNI ＜ 50%，表示存在中度手术危险性；若 PNI ≥ 50%，表示发生术后并发症及死亡的可能性均较大。

2. 营养危险指数（nutritional risk index，NRI）

Sato（1982）提出由外科病人术前 3 种营养评定参数的结果计算术后营养危险指数。用公式表示为：

NRI＝10.7（ALB）＋0.0039（TLC）＋0.11（Zn）－0.044（Age）

其中．ALB 表示血清白蛋白，TCL 表示淋巴细胞计数，Zn 表示血清锌水平，Age 表示年龄。

评定标准：若 NRI ＞ 60，表示危险性低；若 NRI ≤ 55，表示存在高危险性。

3．营养评定指数（nutritional assessment index，NAI）

该指数是 Masato Iwasa 等（1983）对食管癌病人进行营养状况评定时提出的综合评定指数，用公式表示为：

NM ＝ 2.64（AMC）＋ 0.60（PA）＋ 3.76（RBP）＋ 0.017（PPD）－ 53.80

其中，AMC 表示上臂肌围（单位：cm）； PA 表示血清前白蛋白（单位：mg%）；PPD 表示用纯化蛋白质衍生物进行延迟超敏皮肤实验（硬结直径＞ 5mm 者，PPD ＝ 2；＜ 5mm 者，PPD＝1；无反应者，PPD＝0）。

评定标准：若 NAI ≥ 60，表示营养状况良好；若 40 ≤ NAI ＜ 60，表示营养状况中等；若 NAI ＜ 40，表示营养不良。

4．腹部创伤指数（abdomen traum index．ATI）

Jones 等（1983）报告认为采用 ATI 较 PNI 对预计腹部手术后的并发症发生率有更高的特异性，ATI 的计算是将接受手术的器官分为 5 种危险因素，又将损伤的严重性分为 5 级，两者相乘为某器官的得分，所有得分之和为 ATI（表 2-2-10）。若 ATI ＞ 25，则表示术后并发症的发生率较高。

表 2-2-10　ATI 的计分与计算公式

危险因素	器官	损伤分级	损伤严重性
1	膀胱、小血管、骨骼	1	最轻
2	小肠、胃、子宫	2	轻度
3	脾、肾、肝外胆管	3	中度
4	肝、大肠、大血管	4	重度
5	十二指肠、胰	5	最重
器官 1	危险因素 × 损伤分级：计分 1		
器官 2	危险因素 × 损伤分级：计分 2		
↓	↓		
器官 n	危险因素 × 损伤分级：计分 n		
ATI 总分：计分 1+ 计分 2+…+ 计分 n			

5．住院病人预后指数（hospital prognostic index，HPI）

该指数的预测价值为 72%。其计算公式为：

HPI ＝ 0.92 （ALB）−1.00 （DH）−1.44 （SEP）+0.98（DX）−1.09

其中，ALB 表示血清白蛋白（单位：g/L）；DH 表示延迟超敏皮肤试验（有 1 种或多种阳性反应，DH＝1；所有均呈阳性，DH＝2）；SEP 表示败血症（有败血症，SEP＝1；无败血症，SEP＝2）；DX 表示诊断患癌（有癌，DX=1；无癌，DX=2）。

评价标准：若 HPI 为 +1，表示有 75% 的生存几率；若 HPI 为 0，表示有 50% 的生存几率；若 HPI 为 -2，表示仅有 10% 的生存几率。

6．主观全面评定（subjective global assessment，SGA）

SGA 亦称全面临床评定（global clinical assessment，GCA），是由 Detsky 等于 1987 年提出的临床营养评价方法。其特点是以详细的病史与临床检查为基础，省略人体测量和生化检查。其理论基础是，身体组成改变与进食改变、消化吸收功能的改变、肌肉的消耗、身体功能及活动能力的改变等相关联。在重度营养不良时，SGA 与身体组成评定方法（body composition assessment）有较好的相关性。此方法简便易行，适于在基层医院推广。

SGA 的主要内容及评定标准列于表 2-2-11。

表 2-2-11　SGA 的主要内容及评定标准

指标	A 级	B 级	C 级
1．近期（2 周）体重改变	无 / 升高	减少 <5%	减少 >5%
2．饮食改变	无	减少	不进食 / 低热量流食
3．胃肠道症状（持续 2 周）	无 / 食欲不减	轻微恶心、呕吐	严重恶心、呕吐
4．活动能力改变	无 / 减退	能下床走动	卧床
5．应激反应	无 / 低度	中度	高度
6．肌肉消耗	无	轻度	重度
7．三头肌皮褶厚度	正常	轻度减少	重度减少
8．踝部水肿	无	轻度	重度
上述 8 项中，至少 5 项属于 C 或 B 级者，可分别被定为重或中度营养不良			

7．微型营养评定 (mini nutritional assessment，MNA)

20 世纪 90 年代初，Vellas，Garry，Guigoz 等创立和发展了一种新型的人体营养状况评定方法——“微型营养评定 (mini nutritional assessment，MNA)”。其评价内容包括内容包括：

(1) 人体测量 (anthropometry)：包括身高、体重及体重丧失；

(2) 整体评定 (global assessment)：包括生活类型、医疗及疾病状况（如消化功能状况等）；

(3) 膳食问卷 (dietary questionnaire)：食欲、食物数量、餐次、营养素摄入量、有否摄食障碍等；

(4) 主观评定 (subjective assessment)：对健康及营养状况的自我监测等。根据上述各项评分标准计分并相加。

微型营养评定指标及评分

人体测量评定 (anthropometric assessment)

• 体重指数 (body mass index)

0=BMI＜19；1=19≤BMI<21；2=21≤BMI<23；3=BMI≥23。

• 上臂中点围 (mid arm circumference in cm)

0= MAC＜21；0.5=21≤MAC<22；1=MAC≥22。

• 小腿围 (calf circumference in cm)

0= CC＜31；1=CC≥31。

• 近 3 个月体重丢失 (weight loss during last three months)

0=大于 3kg；1=不详；2=介于 1 至 3kg；3 =体重无丢失。

总体评价 (global evaluation)

• 病人是否独居？

0=否；1=是。

• 每日服用超过 3 种药物？

0=否；1=是。

• 在过去的 3 个月内病人是否遭受心理应激和急性疾病？

0=否；1=是。

• 活动能力

0=卧床；1=可下床但不能外出活动；2=可外出活动。

• 是否有精神 / 心理问题？

0=重度痴呆；1=轻度痴呆；2=无精神 / 心理问题。

• 是否有压痛或皮肤溃疡？

0=否；1=是。

膳食评定 (dietetic assessment)

• 每日食用几顿正餐？

0= 1 餐；1= 2 餐；2=3 餐。

• 他 / 她的消费状况？

每日至少 1 次消费：是 / 否；

每周食用 2 次或更多豆类或蛋类：是 / 否；

每日食用肉类，鱼类或禽类：是 / 否；

0= 1 个是；0.5 =2 个是；1=3 个是。

• 他 / 她是否每日食用 2 次或更多水果或蔬菜？

0=否；1 =是。

• 该病人在过去的 3 个月内是否因为食欲减退、消化问题、咀嚼或吞咽等导致摄食减少？

0=食欲严重降低；1 =食欲中度下降；2 =没有变化。

• 每日消费几杯饮料？

0=少于 3 杯；0. 5 = 3～5 杯；1=多于 5 杯。

• 摄食方式

0=完全需他人帮助；1=可自行进食但稍有困难；2 =可自行进食无任何困难。

主观评定 (subjective assessment)

• 该病人是否认为自己有任何营养问题？

0=重度营养不良；1=中度营养不良或不清楚；2 =无营养问题。

• 与同年龄他人比较；该病人认为自己的健康状况如何？

0 ＝不好；0.5 ＝不清楚；1＝一样好；2 ＝更好。

MNA 评分分级标准：

(1) 若 MNA ≥ 24，表示营养状况良好；

(2) 若 17 ≤ MNA ≤ 23.5，表示存在发生营养不良的危险；

(3) 若 MNA ＜ 17，表示有确定的营养不良。

该方法简便易行，可在 10 分钟内完成，且与传统的人体营养评定方法及人体组成评定方法有良好的线性相关性。

（马爱勤）

第三章　临床营养治疗与护理的组织形式

临床营养治疗的诞生不仅是科学技术发展的成果，更是临床医学实践和医学观念不断进步的结果，并在不断地完善。经过 30 年的发展，临床营养治疗早已成为医学治疗的常规，推动了临床医学的不断进步。正如 20 年前 Dr. James Stevens 所言："外科营养是继麻醉、消毒法、抗生素之后，外科的第四个最重要的具有里程碑意义的发明。"而在临床营养治疗 30 年的发展历程中，对临床营养治疗医学的发展、进步和完善，对临床营养治疗知识的传播以及对临床营养治疗工作的规范作出了巨大贡献的是营养治疗小组，即 nutrition support team (NST)。

第一节　营养治疗小组

一、营养治疗小组的诞生、目标和任务

（一）营养治疗小组的诞生

在临床营养治疗诞生后不久，即诞生了营养治疗小组（NST），其数目在 20 世纪 70 年代和 80 年代初出现了快速增长，1983 年全美已有 521 家医院成立了 NST。1991 年美国肠内、肠外营养学会（ASPEN）对 2600 家床位在 150 张以上的医院进行问卷调查显示：在回复的 1680 家医院中有 29% 的医院拥有 NST，另有 17% 的医院准备在未来的 24 个月内成立 NST；其中那些拥有高级医疗服务（如：内科、外科、儿科及新生儿 ICU）的医院和拥有 500 张床位以上的综合性教学医院拥有 NST 的比率最高。这些医院成立 NST 的原因不外乎以下几点。

1．大量文献报道在住院病人中存在着很高的营养不良发生率以及由此产生的严重后果。

2．营养治疗过程中出现了过高的中心静脉导管（CVC）相关败血症以及机械性和代谢性并发症的发生率。

3．营养治疗过程中，对病人进行营养评价，制订并实施营养医疗计划，监测耐受性和并发症以及决定何时结束营养治疗或改变治疗的方式等的工作是很重要的。这些工作很复杂，需要经过专业的培训，掌握营养治疗的理论知识并精通它的实践和操作。

4．临床营养治疗的理论和方法在不断发展和完善，对从事营养治疗的医护人员提出了很高的专业化要求。

5．减少由于营养不良增加了住院时间及不合理使用营养治疗所导致的过高的医疗费用。

（二）营养治疗小组的目标与任务

NST 的目标是提供合理的营养治疗，它包括：

1．识别病人是否存在营养不良，或是否存在发生营养不良的趋势。

2．对病人进行科学的营养评价并制订合理的营养治疗方案。

3．为病人提供安全规范、合理有效的营养治疗。

为达到以上目标，全美的营养治疗（支持）小组逐步发展和明确了他们的工作职责和范

围，包括：

(1) 规范营养治疗工作：制订统一的营养治疗常规 (guidelines)，制订医院内应用肠内和肠外营养治疗的规章制度、政策和使用程序。制定规范的会诊单、配方单、监测单和巡视单等。

(2) 负责对全院病人的会诊：对会诊病人进行营养和代谢评价，对那些需要肠内或肠外营养治疗的病人提供医疗服务。

(3) 对营养治疗进行质量控制：有计划地对接受营养治疗的病人进行每日的监测和查房，及时调整营养治疗的方案，及时处理在营养治疗过程中出现的各种问题和并发症。

(4) 承担对在职医护工作者进行营养治疗知识的教育和培训，以及对病人进行营养治疗知识的宣教等工作的责任。为临床医生、护士、营养师及药剂师开设一系列讲座和在职培训课程，让住院医生到 NST 轮转，撰写和印发一些宣教材料给医护工作者及病人。

(5) 进行营养治疗的研究工作，推动学科向前发展：不断发展和完善营养治疗的理论和方法，进行营养和代谢支持的产品以及用来营养评价的指标，不断提高营养治疗的效率。

(6) 执行家庭营养治疗计划 (home nutrition support，HNS)：对病人和家属进行教育和培训，制订出院后的营养治疗计划，告之如何处理好与营养产品推销商的关系，对病人进行随访和营养监测。

(7) 开设营养门诊，提供营养咨询，治疗营养失调并对病人进行随访。

二、营养治疗小组的组成

（一）构成

一个正规而典型的营养治疗小组应该是多学科的，主要由医师、营养师、药剂师和护士组成。同时它尚可包括社会工作者，营养专业的博士及到 NST 轮转的受训者等。这将有利于为病人提供合理、全面而有效的营养治疗服务，有利于 NST 不断发展和完善营养治疗的理论和方法。

人数：1991 年 ASPEN 的调查结果显示：1 ～ 4 人的 NST 占 37%，5 ～ 6 人的占 29%，6 人以上的占 34%。

（二）领导

通常 NST 的负责人由医师来担任。1991 年在被 ASPEN 调查的 480 家新成立的 NST 中，由医师担任负责人的共 292 家 (74%)，由营养师担任负责人的共 52 家 (13%)，32 家 (8%) 由药剂师担任，13 家 (3%) 由护士担任，8 家 (2%) 由其他专业人员担任，另有 83 家则无负责人。

（三）职责

NST 的医师中，62.2% 是外科医生，31.0% 是消化科医生。这样的比例也并不让人感到意外，因为第一篇有关住院病人营养不良状况的研究报告，第一篇有关成功应用静脉营养的论文均出自外科医生之手。历届 ASPEN 和 ESPEN 的主席也大多是外科医生，而围术期病人仍然是营养治疗的主要受益者。

这些 NST 组成人员的工作职责和作用简述如下。.

1．医师

（1）担当 NST 的负责人，并指导 NST 的运作。

（2）解释与营养治疗有关的医学问题。

（3）对病人进行营养评价，包括：确认病史，进行体检，复习实验室报告。

（4）汇总小组其他成员提供的信息和建议，以完善营养治疗和监测计划。

（5）对医疗计划的制订及其实施承担最终的责任。

由于目前尚没有“临床营养治疗”专业，所以有必要指出临床营养医师应该具备的条件：①对营养素在健康和疾病情况下的不同代谢特点应该十分了解。②知道营养不良在病理生理和临床上的所有的不同的表现形式。③具有处理各种常见疾病的基本临床经验。

2．营养师

（1）对住院病人进行营养状况筛查以发现高风险病人。

（2）对病人进行营养评价。

（3）决定热量和蛋白质的需要量。

（4）根据膳食配方配制饮食和（或）管饲营养。

（5）监测并记录热量和蛋白质的摄入量。

（6）监测喂饲情况。

（7）为包括肠内营养的产品、价格及喂饲营养的配方在内的膳食营养问题提供咨询服务。

3．护士

（1）对营养治疗过程中的护理工作进行监测。

（2）对营养治疗的输入设备（静脉导管，喂饲管等）的护理进行监测。

（3）对病人、家属以及其他护士进行宣教并提供咨询服务。

4．药剂师

（1）参与静脉营养液的配制。

（2）对静脉营养液进行质量检验。

（3）就与药物相关的问题（如药物与营养素的相互作用，合适的给药方法，药物与肠内或肠外营养液的配伍）提供咨询。

（4）监测与肠外营养（parenteral nutrition，PN）相关的数据。

（5）参与发展和保持具有高效益一低成本的营养治疗配方。

三、营养治疗小组的运作

（一）运作模式

在美国，NST 的运作模式大致分为两类：一种是集中一管理制，一种是非集中一会诊制。前者是医院成立一个独立的提供营养治疗服务的部门，承担营养医疗的全部责任。包括 CVC 的置人和护理，实施肠内肠外营养治疗以及出院后的家庭营养治疗计划。后者则是成立一个委员会或营养咨询小组，主要进行会诊，最初的营养评价和向提出会诊的医生提供有关营养治疗的配方及监测的建议，并且每周 3 次对病人的营养治疗进行评估。但是最后作决定，承担责任的是主管床位的医生。这两种运作模式各有优点，前者可以在对病人的医疗中保持最大程度的连续性，并最大限度地降低并发症的发生率。而后者则有利于主管床位的医生更多地参与对病人的医疗，有利于将营养治疗的观念和原则传授给医疗小组中的医学生和住院医生。当然这种差别不是绝对的，更不是对立的，通过完善的运作制度完全可以将两者的优点集中在一起。

1996 年，美国 Cleveland Clinic 医院 NST 的 Ezra Steiger 报道，在该院 NST 于 1975 年

成立的时候是以会诊制模式运作的。1983 年由于美国开始实施 DRGs (Diagnosis Related Groups) 医疗费用支付系统，该院为了降低医疗费用而成立了药品及治疗管理委员会。结果经该委员会调查发现，NST 的 PN 不正确使用率为 11%，而其他部门的 PN 不正确使用率为 51%。在该委员会的建议下，医院管理委员会规定：凡是应用 PN 及氨基酸溶液必须经 NST 会诊同意。在该规定颁布前，该院每月配制的 PN 数为 2800 袋，颁布一年后减少为 1200 袋 / 月。这说明集中——管理制模式大大减少了不合理的营养治疗，明显降低了医疗费用。

（二）运作的注意事项

1. 挑选具有良好的业务素质和品格的人组建 NST。

2. NST 应该充满自信，充满旺盛的精力与活力，有很强的适应和调整能力，具有敬业和献身精神。组员应该团结互助，懂得营养治疗小组工作的重要性。

3. NST 不仅要精通业务，还要懂得沟通，要善于与专科医生、医院行政、医疗、药品管理，护理等部门进行交流和沟通，获取他们对 NST 的理解、支持与帮助。

4. 制定明确的 NST 的工作目标和任务，明确每个组员的工作职责和范围，制订 NST 的工作纪律和考核制度。

5. NST 要有耐心，要从简单的经过周详考虑的计划开始，而不要不切实际。

6. NST 应该提供 1 周 7 日的营养治疗和咨询服务。

7. NST 必须每日对住院病人进行随访，查房和监测；危重或特殊病人的医疗问题应与专科医生进行交流；及时地在病历上记录病人的病情变化、营养治疗的情况和方案的调整。

8. 要应用计算机进行每日的数据输入和统计，包括每日肠内、肠外营养液的配制数，每个病人每日的营养治疗配方和费用，每日会诊及查房监测的病人数，营养治疗中出现的并发症等。目的不仅在于使 NST 了解自身的运作发展情况，进行科研统计，也是为了证明自身的临床和经济价值。

9. 为每一位小组成员提供有计划的进修深造和继续教育，定期进行专业知识的学习。

四、营养治疗小组的益处

（一）降低并发症的发生率

正如前文所述，在美国，不少 NST 的成立缘于医院为了降低当时过高的中心静脉导管 (CVC) 相关败血症以及机械性、代谢性并发症的发生率。在 20 世纪 70 年代初，当肠外营养在美国医院中开始使用的时候，由 CVC 感染所致的败血症发生率高达 20% ～ 30%，留置 CVC 导致的机械性并发症的发生率也高达 17%～35%。由于 NST 的成立和介入，这些并发症的发生率大大下降了。早在 1980 年和 1985 隼，Ryan 及 Faubion 等就分别报道，他们的营养治疗小组分别将各自医院的 CVC 相关败血症的发生率由 20% 和 24% 降到了 3% 和 3.5%。而 1999 年，Btaiche 等在 ASPEN 会议上发表的论文报道，由于其所在医院将 NST 的职工由 6 人减至 1 人，结果在营养治疗过程中的代谢和电解质紊乱发生率有显著的增加（表 2-1-1）。

表 3-1-1　NST 人月减少前后营养治疗过程中的代谢性并发症发生率的比较

类别	葡萄糖	镁	钾	磷	总计
Year	1996 vs. 1998	1996 vs. 1998	1996 vs. 1998	1996 vs. 1998	1996 vs. 1998
Non-stratified	11 vs. 23*	6 vs. 14 *	9 vs. 17 *	12 vs. 25 *	27 vs. 48 *
Adults (%)	14 vs. 25 *	8 vs. 13	11 vs. 14	11 vs. 18	31 vs. 46 *
Pediatric (%)	4 vs. 14	4 vs. 16	6 vs 28 *	14 vs. 52 *	19 vs. 57 *
ICU (%)	16 vs. 28	9 vs. 13	5 vs. 22	21 vs. 32	40 vs. 67 *
Non-ICU (%)	6 vs. 18 *	4 vs. 14	3 vs. 13 *	3 vs. 19 *	13 vs. 34 *

* $P < 0.05$ suing Fisher's esact test.

（二）降低住院病人的医疗费用

人们注意到在 NST 使 CVC 相关败血症和机械性并发症的发生率下降后，住院病人的医疗费用降低了。1985 年 Faubion 等报道，治疗 CVC 相关败血症的费用为 3699 美元到 8891 美元。经 NST 管理后，CVC 相关败血症的发生率由 24% 下降至 3.5%，相应地节省了每月治疗 CVC 相关败血症的费用为 14680 美元到 35286 美元。而 1989 年费城 Albert Einstein 医学中心 NST 的 Margot F. Roberts 等在一项回顾性调查研究中发现：在该院 1989 年 10 月到 1990 年 9 月的 12 个月间（其间 NST 仅监督 TPN 的使用而不决定其使用与否），共有 176 个病人接受了 TPN，其中 14 例 (7. 95%) 的应用是不恰当的，导致医疗费多支出了 65349 美元，在减去了这些病人接受肠内营养的费用 2430 美元后，净多支出了 62919 美元。与此相对应的是，由于接受 NST 的建议而停止的 TPN 为医院节省了 45186 美元。由此可见 NST 为医院节省开支的作用是很明显的，文献中有大量的类似报道（就如前文述及的 Cleveland Clinic 医院），当然其作用机制不尽相同。因此，John R. Wesley 总结和归纳了 NST 产生此项作用的原因如下。

1．及时识别和治疗了存在营养不良病人。
2．减少了住院病人的并发症发生率和病死率。
3．减少了住院病人的住院日和医院的开支。
4．严格掌握营养治疗指征。
5．选择了正确的营养治疗方式并决定何时结束营养治疗或改变治疗的方式。
6．减少了肠内和肠外营养治疗过程中的机械性和代谢性并发症。
7．通过应用安全规范、合理有效的营养治疗而降低了专业化营养治疗的成本。
8．提供了更好性价比的肠内和肠外营养产品。
9．减少了由于不合理配方造成的浪费。
10. 选择合理的进行营养治疗的设备和仪器。
11．减少了由于不合理的营养治疗所造成的医疗纠纷。
12. 选择合理有效的实验室检查并予以监测。

（三）降低医疗保险费用的支出

在欧美等医疗保险制度比较健全的国家，对那些需要长期营养治疗的病人（如：短肠综合征，炎性肠病等病人）或可以出院治疗但通过胃肠道吸收不能满足营养需要的病人（如：

恶性肿瘤、慢性胰腺炎、慢性粘连性肠梗阻等病人），NST 可以为其提供家庭营养治疗服务(HNS)。这不仅可以使病人在熟悉的家庭环境中接受治疗，而且大多数病人的日常生活和工作不受影响，更重要的是家庭医疗的费用远低于住院医疗的费用。这使得医疗保险公司和病人都乐于接受 HNS。

五、我国营养治疗小组的发展现状

(一) NST 的发展情况

我国的临床营养治疗起步于 20 世纪 70 年代初，北京、上海、南京等地开展临床营养治疗工作较早，并取得了不小的成就。经过近 30 年的发展，在国际临床营养治疗领域也占有了一席之地。但是 NST 的发展却与临床营养治疗的发展极不相称，主要表现在以下几个方面。

1．起步晚

在 1995 年之前，国内尚无 NST 成立的报道。在临床从事营养治疗工作的大多数是一些外科医生或一些其他专科医生，这些医生或在科室内组成一个小组在常规工作之外负责从事营养治疗的研究与实践工作。或者根本只是凭个人的临床经验，书本上的一些知识，给病人一些非正规的肠内、肠外营养治疗。

2．数量少

至今国内的 NST 仍很少，即使在中国经济和医疗水平很发达的上海，目前知道的拥有 NST 的也不过是新华医院、中山医院、瑞金医院和仁济医院等几家医院。

3．缺乏全国统一的营养治疗（支持）标准和运作规范

我国没有制订统一的营养治疗的治疗常规 (guidelines)；没有制订医院的应用肠内和肠外营养治疗的规章制度、政策和使用程序；没有制度化、法律化的教育，职业培训、人才培养和资格认定制度。这是很不利于中国的临床营养治疗事业的发展和 NST 的成立和发展的。

4．现有的 NST 结构不甚合理

一个正规的 NST 应该主要由医师、营养师、药剂师和护士组成，应该是多学科的。但是由于各种主观和客观上的原因，目前国内的 NST 很少有药剂师的参与，这对 NST 的长远发展和营养治疗水平的提高都是很不利的。

(二) 面临的困难

1．临床医师对 NST 的重要性的认识不足。

2．医院领导对 NST 的重视程度不够。

3．由于经济利益的驱使，仍有不少专科医生不请 NST 会诊而在不正规地应用营养治疗。

(三) 对策

1．应该总结中国及国外现有 NST 的成功经验，并加以推广。

2．制订全国统一的营养治疗标准和运作规范，成立一个严格权威的组织管理机构，帮助 NST 的成立和发展。

3．重视科室内部的建设和管理，努力学习新技术、新理论，提高自身业务水平。

4．重视人才培养和科室形象的建设，搞好公共关系，注重自身的宣传工作。

成功的 NST 必须努力创造和保持一个受人欢迎的形象。其基本的原则是：要让大家一直能感受到 NST 的价值所在，一直能看到 NST 的工作，信任 NST 的承诺，即 NST 能做得

最好。NST 的每一位成员必须和医院里的同事建立起良好的协调一致的关系，NST 的成员应该每日与床位医生进行交流，应该随叫随到，应该随时解答同事的疑问和咨询；应该在医院的通讯上经常发表一些文章来介绍 NST，介绍最近的关于营养治疗成果的研究报告，NST 最近新提供的一些服务以及近期的一些学术和教育活动等。总之，成功的 NST 来自于优异的工作、有效的交流、广泛的支持、敏锐的洞察力和极强的调整能力。

第二节 医院营养科的设置及运作

一、行政管理

（一）设置与管理体制

1982 年国家卫生部颁布了《全国医院工作条例》、《医疗工作制度》、《医院工作人员职责》明文规定了营养科的组织形式。营养科与医院其他医技科室一样，应由院长直接领导，实行科主任负责制，应有独立的成本核算、财务管理。应由具备高级职称的营养专业人员担任科主任，科内的各级临床营养人员组成梯状的专业队伍并配备一定数量的管理员、采购员、厨师、配餐员等。营养科的人员编制按医院规模和性质而定。营养专业人员与临床比例，综合性医院按 1∶100；专科医院按 1∶130；炊事员与病床比例按 1∶（25 ～ 30）；配膳员与病床比例按 1∶（40～50）；若有高级病房及外宾病房，炊事员与病床比例按 1∶5。

目前我国各级各类医院的营养科的管理体制大致有三种形式：一些级别较高的医院、营养科划归医院业务院长直接领导；第二种形式是归属后勤部门领导，设膳食科、营养师在管理员的领导下工作；第三种形式是完全没有营养师，由职工个人承包式外包。随着医疗发展，越来越多的人认识到营养支持是临床工作中的一个重要环节，但是如何建立健全科学合理的营养科管理体制以及保障营养师在临床工作中充分发挥作用还是一个亟待解决的问题。

从一些大型综合性医院营养科管理的作法来看，营养科的管理可分成两个部分，即业务部分和行政部分，业务方面的管理应完全服从营养师的指导，行政方面的管理鉴于营养科区别于其他医技科室的特点，首先它有许多涉及后勤范围的工作，如食物采购、烹饪、预算开支等，其次它的营养支持（包括饮食、管饲及静脉等）对象遍布医院各个科室，行政管理显得十分重要。因此，实行科主任负责制的岗位责任制是目前比较有效的一种管理方法，科内重大问题统一由科主任决定，科主任是营养科的全权代表，有责任对全科的业务、行政经济工作统一领导和指挥，建立以科主任为首的管理系统，实行垂直领导，分若干层，每一级对上一级和本部门的工作负责，通过定岗位、定人员、定责任、定各项工作指标，把营养科的日常具体事务按各人员的职责落实到人，做到事事有人管、人人有专责、工作有标准。这样分工细致、责任明确、可以充分调动每一个人的积极性、主动性，有利于全科的统一管理，能保证营养治疗的顺利实施。

（二）财务管理

财务管理包括固定资金、流动资金管理、成本费用管理、利润管理、财务收支计划和经济核算等。营养科的财务管理有两种形式，一是科室自设会计、出纳管理；二是由医院财务科经办。管理的目的是要达到收支平衡，盈亏不超过 ±5%。

1. 成本核算 主料、配料、调味品和燃料是核算饮食产品成本的基础。成本核算一定要做到正确、完整、及时。因为计算饮食产品成本是合理核定产品价格的基础。每一次调整饮食价格，营养科管理人员应根据当时的市场，做出正确的成本核算，提出新的价格报请领导审核核准。

2. 收支平衡　营养科的首要任务是为住院病人提供合乎治疗原则和卫生要求的各类膳食，而是非普通的饮食经营单位，因此不以赢利为目的，最终目的是收支平衡。

营养科的支出主要用于购买粮食、副食品、调味品、燃料等，房屋修缮、设备更新等可由医院拨款解决。

营养科管理人员应该随时关注每日的收支情况，保证盈亏无大的起伏，不断调整，以免月底结算出现不平衡。

（三）物资管理

物资管理包括物资的采购、库存、消耗管理等。饮食治疗得以实现需要强有力的物资保证。

1. 物资采购　采购是营养科实施营养治疗的开始。通过采购，为营养师所制订的营养治疗方案提供了物质基础，从而保证了营养治疗最后得到实现。采购人员采购回来的物品，由仓库保管员负责根据供货方发货单据，验明产地、品名、货名、数量、重量无误后，由保管员在验收单据上签字。若不经库房，直接人厨房的物品，由厨师长验收，并在验收单上签字。

2. 物资保管　物资保管要求保证入库物品安全，做到无霉烂变质，无超额损耗，防火防盗；要求保证饮食治疗工作的正常进行，做到及时验收，及时发货，按时进行盘点。物品购进时，验收后登账，货品发出时，由领货人填制领料单一式三联，一联留底，一联交会计，一联自存。做到有物有账，账物相符。建立严格的盘点制度，每月底由管理员、会计、保管员、厨师长等一起对库存进行盘点，结果以书面形式上报营养科主任。

二、膳食管理

设计各类饮食菜单是膳食管理的第一步，菜单由营养师（营养士）编制，炊事员不得随意更改，治疗饮食由营养厨师制作，营养厨师不但具有一定的烹调水平，还应经过营养治疗基础知识的培训，一般不少于3～6个月。

（一）医院膳食种类

1. 基本膳食

（1）普通饮食　适用于体温正常，消化吸收功能正常，无需任何饮食控制的人群，如妇科、骨科、眼科等普通病人。膳食要求营养平衡，少用油炸，难消化的食品和强烈刺激的调味品。使食物色、香、味俱全，促进病人食欲，一日三餐。全日供热能1600～2400kcal，蛋白质60～80克。

（2）软食　适用于体温正常或略高及消化吸收功能稍差者；口腔疾患；咀嚼不便者及老人和幼儿。膳食要求：营养平衡，食物要切碎煮烂，，使其易消化，易咀嚼，少用油炸，粗纤维的食物和强烈刺激的调味品。一日三餐。全日供热通1400～2200kcal，蛋白质50～70g。

（3）半流质　适用于体温稍高．消化吸收功能较差者；手术前后的患者及分娩后的产妇。膳食要求：营养平衡，食物呈半流质状或羹状，使之便于咀嚼及吞咽，主食可用面条、面片、馄饨、面包、粥等，肉类应绞成肉末，鱼虾可切成小薄片，限制含粗纤维多的食物。一日4～5餐，全日供热能1400～2000kcal，蛋白质40～60g。

（4）流质　适用于高热、咀嚼吞咽困难及急性消化道炎症的患者，手术前后及病情危重者。膳食要求：食物呈液体状或在口内可融化成液体的食物，要易消化，易吞咽，无刺激性。为保证病人的营养需要，应尽量选用营养价值高的食物，如奶、蛋类。一日六餐，全日供热少于 1000kcal，蛋白质小于 30g，所以普通流质一般不能长期使用，若需长期使用，可用匀浆、药素膳等特流质。流质一般可分为清流质、厚流质、冷流质等。腹部手术或需避免腹胀的患者用清流质；口腔病患者病人可用厚流质；喉部手术及消化道出血患者，可用冷流质。

2．治疗膳食

治疗饮食是营养治疗的重要组成部分，营养科是负责组织和制备院内治疗饮食的专门科室，其主要职责是促进饮食治疗在膳食疗法中的合理应用。治疗饮食能减轻患病器官的负担，若加以锻炼，增强整个机体的抵抗力，供给补偿疾病消耗和组织新生所必需的营养物质，促进有病机体健康的恢复，在治疗膳食的具体组织制备过程中应做到：

（1）接到治疗饮食会诊单后，由当班营养师（营养士）深入病房，了解患者病情及膳食习惯并与主管医生取得联系，了解医生所期望的治疗饮食达到的目标。若经了解有不同于医生意见，可与医生商讨后共同决定营养治疗方案（包括肠内、肠外营养）。

（2）接到会诊，由营养师到病房访问病人，建立营养病历．确定营养治疗方案。

（3）确定营养治疗方案后，由营养师（营养士）开出食谱，炊事员严格按食谱烹制，营养科负责供给患者符合营养要求和卫生要求、质量优良的食物。

（4）营养师每日巡视分管病房，及时了解接受营养治疗患者病情变化，研究多种有关患者的代谢及营养状况，不断改进治疗方案，提高疗效。

（5）对于建立了营养病历的患者，营养师应定期查房，做营养状况评价，通过体检及实验室检查观察疗效，提出最佳治疗方案。

（6）接受治疗膳食的患者出院时，应由营养师向病人做营养宣传教育，以及病人出院后营养方面需注意的问题，如需要增、减哪些营养素，怎样确定餐饮，如何确定饮食定量，疗效如何评价等。

治疗膳食种类很多，医院常用的有低脂膳食、低盐膳食、低蛋白膳食、高蛋白膳食、少渣膳食，糖尿病称重膳食等。

3．儿科膳食

（1）基本膳食　普食、幼儿软食、婴儿饮食、半流质、流质膳食要求类似成人，宜营养更全面，食物更易消化，每公斤体重所需能量和蛋白质较成人高。婴儿饮食要根据婴儿的成长过程按月龄添加辅食，如蛋黄、蒸蛋、菜泥、果泥、饼干、粥等。

（2）治疗膳食　结合儿童的生理、病理状况，制定食谱。

（3）婴儿奶　基本奶与治疗奶，基本奶有全奶、1/2 奶（1∶1 奶）、2/3 奶（2∶1 奶），治疗奶有脱脂奶、蛋黄奶、酸奶、混合奶、高蛋白奶等。

4．管喂膳食

适用于多种原因引起的神志不清或因消化道烧伤、手术等引起的经口进食障碍而又急需营养支持者。管喂膳食需细腻、均匀，呈流质状态，渗透压符合要求，营养平衡，约每毫升供能 1 kcal，确保卫生。管喂膳食的内容有鼻饲流质、混合奶、匀浆和要素饮食等。鼻饲流质能量与蛋白质均低，一般不宜长期使用；混合奶是由牛奶、鸡蛋、巧克力、蔗糖等组成的高糖高脂肪流质，它虽然能满足患者的能量需要，但仍是一种非平衡膳食，因为其提供能的三大营养素之间比例不恰当，且所含营养素不够全面；匀浆由各种天然食物组成，配方可根据需要进行调节，是一种营养平衡的膳食；要素膳是由厂家设计提供的，配方恒定，含多种营养素较全，更易消化吸收，不仅供鼻饲，还能供各种造瘘使用。管饲病人均需由营养师会诊，制定营养支持方案，确定每日饲量、浓度、速度，一般由少到多，由稀到稠，由慢到快增加，以逐步达到营养支持目标。营养师建立营养病历，应坚持每日查房，记录实际入量，定期作营养评价，观察疗效。管喂膳食由营养科派专人制备，营养师经常巡视、监督制备过程，保证符合营养，卫生要求。

（二）医院膳食供应

1．膳食供应方法

（1）由于病房负责发放各类饮食，每日上午11时，配餐员把第二天的订菜单及当前的饮食通知单送至营养科，由营养科统计第二天全院的订饭菜情况及确定当日当餐各病房的各种饮食数量，及时送至厨房，由炊事员分发至各科室的配餐员，治疗饮食均标明病区、床号、姓名，然后由配餐员清点后应准时将饭车送往各病区，配餐员协助病区护士按照前一天的订菜单将饭菜准确地送到病人床头，然后配餐员再将饭车送回营养科，营养科负责收回餐具，清点后洗净放人消毒柜中消毒，等待下一次使用或使用一次性餐具，一日三餐，按时按点发送。

（2）由营养科负责发放各类饮食，每日由营养科派专人配餐员到病区订菜、订饭，然后汇总：当日饮食更改由各病区在上午11点，下午5点前电话通知，饭车由营养科派专人配餐员送至各病区，并分发到病人床头，然后回收餐具，拉回饭车，清洗消毒。

上述两种方法各有优缺点，第一种方法配餐员属病区护士长管理，熟悉本科情况，易将膳食供应工作做好，且配餐员可不进厨房，更符合卫生要求，但此制度有一定漏洞，营养科人员不能及时掌握病人床位变动、转科、出院等情况，造成漏账；第二种方法营养科需投人大量人力；而且营养科人员往来于病房与厨房，易造成污染，但更能准确地掌握病房订菜情况。另外，在有条件的医院可实行计算机管理，从营养科的终端上就能准确了解各种的饮食情况。无论哪种方法，都必须做到各类饮食符合营养标准和卫生标准，必须做到准时开饭，必须做到饭菜保温，必须注意菜肴的感观性状要能激起病人的食欲。

2．膳食检查

医院膳食质控主要包括两个方面，即营养质控与卫生质控，有条件的医院可成立食品检验室。医院的膳食检查归根结底是检查各类饮食是否满足各自的营养要求，是否符合卫生标准。从食品进货到病人吃到口中的全过程，必须层层把关严格检查。

（1）膳食制备前，必须把好采购、仓储保管这两关，在此基础上，炊事员应检查领到的原料是否新鲜、卫生、数量是否正确，如发现有问题，及时更换，决不能让有问题的原料进入制备过程。

（3）膳食制备时，必须按科学方法清洗，按标准切配，严格按营养师（士）制定的食谱投料制作，选择符合营养要求的烹饪方法，治疗膳食要查对病房床号、姓名、饮食名称等，增、减营养素要准确。

（3）膳食制备后，必须建立品尝检查制度，以感观来初步判定菜肴质量，可每日抽样检查饮食的主要原料的成分，来推算它的营养价值，或者建立食品检验室。另外可根据每餐的就餐人数，从总投料来计算一餐的平均供给量是否符合标准，还应注意成品的色、香、味、形等。

三、治疗膳食（therapeutic diet）

1．高能量膳食

（1）适应证：①营养不良患者：体重过低、贫血。②基础代谢率（BMR）增高患者：甲状腺功能亢进、高热患者、烧伤患者等。③慢性消耗性疾病：肿瘤、结核病等。

（2）膳食原则：①能量摄入：＞35kcal/kg·d，＞2000kcal/d。②均衡膳食原则下增加食物量。③增加摄入量可采用增加餐次的方法，除正餐外，可加2～3次加餐。④能量增加应循序渐进，避免造成胃肠道功能胃乱。

2．低能量膳食

（1）适应证：①因治疗需要必须减轻体重者：单纯性肥胖。②为控制病情必须减轻机体代谢方面的负担：糖尿病、冠心病、高脂血症。

（2）膳食原则：①能量摄入：1500～1800kcal/d。②限制脂肪摄入，尤其是动物脂肪和胆固醇。③蛋白质供给不少于1g/kg。④多选用富含膳食纤维的蔬菜、水果，减轻患者饥饿感。

3．高蛋白膳食

（1）适应证：①营养缺乏患者：营养不良、贫血。②手术前后的患者。③慢性消耗性疾病的患者：肿瘤、结核病。④蛋白质需要量增加：孕妇、乳母、烧伤患者。

（2）禁忌证：①肝：肝昏迷、肝昏迷前期。②肾：尿毒症。

（3）膳食原则：①在供给充足能量的基础上，增加蛋白质摄入量：蛋白质占总能量15%～20%，或按1.5～2g/kg体重计算，每日100～120g/d，其中优质蛋白占50%。②对于食欲良好的患者，在正常饮食基础上增加肉、蛋、奶等富含优质蛋白质的食物。③对于食欲欠佳的患者可采用高蛋白配方制剂。

4．低蛋白膳食

（1）适应证：①肾：急慢性肾炎、急慢性肾功能不全、尿毒症。②肝：肝昏迷、肝昏迷前期。

（2）膳食原则：①低蛋白：每日蛋白质不超过40g，0.6～0.8g/kg·d。②肾功能不全者在蛋白质限量范围内尽量选择优质蛋白质，如肉、蛋、奶类等。③肝功能衰竭者应选用高支链氨基酸、低芳香族氨基酸以豆类蛋白为主的食物，避免肉类蛋白质。④能量、维生素、无机盐必须充足。⑤注意烹调方法，以促进食欲。

（3）低蛋白膳食的食物选择：

可用食物：藕粉、杏仁霜、水果类、蔬菜类、食糖、油类（少用动物油）。

免用或限用食物：①优质蛋白质：限量选用肉、蛋、奶类。免食市售蛋糕、冰激凌、奶糖等及刺激性食物。②谷类：谷类含植物蛋白6%～10%，根据蛋白质限量标准应适当限量。③大豆及其制品、硬果类。④麦淀粉饮食：‘米面等主食中含有较多蛋白质，一般在6%～10%，而麦淀粉蛋白质含量仅为0.4%～0.6%，需严格控制蛋白质摄入量患者，采用麦淀粉代替主食制作的治疗膳食。麦淀粉膳食适应证是：慢性肾衰竭、尿毒症前期未进行透析的患者。

5．麦淀粉膳食：米面等主食中含有较多蛋白质，一般在6%～10%，而麦淀粉蛋白质含量仅为0.4%～0.6%，需严格控制蛋白质摄入量患者，采用麦淀粉代替主食制作的治疗膳食。

（1）适应证：慢性肾衰竭、尿毒症前期未进行透析的患者。

（2）膳食原则：①以麦淀粉为主食，代替大米、面粉等谷类食物。②能量充足，2000～3000kcal/天。③蛋白质：尽量选用优质蛋白类食物，如肉、蛋、奶；禁用豆类及其制品、硬果等含植物蛋白丰富的食物。④蔬菜、水果供给充足。

6．限制碳水化合物膳食

（1）适应证：预防倾倒综合征。倾倒综合征是由于胃部分切除后胃容积缩小，进食半流食中或饭后5～30min，常表现为上腹胀满、恶心、呕吐、腹绞痛、肠鸣音亢进、腹泻、心慌、出汗、眩晕、面色苍白，发热等。

（2）膳食原则：低碳水化合物、高蛋白、中等量脂肪膳食；少量多餐、细嚼慢咽；每餐后平卧20～30min。

（3）食物选择：①第一阶段：流食（蛋羹、豆腐脑、稠米汤）。②第二阶段：以干性食物为主，干稀分开。

7．低脂膳食

（1）适应证：①急慢性胰腺炎、慢性肝炎、胆囊疾患、脂肪泻（肠黏膜疾患、胃切除和短肠综合征所致）。②高血脂、动脉粥样硬化、冠心病。③肥胖症。

（2）膳食原则：①限制脂肪摄入：食物应清淡，少刺激，易于消化，必要时少食多餐。②保证热能摄入，注意补充必需脂肪酸、脂溶性维生素A、D、E、K。

（3）低脂肪膳食种类

①完全不含脂肪膳食：用于急性胰腺炎患者。

②严格限脂肪的膳食：限制膳食的脂肪总量不超过20g。用于急性胆囊炎患者。

③中度限脂肪的膳食：限制膳食的脂肪总量不超过40g。用于胆囊炎恢复期、脂肪吸收不良患者。

④轻度限脂肪的膳食：限制膳食的脂肪总量不超过50g。用于高脂血症、冠心病患者。

（4）低脂膳食的食物选择

①可用食物：谷类、豆类、蔬菜、水果、脱脂奶、鸡蛋白、禽、鱼、瘦肉、肝、血。

②禁用食物：全脂乳、肥肉、油煎炸的食物、硬果类。

8．低胆固醇膳食

（1）适应证：高胆固醇血症、冠心病、高血压、肥胖症、胆结石。

（2）膳食原则：①控制总热能：维持理想体重，避免肥胖。②限制脂肪总量：脂肪供给能量不应超过总热量的20%～25%。③减少饱和脂肪酸的摄入，饱和脂肪酸：单不饱和脂肪酸：多不饱和脂肪酸二1：1：1。④减少胆固醇的摄入：每日膳食中胆固醇摄入量在300mg以下。⑤适当增加膳食纤维的摄入。

9．高纤维膳食：高纤维膳食是一种增加膳食纤维数量的膳食，每日食物中膳食纤维数量不低于25g。

（1）适应证：①单纯性便秘：②其他：冠心病、高血脂、高胆固醇血症、肥胖症、糖尿病患者及大肠癌的预防。

（2）高纤维膳食食物选择：①粮谷类：选择各种粗粮：玉米、玉米碴、玉米面、小米、黑米、糙米、细糠麸和各种杂豆。②蔬菜：富含纤维素的蔬菜：芹菜、韭菜、豆芽菜、油菜、小白菜、菠菜、大白菜、笋类、萝卜。③水果：除了纤维素和半纤维素外，还富含果胶及有机酸，均有利于通便。④菌藻类：蘑菇、香菇、海带、海菜等。⑤其他：琼脂、魔芋、果胶。

（3）膳食纤维过多的副作用：①腹泻：在肠道内，细菌作用于大量纤维，产生挥发性脂肪酸，可引起刺激性腹泻，并增加胃肠胀气。②影响食物中钙、镁、锌、铁及某些维生素如胡萝卜素、烟酸，维生素 B_6、B_{12}，叶酸等的吸收利用。③进食大量糠麸有可能引起肠梗阻。

10. 低纤维膳食：低纤维膳食也称少渣膳食，是一种含极少量纤维和结缔组织的、易于消化的膳食。该膳食的目的是尽量减少膳食纤维对消化道刺激，减少肠道蠕动，减轻胃肠道负担，减少粪便数量。

（1）适应证：①各种急性和慢性肠炎、伤寒、痢疾、结肠憩室炎、肠道肿瘤等。②消化道少量出血。③肠道手术前后。④肠道、食道管腔狭窄及食道静脉曲张。⑤直肠和肛门疾病：肿瘤、内痔、痔瘘。

（2）膳食原则：①食物须细软、少渣、无刺激、便于咀嚼吞咽。②烹调方法一般选用蒸、煮、炖、汆、焖、煨等，忌用煎、炸等烹调方法。食物均需切碎制软。③少量多餐：因多数肠道疾病患者的消化、吸收功能减少，每次的进食数量不宜太多，根据病情给予少渣半流食或少渣软饭。④脂肪数量不宜过多：因腹泻患者对脂肪的吸收能力减弱，易致脂肪泻。⑤长期使用容易导致 Vit C 缺乏，必要时可适当补充新鲜水果汁、菜汁或 Vit C 片剂。

（3）低纤维膳食食物选择：

可用膳食：①谷类：粥、烂饭、发面蒸食、面包、软面条、面片、甜点心。②蛋类：除高温油炸以外，其他做法均可用。③肉；嫩瘦肉、鸡、鱼、虾等，应制备软烂，如蒸肉饼、肉丸。④豆类：豆浆、豆腐脑、豆腐等。⑤乳类：鲜奶、奶粉、酸奶。⑥菜类：菜水、菜汤，根据病情可选用菜泥及少量含纤维低制备软烂的蔬菜，如胡萝卜、土豆、南瓜、冬瓜、去皮和籽的西红柿。⑦果类：果汁、煮果子水、少量果泥，煮苹果、煮桃。

免用膳食：①各种粗粮及糠麸。②整粒豆子、硬果，如核桃、花生、杏仁。③多纤维蔬菜水果：芹菜、韭菜、豆芽、笋类、葱头、生萝卜、生水果。④油炸食品、油腻食品。⑤浓烈调味品。

11. 无渣膳食：是一种更加严格限制残渣的膳食。肛门会阴瘘、尿道、阴道、肛门手术后为了使伤口恢复，防止刺激和感染，需暂时控制大便。粥、去油肉汤煮软的面片、藕粉、煮鸡蛋、煮软烂的精瘦肉。暂不用牛奶、果汁、油脂。每日补充维生素 C 制剂，或暂用营养齐全的要素膳。

12. 限钠盐膳食：

（1）限钠盐膳食的种类：

①低盐膳食：全日供钠 2000mg。饮食中禁用一切咸食：酱菜、咸肉、咸蛋、甜面酱、加盐的罐头食品等。每日食盐用量不超过 3g 或酱油 15g，

②无盐膳食：全日供钠 1000mg。禁用食盐、酱油及一切盐腌制食物。

③低钠膳食：全日供钠 500mg。除无盐膳食要求外，还要限制一些含钠量高的蔬菜（每 100g 蔬菜含钠 100mg 以上），如蒿子秆、茴香、芹菜、海带、紫菜等。

（2）适应证：①高血压。②肾疾病：伴有高血压或水肿的肾小球肾炎、肾病综合征。③肝疾病：肝硬化腹水患者可采用低钠或无盐膳食，逐渐改为低盐膳食，待腹水消失后，钠进量可恢复正常。④心功能不全、心力衰竭患者。⑤用肾上腺皮质激素治疗的患者，易出现

水钠潴留，可根据水肿程度考虑钠的限量。

(3) 膳食原则和要求：①限钠盐饮食医嘱要随病情变化及时调整。②对有些患者限钠要慎重。③改进烹调方法。

13. 高钾膳食：钾含量至少超过 80 毫摩尔 (3120mg)。

(1) 适应证：①预防服用利尿剂引起的低钾。②防治高血压。

(2) 膳食原则：多选用粗粮，用土豆代替部分主食（土豆、芋头含钾丰富）；富含蛋白质的瘦肉、鱼虾和豆类食物；新鲜蔬菜水果：浓肉汤、菜汤和鲜果汁饮料。

14. 低钾膳食：钾含量应低于 40 ～ 60 毫摩尔。

(1) 适应证：肾排钾功能障碍引起的高钾血症。

(2) 膳食原则：多选用细粮；少用富含蛋白质的瘦肉、鱼虾和豆类食物；少用浓的汤汁、果汁；尽量选用含钾 250mg 以下的蔬菜、水果，可将食物置于水中浸泡或水煮去汤以减少钾含量。

四、卫生管理

（一）食品卫生

食品卫生问题包括两个方面：首先是食品应具有其本身所固有的营养价值；第二是食品不应对人体健康产生任何不利影响，保证食品卫生是营养科的重要工作之一。

食品质量的鉴定，通常采用以下几种方法：

1. 感觉器官检查

凭视觉、嗅觉、味觉、皮肤感觉等来检查食品的外形、色泽、硬实度、臭气和味道。如鱼虾、肉类、蛋类、禽类等。

2. 食物的化学检验

(1) 定期进行食物的化学成分及热量的检查。

(2) 食物的化学毒素及质量的检查。

3. 食物的生化检查

主要是查明食物内是否含有细菌性毒素，必要时可做细菌培养。

（二）容器与餐具卫生

厨房用容器与餐具一般用不锈钢、镍、铝等制成。餐具的洗涤消毒方法实行一洗、二刷、三冲、四消毒。营养科的餐具洗涤室必须直接与厨房相邻，彼此相隔绝。最好是不锈钢水池，水池应并排设置三个，每个水池应并排有冷热水源，餐具洗净后进行消毒，一般主要采用加热消毒法，如煮沸消毒，蒸汽消毒等。

（三）环境与设施卫生

环境卫生对营养科的内部卫生直接影响，单独设置的营养科应选择医院内环境较好的地方建造，周围无厕所或垃圾箱，避开洗衣房、消毒间等场所。采取措施消灭苍蝇、老鼠、蟑螂和其他有害昆虫及其孳生条件，定期打扫周围及厨房内部卫生。采取四定法，定人、定物、定时间、定质量，划片分工，包干负责。

营养科的内部环境包括采光、通风、排烟、防尘、污水处理等，这些都需要有相应的设备来保证。

（四）个人卫生

营养科工作人员个人卫生除了要勤洗手、剪指甲、勤理发、勤洗澡、勤换衣服（包括工作服）外，还应严格遵守配餐卫生制度，遵守操作间规章制度。还应建立营养科工作人员健康档案，每半年做一次胸透，大便培养，肝功能检查，每年定期由皮肤科医师作一般的体格检查一次。凡发现有肺结核、肝炎、伤寒、痢疾、梅毒、急性淋病、疥疮时，应立即停止工作。

（韩晓丽）

第四章　饮食习惯及营养咨询

第一节　饮食习惯

“民以食为天”，Curry (1998) 年曾经这样描述饮食的含义，他说人类自从来到这个世界的第一次被喂养，他或她就与饮食建立了一种永恒而紧密的互动关系。这种互动不仅满足了生理需要，而且也确定了他们对这个世界的认知，因为进食过程总是给人们带来满足、喜悦与快感。在这种积极的生理与心理的感受中，饮食的意义也在无意识状态下逐渐多样、复杂和丰富。在此基础上，有关饮食的礼仪、习惯也就自然而然地形成了。

一、饮食习惯的形成

饮食习惯（dieting habit），简单地说是指人们在饮食上的偏好或倾向；它包括吃什么、什么时候吃、在哪儿吃、怎样吃、和谁一起吃、为什么吃，以及食物的获得、储存、利用及丢弃等习惯。饮食习惯从出生开始逐渐形成。尽管饮食喜好，特别是味道喜好的倾向性有生理学因素，如人类的味觉感受器天生喜甜不喜苦，但整个饮食习惯的形成是一个学习和行为塑造过程。学习的内容很多，影响因素也很多，个人的特征、政治、经济、社会、文化、宗教信仰、环境等都会影响人们的饮食习惯。

（一）儿童早期的饮食习惯形成

儿童早期，有两点对其饮食习惯的形成有着不可估量的影响：第一是对喂养者的依赖；第二是对独立的需求。新生儿期，完全通过喂养者对他们吃、喝、拉、撒、睡的管理，来学习、认识周围环境、世界和他们在这个世界的位置。他们的认知、态度、行为的形成也就取决于喂养者的管理过程及他们之间的互动程度。这种互动既有依赖也有独立的需求。当喂养者抱着孩子喂食的时候，身体的接触、抚摸或讲话等都给孩子传递着信息，使他们感知自己在这个世界的位置。同时吃什么、吃多少、什么时候吃、在什么情境下吃等，这一系列的过程反复出现，久而久之，自然而然地形成了习惯。

在依赖与独立的饮食学习过程中，婴幼儿都可能或多或少有些愉快与不愉快的经历，这些经历对个人的饮食习惯的形成有很重要的影响。例如，在依赖期，当婴幼儿以哭来发出饥饿和要求食物与关注的信号时，如果喂养者能立刻对这种信号有反应，并能满足其欲望，就产生愉快的感觉，否则，就会产生负性的感觉。此外，进食过程的顺利程度也会在很大程度上影响个体与饮食之间的关系，比如，强迫进食或食物的温度不合适、茶匙过硬或过大、或任何因素，而使进食过程产生疼痛或其他不愉快的经历，这种经历往往会导致与饮食有关的心理问题。有研究表明，饮食紊乱（eating disorder）的根源是儿童早期的负性饮食经历(Satter, 1987)。

然而，在这一期的孩子尽管他们逐渐有了独立的欲望和一些表现，但是他们吃什么、吃多少、什么时候吃、怎么吃、在哪儿吃等等都是取决于喂养者的决定，这些经验也就逐渐强化他们依赖期所形成的习惯。这种习惯为以后的饮食型态奠定了一定基础。

（二）儿童期的饮食习惯形成

随着年龄的增长，从婴幼儿到学步期、学龄前期、学龄期和青少年期，对食物的感觉也不断发生变化；喜欢什么不喜欢什么，更为独立的选择与决定也在不断地发展。这种发展仍然是一个学习和模仿过程。对大多数幼小儿童来说，尝试新鲜事物总会有某种畏惧感（Satter，1978)，当这种畏惧感处理的恰当时，特别是得到他人的帮助和鼓励时，他们就很快学会了把握这种新鲜事。例如，一个孩子从来没有吃过辛辣食物，当他发现周围的人都在吃的时候，就有了一种新鲜、好奇的感觉，也想试一试，可同时他也注意到吃的人也有痛苦的表情如流泪、咳嗽、流鼻涕时，他就很茫然，而且更好奇。这时，如果有人鼓励他尝尝，同时在他有痛苦的感受时，加以表扬他的勇敢和忍耐，这种经历为他以后再次尝试奠定了基础，多次的尝试，习惯成自然。

到了青少年期，独立的形成与发展是整个儿童期生长发育中最主要的任务。食物与饮食也在其中起主导作用，他们为了和其他小朋友拉近关系，会喜欢在一起吃东西，或用自己拥有的食物来展示自己的权威或社会位置；他们也会通过饮食来讨好或反抗父母或喂养者，因为他们已经学习到作为父母或喂养者总是将他们的饮食营养放在首位。因此，与儿童期比较，青少年期饮食习惯的形成受更多外界因素影响，特别是同伴、好友的影响。

（三）成年期

成年期，食物作为爱的象征变得更为明显。成年人不仅是食物的接收者，又是食物的给予者，进餐几乎是所有活动必不可少的一部分。因此，食物不只是情感表达的方式和象征，而且是情感的替代品。成人的压力与平静不像儿童那么简单，包括了烦躁、生气、焦虑、恐惧、压抑、悲伤、爱、恨、高兴、欢乐等复杂的情绪状态。而食物是减轻或加重乃至造成某种情绪状态的直接原因，给予或接纳食物也成了各种情绪、情感发泄与表达的方式。

成年人由于各个方面的绝对独立，其饮食习惯的形成在很大程度上是取决于个人的文化信仰、风俗习惯、健康状况、社会阶层、经济状态以及工作性质等。这些因素不仅直接影响成年人的饮食习惯，而且可间接地影响他们后代的饮食习惯。成年期饮食习惯形成后就相对稳定，如果生活形态（疾病，移居等）没有发生较大的变化，这种饮食习惯就基本保持不变。然而，随着年龄的增长，特别步入老年期，生理功能的退化，慢性疾病增多，独立能力的下降等因素，会迫使老年人改变某些形成已久的饮食习惯。

二、影响饮食选择的因素

Curry (1998) 指出对于大多数人来说，选择食物根本不是依据科学知识，而是按照他们的偏好和习惯。科学探讨营养与饮食的历史并不长，有关饮食营养的社会心理方面知识尚未得到很好的证实。然而，实践证明影响人们对饮食的选择包括以下几方面。

（一）生物学需求

所有哺乳动物包括人类，体内都有许多化学反应感受器，接受各种不同的刺激。人类接受甜排斥苦是化学感受先天存在的；同样，有些蛋白质刺激某些感受器，而有些感受器只接受或咸或酸的刺激。因此，遗传基因在很大程度上影响一个人对食物的喜爱及耐受。此外，某些特殊生理状态对食物的选择也有影响，如妊娠期、疾病或其他不正常状态时，味觉、解剖结构、生理功能会发生改变，饮食的选择也就改变。

年龄、性别在很大程度上也影响饮食的选择。各年龄段，由于消化、咀嚼功能以及营养素需求的不同，饮食的选择也各不一样。一般来说，男性多喜欢肉食类，也对刺激性食物有较强的耐受性，而女性则更青睐甜食与酸性食物。

（二）环境因素

影响人们饮食选择的环境因素分为自然环境和社会环境：

1．自然环境

自然环境包括地理位置、气候、季节等。地理位置可以直接影响食品的生产、运输和加工，而影响人们的饮食习惯和食物选择。如生活在草原的牧民就会以牛羊肉为主食；而居住在海边的人们自然就以鱼类或其他海产品为主。气候和季节除了影响食物供应种类外，人们也会因气候和季节的变化而有目的选择或避免某些饮食。例如，冬季寒冷时，多选择高热量饮食，而夏季炎热时则多进清凉饮食。

2．社会环境

社会环境可从多方面影响人们的饮食选择。例如，科学技术可直接影响食品的加工、运输、储存，而经济状态可决定食物的生产、加工、供应等，从而影响人们的饮食选择与结构。此外，社会阶层也影响人们的饮食选择，如在英国，大白菜被认为是下层社会的食物，而芥蓝则被视为上层社会人士的盘中餐。在美国，有钱人在超市选择“黑面包”，而穷人则买“白面包”等。

（三）文化与信仰因素

文化与信仰对饮食选择的影响，主要由于二者所赋予食物的意义，或者说象征的不同，而产生影响的。从文化方面来说，饮食在每个国家、地区、民族、社区或团体，都会形成其深刻意义或特殊象征的饮食文化，而且也是各种社会活动的基本内容。例如，中国人习惯，不管是喜事或丧事，都会以茶饭来庆贺；一些特殊节日，也要以特别的饮食来表达其特殊意义或象征。

Curry (1998) 这样形容：“宗教信仰对饮食选择的影响，就像是法律条文一样的强有力”。如穆斯林教饮食所赋予他们的意义，是与上帝沟通的一种方式，也是表示他们虔诚的象征，在特殊时刻对食物的选择或禁忌是教规，久而久之也变成他们永久性的饮食习惯，而且这种习惯几乎是不可能改变，改变就是“违法”。Logue 在 1986 年也曾经指出，没有任何其他一种因素像宗教信仰一样，对饮食的选择影响如此根深蒂固。

个人饮食的信念形成与宗教信仰一样，是在成长过程中所习得的；它受文化、教育、饮食知识、个人经验、同伴压力 (peer – pressures) 等诸多因素的影响。例如，有些人认为吃素可以保持苗条的身材，她就会坚持素食。然而，与宗教信仰相比较，个人饮食信念较容易改变，可塑性强。因此，营养咨询中，主要从改变当事人的饮食信念人手，来指导其塑造健康饮食习惯。

第二节　营养咨询

一、营养咨询的概念及理论

营养咨询 (nutrition counseling) 不仅是一门科学，也是一门艺术，指由专业人员结合营养和心理学方面的知识，通过有效的沟通技巧，向他人提供有关营养方面的指导，从而塑造健康的饮食习惯。营养咨询者是将理论转为现实，科学化为艺术的实践者，实践中需要有许多理论作为基础。

1．影响当事人的理论

当事人来接受营养咨询面谈之前，可能已经有“曾被他人治愈或创伤、被他人接受或拒绝、或被他人所支配操纵”等经验，他们会有正面的或负面的自我印象，以及过去改变饮食行为成功或失败的经验，常常对自己内心及外在世界就有些牢固的想法。因此，当营养咨询者跟他们面谈时，他们依据个人的经验与背景，判断咨询者的理论与建议。Lorr 列出五种当事人对营养咨询者的看法：①接纳型；②善解人意型；③鼓励当事人独立成长型；④权威型；⑤充满敌意及批评型。这五种型态在很大程度上影响咨询效果。

在初次见面尚未谈话之前，当事人可能会从他们的过去经验出发，视营养咨询者为拒绝的、支配的或充满敌意的，或是友善的、支持的和正向的，有可能影响当事人接下去的行为。咨询者也会因为当事人的看法而影响其行为模式。因此，坦诚地与当事人讨论任何会影响彼此间关系的人际因素是很重要的。

2．影响营养咨询者的理论

咨询是一种能改变或澄清当事人预设想法的技巧。咨询技巧有助于增强咨询者表现出真诚、同情，而不至于被当事人激怒而表现失态。影响营养咨询者咨询方式的主要理论，有六种，分别是：

（1）当事人中心咨询法 (client-centered approach)：是一种帮助受助者思考问题，尊重其最后的决定，但过程中辅导者不加入自己价值取向的方法，强调三点：①所有的人都由生理结构、感觉与行为所构成；②个人功能是组织系统整体运作的结果，局部调整将造成其他部分的改变；③个人对所有事物都以他所感受到的事实去反映。此法主要目标是增进个人的自信与自我指导能力，促进更实际的自我觉察技巧，提高自我积极正向的态度。例如，一个天天忙于应酬的当事人，虽然咨询者认为以这种生活方法并不健康，但基于当事人不认为这是问题，故暂时不会介入太多，但当有一天察觉到情况变得严重，当事人出现脂肪肝，咨询者便会认真跟进，直至当事人戒酒。

（2）理性情绪咨询法 (rational-emotive approach)：理性情绪咨询法认为人们的困扰常常是由非理性的想法所造成，其主要目标是促进当事人能以正向增强的方式改变他们的行为。例如，一个便秘的当事人厌恶蔬菜的味道，可以告诉当事人，其便秘的原因就是膳食纤维摄入量过少，劝说当事人理性的去对待，从一些没有特殊味道的蔬菜开始，逐渐养成吃蔬菜的习惯。

（3）行为咨询法 (behavioral-approach) ：这种咨询法认为，人生来处于中立状态，环境、生活中重要的他人与经验，造就了他们的行为。每一个人均有调整环境以适应行为改变的责任；问题行为，因错误学习而形成。因此，行为咨询法的目标是减少错误行为的学习，并以更合适的行为模式取代之。在行为咨询法中，有三种基本的行为学习模式：①操作制约模式：如果一个所发生的行为能满足一种需求，那么这个行为再发生的机会就更频繁。例如，一个人在一餐高纤维饮食后，发现几天来的便秘问题减轻了，那么他就可能会增加每一餐中纤维素的摄取。②模仿模式：不是要教导一种新的行为，而是强调模拟别人的行为。③示范模式：是模仿的一种延伸，指的是针对某一特定行为的直接教导；常常借用一些视听材料，如观看降低体重的录像带，营养调配的 VCD 等。

（4）格式塔法 (Gestalt approach) ：也称完形法，强调直接面对问题，即现在的经验而非过去或未来的经验。因此，格式塔咨询的目标是使当事人觉察他们经验中所不愿承认的，并进而了解个体是可以自动调整的问题，最终使当事人能承担他们自己膳食改变的责任。例如曾有位妇女，她除了糖衣食物外对其他食物都表厌恶，治疗者即要求她把过去的典型风格倒转过来，尽量表现与过去相反。这样做之后，她很快地就找到她喜欢的口味，亦即能够认识和接纳她的“消极面”与“积极面”。

（5）家庭咨询法 (family approach)：这种咨询方法中，行为是以系统观念来确定。家庭被视为一个彼此互为关联的系统，个人的行为受到家庭系统影响。家庭咨询强调对整个系统的了解来看不适当行为，透过彼此间的关系来看每一位当事人的问题。其目标是协助当事人及家人，以改变他们自己与其所处的系统。

（6）自我管理法 (self-management approach)：自我管理的前提，是允许当事人根据他们对自己的疾病、饮食问题及后果的感知，去选择自己的目标。其目标主要是提高当事人的自我效能和矫正个人的健康信念模式。营养咨询者扮演一个引导角色，与当事人之间为合作伙伴关系。

上述的六种理论是目前在营养咨询中较为常用的理论，针对不同的当事人或咨询者的技巧倾向性，可选择使用，更有效的方法是多种理论结合来指导实践。当事人有一点饮食行为改变时，咨询者应该把握时机，结合各种理论，协助当事人进一步改变，以达到构建健康饮食类型的目的。还应强调的是，饮食治疗过程中，某一种理论可能对促进某一阶段的行为改变有效；而另一种理论可能在另一情境下则更为有效。

3. 行为改变模式

Prochaska 和 DiClemente（1982）描述人们的行为习惯可通过一个连续的六阶段而改变。这六个阶段包括：思考前期、思考期、决定期、行动期、维持期和复发期，构成了一个循环，见图 4-2-1。

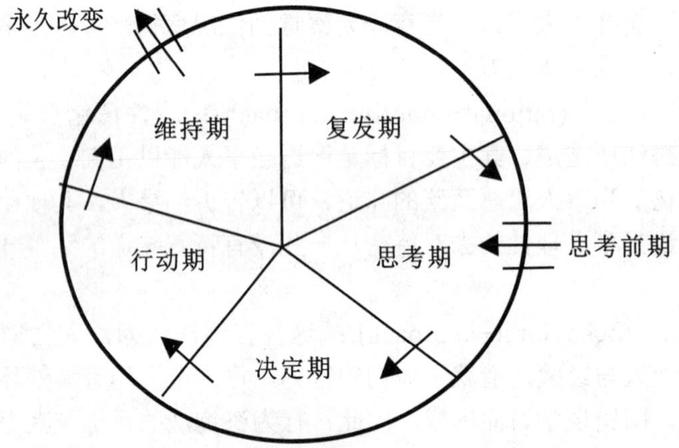

图 4-2-1　Prochaska 和 Diclemente 行为改变阶段模式

（1）思考前期：这个阶段，当事人几乎不认为自己有问题或需要改变，常常表现出对咨询话题没兴趣。这时需要一些信息与反馈，以增加其对自己的问题的觉醒与改变的可能性；咨询者在此阶段建议改变饮食的型态是徒劳的。

（2）思考期：当对问题的认识或觉醒增强了，这时就进入了相互冲突及矛盾时期，也就是思考期。这时，当事人在因何改变和为何保持原状理由上犹豫不定，往往表现为考虑改变而又拒绝改变。这时，咨询者也不能采取任何行为改变措施，而只能与当事人进行一些有关改变行为的利与弊的探讨。

（3）决定期：思考期犹豫不定被打破，就进入决定期。此时，当事人首先认识到改变的重要性或者说不改变的严重性；他们可能会说：“看来我真的是要吃低热量的食物了，否则，我的心脏问题会加重，行动也不方便……”。这时，咨询者应把握机会，协助当事人找到一个可以接受、能达成、适当而有效的改变策略，并制定目标；不这样做，当事人将会回到思考期。

（4）行动期：根据所制定的目标和策略，开始实施改变当事人饮食行为的行动。值得注意的是，在行动初期，咨询者尽可能指导当事人，使其学习正确的行为改变方法。

（5）维持期：产生改变并不一定保证维持改变，因此，在这一期，咨询者的主要任务，是帮助当事人觉察到改变带来的好处，感受成功改变的喜悦。不过，应该注意的是，咨询者不要施加压力和给予过高的期望。

（6）复发期：倒退与复发是在营养咨询中很常见的现象，咨询者首先不能有或表现出失去信心，而应该协助当事人建立信心、继续思考改变、重新作决定、行动及维持行动。

二、营养咨询的形式

营养咨询的形式按照当事人的组成人数，分为个人营养咨询、小组营养咨询和社区营养咨询三种。

（一）个人营养咨询 (individual nutrition counseling)

个人营养咨询主要指对当事人本人或当事人的委托人（包括喂养者或其他重要人物）单独进行的营养咨询活动。这种咨询常常是针对个人已经出现或潜在发生的，与营养有关的问题而咨询。个人咨询的优点是针对性强，资料收集较简单，咨询策略容易选择，随访与跟进容易。但缺点是在执行饮食行为改变过程中，缺乏与他人的互动作用，改变容易停止或复发。

咨询者在进行个人营养咨询时，除了评估个人营养状态和饮食习惯外，应注意收集有关个人的成长过程、喂养方式、疾病情况、性格以及喂养者或监管人的一些资料，包括他们的习惯、信仰、教育程度、营养知识、烹饪技巧等。这对诊断已经出现或潜在出现的营养问题，以及确定咨询策略、拟定营养计划和要达成的目标有很重要的意义。

（二）小组营养咨询 (group nutrition counseling)

小组营养咨询是指咨询者一次为多个人进行营养咨询活动，家庭咨询属于小组咨询。

小组咨询的优点：①小组成员之间会有很好的互动作用，相互提供反馈；②成员间可以互相支持使他们有归属感；③相互监督和试验他们的想法与做法；④竞相达到目标时是一个很好的催化剂；⑤个人会发现他或她的问题并非是唯一的，因此．会改变自卑感。

缺点是：①个别成员可能会感到不能自由表白；②咨询者不容易收集每个人很详细的资料；③咨询针对性不强；④相互之间负性的影响可能会在成员中发生；⑤随访与跟进的难度提高。

小组咨询要求咨询者同时注意多个成员的咨询反应，而且要有策略以防止支配型 (dominante) 成员的负性影响。如果是家庭小组咨询，对家庭和睦气氛、经济状况以及家庭领导者的评估也很重要。

（三）社区营养咨询 (community nutrition counseling)

社区营养咨询是指对整个社区居民进行营养方面的咨询活动。这种咨询难度大，只能收集宏观资料，而且咨询也只限制在营养与健康知识教育层面；饮食行为改变可能会在某些家庭或个人中发生。咨询者要有很强的组织和授权能力。社区中最有影响人物的参与至关重要。咨询者应该首先确定谁是社区中最有影响的人物，他们可能是社区中最受尊重的管理者或资深者。此外，咨询者还应该花费较多的时间与精力对整个社区进行全面评估，包括社区的地理位置、环境、经济状况、风俗习惯、居民的民族结构、教育、产业等。咨询中可采用小组讨论、街坊走访的形式；也可以按不同年龄分组进行。听取居民对他们自己的营养与饮食习惯的看法与理解，对咨询者采取何种措施很有帮助。

三、饮食行为评估

面对任何当事人，营养咨询者首先要做的是全面评估当事人的饮食行为，收集详细的饮食资料。常用的方法是饮食纪录表（表 4-2-1）。饮食行为评估的内容包括饮食型态、饮食量、饮食的内容、活动量、饮食相关的想法和饮食相关的暗示因素。

1. 饮食型态：主要指当事人日常饮食的类型，如西餐、中餐、肉食或素食为主。

2. 饮食量：指三餐中每一餐的量，以及零食量；还应该评估每一餐的分配量。

3. 饮食内容：应该详细评估饮食内容，如肉类包括哪一类肉，具体的奶或奶制品以及淀粉、谷物、蔬菜、水果、饮料名称等。

4. 饮食相关想法：是指当事人对饮食方面有哪些看法或信念，即什么属于健康或不健康饮食。

5. 饮食相关暗示：是指一些因素可能会引起当事人立刻想到进食，比如有的当事人一有压力、紧张或生气就想吃东西；或者看见可口可乐的广告就想喝饮料等。

6. 活动量：对活动量的评估，除了评估当事人工作型态外，还应该包括其运动型态。

表 4-2-1　饮食习惯评估表

当事人姓名：　　　　　　　　　　　　　　日期：

- 用餐时间：早餐______；午餐______；晚餐______
- 每餐所花时间（分）：早餐______；午餐______；晚餐______
- 加餐 / 点心时间：第一次______；第二次______；第三次______
- 用餐时饥饿程度：0　1　2　3（0 ＝不饥饿，3 ＝非常饥饿）
- 用餐时的姿势：1 ＝走路，2 ＝站立，3 ＝坐着，4 ＝躺着
- 用餐时伴随的其他活动：看电视______，读报纸______，看小说______，其他______
- 用餐地点：家里______，办公室______，餐馆______，路边______
- 饮食种类：肉______，蛋______；鱼______；奶______，蔬菜______，水果______
- 进食量：早餐______，午餐______，晚餐______，点心______
- 与谁进餐：单独______，与家人______，朋友______，领导______
- 用餐前及用餐时的心情：高兴______，生气______，无聊______，压抑______，伤心______
- 工作外，其他运动类型：____________及所花时间（分）____________

四、营养咨询策略

咨询的基础是沟通，没有有效沟通，咨询就根本不成立。当咨询者有了沟通技巧，才容易学习其他咨询技巧，以协助当事人达到改变饮食习惯的目的。有效沟通技巧大致包括非语言沟通、语言沟通、倾听的反应方式、行动的反应方式、分享的反应方式、教导的反应方式等六个方面。

（一）非语言沟通

1. 当事人的非语言沟通

行为会影响咨询的方向，有经验的咨询者会借当事人非口语的线索，辨识其未说出的感觉。Passons 描述一些反应当事人非语言行为的方式：

（1）一致性：当事人的非语言行为与语言行为是否一致？例如，一位糖尿病患者第一次随访时，没说一句话却紧锁眉头。虽然没说话，但“紧锁眉头”的信号就已经给咨询者某种信息。有经验的咨询者常常都能猜出缘由，但咨询者正确的做法是直接询问：“我注意到你紧锁眉头，是什么原因让你这样？”。得到当事人的语言回答后，看是否和他的非语言行为一致；如果不一致，应该调整问题，继续围绕这个信号深谈。

（2）混合信息：当事人是否传递多种混合的信息，以及语言的或非语言的信息不一致？例如，一名饮食控制的肥胖当事人在数周后家访时，当询问饮食控制方案执行情况时，他一边说：“我做得真的——（停顿了一下）——很好；我照着规定——（停顿了一下）——做（停顿了一下）——没什么困难”。同时低着头，并转向一侧，避开与咨询者的眼睛接触。咨询者可以三种方式来处理这种不一致：①只是在心中记下来，暂不直接指出；②向当事人说明所看到的不一致的地方（“你说你在饮食控制方面做得不错，没什么问题，但是你却低着头而且说得很迟疑的样子”）；③也可以直接指出：“我注意到你说话时朝一旁看，又停顿了几下，这是为什么呢？”。

（3）沉默：沉默的时候是否有非语言的行为出现？沉没在不同文化中代表不同的意义。中国人的沉默常常表示在表达了观点后，想要摘要整理而作停顿；而欧洲人在不愿将谈话继续时就会以沉默来表示。当咨询者遇到当事人较长的沉默时，将它用语言方式描述给当事人或请当事人解释说明，以免中断面谈。

（4）改变方向的提示：是否借此将焦点集中在当事人的非语言部分，以干扰或打断当事人？或者借此觉察，是否需要改变交谈的方向，因为持续不断地讨论同一个主题，或许对当事人没有帮助。但是，咨询者必须谨慎地决定何时可以打断当事人的谈话，而且必须确定这种打断行为不会影响当事人继续表达自己的想法。

（5）中心聚焦：当事人的非语言行为是否有显著的改变？例如，刚刚开始和当事人谈话时，他或她可能双臂交叉在胸前，握紧双手而坐。然后渐渐地放松下来，手臂慢慢地放下来，手轻松地放在膝上。咨询者觉察到当事人由紧张到轻松的变化时，应再稍稍给他或她一点轻松的空间，然后再逐渐将正式话题纳入。

2. 咨询者的非语言沟通

咨询者自己的非语言行为对咨询关系产生很大的影响。最重要的非语言行为，包括眼神与面部的表情、点头、身体的方向与姿势，以及咨询者与当事人之间的身体空间距离。刻版及淡漠的面部表情会给当事人压力，并疏远二者之间的关系；然而，过多甚至虚假的面部表情，又会使当事人产生不信任感。此外，咨询者身体姿势应放松，同时不应该有太多或夸张的肢体动作。

（二）语言沟通

咨询者的知识与使用语言技巧的能力，在引导当事人面谈时具有很重要的作用。有一些方式能帮助提高营养咨询面谈效果。

（1）焦点集中在当事人身上：这种技巧主要从当事人的情绪表现方面直接引入话题，如“听起来你很生气；可不可以多告诉我一些，当你想要让你的血糖控制在 70 ～ 100mg/L 的范围以内时，你的感觉是什么？”。

（2）焦点集中在主要议题或问题上：“你说你控制饮食后，就发生一些不舒服的反应。你能否告诉我，你不舒服的症状吗？”。开放性问题可引导当事人谈论更多有关饮食控制的问题，这样就很自然将谈话主题聚焦在饮食控制上。

（3）焦点集中在其他人身上：这里指与当事人饮食控制相关的人，如配偶或父母。“在你执行个人饮食控制方案时，你的丈夫三餐如何安排？”，也是开放性问题，但从当事人最重要的人身上人手来讨论饮食控制问题。

（4）焦点集中在家庭：许多时候当事人的问题与家庭其他成员有关，因此，问题就应直接涉及家庭中的其他成员，如“你每星期和家庭其他成员一起进多少次晚餐?”，“一般有谁来决定晚餐吃什么？”。

（5）焦点集中在咨询者身上：这种技巧是咨询者自我表露，以建立起一种坦诚和亲近的关系。常常以第一人称的方式来陈述，但切忌口气不能过强，也不能让当事人有权利（主要指决定权和信息分享权）不平衡的感觉。后面分享的反应方式中将有较详细解释。

（6）焦点集中在文化 / 环境上：主题焦点包括民族、信仰、社会阶层等的文化认同。特别是在初期咨询时，咨询者应尽可能从文化 / 环境方面来了解当事人的背景，并从这些背景中切入面谈话题。

（三）倾听的反应方式

倾听是建立沟通技巧模式中的第一步，其中包括澄清、简述语意、反思和总结。

（1）澄清（clarifying）：指的是提出问题，常在当事人表达不明确的信息后询问。澄清可用于更明确说明当事人所表达的信息，或确定咨询者对当事人问题了解的正确性。例如，当事人：“我执行了好几个月的饮食计划，我认为这样做是很愚蠢可笑的事情”，咨询者：“你是说你不喜欢这个饮食计划，对吗？”。

（2）简述语意（paraphrasing）：简述语意指的是咨询者用自己的话重述当事人所表达的信息。例如，当事人说：“我其实并不介意在家吃晚餐，但是因为工作需要，我必须经常去餐馆和朋友或客人一起进餐，所以，我很难按照你的建议进食”。咨询者可简要重复当事人的叙述为：“你的意思是由于工作需要，常在外面吃饭，很难执行你的饮食计划”：

（3）反思（reflecting）：咨询者用感觉的反应改述信息中情感的部分。这种方式有三个目的：①鼓励当事人有更多的情感表达；②协助当事人更强烈地体验他们的感受，使当事人能觉察他们尚未解决的问题；③帮助当事人更清楚地觉察操控他们的感情。例如，当事人说：“我感到很沮丧，因为我想尝试着控制我吃太多的甜食，以达到控制我的体重的目的，但却做不到”。在回答时，咨询者可以对自己重述当事人所说的话，也可以辨认当事人陈述的信息中情感的部分（我感到很沮丧），还可以用自己的话解释当事人所传达的情感。

（4）总结（summarizing）：倾听的第四个反应是总结，发生在简述语意和反思之后。这是一个需要同时专注于内容与感觉两个部分的复杂技巧。要将注意力放在当事人所陈述的重要议题或情感上，从当事人冗长的陈述中摘要出重要议题及情感反应，但不要加入新的内容。

（四）行动的反应模式

上面倾听的反应部分，主要是针对当事人传达的信息，从当事人的观点来处理。在营养咨询中协助当事人改变的过程里，必须超越当事人的观点，咨询者必须依据所收集的资料与个人觉察的推论来看问题。这些是咨询者主导的反应方式，称为行动的反应。其目的是协助当事人了解解决营养问题的必要改变与正向行动。行动的反应包括探究、归因、直面和解释。

（1）探问（probing）：在营养咨询中，收集当事人饮食型态资料时，最重要的技巧就是探问。最好的方法是用开放一封闭式问题（open - ended question），即用什么、何时、何地、为什么及能否等词语提问。开放性问题所使用的询问词决定当事人的反应方式，引导找出与当事人营养有关的行为、感觉或想法的具体信息。

（2）归因（attributing）：归因的反应是指当前当事人能成功完成所制定行动的可能性。这种反应的目的包括鼓励未开始行动或缺乏自信的当事人去做一些事情，扩展当事人对自我能力的觉察，指出可能对当事人有帮助的行动。当咨询者明确当事人所寻求的某一种期望的行为时，归因的反应才会有催化效果，因此，咨询者必须在觉察到当事人已经准备行动，但似乎在没有鼓励下开始第一步而表现出犹豫时，才应该使用归因的反应。

（3）直面（confronting）：直面是指直接引发当事人去核查主要问题的技巧。直面反应的目的是确认当事人多重混杂或扭曲的信息，以及发现其他情况。当当事人处于自我矛盾，传达多重混合信息时，不要主观评断而是直接面对问题，这样能够鼓励当事人更仔细地讨论与解决问题。直接面对的原则，是针对当事人传达的信息或行为，用描述的方式，而不是判断或评估；引述行为方面的具体例子，而非一些模糊不清的推论。应注意在当事人看来已经能接受时才使用，不要在很短的时间内给予当事人过多的直面问题，以免造成当事人负担过重。使用直面方法时，咨询者应点出当事人态度、想法或行为上的矛盾或者不一致之处。

（4）解释（interpreting）：是给予一个可能的说明，或与当事人各种相关行为的主动回应。解释的目的包括：辨识当事人行为与非语言信息之联系；从各种观点或不同的解释来核查当事人的行为；协助当事人增加自我了解，以作为行为改变或行动的基础。咨询者依据当事人传达的真实信息作解释是很重要的。其方法包括：找出当事人传达的主要信息；深度思考这些信息的含义；简单、清晰地阐明自己对当事人信息的假设性想法等。

（五）分享的反应方式

（1）自我表露（self - disclosure）：自我表露是一种以口语的方式，分享有关咨询者自己的信息反应。自我表露的目的包括提供一个开放、和谐与催化的咨询情境；增加当事人对咨询者的了解，以降低彼此之间因为角色差异而造成的距离；协助当事人表露自己的意愿。自我表露的陈述，应该与当事人所传达信息的内容与情绪相近似，不要离题太远；可以分享个人背景、个人内在正性或负性的想法，但不要表露过深或与营养咨询无关的信息。

Evey 曾列出三个主要自我表露的层面：

①人称代词：咨询者个人的自我表露，无可避免地会使用“我”来陈述事件。

②有关内容或感觉的动词：“我想……”、“我觉得……”或“我的经验是……”

③用较多的形容词或副词：“我在餐厅中表现出很坚定的自我、不受影响，与你的情形

有些类似”。“我对你在餐厅中能够更坚定自己的想法、不受别人影响，感到非常高兴……”。

（2）立即性（immediacy）：第二个分享的反应是立即性，此反应包括咨询者对自己、当事人、或彼此之间的想法的反应。立即性分享的目的：第一，是将当事人表达出的感觉，或没有解决的问题引入公开讨论；第二，是对咨询者或当事人，针对面谈时所产生的有关个人或彼此关系的任何感觉，提供立即性的回馈。

（六）教导的反应方式

大部分营养咨询工作中，都包含教导当事人如何改变饮食行为。一般包括教导新的饮食行为，或对过去和现在行为的评核。有以下三种形式：

（1）指示（instruction）：指示是咨询者告诉当事人做哪些必需的改变，以塑造新的饮食行为，新的饮食行为如何才能有效，及有哪些不影响日常生活的限制。在使用“指示”的反应时，用直接或提示的方式指导当事人去做某事。指示的目的：①协助当事人以特定的方式进行反应；②提供必要的信息以获得、增强或消失反应。

指示所用的语言不能太强硬，如“你应该……”、“你必须……”，这种语言可能会使当事人产生抗拒。较有帮助的语言是：“我希望您能……”、“如果你能……，我想这会对你有帮助”。

（2）口头设定咨询情境（verbal setting operation）：咨询者试图在事情尚未发生之前，以预先设定的观点来看可能会发生的情境或事件。其方法是说明一些行为改变的情形及潜在的价值，目的是鼓励当事人去了解行为改变的活动和意义。

（3）提供信息（information giving）：在提供信息的教导方式中，咨询者应该分辨哪些信息可以提供，并评估提供的信息对当事人是否有积极作用。确定给予何种信息的方法有：①确认是对当事人有用的信息；②确认是确实来源的信息；③确定出当事人比较偏爱的信息及其顺序。

传递信息应注意：①一次提供的信息量不能太多；②询问和讨论当事人对所接纳的信息的感受；③清楚何时该停止信息的提供；④在提供任何信息时，要明确、清晰、简单、而具体；⑤重述重要的信息；⑥尽可能采用视听辅助材料；⑦核查当事人接纳的程度。

（七）选择适当的反应方式

在营养咨询过程中，最重要的技巧是何时使用上述的各种反应。这种技巧包括：

（1）确定面谈的目的和咨询者自己的反应目的：咨询者必须有效倾听当事人的陈述，并思考当事人所陈述的是否与面谈目的相关。经过判断之后，咨询者便能挑选并使用有助于达到目标的反应方式。

（2）评估所选择的回应效果：当所选择的反应或策略无法达成期望的目标时，咨询者能够利用筛选的方法，选出另一个可能达成期望的结果或焦点的反应方式。

（刘明）

第五章　营养学基础

第一节　能　量

人体为了维持生命活动和从事劳动，必须从食物获得能量（energy），以满足机体需要。

新陈代谢是一切生命活动的基本特征。人体在生命活动过程中不断从外界环境中摄取食物，从中获得人体必需的营养物质，其中包括碳水化合物、脂肪和蛋白质，一般称之为三大营养素。三大营养素经消化转变成可吸收的小分子物质被吸收入血，这些小分子物质在一方面经过合成代谢构成机体组成成分或更新衰老的组织；另一方面经过分解代谢释放出所蕴藏的化学能。这些化学能经过转化便成为生命活动过程中各种能量的来源，所以分解代谢是放能反应，而合成代谢则需要供给能量，因此是吸能反应。而机体在物质代谢过程中所伴随的能量释放、转移和利用则构成了整个能量代谢过程，是生命活动的基本特征之一。一般情况下，健康成人从食物摄取的能量与消耗的能量经常保持平衡状态，否则就会导致体重增减。

一、能量单位

营养学上所使用的能量单位，多年来一直用卡 (calorie) 或千卡 (kilocalorie，kcal)。目前国际和我国通用的能量单位是焦耳（Joule，J）或“千焦耳”（kiIojoule，kJ）；两种能量单位的换算如下：

1 kcal=4.184kJ

二、能量来源与产热系数

人体所需要的能量来源于食物中碳水化合物、脂肪和蛋白质三大营养素在体内的氧化。这三种营养素在体内氧化过程中都可以产生能量，故统称为“产热营养素”或“热源质”。

1g 产热营养素在体内氧化产生的能量，称为产热系数。三种产热营养素在体内氧化实际产生能量则为：

1g 碳水化合物：16. 81kJ (4.0kcal)

1g 脂肪：37. 56kJ (9.0kcal)

1g 蛋白质：16. 74kJ (4.0kcal)

乙醇在体内氧化，每克可提供 29. 29kJ (7kcal)。

三种产热营养在体内氧化都可以产生能量，而且三者在代谢过程中可以互相转化，但却不能完全相互代替，在膳食中应当有一个适当的比例分配。根据我国人民的膳食习惯，碳水化合物提供的能量以占总能量的 55% ～ 65%，蛋白质占 10% ～ 15%，脂肪占 20% ～ 30% 为宜。

三、能量消耗

机体能量消耗主要用于维持基础代谢，从事活动和食物特殊动力作用四个方面对于处于生长发育阶段的儿童以及孕妇，还要包括生长发育所消耗的能量。

（一）基础代谢

基础代谢（basal metabolism）指人体在基础状态下的能量代谢。即排除肌肉活动、环境温度、食物和精神紧张等因素影响条件下的新陈代谢。应符合以下四个条件：①进食后 12 ～ 14h；②清醒，静卧 0.5h 以上，全身肌肉松弛；③避免精神紧张；④室温保持在 20 ～ 25℃。

基础代谢可用气体代谢法测定，还可根据体表面积按下式计算：

基础代谢（H）= 体表面积（m^2）× 基础代谢率（$kJ/m^2 \cdot h$）×24 h

中国人的体表面积曾按 Stevenson 公式计算：

体表面积（m^2）= 0.0061× 身高（cm）＋ 0.0128× 体重（kg）－ 0.1529

根据我国近年研究青年男子体表面积的结果可用下式：

体表面积（m^2）= 0.00659× 身高（cm）＋ 0.0126× 体重（kg）－ 0.1603

基础代谢率（BMR）可由（表 5-1-1）查得。

表 5-1-1　我国正常人 BMR 平均值 [$kj/(m^2 \cdot h)$](括号内为 kcal)

年龄（岁）	11 ～ 15	16 ～ 17	18 ～ 19	20 ～ 23	31 ～ 40	41 ～ 50	＞ 50
男	195.4	193.6	166.1	158.6	157.7	154.0	149.0
	（46.7）	（46.2）	（39.7）	（37.9）	（37.7）	（36.8）	（35.6）
女	172.4	181.6	154.0	146.4	146.9	142.3	138.5
	（41.2）	（43.4）	（36.8）	（35.0）	（35.1）	（34.0）	（33.1）

基础代谢率受机体的体格大小、年龄、性别和内分泌激素等因素的影响。年龄愈小，基础代谢率愈高，男性的基础代谢率比女性要高，甲状腺素分泌多者比分泌少者高。

（二）从事活动

体力活动是除基础代谢外影响人体能量消耗的主要因素。因为生理情况相近的人，基础代谢消耗的能量是相近的，而体力活动情况却相差很大。体力活动所消耗的能量与劳动强度、持续时间以及工作的熟练程度有关。其中劳动强度为主要影响因素。而劳动强度主要涉及劳动时牵动的肌肉多少和负荷的大小。

关于精神活动，一般人在平静思考问题时，对能量代谢影响不大，能量消耗增加不超过 4%。但在精神紧张，如烦恼、恐惧或情绪激动时，由于无意识的肌肉紧张以及某些激素分泌增加，可使能量消耗显著增加。

（三）食物特殊动力作用

食物特殊动力作用（specific dynamic action，SDA）指由摄取食物而引起能量消耗的现象。进食碳水化合物时约为其摄入量的 6%；进食脂肪为其摄入量的 4%；蛋白质为 30%；如进食混合膳食，这种多消耗的能量约为原基础代谢的 10%。由此可见，这种由进食而引起的能量消耗的现象与食物营养成分有关。膳食蛋白质含量高，所消耗的能量也高。

四、能量供给量

（一）劳动强度划分及划分依据

根据劳动类型或能量消耗量多少概括地划分为5级。

极轻劳动：以坐着为主的工作，如办公室工作，组装和修理收音机与钟表等工作，业余可有一定的文体活动。每日能量消耗在10.0MJ（2400kcal）左右。

轻劳动：以站着或少量走动为主的工作，如店员售货、一般实验室操作，教员讲课等。每日能量消耗在10.9MJ（2600kcal）左右。

中等劳动：如学生的日常活动，机动车驾驶员、电工安装、金工切削等。每日能量消耗在12.6MJ (3000kcal) 左右。

重劳动：如非机械化农业劳动、炼钢、舞蹈、体育运动等。每日能量消耗在14.2MJ (3400kcal) 左右。

极重劳动：如非机械化的装卸，伐木、采矿、砸石等劳动，每日能量消耗在16.7MJ (4000kcal) 以上。

（二）各人群能量供给量

能量的供给量主要是依据体力劳动强度制定的。对于成人，应维持体重不变；儿童、青少年、孕妇、乳母则要保证其生长发育等的生理需要。根据2000年中国营养学会提出的《中国居民膳食营养来参考摄入量表 (DRIs)》见表5-1-2。

表 5-1-2　中国居民膳食营养素参考摄入量表（DRIs）

1．能量和蛋白质的 RNIs 及脂肪供能比

RNIs of energy and protein and percentage of cncrgy from fat

年龄 Age	能量 Energy#				蛋白质 Protein		脂肪 Fat
	RNI/MJ		RNI/Kcal		RNI/g		占能量百分
/ 岁 Year	男 M	女 F	男 M	女 F	男 M	女 F	比 energy/%
0～	0.4 MJ/kg		95 kcal/kg*		1.5～3g/（kg·d）		45～50
0.5～							35～40
1～	4.60	4.40	1 100	1 050	35	35	
2～	5.02	4.81	1 200	1 150	40	40	30～35
3～	5.64	5.43	1 350	1 300	45	45	
4～	6.06	5.83	1 450	1 400	50	50	
5～	6.70	6.27	1 600	1 500	55	55	
6～	7.10	6.67	1 700	1 600	55	55	
7～	7.53	7.10	1 800	1 700	60	60	25～30
8～	7.94	7.53	1 900	1 800	65	65	
9～	8.36	8.36	2 100	2 000	70	65	
10～	8.80	8.36	2 100	2 000	70	65	
11～	10.04	9.20	2 400	2 200	75	75	
14～	12.00	9.62	2 900	2 400	80	80	25～30
18～							
体力活动 PAL▲							
轻 Light	10.03	8.80	2 400	2 100	75	65	
中 Moderate	11.29	9.62	2 700	2 300	80	70	
重 Heavy	13.38	11.30	3 200	2 700	90	80	
孕妇 Pregnant women		+0.84		+200		+5，+15，+20	
乳母 Lactating moghers		+2.09		+500		+20	

年龄 Age	能量 Energy#				蛋白质 Protein		脂肪 Fat
	RNI/MJ		RNI/Kcal		RNI/g		占能量百分
/ 岁 Year	男 M	女 F	男 M	女 F	男 M	女 F	比 energy/%
50 ～							20 ～ 30
体力活动 PAL▲							35 ～ 40
轻 Light	9.62	8.00	2 300	1 900			
中 Moderate	10.87	8.36	2 600	2 000			
重 Heavy	13.00	9.20	3 100	2 200			
60 ～					75	65	20 ～ 30
体力活动 PAL▲							
轻 Light	7.97	7.53	1 900	1 800			
中 Moderate	9.20	8.36	2 200	2 000			
70 ～					75	65	20 ～ 30
体力活动 PAL▲							
轻 Light	7.94	7.10	1 900	1 700			
中 Moderate	8.80	8.00	2 100	1 900			
80 ～	7.74	7.10	1 900	1 700	75	65	20 ～ 30

注:“各年龄组的能量的 RNI 与其 EAR 相同。#The RNIs of energy are the same as the EARs.”

* 为 AI，非母乳喂养应增加 20%。*AI value, add 20% to non - breastfeediflg infants.

PAL▲，体力活动水平。Physical activity level.

（凡表中数字缺如之处表示未制定该参考值）

2．常量和微量元素的 RNIs 或 AIs

RNIs or AIs some elements

年龄 Age/ 岁 Year	钙 Ca AI/mg	钾 P AI/mg	钾 K AI/mg	钠 Na AI/mg	镁 Mg AI/mg	铁 Fe AI/mg	碘 I RNI/ μg	锌 Zn RNI/mg	硒 Se RNI/ μg	铜 Cu AI/mg	氟 F AI/mg	铬 Cr AI/mg	锰 Mn AI/mg	钼 Mo AI/ μg
0～	300	150	500	200	30	0.3	50	1.5	15（AI）	0.4	0.1	10		
0.5～	400	300	700	500	70	10	50	8.0	20（AI）	0.6	0.4	15		
1～	600	450	1 000	650	100	12	50	9.0	20	0.8	0.6	20		15
4～	800	500	1 500	900	150	12	90	12.0	25	1.0	0.8	30		20
7～	800	700	1 500	1 000	250	12	90	13.5	35	1.2	1.0	30		30
						男 M　女 F		男 M　女 F						
11～	1 000	1 000	1 500	1 200	350	16　18	120	18.0　15.0	45	1.8	1.2	40		50
14～	1 000	1 000	2 000	1 800	350	20　25	150	19.0　15.5	50	2.0	1.4	40		50
18～	800	700	2 000	2 200	350	15　20	150	15.0　11.5	50	2.0	1.5	50	3.5	60
50～	1 000	700	2 000	2 200	350	15	150	11.5	50	2.0	1.5	50	3.5	60
孕妇 Pregnant women														
早期 Lst trimester	800	700	2 500	2 200	400	15	200	11.5	50					
中期 2nd trimester	1 000	700	2 500	2 200	400	25	200	16.5	50					
晚期 3rd trimester	1 200	700	2 500	2 200	400	35	200	16.5	50					
乳母 Lactating moghers	1 200	700	2 500	2 200	400	25	200	21.5	65					

（凡表中数字缺如之处表示未制定该参考值）

3. 脂溶性和水溶性维生素的 RNIs 或 AIs

RNIs or Ais of some vitamins

年龄 Age/ 岁 Year	维生素 A VA RNI / μgRE	维生素 D VA RNI / μg	维生素 E VE AI /mgα-TE*	维生素 B_1 VB_1 NRI /mg	维生素 B_2 VB_2 RNI /mg	维生素 B_6 VB_6 AI /mg	维生素 B_{12} VB_{12} AI / μg	维生素 C VC RNI /mg	泛酸 Pantothenic acid AI /mg	叶酸 Folic acid RNI / μgDFE	烟酸 Niacin RNI /mgNE	胆碱 Choline AI /mg	生物素 Biotin AI / μg
0～	400（AI）	10	3	0.2（AI）	0.4（AI）	0.1	0.4	40	1.7	65(AI)	2(AI)	100	5
0.5～	400（AI）	10	3	0.3（AI）	0.5（AI）	0.3	0.5	50	1.8	80(AI)	3(AI)	150	6
1～	500	10	4	0.6	0.6	0.5	0.9	60	2.0	150	6	200	8
4～	600	10	5	0.7	0.7	0.6	1.2	70	3.0	200	7	250	12
7～	700	10	7	0.9	1.0	0.7	1.2	80	4.0	200	9	300	16
11～	700	5	10	1.2	1.2	0.9	1.8	90	5.0	300	12	350	20
	男 M 女 F			男 M 女 F	男 M 女 F						男 M 女 F		
14～	800 700	5	14	1.5 1.2	1.5 1.2	1.1	2.4	100	5.0	400	15 12	450	25
18～	800 700	5	14	1.4 1.3	1.4 1.2	1.2	2.4	100	5.0	400	14 13	500	30
50～	800 700	10	14	1.3 1.4	1.5 2.4	100	5.0	400	13	500	30		
孕妇 Pregnant women													
早期 Lst trimester	800	5	14	1.5	1.7	1.9	2.6	100	6.0	600	15	500	30
中期 2nd trimester	900	10	14	1.5	1.7	1.9	2.6	130	6.0	600	15	500	30
晚期 3rd trimester	900	10	14	1.5	1.7	1.9	2.6	130	6.0	600	15	500	30
乳母 Lactating moghers	1 200	10	14	1.8	1.7	1.9	2.6	130	7.0	500	18	500	35

α -TE* 为 α - 生育酚当量。α - TE is tocopherol equivalent. DFE= 膳食叶酸当量 (Dietary Folate Equivalent.)

（凡表中数字缺如之处表示未制定该参考值）

第二节　碳水化合物和膳食纤维

一、碳水化合物的分类

（一）碳水化合物的概念

碳水化合物（carbohydrate）是由碳、氢、氧三种元素组成。

1．单糖不能水解成更简单的糖的碳水化合物叫单糖。碳原子数为 3 ～ 7 个，依碳原子数目的多少，依次称为丙、丁、戊、己、庚糖。食物中最主要的单糖为葡萄糖、果糖和半乳糖。

2．双糖　营养学上有意义的双糖有三种：①蔗糖，葡萄糖和果糖的结合物；②乳糖，葡萄糖和半乳糖的结合物；③麦芽糖，两分子葡萄糖的结合物，为淀粉的基本单位。

3．低聚糖　每分子水解成 3～8 个分子单糖的碳水化合物称为低聚糖。其中水解所生成的单糖分子都为葡萄糖的称为麦芽低聚糖，另一类水解时产生不止一种单糖的称为杂低聚糖，如大豆中的杂低聚糖水解产生棉子糖和木苏糖，人体不易消化，无法利用。机体自己合成的杂低聚糖有很重要的生物活性。

4．多糖　多糖是数量众多的同样单糖或异种单糖，以直链或支链形式缩合而成的。按能否被人体利用而分为两类：

（1）可利用多糖：包括淀粉和糖原。①淀粉，食物中绝大部分碳水化合物以淀粉形式存在，其基本构成单位是麦芽糖，在体内最终水解为葡萄糖；淀粉按照葡萄糖分子结合方式的不同，分为直链淀粉和支链淀粉。②糊精，淀粉水解产物，平均有 5 个以上葡萄糖分子组成。③糖原，由数千至数万葡萄糖构成，存在于动物体内，实为动物淀粉，在酶的作用下分解为葡萄糖。

（2）不可利用多糖：葡萄糖分子以 β-糖苷键连接，机体不能消化吸收，膳食纤维属这一类。

二、碳水化合物的代谢

（一）碳水化合物的消化吸收

碳水化合物要消化为单糖才能吸收，主要包括下列过程：碳水化合物的消化从口腔开始。首先食物经牙齿咀嚼，淀粉颗粒可破裂，并与唾液中的。一淀粉酶混合而被水解。胃里没有消化淀粉的酶。唾液淀粉酶的最适宜的 pH 是 6.6～6.8，在食糜被胃酸中和以前，唾液淀粉酶的作用能持续一段时间，使淀粉和低聚糖再消化一部分。

在十二指肠，胰 α-淀粉酶使淀粉、糊精水解成麦芽糖。麦芽糖、蔗糖在肠黏膜细胞刷状缘被刷状缘细胞水解成单糖。肠黏膜表面被覆着绒毛，使肠黏膜面积大为增加，当糊精、三糖或双糖进入黏膜表面，被酶迅速水解为单糖。

绒毛是双脂质层结构，消化酶嵌在双脂质层内，活性部位伸在膜外，在其近处，还有全部嵌在膜内的运输单糖的蛋白质。消化的最终产物单糖能被迅速地被运输蛋白所结合。

小肠黏膜细胞运载单糖的蛋白又称，Na^+ 依赖载体。它在结合葡萄糖以前，先结合肠腔内的 Na^+，然后把糖和 Na^+ 都带入细胞内，释放到胞浆中。由于肠腔中 Na^+ 的浓度比细胞内高，自低浓度排到高浓度要消耗能量，所需能量由 ATP 提供，所以碳水化合物的吸收是需要耗能的。

（二）碳水化合物和蛋白质、脂肪代谢的关系

碳水化合物、蛋白质和脂肪为三大产热营养素，它们三者的关系十分密切，碳水化合物的供给影响蛋白质和脂肪的代谢。

餐后血糖升高，胰岛素分泌增加，胰高血糖素分泌减少，使更多的葡萄糖进入肝、肌肉和脂肪组织，加速葡萄糖的氧化和肝糖原、肌糖原的合成；超过糖原的储存量后，肝可把葡萄糖经磷酸二羟丙酮还原成甘油 -3- 磷酸，与乙酰辅酶 A 合成脂肪酸，再生成甘油，然后以极低密度脂蛋白形式人血运送到脂肪组织储存。过多的碳水化合物也能合成某些非必需氨基酸。

当膳食中碳水化合物不足时，总热能的供给相应减少，为保证人体所需的热能供给，体内脂肪组织中储存的三酰甘油被动员并加速分解为脂肪酸，以供给能量。在这一代谢过程中，司产生过多的酮体（乙酰乙酸、丙酮和 β- 羟基丁酸），酮体不能及时被氧化而在体内聚集，以致产生酮血症和酮尿症。膳食中有足够的碳水化合物供给可防止上述现象的产生，即碳水化合物有抗生酮作用。

由于体内脂肪分解出的甘油能转变为糖，但在脂肪中占的重量不多，且脂肪酸只能产能而不能转变为糖，当膳食中碳水化合物不足时，为维持血糖水平，发生蛋白质经由糖异生作用转变为葡萄糖的现象，一般说来，除了亮氨酸和赖氨酸外，其他氨基酸都是能转化成糖的，但从能量的观点看，只有丙氨酸和谷氨酸可以作为葡萄糖的来源。肝能将丙氨酸经转氨基作用生成丙酮酸而生成葡萄糖；肾把谷氨酸去氨后得。一酮戊二酸，再和成糖氨基酸起转氨作用而得丙酮酸再生成葡萄糖。一酮戊二酸也能经三羧酸循环形成苹果酸最后成葡萄糖。当膳食中碳水化合物供给充足时，可防止上述热能供给不足发生的蛋白质转化为葡萄糖的现象，碳水化合物供给充足，体内有足够的 ATP 产生，也有利于氨基酸的主动转运过程，碳水化合物对蛋白质具有节约保护作用。

三、碳水化合物的主要生理意义

1．供给能量人体热能的来源主要是依赖食物中碳水化合物，每克碳水化合物在体内可以提供 16.8kJ（4kcal）能量。

2．构成细胞和组织的成分　机体每个细胞都有碳水化合物，其含量约为 2% ～ 10%，主要以糖脂、糖蛋白和多糖的形式分布在细胞膜、细胞器膜、细胞浆及细胞间质中。糖结合物还广泛存在于各种组织中，如脑和神经组织中含有大量糖脂，主要分布在髓鞘上，骨、软骨、肌腱、韧带、关节、皮肤、血管中有较多蛋白多糖。

3．解毒作用　肝中的葡萄糖醛酸能结合一些外来化合物以及细菌产生的毒素等，排出体外．起解毒作用。

4．节约蛋白质作用　如前所述，食物中碳水化合物不足，机体就不得不从蛋白质取得能量，如要最大限度地把氨基酸用于合成蛋白质，在摄取蛋白质的同时一定要有足够的碳水化合物供给。

5．保证脂肪的充分氧化　机体碳水化合物不足时要动用脂肪来供能，但如脂肪动用过多，其分解代谢中的中间产物酮体不能被完全氧化，从而引起酸中毒。膳食中足够的碳水化合物可保证这种情况不会发生。

四、膳食纤维

（一）膳食纤维的种类

膳食纤维主要包括下列物质：

1．纤维素 由β-1，4糖苷键连接的葡萄糖聚合物，是植物纤维的主要成分，存在于所有植物的细胞壁。

2．半纤维素 包括在碱性条件下溶解的戊聚糖类、木聚糖类和己糖聚合物，如半乳聚糖等；溶于酸性条件下的葡萄糖醛酸、半乳糖醛酸等。

3．果胶 主要成分为半乳糖醛酸甲基酯，存在于水果软组织中，溶于热水，有凝胶的性能。

4．树胶 其结构依植物来源不同而异，如瓜耳胶（guargum）和刺槐豆胶（custbean-gum）等。

5．木质素 除了完整的种子食物外，通常存在于坚硬的木质组织中，不是人类食物的重要成分。

（二）膳食纤维的主要特征和生理意义

1．主要特征

(1) 吸水作用，膳食纤维有很强的吸水能力或结合水的能力。吸水能力的大小决定于其结构中保持水的特性。膳食纤维的吸水能力可明显增加肠道中粪团的体积，增加其在肠道中转运速度，减少其中有害物质接触肠壁的时间。

（2）黏滞作用，一些膳食纤维具有强的黏滞性，能形成黏性溶液，包括果胶、树胶、海藻多糖如琼脂和鱼叉菜胶。黏滞性与结构有关，如果胶的黏滞性决定于其分子量和甲酯含量。

（3）结合胆酸作用，纤维素结合胆酸很少，谷糠结合胆酸较多，果胶和树胶结合胆酸属中等程度，木质素结合胆酸最多。

（4）阳离子交换作用，膳食纤维具有阳离子交换作用，可在胃肠道内结合无机盐。膳食纤维具有这种功能是由于糖醛酸的羧基。膳食纤维可结合K^+，Na^+，Fe^{3+}等阳离子。

2．生理意义

(1) 有利于食物的消化过程，膳食纤维由于增加口腔咀嚼食物的时间，可促进肠道消化酶分泌，并且由于增加肠道内容物体积，加速肠道内容物的排泄，这些都有利于食物的消化吸收。

（2）有利于预防高脂蛋白血症，膳食纤维可结合胆酸，故有降血脂作用。此作用以可溶性纤维如果胶、树胶、豆胶的降脂作用较明显，而非水溶性纤维、纤维素及木质素无此种作用。

（3）预防胆石形成，大部分胆石是由于胆汁内胆固醇过度饱和所致，当胆汁酸与胆固醇失去平衡时，就会析出小的胆固醇结晶而形成胆石。膳食纤维可降低胆汁和血清胆固醇的浓度，从而使胆汁胆固醇饱和度降低，胆石症患病率也随之减少。

（4）预防结肠癌，肠道厌氧菌大量繁殖会使中性或酸性类固醇，特别是胆酸、胆固醇及其代谢物降解，产生的代谢产物可能是致癌物。膳食纤维可抑制厌氧菌，促使嗜氧菌的生长，使具有致癌性的代谢物减少；同时膳食纤维还可借吸水性的性质，扩大体积、缩短粪便在肠道的时间，而防止致癌物质与易感的肠黏膜之间的长时间接触，减少产生癌变的可能性。

（5）防止能量过剩和肥胖，多纤维膳食可增加胃内容物容积而有饱腹感，从而可减少摄入的食物量和能量，有利于控制体重，防止肥胖。

（6）膳食中纤维可结合阳离子，膳食纤维如摄入过多，结合阳离子增多，可造成体内Ca，Fe，Mg，Zn的缺乏。

（三）膳食纤维与疾病的关系

1．糖尿病　膳食纤维可影响血糖水平，减少糖尿病患者对胰岛素的依赖性。糖尿病病人食用果胶、豆胶，可观察到餐后血糖上升幅度有所降低，经常食用多膳食纤维者，空腹血糖水平或口服葡萄糖耐量试验曲线都低于少食用膳食纤维者。

2．缺血性心脏病　膳食纤维少者，能量摄取多，胰岛素分泌增加，动脉容易硬化；胆汁液在粪便中排出少，血胆固醇升高。这些都是缺血性心脏病的发病因素。

3．憩室病　憩室病常见于乙状结肠。结肠内容物少后，肠腔狭窄，易形成闭合段，从而增加肠内的动力，同时粪便硬和粘，需要更大的压力来排便，这样就易得憩室病。膳食纤维能吸水，增加粪便的体积，使粪便变软，改变肠内压力，从而改变憩室病的症状。

4．结肠癌　流行病学调查表明结肠癌的发病率与食物中的肉类、脂肪、蛋类和总能量呈正相关而与谷类和豆类呈负相关。动物试验中，以麦麸代替饲料中蔗糖可降低结肠癌的发病率。一般认为引起结肠癌的致癌物质存在于粪便中。膳食纤维少后，粪便量少，肠内水分少，致癌物的浓度相对较高，粪便在结肠内停留时间较长，细菌产生的致癌物质就多，其与肠黏膜接触时间也就长。而当膳食纤维多时，情况则恰好相反。此外，纤维多后能量摄入也相对降低。

5．便秘和刺激性肠综合征　刺激性肠综合征的症状有消化不良，食欲减退，胃烧灼感、恶心、腹胀、饱满感及无痛性腹泻、交替性便秘和腹泻、腹痛等。现认为与膳食纤维缺乏引起肠功能改变有关，增加膳食纤维的摄入往往具有良好的效果。

五、碳水化合物和食物纤维的食物来源

（一）碳水化合物的来源

淀粉的来源主要是粮谷类和薯类食物，粮谷类一般含碳水化合物60%～80%，薯类一般含15%～29%，豆类40%～60%。双糖、单糖主要来源为蔗糖、糖果、甜食、糕点、甜味水果、含糖饮料和蜂蜜等。

膳食中碳水化合物供给主要部分应该是淀粉类的复合糖，避免摄入过多的单糖、双糖等简单糖。近年来，关于蔗糖、果糖等简单糖与糖尿病、肥胖症以及动脉硬化性心脏病的关系进行了大量研究。许多研究结果表明，过量的简单糖可以增加血脂浓度和血糖浓度，因而被认为是糖尿病和动脉硬化性心脏病的危险因素。在食用含淀粉类等食物的同时，伴有蛋白质、矿物质和维生素等营养素的摄入，而摄入单、双糖时，不能取得除糖以外的其他营养素。

碳水化合物的供给量一般认为每日膳食热能来源中应有55%～65%来自碳水化合物较为适宜。

（二）膳食纤维的来源

植物性食物都含有数量不等的各种膳食纤维。如粮谷豆类的麸皮和糠含有大量纤维素、半纤维素和木质素。燕麦、大麦中含有多量β-糖原。柑橘、苹果、香蕉、柠檬等水果和洋白菜、甜菜、豌豆、蚕豆等蔬菜含有较多的果胶。现将一些常见食物的膳食纤维附列于（表

5-2-1)。

除了天然食物所含的膳食纤维外，近年来，有从食物中提取的膳食纤维产品可供食用。

关于膳食纤维的需要量没有也难以制订。因为膳食纤维尚不是营养素。但人体每日需要一定的膳食纤维以维持正常生理过程。

表 5-2-1　常见食物膳食纤维含量

粮谷类	总膳食纤维 (g/100g)	纤维素 (g/100g)	木质素 (g/100g)	非纤维多糖 (g/100g)
糠麸	27.0	6.0	3.0	18.0
小麦	15.0	2.5	2.5	10.0
豆类	7.3	1.4	0.2	5.7
水果蔬菜类	纤维素（% 湿重）	光纤维素（% 湿重）	木质素（% 湿重）	果胶（% 湿重）
菠萝	0.49	0.61	0.05	0.31
柠檬	0.64	0.20	0.22	1.00
橘子	0.35	0.05	0.19	0.19
香蕉	0.32	0.30	0.50	0.78
竹笋	0.78	1.67	0.06	0.07
芋头	0.09	1.10	0.68	0.32
甘蓝	1.05	1.07	0.26	0.25
黄瓜	0.26	0.26	0.06	

第三节　蛋白质

蛋白质 (protein) 是生命存在的形式，生命的物质基础。蛋白质是我们体内肌肉组织、器官、血液和其他化学物质的主要组成部分。蛋白质分子中含有碳、氢、氧、氮，有的还含有硫和磷。蛋白质是人体氮的唯一来源，碳水化合物和脂肪不能代替。

一、蛋白质和氨基酸分类

（一）蛋白质分类

自然界中的蛋白质以多种形式存在，有 20 种氨基酸是构成人体内蛋白质的主要成分，不同的氨基酸构成使每一种蛋白质都有独特的化学性质。根据化学结构，蛋白质可以分成简单蛋白质和结合蛋白质两个主要类型。简单蛋白质只含氨基酸及其衍生物，结构比较简单，主要有硬蛋白、白蛋白、球蛋白、谷蛋白、醇溶蛋白等；蛋白质则结合了各种非蛋白质物质，结构较为复杂，如色蛋白、核蛋白、糖蛋白、磷蛋白、脂蛋白、卵磷蛋白、金属蛋白、黏蛋白等。

根据蛋白质的营养价值，蛋白质尚可分完全蛋白质、半完全蛋白质和不完全蛋白质三类。①完全蛋白质：所含必需氨基酸种类齐全、数量充足、比例适当，不但能维持成人的健康，并能促进儿童的生长发育，如乳类中的酪蛋白、乳白蛋白，蛋类中的卵白蛋白、卵磷蛋白，肉类中的白蛋白、肌蛋白，大豆中的大豆蛋白，小麦中的麦谷蛋白，玉米的谷蛋白；②半完全蛋白：所含必需氨基酸种类齐全，但有的数量不足，比例不适当，可以维持生命，但不能促进生长发育，如小麦中的麦胶蛋白；③不完全蛋白：所含必需氨基酸种类不全，既不能维持生命，也不能促进生长发育，如玉米中的玉米胶蛋白，动物结缔组织和肉皮中的胶质蛋白，豌豆中的豆球蛋白等。

（二）氨基酸分类

就如单糖是构成复合糖类的主要成分一样，氨基酸是组成蛋白质的基本单位，在人体和食物中有 20 余种。因为氨基酸之间差异不大，甚至少许几种不同的氨基酸就可以组合成上百万种不同的蛋白质。按照是否能在体内合成，分为必需氨基酸和非必需氨基酸。必需氨基酸不能在体内合成或合成量很少，必须由食物蛋白质供给，它们是缬氨酸、亮氨酸、异亮氨酸、苏氨酸、蛋氨酸、苯丙氨酸、色氨酸和赖氨酸 8 种。以后发现组氨酸为婴儿所必需，因此婴儿的必需氨基酸为 9 种。非必需氨基酸可在人体内合成或从其他氨基酸转变而来。例如体内的酪氨酸，可由苯丙氨酸转变而成，胱氨酸可由蛋氨酸转变而来。

随着营养学和生物学的发展，发现有些氨基酸虽然可在人体内合成，但可能受发育和病理等因素的影响，如严重的低体重出生婴儿，应激状态或某些疾病，易发生缺乏。这些在某些条件下使氨基酸合成受限的氨基酸，称为条件必需氨基酸，如半胱氨酸、脯氨酸、丝氨酸、精氨酸、酪氨酸等。

二、蛋白质的生理功能

人体内的蛋白质具有很多重要的作用，发挥着重要的功能

（一）构成和修复组织

蛋白质是机体所有细胞、体液的重要成分，是构成肌肉、内脏、骨骼和内分泌系统的重要成分，是机体生长发育、组织更新的物质基础。

（二）调节生理功能

机体生命活动之所以能够有条不紊的进行，有赖于多种生理活性物质的调节。而蛋白质在体内是构成某些具有重要生理活性物质的成分，参与调节生理活动。蛋白质是激素的重要组成成分（如胰岛素），它还是大多数酶的主要成分。如核蛋白构成细胞核并影响细胞功能，酶蛋白具有促进食物消化、吸收和利用的作用，免疫蛋白具有维持机体免疫功能的作用蛋白质对于免疫细胞的结构产生重要的作用，特别是在抗体的形成上作用更大，收缩蛋白如肌球蛋白具有调节肌肉收缩的功能，血液中的脂蛋白、运铁蛋白、视黄醇结合蛋白具有运送营养素的作用，血红蛋白具有携带运送氧的功能，白蛋白具有调节渗透压、维持体液平衡的功能，激素具有调节体内各器官和生理活性成分的功能等。

（三）供给能量

氨基酸的碳构架在体内可转化成生糖氨基酸 (glucogenicaminoacid)，进而转化成葡萄糖被利用或以糖原的形式储存，若日常饮食中缺少糖类蛋白质就会作为人体能量的来源；或者转化成生酮氨基酸 (ketogenicaminoacid). 进而转化为脂肪酸被利用，或以甘油三酯的形式储存于体内备用。当食物中的碳水化合物和脂肪供给不足时，则蛋白质被作为能量利用的部分增加，这部分不能被用来合成组织蛋白。

三、蛋白质在体内的代谢

(一）食物蛋白质的消化与吸收

食物蛋白质的消化始于胃，在胃蛋白酶的作用下，食物蛋白质被分解为多肽及少量氨基酸，其数量在人体小于食物蛋白质总量的 10%。

食物蛋白质的大部分在小肠消化，在小肠外源性的膳食蛋白质和内源性的组织蛋白质，被分解成短肽和氨基酸。内源性组织蛋白质，主要来自口腔、胃、小肠、肝和胰分泌物，以及脱落的黏膜细胞，其总量可达被消化蛋白质的50%。

食物以很小的单位离开胃。这种情形发生时，胰腺会释放重碳酸盐来中和胃酸。胃酸被中和之后肠道壁就不会有被消化的危险了。接着，胰腺释放出不同的酶来消化蛋白质，肠激酶激活胰蛋白酶原成为胰蛋白酶，胰蛋白酶又激活胰液中其他的蛋白酶原成为蛋白酶和短链内切酶 (endopeptidase)，这些酶以及从小肠刷状缘分泌的氨基肽酶 (aminopeptidase) 共同作用，使蛋白质分解为游离氨基酸和短肽（主要是二肽和三肽）并迅速地被肠黏膜细胞所吸收。

（二）蛋白质的利用及排泄

氨基酸被吸收进入血液循环后，可被体内不同组织细胞迅速地吸收并利用，用于各种组织的生长和更新。组织蛋白更新的速率随组织性质不同而异，肠黏膜蛋白更新只需要1～3天，肝组织蛋白更新亦较快，肌肉组织蛋白更新较慢但数量较大，估计成人每天可达7.5g。

在肝未被利用于合成组织蛋白的游离氨基酸，经脱氨基作用，可转化为生糖氨基酸和生酮氨基酸，进而转化成葡萄糖和三酰甘油作为能源被利用。一部分可经脱氨基作用形成尿素被排出体外。

四、蛋白质的需要量及供给量

（一）蛋白质的需要量

FAO/WHO/UNU 联合专家委员会 (1985) 提出成年男性和成年女性以及老年和儿童的蛋白质需要量为0.75g/ (kg·d) 优质蛋白质。此数值已考虑到试验人群和广大人群的个体差异。

（二）必需氨基酸需要量

1985 年 FAO/WHO/UNU 联合专家委员会提出了不同年龄组人群对必需氨基酸的需要量（表 5-3-1）。

表 5-3-1　必需氨基酸需要的估计值［mg/（kg·d）］

必需氨基酸	婴儿	2岁幼儿	10～12岁	成人
组氨酸	28	?	(8 - 12)	—
异亮氨酸	70	31	30	10
亮氨酸	161	73	45	14
赖氨酸	103	64	60	12
蛋氨酸十胱氨酸	58	27	27	13
苯丙氨酸十酪氨酸	125	69	27	14
苏氨酸	87	37	35	7
色氨酸	17	12.5	4	3.5
缬氨酸	93	38	33	10
合计	742	351.5	261	83.5

年龄对必需氨基酸的需要量有影响，如按公斤体重计算，婴儿时期需要量最多，随着年

龄的增长，需要量逐渐减少。

非必需氨基酸的摄入对必需氨基酸的需要量也有影响。例如，胱氨酸（cystine）在体内可由蛋氨酸转变而成，当膳食中胱氨酸供给充足时，可替代或节省 1/6 蛋氨酸；酪氨酸（tyrosine）在体内可由苯丙氨酸转变而成，当膳食中酪氨酸供给充足时，可替代或节省 1/2 苯丙氨酸。因而在估计人体对蛋氨酸的需要量时，蛋氨酸与胱氨酸要一并考虑，在估计人体对苯丙氨酸的需要量时，苯丙氨酸与酪氨酸要一并考虑。

在正常膳食情况下，人体对必需氨基酸的需要量可以得到满足，但如果膳食中粮谷类食物多而动物性食物少，则可能发生赖氨酸、苏氨酸或蛋氨酸的不足，其中尤以赖氨酸的不足较多见。由于这些必需氨基酸的不足，限制了机体对食物蛋白质的利用，故必要时可以采用补充富含赖氨酸的食物或赖氨酸强化方法来满足对赖氨酸的需要。

（三）各人群蛋白质的供给量

蛋白质供给量，各国不尽相同。我国膳食构成以植物性食物为主，蛋白质的质量和消化率稍差，所订蛋白质供给量较高，在 1.0～1. 2g/（kg·d）的范围。如果膳食中由动物性食物和大豆提供的蛋白质达到总摄入蛋白质的 40% 以上，则蛋白质的供给量可以减少。

膳食中蛋白质提供的能量，一般为总能量的 10%～15%，其中儿童和青少年为 13%～15%，以保证生长发育的需要；成年人为 10%～12%，以确保维持正常生理功能。

五、食物蛋白质的营养价值与评定

（一）食物蛋白质的营养评价

食物蛋白质营养价值的评价主要从“量”和“质”两个方面。“质”的评价方法，可概括为生物学法和化学分析法。生物学法主要是通过动物或人体试验测定食物蛋白质在体内的消化率和利用率；化学分析法主要是通过对食物中的氨基酸分析，并与参考蛋白质 (reference protein) 相比较进行评价。几种常用方法如下。

1. 食物蛋白质含量　一般是用凯氏定氮法，测出食物含氮量，再乘以换算系数 6. 20（100/16，食物蛋白质含氮一般为 16%），即为蛋白质含量。

2. 食物蛋白质的消化率　指食物蛋白质被人或动物消化的程度。

食物蛋白质消化率受到蛋白质性质、膳食纤维、多酚类物质和酶反应等因素影响，大馈摄入膳食纤维时，尤其是半纤维素和谷糠，可使食物蛋白质的消化率下降 10%。一些常览食物蛋白质的消化率见（表 5-3-2）。表中的参考蛋白质或称理想蛋白质，是指鸡蛋蛋白质，牛奶蛋白质等营养价值高的优质蛋白质。

表 5-3-2　常见食物蛋白质的消化率

蛋白质来源	真消化率（X±SD）	消化率与参考蛋白质消化率比较
鸡蛋	97±3	100
牛奶	95±3	100
肉、鱼	94±3	100
玉米	85±6	89
稻米	88±4	93
小麦（全）	86±5	90
小麦（精粉）	96±7	101

续表

蛋白质来源	真消化率（X±SD）	消化率与参考蛋白质消化率比较
燕麦	86±7	90
小米	79	83
豌豆	88	93
花生米	95	100
豆粉	86±7	90
豆粉＋玉米	78	82

摘自 FAO/WHO/UNU, 1985

3．食物蛋白质的利用率　指食物蛋白质被消化吸收后在体内被利用的程度。测定食物蛋白质利用率的方法很多，以下介绍几种常用方法。

（1）生物价（biological value，BV）：是指食物蛋白质被吸收后储留氮（即被利用的氮）占吸收氮的百分比。

常见食物蛋白质生物价（见表 5-3-3）。

表 5-3-3　常见食物蛋白质的生物价

蛋白质	生物价	蛋白质	生物价
鸡蛋蛋白质	94	熟大豆	64
鸡蛋白	83	扁豆	72
鸡蛋黄	96	蚕豆	58
脱脂牛奶	85	白面粉	52
鱼	83	小米	57
牛肉	76	玉米	60
猪肉	74	白菜	76
大米	77	红薯	72
小麦	67	马铃薯	67
生大豆	57	花生	59

（2）蛋白质功效比值 (protein efficiency ratio，PER)：指实验期内，动物平均每摄入 1 克蛋白质时所增加的体重克数。

4．食物蛋白质的氨基酸组成：通过分析食物蛋白质的氨基酸组成来评价食物蛋白质营养价值。

（二）蛋白质的互补作用

两种或两种以上食物蛋白质同时食用，其中所含有的必需氨基酸取长补短，达到较好的比例，从而提高利用率的作用称为蛋白质的互补作用（protein complementary action）。例如由玉米、大米、大豆组成的混合物，其蛋白质生物价可提高到 73，与肉类蛋白质的生物价相近。在调配膳食时，为充分发挥蛋白质的互补作用，应遵循三个原则：①食物的生物学种属愈远愈好；②搭配的种类愈多愈好；③食用时间愈近愈好，同时食用最好。

六、蛋白质的食物来源

蛋白质的食物来源可分为植物性蛋白质和动物性蛋白质两大类。植物性蛋白质，粮谷类含 10% 左右，干豆类可达 20%～40%，蔬菜所含蛋白质极少。动物性蛋白质在动物性食品中含量较高且质量好，鱼类含量在 15%～0%，蛋类和奶类所含蛋白质是蛋白质最佳来源。

为改善膳食蛋白质质量，在膳食中应保证有一定数量的优质蛋白质。一般要求动物性蛋白质和大豆蛋白质应占膳食蛋白质总量的 30%～50%。此外，应充分发挥蛋白质的互补作用，以及必要的氨基酸强化来改善膳食蛋白质质量。

第四节 脂 类

脂类（Lipids）是生物组织中可用非极性溶剂提取的物质。和糖类一样，脂肪由碳、氧和氢组成。但是，它们含量有所不同。这就使脂肪和糖类具有不同的属性一脂肪不能溶解于水。它们作为生命或细胞的构成成分，具有重要的生物学作用。人类膳食中不能完全没有脂类，但摄入过多可能与肥胖、动脉粥样硬化、胆石症以及某些肿瘤的发生有关。

一、脂类和脂肪酸的分类

（一）脂肪与类脂

营养学所称脂肪有广义和狭义之分。广义的脂肪即指脂类，包括中性脂肪和类脂。狭义的脂肪仅指中性脂肪（neutral fat）即甘油三酯，由三分子脂肪酸和一分子甘油组成。这些脂肪酸在长度和结构上的不同决定了每一个甘油三酸酯分子属性上的差异。

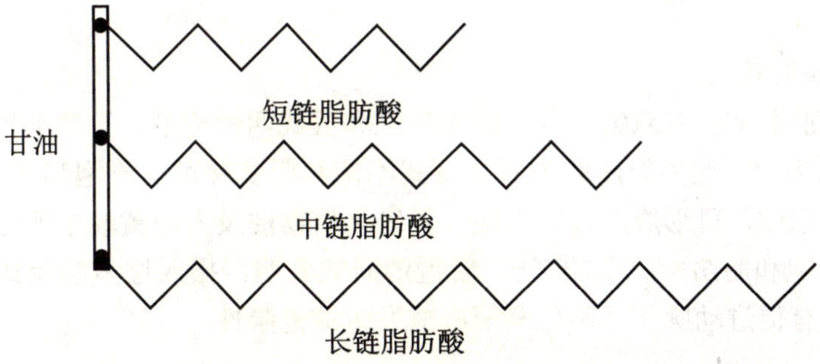

图 5-4-1　甘油三酸酯分子基本结构

组成细胞膜、大脑和外周神经组织的重要成分是类脂，其在体内的含量一般不随人体的营养状况而改变，故又称为“定脂”。而中性脂肪主要构成机体的储存脂肪如皮下脂肪等，在机体需要时可被动用，参加脂肪代谢和供给热能。其体内含量随膳食摄入热能和活动消耗热能的不同而变化较大，又称为“动脂”。

（二）饱和脂肪酸、单不饱和脂肪酸和多不饱和脂肪酸

脂肪酸是构成甘油三酯的基本成分。动植物中脂肪酸的种类很多，但绝大多数是由 4～24 个偶数碳原子组成的直链脂肪酸。根据碳原子数的不同，可把脂肪酸分成短链（含 4～6 个碳原子）、中链（含 8～12 个碳原子）和长链（含 14 个或更多的碳原子）脂肪酸。根据碳

链上双键的数量，又可把脂肪酸分成饱和脂肪酸<不含双键）、单不饱和脂肪酸（含 1 个双键）和多不饱和脂肪酸（含 2～6 个双键）。

（三）ω-3 与 ω-6 脂肪酸

不饱和脂肪酸根据其碳链上双键的位置，还可分成 ω-3、ω-6、ω-9（或 n-3、n-6、n-9）等系列。直链脂肪酸中距离羧基最远的一个碳原子被称为 ω 碳原子，若从 ω 碳原子数起第三个碳原子上出现第一个双键，这种脂肪酸就称为 ω-3 或 n-3 系列；若第六个碳原子上出现第一个双键，则称为 ω-6 或 n-6 系列；以此类推，其中 ω-3 与 ω-6 脂肪酸具有重要的营养学意义。

为了简化表达脂肪酸的分子结构，通常可以 Cx：y，n-z 表示，x 代表脂肪酸的碳原子数，y 代表双键的数量，z 表示双键的位置。例如 $C_{18:2}$，n-6 表示十八碳二烯酸，距离 ω 碳原子第六个碳原子上出现第一个双键，这个脂肪酸就是亚油酸。同样，$C_{18:0}$ 为硬脂酸，$C_{16:0}$ 为软脂酸（又名棕榈酸），$C_{14:0}$ 为豆蔻酸，$C_{18:3}$，n-3 为亚麻酸，$C_{20:4}$，n-6 为花生四烯酸。常见脂肪酸。

（四）必需脂肪酸

必需脂肪酸（essential fatty acid，EFA）是指那些在人体内不能合成，必须由食物供给，而又是正常生长所必需的多不饱和脂肪酸。过去认为必需脂肪酸是含有两个以上双键，顺式构型的 n-6 系列脂肪酸。亚油酸（$C_{18:2,n-6}$）符合上述结构特点，是公认的必需脂肪酸。花生四烯酸（$C_{20:4,n-6}$）符合上述结构特点，而且在人体内的含量及生物活性均大于亚油酸，但却可由亚油酸在体内通过加长碳链而合成。亚麻酸（$C_{18:3,n-3}$）虽然不能被人体合成，但在结构上不属于，n-6 系列，因此以前都不被认为是必需脂肪酸。

随着对 n-3 系列脂肪酸的深入研究，现在人们已不再怀疑膳食中的，n-3 脂肪酸是必需的。具有必需脂肪酸活性的还有 γ-亚麻酸和双高 γ-亚麻酸，只是它们存在于人们不经常食用的植物油中。

（五）反式脂肪酸

由于不饱和脂肪酸含有双链，因而存在顺式和反式两种构型。天然动植物中的不饱和脂肪酸大多是顺式构型，但牛奶脂肪中所含反式不饱和脂肪酸可占不饱和脂肪酸总量的 1/5。在植物油加工过程中，可形成反式脂肪酸。如氢化植物油及人造黄油中所含反式不饱和脂肪酸较多，可占不饱和脂肪酸总量的 2/5。新近的研究表明，摄入过多的反式脂肪酸可升高血液胆固醇含量，有促进动脉粥样硬化和冠心病发生的危险性。

二、脂类的生理功能

（一）脂肪、磷脂、胆固醇的生理功能

甘油三酯主要的生理功能是氧化释放能量，供机体利用。1 克甘油三酯在体内完全氧化所产生的能量约为 37.6kJ（9kcal），比等量糖类和蛋白质产生的能量多出一倍以上。脂肪乳剂在肠外营养制剂中占有一定地位，因为脂肪在代谢时可产生大量热能，能满足成人每日热能需要的 20%～50%。给婴儿输注脂肪乳剂尤为有益，因其所需热能的一半通常由脂肪代谢来满足。此外，长期以葡萄糖和氨基酸提供营养容易发生必需脂肪酸的缺乏，补给脂肪乳剂后，必需脂肪酸的缺乏可得到纠正。

脂溶性维生素和类胡萝卜素的吸收需要脂肪协助。有些不溶于水而只溶于脂类的维生素，只有在脂肪存在时才能被人体吸收和利用。患有肝、胆系统疾病的病人发生脂肪消化吸收功能障碍时，可伴有脂溶性维生素吸收障碍而造成的缺乏症。脂肪在胃中停留时间较长，因此，富含脂肪的食物具有较强的饱腹感。大多数调料都是溶解于脂肪的。如果食物中不含有任何脂肪，那将贫乏无味。脂肪还增加膳食的美味，促进食欲。

磷脂可与蛋白质结合形成脂蛋白，并以这种形式参与细胞膜、核膜、线粒体膜的构成等，维持细胞和细胞器的正常形态和功能。由于磷脂内的不饱和脂肪酸分子中存有双键，使得生物膜具有良好的流动性与特殊的通透性。这些膜在体内新陈代谢中起着重要作用，如细胞膜只允许细胞与外界发生有选择性的物质交换，摄取营养素，排出废物。酶类可以有规律地排列在膜上，使物质代谢能有规律而顺利地进行，保证细胞的正常生理功能。

磷脂还是血浆脂蛋白的重要组成成分，具有稳定脂蛋白的作用。组织中脂类如脂肪和胆固醇在血液中运输时，需要有足够的磷脂。

胆固醇也是细胞膜和细胞器膜的重要结构成分，它关系到膜的通透性，有助于细胞内物质代谢的酶促反应顺利进行，如果没有脂肪，细胞壁就会变得脆弱，不堪一击。胆固醇还是体内合成维生素 D3 和胆汁酸的原料。胆汁酸的主要功能是乳化脂类，帮助脂类的消化与吸收，缺乏时还会引起脂溶性维生素缺乏症。胆固醇在体内可以转变成各种肾上腺皮质激素，如影响蛋白质、糖和脂类代谢的皮质醇，能促进水和电解质在体内保留的醛固酮。大部分激素以脂肪为主要成分，胆固醇还是性激素睾酮、雌二醇的前体。

（二）必需脂肪酸的生理功能

n–6 必需脂肪酸是组织细胞的组成成分，对线粒体和细胞膜的结构特别重要。膳食中缺乏亚油酸等 n–6 必需脂肪酸可影响细胞膜的功能，如红细胞的脆性增加易于溶血，线粒体也可因渗透性改变而发生肿胀现象。

n–3 必需脂肪酸对中枢神经系统的作用是，n–6 必需脂肪酸所不能替代的。如给予生长期实验动物。α– 亚麻酸 ($C_{18:3,n-3}$)、含量很低的饲料后，发现动物的视网膜和视觉功能受损。n–3 必需脂肪酸与行为发育、脂类代谢也有一定关系。

亚油酸、亚麻酸和花生四烯酸是体内合成类二十烷酸（eicosanosis）的前体。而类二十烷酸是一组比较复杂的化合物，广泛存在于各组织中，对机体的正常生理过程和某些疾病状态有多方面的影响。膳食中必需脂肪酸的种类和数量直接影响类二十烷酸的生物学作用。

三、脂类的代谢

（一）脂肪、磷脂和胆固醇的吸收

人类膳食中的脂类主要是脂肪，类脂的含量较少。脂肪和磷脂的消化主要在小肠内进行。胃液中虽有少量脂肪酶，但因胃中酸度太高，不利于脂肪乳化。食糜通过胃肠时可刺激胰液和胆汁的分泌，并进入小肠。胆汁中的胆汁酸是强有力的乳化剂，能使脂肪分散为细小的脂肪微粒，有利于和胰液中的脂肪酶充分接触。胰脂肪酶、磷脂酶等能将甘油三酯和磷脂水解为游离脂肪酸、甘油单酯、溶血磷脂等，这些水解产物进入肠黏膜细胞后，可重新合成与体内脂肪组成成分相近的甘油三酯和磷脂，然后与胆固醇、蛋白质形成乳糜微粒，经肠绒毛的中央乳糜管汇合入淋巴管，通过淋巴系统进入血液循环。但奶油和椰子油所含的中链脂肪酸经水解进入肠黏膜细胞后不需要再酯化，而可以与白蛋白结合，直接通过门静脉进入肝。水解产物甘油因水溶性大，亦通过小肠黏膜经门静脉而吸收入血液。正常人膳食中脂肪的吸收率可达 90% 以上。

食物中的胆固醇在肠道被吸收，一般情况下胆固醇的吸收率约为 30%。随着胆固醇膳食脂类被人体吸收后通过血液循环分布全身。血液中运送胆固醇及甘油三酯的载体是脂蛋白。按其所含蛋白质和脂类的相对比例，可分为乳糜微粒（CM）、极低密度脂蛋白（VLDL）、低密度脂蛋白（LDL）和高密度脂蛋白（HDL）。CM是密度最低，颗粒最大的脂蛋白，来自小肠黏膜细胞，主要运送被吸收的膳食脂类，约含90%甘油三酯。VLDL由肝合成，主要运送内源性脂肪，约含65%甘油三酯。糖类是合成这些脂肪的主要原料，故膳食中摄入糖类过多易使VLDL含量增高。LDL是由VLDL转化而来，一般含有65%胆固醇，主要供肝外组织利用，占血浆脂蛋白总量的2/3。因此高胆固醇血症主要是LDL含量升高。HDL由肝合成，约含50%蛋白质，密度最高，主要把肝外组织中的游离胆固醇运送至肝代谢。故具有清除血中胆固醇的作用。

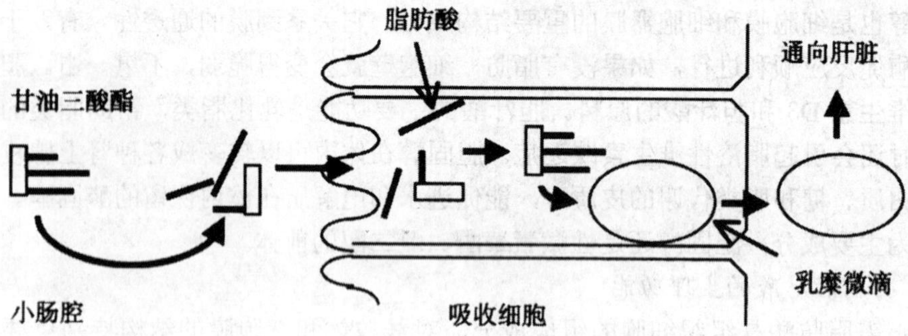

图5-4-2　脂肪的吸收

吸收后的大部分脂肪酸经过一些必要的调整转变为人体脂肪储存于脂肪组织中。吸收进入体内的甘油则迅速氧化分解供能。

磷脂经代谢可转变为人体细胞膜结构的成分，也可经磷脂酶水解为甘油、脂肪酸和胆碱。胆碱可被人体再利用或排泄。约1/2的胆固醇可转变为胆汁酸，分泌人肠道乳化食物脂类，并经肠肝循环重新吸收利用。肠道中的胆固醇也可经细菌的作用生成粪固醇排泄。少量胆固醇转变为类固醇激素。

四、脂类的供给量

随着生活水平的不断提高，我国人民膳食中动物性食品的数量不断增多，脂肪摄入量亦将随之增加。由于脂肪过高易引起肥胖、高脂血症、冠心病及癌症，甚至影响寿命，因此脂肪摄取量应限制在占总热能的30%以下。见表5-1-2。

五、脂类的食物来源

膳食中脂肪主要来自植物油、动物油脂和肉类。大豆、花生、核桃、松子、葵花子、杏仁等脂肪含量也很高。动物性食物的脂肪含量因种类、部位不同而异。陆生动物脂肪如猪油、奶油中饱和脂肪酸含量多，尤以长链饱和脂肪酸较多，如豆蔻酸、软脂酸（又称棕榈酸）和硬脂酸，它们对人体健康的影响表现在摄入量过高时与高脂血症及某些恶性肿瘤的发生有关。

大多数植物油中主要含不饱和脂肪酸，可降低血液胆固醇含量，对预防高脂血症和冠心病有一定的益处。而椰子油则主要含饱和脂肪酸。近年来的研究表明，ω6多不饱和脂肪酸虽能降低LDL-胆固醇含量，但同时也能使HDL-胆固醇含量下降；而单不饱和脂肪酸只降低LDL-胆固醇，对HDL-胆固醇无降低作用。此外，多不饱和脂肪酸摄入量过多可引起体内脂质过氧化反应增强。

鱼油中含有EPA（$C_{20:5,n-3}$）和DHA（$C_{22:6,n-3}$），具有降低血液胆固醇和甘油三酯的作用，同时还有抗血小板凝集和扩张血管的作用，因此有利于防治冠心病。而长链饱和脂肪酸能诱发血小板凝集，加速血栓形成。

胆固醇只存在于动物性食物中（见表5-4-1），可见畜肉中胆固醇含量大致相近，肥肉比瘦肉高，内脏又比肥肉高，脑中含量最高。一般鱼类的胆固醇含量和瘦肉差不多，但少数鱼如凤尾鱼、墨鱼的胆固醇含量不低。一个鸡蛋约含300mg胆固醇。海蜇的胆固醇含量很少，而海参则根本没有。

所有的动植物均含有卵磷脂，但在脑、心、肾、骨髓、肝、卵黄、大豆中含量较丰富。

表5-4-1　食物中胆固醇含量（mg/100g）

食物名称	含量	食物名称	含量	食物名称	含量
猪肉（瘦）	77	脱脂牛奶	28	凤尾鱼（罐头	330
猪肉（肥）	107	全脂牛奶	104	墨斗鱼	275
猪心	158	鸭蛋	634	小白虾	54
猪肚	159	松花蛋	649	对虾	150
猪肝	368	鸡蛋	680	青虾	158
猪肾	405	鲳鱼	68	虾皮	608
猪脑	3100	大黄鱼	79	小虾米	738
牛肉（瘦）	63	草鱼	81	海参	0
牛肉（肥）	194	鲤鱼	83	海蜇头	5
羊肉（瘦）	65	马哈鱼	86	海蜇皮	16
羊肉（肥）	173	鲫鱼	93	猪油	85
鸭肉	101	带鱼	97	牛油	89
鸡肉	117	梭鱼	128	奶油	168
牛奶	13	鳗鲡	186	黄油	295

第五节　维生素

维生素（vitamin）是维持人体生命活动所必需的一类有机化合物。它们是天然存在于食物中，人体不能合成，需要量甚微，既不参与机体组成也不提供热能，但在机体的代谢、生长、发育等过程中起重要作用的有机物。

一、概述

（一）维生素的分类

维生素种类很多，各种维生素也各具独特作用，营养学常按其溶解性，分为脂溶性与水溶性维生素两大类。脂溶性的有维生素 A、D、E 及 K；水溶性的有维生素 B 族（包括 B_1、B_2、B_6、烟酸、叶酸、泛酸）和维生素 C 等。脂溶性维生素大部分贮存在脂肪组织（尤其是定脂）中，通过胆汁缓慢排出体外，故过量摄入，可致中毒。水溶性维生素在体内仅有少量贮存，且易排出体外，因此，必须每天通过饮食供给。当供给不足时，易出现缺乏症。

（二）维生素命名

维生素有三种命名系统，一是按发现历史顺序，以英文字母顺次命名，如维生素 A、B、C、D、E 等。二是按其特有生理和治疗作用命名，如抗神经炎因子、抗癞皮病因子、抗坏血酸等。三是按其化学结构命名，如硫胺素、核黄素等。目前，三类名称往往混用。

（三）维生素缺乏的原因

许多因素可致人体维生素不足或缺乏，常见原因有：①膳食中供给不足。膳食维生素含量取决于食物中原有的含量以及收获、加工、烹调与贮藏时丢失或破坏的程度。在加工、烹调中添加保护性物质常可减少维生素损失或破坏；②抗维生素化合物的存在。在天然食物中有一些称为抗维生素的化合物。可使部分维生素的吸收利用降低。如抗生物素蛋白可与生物素紧密结合而使之失活。但这类物质随食物加工、烹调而失去作用；③人体吸收利用降低。当消化系统吸收功能障碍，如长期腹泻、消化道或胆道梗阻、胆汁分泌受限、胃酸分泌减少；或膳食成分改变致吸收降低，如膳食中脂肪含量低，可影响脂溶性维生素的吸收；④机体对维生素的需要相对增高。如妊娠与授乳期妇女、生长发育期儿童以及特殊生活环境条件，某些疾病（长期高热、慢性消耗性疾患等等）均可使需要量相对增高。服用异菸肼、青霉胺及避孕药等也增高维生素 B_6 的需要。

维生素缺乏在体内是一个渐进过程，初始贮备量降低，继之出现生化代谢异常、生理功能改变，然后才是组织病理变化，出现临床症状和体征。因此，轻度缺乏常不出现临床症状，但一般的常有如劳动效率下降，对疾病抵抗力降低等表现，称为亚临床缺乏或不足。当缺乏达一定严重程度时，则出现所缺乏的相应维生素的独特症状和体征。但由于膳食原因、维生素间相互依赖性等，临床所见常系多种维生素混合缺乏的症状与体征。

在我国，典型的维生素缺乏症已不多见，但亚临床缺乏在某些地区、某些人群中仍有发生。由于亚临床缺乏不易发现，且对健康又有影响，故需特别注意。

当维生素摄入过多时，水溶性维生素常以原形从尿中排出体外，但超过非生理量时有不良作用，如维生素的不正常代谢，或干扰其他营养素代谢。脂溶性维生素大量摄入时，可致体内积存过多引起中毒。为此，必须注意某些含维生素丰富的食物的过量摄入，也需更多注意强化食物以及维生素制剂的大量服用。

二、维生素 A

维生素 A (Vit A) 又名视黄醇，实际其包括所有具有视黄醇生物活性的一类物质，即动物性食物来源的 Vit A_1，Vit A_2（脱氢视黄醇或视黄醛，其生物活性为 Vit A_1 的 40%），植物性食物来源的 β- 胡萝卜素（β-carotene，可以溶于水）及其他类胡萝卜素。

（一）理化性质

Vit A与胡萝卜素溶于脂肪及大多数有机溶剂中，不溶于水，主要存储在肝里。天然存在于动物性食物中的Vit A脂类多数为棕榈酸酯，是相对稳定的化合物，一般烹调和罐头加工不易破坏。在空气中和日光下，Vit A顺次按酯、醇、醛、酸形式氧化破坏，特别是在高温条件下。当食物中脂肪氧化变质时，其中的Vit A即被破坏。Vit A对碱稳定，酸性环境不稳定，食物中Vit A避光于-20℃以下很稳定。

在同样条件下，植物性食物中的胡萝卜素较易破坏。当食物中含有Vit E与Vit C或其他抗氧化物质存在时，均有助于保护Vit A与胡萝卜素的稳定性。

（二）吸收与代谢

膳食中Vit A大多与长链脂肪酸形成酯。摄入的Vit A和胡萝卜素在小肠中与胆盐和脂肪消化产物一起被乳化后，由肠黏膜吸收。小肠中胆汁是乳化的必要条件，足够量的脂肪促进Vit A的吸收，抗氧化剂如Vit E和卵磷脂有利于Vit A吸收。而矿物油的服用，肠道寄生虫均不利于吸收。Vit A吸收率明显高于胡萝卜素，且后者吸收率与其摄入量呈相反关系。

Vit A大多数从淋巴管经胸导管进入肝，并在此酯化。体内90% Vit A储存于肝；其余9%储存于肾、肺、肾上腺、眼色素上皮、皮下脂肪，肾中储存量约为肝的1%；血中Vit A量约为体内总量的1%。

影响Vit A储存的因素有：摄入量、膳食成分及机体生理状况等。高蛋白膳食、锌营养状况良好可增加Vit A利用，妊娠时储存量增加。储存量也随年龄递增，但老年期相反，储存量下降。

（三）生理功能

1．维持正常视觉功能。视网膜上有两种细胞，即杆状细胞和锥状细胞，这两种细胞中都存在着对光敏感的色素，而这些色素的形成和生理功能均有赖于适量Vit A。其中的杆状细胞主要与暗觉有关。它含有一种视紫红质是由视蛋白和11-顺式视黄醛组成的复合蛋白质，当视网膜接受光线时，视紫红质发生一系列变化，经过各种中间构型终被漂白，同时此反应的刺激通过神经纤维传到大脑，形成视觉。被漂白的视紫红质需补充。当视网膜处有足量Vit A储存，即可合成11-顺式视黄醛，并与视蛋白结合形成视紫红质，从而恢复对光的敏感性。

2．对糖蛋白合成的影响。Vit A与膜的糖蛋白合成有关，缺乏Vit A的动物的某些组织如小肠、角膜、气管上皮、组织等的特殊糖蛋白减少，给以Vit A或Vit A酸可以促进其合成。免疫球蛋白也是糖蛋白，维生素A能够增加免疫细胞活力，特别是增加艾滋病感染免疫细胞-T淋巴球细胞的活性。

3．上皮正常形成、发育以及维持上皮组织的健全，并使上皮组织具有光泽。

4．骨骼正常生长。Vit A为骨骼正常生长所需；并有助于细胞的增殖和生长。

5．防癌作用。近年来的研究证明Vit A及其衍生物有防癌作用。

（四）缺乏症

1．暗适应能力下降、夜盲及干眼病　维生素A缺乏的早期症状为暗适应能力的下降，严重者可致夜盲，即在暗光下无法看清物体。由于角膜、结膜上皮组织、泪腺等退行性病变，致角膜干燥、发炎、软化、溃疡、角质化等一系列变化，在球结膜出现泡状银灰色斑点（Bitot斑）。角膜损伤严重常可导致不可逆转的失明。

2．黏膜、上皮变化　上皮组织分化不良，皮肤特别是臂、腿、肩、下腹部皮肤粗糙、干燥、鳞化等角化变化。口腔、消化道、呼吸道和泌尿生殖道的黏膜失去滋润、柔软性，使细菌易于侵入，在儿童易导致支气管肺炎等严重疾病。泌尿系统上皮损伤脱落，形成肾结石等。

3．生长发育受阻　首先影响儿童骨骼发育，齿龈增生与角化，影响牙釉质细胞发育，使牙齿停止生长。

4．感染疾病的危险增加　一些流行病学的研究表明如果人体缺乏维生素A感染艾滋病的几率就会加大。缺乏维生素A的艾滋病感染者继发性感染的危险会增加。

5．其他　味觉、嗅觉减弱，食欲下降。

（五）营养状况评价

1．血浆Vit A水平　血浆Vit A水平含量为0. 35～0.70μmol/L是摄入不足的界限。但当>0. 70μmol/L时，仍有一些个体有不足表现。由于肝储存水平在各个体间有很大差异，故当血浆Vit A含量极低时，可确定为Vit A营养状况欠佳；含量在正常范围内，尚不能肯定为VitA营养状况良好。

2．Vit A耐量　当补充Vit A后，血浆中Vit A高峰出现的时间与高度。可用于反映肝内VitA储存状况。也可用视黄醇体库反应法，即测定空腹与Vit A补充3个半小时后血中VitA含量的差数，除以补充后血中Vit A含量的百分比表示。

3．血浆视黄醇结合蛋白（RBP）　近来研究发现血浆中RBP含量与血浆Vit A水平有呈正相关趋势，可反映人体Vit A的营养水平。

4．暗适应能力　国内多采用暗适应恢复时间，即在双眼经强光漂白后，于暗中观察到极微弱的光源的时间。Vit A缺乏时，暗适应时间延长。国内已有数种暗适应仪，可用于大规模营养调查与现场，但需注意排除视神经萎缩、色素性网膜炎、近视性视网膜脉络膜炎、血糖过低及睡眠不足等与Vit A无关的因素引起的暗适应能力降低。

5．生理盲点　当Vit A供给不足时，盲点扩大、补充后即缩小至正常范围。

（六）供给量与食物来源

供给量见表5-1-2。

β-胡萝卜素和各种类胡萝卜素，存在于植物性食物中，如绿叶菜类、棕黄色菜类及水果类。含量较丰富的有菠菜、豌豆苗、红心甜薯、胡萝卜、青椒、南瓜等。来自动物性食物的VitA多数以酯的形式存在于动物肝、奶、奶制品（未脱脂）及禽蛋等中。

（七）过多症

Vit A大量摄入人体，由于排出率不高，因此常可在体内蓄积而引起中毒，主要表现：

1．由于破骨细胞活性增强，导致骨质脱钙、骨脆性增加、生长受阻、长骨变粗及骨关节疼痛；

2．皮肤干燥、发痒、鳞皮、皮疹、脱皮、脱发、指（趾）甲易脆；

3．易激动、疲乏、头痛、恶心、呕吐、肌肉无力、坐立不安；

4．食欲降低、腹痛、腹泻、肝脾大、黄疸；

5．血液中血红蛋白和钾减少、凝血时间延长、易于出血；

6．胎儿畸形；

7．头发脱落。

由于各人对Vit A的吸收利用排泄和储存的能力不一，导致中毒的剂量也有个体差异，一般婴幼儿口服 VitA > 90000μgRE 可致急性中毒。孕妇在妊娠早期每日大剂量摄入，娩出畸形儿相对危险度为 25.6。除哺乳类和鱼类肝外，一般由食物中摄入的 VitA 量不会引起中毒。

饮食物中大量的类胡萝卜素，可造成皮肤变黄，但未见其他危害性。

三、维生素 D

维生素 D (Vit D) 的基本结构是环戊烷多氢菲，可由 Vit D 原（provitaminD）经紫外线激活形成。动物皮下的 7- 脱氢胆固醇及酵母细胞中麦角固醇都是 Vit D 原，经紫外线激活分别转化形成 Vit D_2 和 Vit D_3，哺乳动物对二者利用无区别。

（一）理化性质

Vit D 溶于脂肪与脂溶剂，对热、碱较稳定。如在 130℃加热 90 分钟，仍能保持其活性。光及酸促进其异构化。Vit D 油溶液中加抗氧化剂后稳定。过量辐射线照射，可形成少量具有毒性的化合物，且无抗佝偻病活性。

（二）吸收与代谢

人类从两个途径获得 Vit D，即经口从食物摄入与皮肤内由 Vit D 原形成。

1．消化道吸收经口摄入的 Vit D 在小肠，主要在空肠、回肠与脂肪一起被吸收。吸收的 Vit D 或与乳糜微粒结合，或被 Vit D 结合蛋白（DBP）转送至肝。

2．Vit D 的皮肤内形成　人体的表皮与真皮内含有一定量的 7- 脱氢胆固醇，当阳光或紫外线照射时，由于光化学反应而形成前 Vit D_3，约再需 3 天时间完成转化为 Vit D_3。高强度紫外线照射 15 分钟，每克皮肤可形成 12. 8IUVit D_3。血浆中 DBP 将形成的 Vit D_3，从皮肤输送至肝为机体利用。此转化过程较缓慢，所形成的 Vit D_3 不易达到中毒剂量。

以上两途径进入肝的 Vit D，绝大部分在肝细胞内质网上，在 NADPH，Mg^2 ＋及 O_2 参与下形成 25-（OH） Vit D_3，并与。球蛋白（Vit D 运输蛋白）结合运至肾，在肾线粒体单氧化酶（MFMO）、细胞色素 P450 催化下，羟化为 1，25（OH）$_2$ Vit D_3。血钙偏低、甲状旁腺素 (PTH)、降钙素、催乳激素都可使其合成增多。

Vit D 主要储存在脂肪组织与骨骼肌中，肝、大脑、肺、脾、骨和皮肤也有少量存在。Vit D 分解代谢主要在肝中进行，代谢物随胆汁从粪便排泄，少量由尿排出。

（三）生理功能

1．维持血清钙磷浓度的稳定　Vit D 在体内与甲状旁腺共同作用，维持血钙水平。机体血钙低时，Vit D 通过促进肾小管再吸收，促进骨钙动员和促进钙结合蛋白合成，以增加食物钙吸收，从而提高血钙水平。机体血钙高时，Vit D 促进甲状旁腺产生降钙素，阻止骨钙动员，增加钙磷从尿中排出，从而降低血钙。

2．维持正常骨骼　Vit D 对骨骼形成极为重要，使骨和软骨正常生长。

3．调节免疫。

（四）缺乏症

膳食中缺乏 Vit D 或人体日光照射不足是 Vit D 缺乏症的主要两大原因。日光照射与地理条件、季节和大气环境有密切关系。热带、亚热带常年日光充足，一般不易发生 Vit D 缺乏，而温带、寒带日照较少，特别在多雨、多雾地区。此外户外活动时间长短、衣着状况均是影响因素。因此 Vit D 缺乏常发生在光照不足、小儿喂养不当（特别是人工喂养者）、出生后生长较快的早产儿及多胎儿中。当然，膳食其他成分，如无机盐（磷、镁）、维生素 A、

C等也与Vit D缺乏有关。某些疾病，特别是肠道吸收障碍，影响Vit D与钙吸收，亦是Vit D缺乏的常见原因之一。

Vit D缺乏引起钙磷吸收减少，血钙水平下降，骨骼无机化受阻、致骨质软化、变形，在婴幼儿期发生佝偻病，成年人发生骨软化症。

1. 佝偻病 Vit D缺乏，骨骼不能正常钙化，变软、易弯曲、畸形，同时影响神经、肌肉、造血、免疫等器官组织的功能。一般6个月以下的婴儿多见急性佝偻病，骨质以软化为主，较大儿童多见亚急性佝偻病，骨质以增生为主。

2. 骨软化症 发生于成人，特别是妊娠、授乳的妇女和老年人。主要表现为骨软化，易折断。初期，腰背部、腿部不定位的时好时坏的疼痛，但常在活动时加剧。严重时，骨骼脱钙，骨质疏松，有自发性、多发性骨折。

（五）供给量与食物来源

供给量见表5-1-2。Vit D的最低需要量尚难肯定，因皮肤形成Vit D_3的量变化较大。Vit D需要量还与钙磷摄入量有关，当钙磷量合适时，每日摄入Vit D100IU（2.5μg）即可预防佝偻病与促进生长。

含脂肪高的海鱼、动物肝、蛋黄、奶油相对较多，天然食物中Vit D含量均较低；瘦肉、奶含量较少，故许多国家在鲜奶和婴儿配方食品中强化Vit D。鱼肝油中含Vit D量极高，虽非日常饮食部分，但供婴幼儿作补充Vit D使用，在防治佝偻病上有很重要意义。适当日光浴对婴幼儿、特殊的地面下工作人员非常必要。

（六）过多症

人体对Vit D耐受性各人不同，Vit D过量（>2000IU/d）可导致钙吸收增加。血钙过多，钙可在软组织（包括心脏、血管、肺和肾小管）内沉积。轻度中毒为食欲减退、过度口渴、恶心、呕吐、烦躁、便秘或便秘与腹泻交替出现。妊娠期过多摄取Vit D，可引起新生儿出生体重低，严重者并有智力发育不良及骨硬化。

四、维生素E

（一）理化性质

维生素E (Vit E)又名生育酚。Vit E溶于酒精与脂溶剂，不溶于水，对氧敏感，易于氧化破坏，特别是在光照及热、碱和铁或铜等微量元素存在下，可加速其氧化。在酸性或无氧条件下较稳定，酯化Vit E较游离Vit E稳定。食物在一般烹调时，Vit E丢失不多，但在高温中加热，常使其活性降低。

（二）吸收与代谢

Vit E吸收与肠道脂肪有关，影响脂肪吸收的因素也影响Vit E吸收。吸收后的Vit E由脂蛋白（大部分为低密度脂蛋白LDL）运输。脂肪组织、肝及肌肉为Vit E在体内的最大储存库，此外，肾上腺、脑垂体、睾丸及血小板中浓度也相对较高。血浆中Vit E浓度随脂类含量变化，但血小板中含量随摄入量而改变，与脂肪水平无关。骨骼肌、心肌内的Vit E易被动用，而脂肪组织中的Vit E消耗较慢，细胞膜上Vit E则不易变动。

（三）生理功能

1. 抗氧化作用 Vit E是一种很强的脂溶性抗氧化剂，在体内保护细胞免受自由基损害。可以延缓细胞脂质膜氧化，Vit E与超氧化物歧化酶、谷胱甘肽过氧化酶一起构成体内抗氧化系统，保护细胞膜（包括细胞器膜）上多烯脂肪酸免受自由基攻击，维持膜的完整性。Vit E作为抗氧化剂，也防止Vit A，Vit C和ATP的氧化，保证它们在体内的功能。

2．增强细胞膜的稳定性　人类低Vit E膳食，可致红细胞数量减少和红细胞生存时间缩短。血浆Vit E<11.6μmol/L，红细胞氧化溶解增加，寿命缩短。早产儿血浆低Vit E水平时，可见溶血性贫血。

3．调节体内某些物质的合成　Vit E通过嘧啶碱基参与DNA生物合成过程，对辅酶Q（在动物还对Vit C）的合成有关。

4．中和体内可能给身体造成损害的某些化学物质　Vit E抑制含碘蛋白、含铁蛋白（非血红蛋白）等的氧化。保护脱氢酶中的巯基不被氧化，或不与重金属离子发生化学反应而失去作用。

5．其他　Vit E与精子生成、生殖能力有关，但未见Vit E与性激素分泌有关系。

（四）缺乏症

Vit E缺乏症较少发生于人类，因为Vit E广泛存在于食物中；Vit E几乎储存于体内各器官组织中；Vit E在体内储留时间较长，很不容易排出。

缺乏时造成细胞结构损害，造成紊乱，如肌肉组织畸形等。

由于胎盘转运Vit E效率较低，新生儿，特别是早产儿血浆Vit E水平较低，因此，细胞膜上多不饱和脂肪酸常易遭氧化与过氧化损伤，而致新生儿发生溶血性贫血。

多不饱和脂肪酸摄入过多，脂肪吸收不良（口炎性腹泻、胰腺病变等）病人，也可发生Vit E缺乏。表现为血液与组织中Vit E降低，红细胞脆性增加，尿中肌酸排出增加。当服用Vit E后，上述症状均可显著减退。

（五）营养状况评价

1．血浆Vit E含量　能直接反映体内Vit E储存是否充足。在正常情况下，成人>11.6μmol/L为正常，低于此值为营养状况不良。血浆Vit E含量值与总脂类相关。故现在多以每克血浆脂类中Vit E含量计算。

2．红细胞溶血试验　用过氧化氢与红细胞作用，观察其溶血程度。正常情况下，红细胞溶血率<10%。

（六）供给量与食物来源

供给量见表5-1-2。Vit E需要量随膳食其他成分如多不饱和脂肪酸、口服避孕药、阿司匹林、饮用酒精饮料等而增加。

Vit E主要存在于各种油料种子及植物油中，谷类、坚果类和绿叶菜中也含有一定量。肉奶蛋及鱼肝油中也含有。

（七）过多症

大剂量Vit E可引起短期的胃肠道不适，但据观察，每日摄入200～600mg未显毒性作用。婴幼儿大量摄入Vit E常可使坏死性小肠结肠炎发生率明显增加。

五、维生素K

1．作用

（1）对于血液凝结起着关键作用

（2）构成骨骼组织

2．缺乏的症状

（1）长期服用抗生素和丙酮苄羟香豆素（在医学上用作抗凝血剂）的人群如果缺乏维生

素K大出血的几率将增加。

（2）由于吸收不良也可引起维生素K缺乏。

3．来源

（1）绿叶蔬菜：尤其是紫花苜蓿和豆芽。

（2）肠内细菌。

4．毒性

（1）如果按照药理学规定的剂量服用几乎无毒。

（2）据报道过量服用维生素K会导致黄疸和贫血。

六、维生素 B_1

（一）理化性质

Vit B，又名硫胺素（thiamine）、抗神经炎因子、抗脚气病因子。Vit B_1 溶于水，在酸性、液中稳定，中性特别是碱性环境中易被氧化而失去活性。一般烹调温度下损失不多，但在碱性条件下不耐高温。二氧化硫、亚硫酸盐等在中性介质中能加速 Vit B_1 分解破坏，故含 Vit B 多的食物不宜使用二氧化硫、亚硫酸盐等化学物质，以防 Vit B_1 破坏。

（二）吸收与代谢

Vit B_1 在小肠中被吸收。吸收后 Vit B_1 在小肠黏膜和肝进行磷酸化，形成硫胺素磷酸盐。一般体内 Vit B_1，中约80%为TPP（二磷酸硫胺素）、10%为TTP（三磷酸硫胺素），其余为TMP（单磷酸硫胺素）或游离 Vit B_1。成人体内约有25～30mgVit B_1，广泛分布于各种组织，以心脏、肝、肾和脑中含量最高，但体内总量的50%存在于肌肉中。体内 Vit B_1 每天转换量约为Img。Vit B_1 摄入不足，在2～3周内尚难观察到缺乏症状。

Vit B_1 在肝进行代谢，先分解为嘧啶与噻唑部分，然后再进一步代谢。但从尿中排出的多为游离型 Vit B_1。通常汗中排出量极少，但高温环境中，汗中 Vit B_1 量可达90～150μg/L，故应注意补充。

（三）生理功能

1．Vit B_1 是物质代谢和能量代谢中关键性的物质基础 在体内以羧化酶、转羟乙醛酶的辅酶参与体内糖代谢中二个主要反应：① α-酮酸氧化脱羧作用，即丙酮酸转为乙酰CoA与α-酮戊二酸转为琥珀酸CoA；②戊糖磷酸途径的转酮基酶反应。

2．Vit B_1 为支链氨基酸（亮氨酸、异亮氨酸和缬氨酸）代谢所必需 这些氨基酸脱氨形成酮酸后，需要 Vit B，参与其脱羧作用。

3．其他 对神经生理活动有调节作用，与心脏活动、食欲维持、胃肠道正常蠕动及消化液分泌有关。

（四）缺乏症

Vit B_1 缺乏常由于摄入不足，需要量增高和吸收利用障碍造成。肝损害、酗酒也可引起。长期透析的肾病者、完全胃肠外营养的病人以及长期慢性发热病人都可发生。

Vit B_1 缺乏初期的轻度症状，有疲乏、淡漠、食欲差、恶心、忧郁、急躁、沮丧、腿麻木和心电图异常。症状性质和程度与缺乏程度、急慢性等有关。一般将其分成几类：

1．干性脚气病 以多发性神经炎症状为主，出现上行性周围神经炎，表现为指（趾）麻木、肌肉酸痛、压痛，尤以腓肠肌为甚，膝反射在发病初期亢进，后期减弱甚或消失。向上发展累及腿伸屈肌、手臂肌群，而出现垂足、垂腕症状。胃肠神经受累使胃肠蠕动减弱、便秘，消化液分泌减少，致食欲降低、消化不良。

2. 湿性脚气病　以水肿和心脏症状为主。由于心血管系统障碍，出现水肿，右心室可扩大，有心悸、气促、心动过速。当处理不及时，常致心力衰竭。

3. 婴儿脚气病　多发生于2～5个月龄的婴儿，且多是Vit B_1缺乏的乳母所喂养的乳儿，其发病突然，病情急。初期食欲不振、呕吐，兴奋，心跳快，呼吸急促和困难。严重时身体可出现青紫、水肿、心脏扩大、心力衰竭、强直性痉挛，常在症状出现1～2天突然死亡。

（五）供给量与食物来源

供给量见表5-1-2。以往认为Vit B_1与能量代谢有密切关系，因此Vit B_1供给量常按所需能量确定，一般定为0.5～0.6mg/1000kcal（1.20～1.43mg/10MJ）。

Vit B_1广泛存在于天然食物中，含量较丰富的有：动物内脏（肝、心及肾）、肉类、豆类、花生及谷类。谷类以全谷粒含量较多，杂粮中含量也不少。根茎类中甘薯和土豆含量虽不多，但作为主食，也是维生素B_1的良好来源。粮谷类是我国人民的主食，也是Vit B_1的主要来源。但过分去除麸皮与糠，Vit B_1损失很多，烹调加碱可使Vit B_1损失增高。此外，某些食物中有抗Vit B_1因子，使Vit B_1结构改变，活力降低，如淡水鱼及贝类内含有的硫胺素酶，经烹调加热可破坏。

七、维生素B_2

（一）理化性质

维生素B_2（Vit B_2）又名核黄素（riboflavin），纯制剂橙黄色结晶，溶于水，橙黄色，但水溶性较差，在27.5℃时，每100ml水溶解12mg，紫外线照射下有黄绿荧光。酸性溶液中稳定，碱性下较不稳定，游离Vit B_2对光敏感，特别是在紫外光照射下，引起不可逆的分解。如牛奶瓶中，日光照射2h破坏50%以上，其破坏程度随温度及pH值增高而增加。食物中Vit B_2大多数与磷酸和蛋白质结合为复合化合物，即黄素蛋白，对热稳定，在中性或酸性环境中短期高压加热不被破坏；120℃加热6h仅有少量破坏，在加工与烹调过程中，一般损失较少。据测定，肉类损失率为15%～20%，蔬菜类为20%左右。

（二）吸收与代谢

食物中Vit B_2复合物在消化道内经蛋白酶、焦磷酸酶水解为游离Vit B_2，在小肠上部被吸收，吸收量与其在肠腔中浓度成比例。Vit B_2在大肠内也可被吸收。

吸收的Vit B_2在肠壁，部分在肝、血液中磷酸化，形成黄素单核苷酸（FMN）和黄素腺嘌呤二核苷酸（FAD）。Vit B_2在体内大多数以辅酶形式贮存于血，组织及体液中。体内组织贮存Vit B_2的能力很有限，当人体摄入大量Vit B_2时，肝、肾中Vit B_2量常明显增加，并有一定量Vit B_2以游离形式从尿中排泄。影响Vit B_2排泄的因素很多，当蛋白质的摄入量减少时，Vit B_2的排出量会增高；长期服用Vit B_2也使其排出增加。此外，哺乳动物还通过乳汁排出Vit B_2，从汗中排出的Vit B_2约为摄入量的3%。

（三）生理功能

1. 体内黄素酶的辅酶　黄素单核苷酸（FMN）和黄素腺嘌呤二核苷酸（FAD）是黄素酶如葡萄糖氧化酶、氨基酸氧化酶、黄嘌呤氧化酶、琥珀酸脱氢酶、谷胱甘肽还原酶等的辅基：重要功能为电子传递，在细胞代谢呼吸链反应中起控制作用，直接参与氧化还原反应，在氨基酸、脂肪酸和碳水化合物代谢中，逐步释放能量供细胞应用。

2. 铁的利用 与体内铁的吸收、储存与动员有关，在防治缺铁性贫血中有重要作用。

3. 激活色氨酸 参与色氨酸形成尼克酸的过程。

（四）缺乏症

1. 眼眼球结膜充血，角膜周围血管增生，角膜与结膜相连处有时发生水泡。严重时角膜下部有溃疡，有睑缘炎、羞光、视物模糊、流泪等。已有发现老年白内障与 Vit B_2 缺乏有关。有些暗适应能力下降与 Vit B_2 不足也有关，当给予 VitA 无效时，给予 Vit B_2 有效。

2. 口腔 口角湿白、裂隙、疼痛、溃疡（口角炎）；唇肿胀、裂隙、溃疡以及色素沉着（唇炎）；舌疼痛、肿胀、红斑及舌乳头萎缩（舌炎）。典型者全舌呈紫红色或红紫相间，出现中央红斑，边缘界线清楚的如地图样变化（地图舌）。

3. 皮肤 脂溢性皮炎常见于皮脂分泌旺盛部位，如鼻唇沟、下颌、眉间、眼外眦及耳后、乳房下、腋下、腹股沟等处。患处皮肤皮脂增多，轻度红斑，有脂状黄色鳞片。其中阴囊炎最突出，常有渗液、糜烂、脱屑、结痂、皲裂、皮肤变厚等变化。此等变化也偶见于女性阴唇。由于 Vit B_2 缺乏常主要表现为口腔与生殖器官炎症变化，故有口腔一生殖综合征（orogenital syndrome）之称。

4. 贫血 Vit B_2 缺乏常干扰铁在体内的吸收、贮存及动员，严重可造成缺铁性贫血。

5. 其他 Vit B_2 缺乏还影响生长发育；妊娠期缺乏 Vit B_2 可致胎儿骨骼畸形：Vit B_2 缺乏常与其他维生素缺乏同时出现，故必须详加鉴别。

（五）供给量与食物来源

Vit B_2 需要量与热能、蛋白质摄入量有关，生长加速、创伤恢复、妊娠与哺乳期热能、蛋白质需要增加，Vit B_2 需要量也增加。具体供给量数值见表 5-1-2。

Vit B_2 广泛存在于植物与动物中，动物性食品中含量较植物性高，肝、肾、心脏、乳及蛋类中含量尤为丰富，大豆和各种绿叶菜亦含有一定数量。但从人体需要考虑，Vit B_2 在膳食中不如其他营养素丰富。

八、尼克酸

（一）理化性质

尼克酸（nicotinicacid，或 niacin）亦名烟酸、抗癞皮病因子、维生素 PP，因有防治癞皮病的作用，又称抗癞皮病维生素，在体内具有生理活性的形式为尼克酰胺。尼克酸溶于水及酒精，尼克酰胺比尼克酸更易溶解，且能溶于醚中，性质稳定，在酸、碱、光、氧或加热条件下不易破坏；在高压下，120℃ 20 分钟也不破坏。一般加工、烹调损失极小，但会随水流失。

（二）吸收与代谢

尼克酸在小肠吸收，经门静脉入肝，在肝内转化为辅酶Ⅰ（NAD）与辅酶Ⅱ（NADP）。在肝内未经代谢转化的尼克酸或尼克酰胺随血流入其他组织，再形成含尼克酸辅酶；肾也可直接将尼克酰胺转变为 NAD 进入体内。

尼克酸主要以辅酶的形式广泛分布在体内各组织中，以肝浓度最高，但体内总储存量极少。过量的尼克酸大部分甲基化为 N- 甲基尼克酰胺和 N- 甲基砒啶从尿中排出。此外，还随乳汁分泌并从汗中排出。

（三）生理功能

尼克酸为辅酶Ⅰ与辅酶Ⅱ的组成成分，在碳水化合物、脂肪和蛋白质的能量释放上起重要作用，是氧化还原反应的递氢者，是氢的供体或受体。它们参与细胞内呼吸，将糖酵解产物氢逐步转给黄素单核苷酸和细胞色素，最后递给氧形成水。

在 Vit B_6、泛酸和生物素存在下，尼克酸参与脂肪、蛋白质和 DNA 合成。此外，尼克酸在固醇类化合物的合成中起重要作用，可降低体内胆固醇水平。

（四）缺乏症

尼克酸缺乏症即癞皮病 (pellagra)。前驱症状如疲劳、乏力、工作能力减退、记忆力差以及经常失眠。典型症状是皮肤炎（dermatitis）、腹泻（diarrhea）和痴呆（depression），即所谓“三 D”症状。皮炎多呈对称性，分布于身体暴露和易受摩擦部位，初始如同日晒过度引起的灼伤、红肿、水泡及溃疡等。随后皮肤病变部位，转为红棕色、表皮粗糙，脱屑、过度角化、色素沉着。胃肠道症状主要为食欲丧失、消化能力减弱、恶心、呕吐、腹痛以及腹泻或便秘，或二者交替。舌与口腔炎症主要有舌平滑，上皮脱落，色洋红如杨梅状（杨梅舌），伴疼痛、水肿。精神神经症状有急躁、忧虑、抑郁，记忆力丧失，情绪变化无常，失眠或嗜睡，昏睡、木僵以至发展为痴呆症。

尼克酸缺乏常与 Vit B_1、Vit B_2 及其他营养素缺乏同时存在，故常伴有其他营养素缺乏症状。

（五）供给量与食物来源

尼克酸供给量（见表 5-1-2）应考虑热能消耗和蛋白质摄入量而定。热能消耗增加时，尼克酸摄入量应增加；蛋白质因其中所含的色氨酸在体内转化为尼克酸，故蛋白质摄入增加时，尼克酸摄入可相应减少。尼克酸的供给量按硫胺素 10 倍量计算，即 12mg/10MJ，相当 5mg/1000kcal。

尼克酸及其衍生物存在于动植物食物中，动物性食物中以尼克酰胺为主，尼克酸则主要存在于植物性食物中，两者活性相同。肝、肾、畜肉、鱼及花生中含量最为丰富，奶蛋中含量虽不高，但所含色氨酸在体内可转化为尼克酸。粮谷类中尼克酸含量也较丰富，然而视加工程度而有很大变化。玉米中尼克酸含量较大米高，主要为结合型，不能被吸收利用，因色氨酸在体内可转变为维生素 PP。用碱处理玉米，将结合型水解为游离型，易被机体吸收利用。人体所需尼克酸中一部分可由色氨酸转化，平均 60mg 色氨酸可转化为 lmg 尼克酸，故膳食中尼克酸供给量用尼克酸当量表示，即：尼克酸当量（mg）＝尼克酸（mg）＋ 1/60 色氨酸（mg）。WHO 建议维生素 PP 按每 1000kcal 热能供给 6.6mg。

九、维生素 B_6

（一）理化性质

维生素 B_6 (Vit B_6) 包括三种天然存在的、性质相近的、均具 Vit B_6 活性的化合物：吡哆醇（主要存在于植物中）、吡哆醛和吡哆胺（主要在动物性食品中）。Vit B_6 易溶于水，微溶于脂肪，在空气中稳定，在酸中稳定性大，但易为碱破坏，在中性环境易被光破坏。吡哆醛与吡哆胺较不耐热、吡哆醇耐热，后者在食品加工和贮存中稳定性较好。

（二）吸收与代谢

Vit B_6 在小肠上部被吸收，并迅速通过门静脉进入体内大部分组织中，以肝中含量较高，肌肉次之。过多的 Vit B_6 被氧化为吡哆酸排出体外。此外，尿中也直接排出 Vit B_6 原形。由于肠道微生物也能合成 Vit B_6，故粪便中排出 Vit B_6 并不能说明摄入 Vit B_6 的丢失量。乳母可通过乳汁分泌 Vit B_6。

（三）生理功能

Vit B_6 在体内起重要作用的是吡哆醛和吡哆胺，它们被磷酸化为辅酶形式，参与酶系代谢。吡哆醇在体内被磷酸化后可转变为磷酸吡哆醛。已知有 60 多种酶需要 Vit B_6，主要与氮代谢有关，如转氨、脱氨、脱羧、转硫、色氨酸转化，以及不饱和脂肪酸和糖原代谢等。

（四）食物来源

Vit B_6 广泛存在于动植物性食物中，但一般含量不高。含量较高的有豆类、畜禽类、肝、鱼类等。

十、叶酸

（一）理化性质

叶酸 (folacin，FA) 又称蝶酰谷氨酸，由蝶啶、对氨基苯甲酸和谷氨酸三种成分组成。天然存在的叶酸，大都具有多个谷氨酸，生物活性形式为四氢叶酸（THFA）。

叶酸不溶于冷水，但其钠盐易溶解于水，不溶于酒精、乙醚及其他有机溶剂。叶酸在水中易被光破坏；在酸性溶液中不稳定，$pH < 4$ 可破坏；对热也不稳定，但在中性或碱性溶液中加热至 100℃也未被破坏。

（二）吸收与代谢

食物中叶酸要被还原为 THFA 时，才被小肠吸收。在血及组织液中主要为 N5- 甲基 THFA，细胞内多以谷氨酸形式存在。葡萄糖与抗坏血酸可促进吸收。据估计，膳食中叶酸的吸收率约为 70%。体内叶酸含量为 5 ～ 10mg，其中约有一半在肝，通过尿、胆汁排出体外。

（三）生理功能

叶酸分子上的 N-5 及 N-10 可携带一碳基团，一碳基团包括甲酰基、亚胺甲基及甲基等，在嘌呤，胸腺嘧啶核苷酸的合成、丝氨酸与甘氨酸的相互转变、高半胱氨酸合成蛋氨酸，以及某些甲基化反应中起重要作用。通过这些代谢转变以合成许多重要物质，特别是 RNA、DNA 以及蛋白质的合成。

（四）缺乏症

叶酸缺乏原因很多，诸如摄入不足、吸收不良、机体需要量增加和丢失过多等。孕妇、老人、酗酒者、服用药物（如避孕药、抗肿瘤药物、长期应用肠道细菌抑制剂）者，都是叶酸缺乏的高危人群。

叶酸缺乏影响核酸代谢，尤其是胸腺嘧啶核苷的合成，以致红细胞成熟受阻；同时还可影响粒细胞、巨核细胞及其他细胞如胃肠道黏膜细胞等。临床上表现为巨幼红细胞性贫血、舌炎及胃肠功能紊乱。

（五）食物来源

叶酸广泛存在于动植物性食品中，含量丰富的食物有肝、肾、蛋、绿叶菜、酵母，牛肉、菜花，土豆含量也高。

十一、维生素 B_{12}

（一）理化性质

维生素 B_{12}（Vit B_{12}）又名钴胺素，是维生素中分子最大结构最复杂的一种。Vit B_{12} 易溶于水和乙醇，在强酸、强碱和光照下不稳定，易受重金属、强氧化剂或还原剂作用而破坏。对热稳定，在短时间高压120℃加热，可不受影响。

（二）吸收与代谢

食物中Vit B_{12}在胃酸及消化酶作用下释放，并与胃黏膜细胞分子的内因子（1F，一种糖蛋白）结合形成Vit B_{12}内因子二聚复合物，其含两分子IF和两分子Vit B_{12}，运至回肠被吸收。在肠壁细胞中钙的参与下，从二聚物中游离出Vit B_{12}，进入门静脉，与血浆中一种蛋白质结合并进入肝。正常情况下的吸收率约为30%～70%，其中简单扩散仅1%～3%，因此，当胃功能异常时，可由于缺乏内因子而使Vit B_{12}几乎不能吸收。Vit B_{12}的吸收随年龄的增加而逐渐降低。铁和Vit B_6缺乏也可降低其吸收率。

正常人体内肝Vit B_{12}含量约为体内总储存量的80%，其余存于肌肉、皮肤和骨组织，少量存于肺、肾、脾。Vit B_{12}主要从尿中排出，也有部分从胆汁排出，但通过肝肠循环时大部分被回肠再吸收。在肠道吸收功能障碍或食物中Vit B_{12}缺乏的情况下，肝中的储存量也可维持3～5年的需要。

（三）生理功能和缺乏症

Vit B_{12}在体内核黄素、尼克酸与镁等参与下转化成具有活性的辅酶形式，即甲基钴胺素和5-脱氧腺苷钴胺素。

缺乏维生素B_{12}的情况很少发生，但是对于从不吃肉的素食者来说仍有发生的可能。

（四）营养状况评价

1. 实验室评价方法　实验室评价方法包括Vit B_{12}含量测定、血象检查以及氰钴胺素吸收试验等。血象检查可见红细胞较正常大，染色较深，白细胞中度减少，血小板减少等。

2. 体格检查　巨细胞型贫血的症状和神经系统损害症状。常见有虚弱、全身乏力、厌食、背痛、胸腹部束带感觉，四肢麻木、感觉异常、刺痛、下肢强直、行走困难甚至瘫痪。

（五）食物采源

Vit B_{12}主要来源于肉、贝、鱼、禽和蛋类。肝中含量丰富，乳类含量较低，植物类几乎不含Vit B_{12}。但是自然界的Vit B_{12}均由微生物产生，所以发酵豆制品中Vit B_{12}含量颇高。

十二、维生素C

（一）理化性质

维生素C (Vit C)又名抗坏血酸，自然界存在L型、D型两种，D型无生物活性。Vit C溶于水，稍溶于丙酮与低级醇类，结晶Vit C稳定，水溶液极易氧化，遇空气、热、光、碱性物质，特别是有氧化酶及痕量铜、铁等重金属离子存在，可促进其氧化破坏进程，蔬菜烹调时可损失30%以上。食物中Vit C有还原型与脱氢型之分，二者可通过氧化还原互变，同具生物活性。当脱氢型Vit C继续被氧化或加水分解变成二酮古洛糖酸或其他氧化产物，则丧失其活性。

（二）消化与吸收

从食物中进入人体的Vit C在小肠内被吸收，吸收量与其摄入量有关。摄入30～60mg时，吸收率为100%；摄入量为90mg时，吸收率为80%；摄入量增至1500，3000和12000mg时，吸收率分别下降为49%，36%和16%。未被吸收的Vit C继续进入肠道下段，剂量过大可致高渗作用，引起腹泻。

吸收人体内的 Vit C 很快就被分布于各个组织器官，其中以肾上腺、脑、胰、脾、唾液腺及睾丸为最高。Vit C 主要经泌尿道排出，汗、粪便中也有少量。尿中排出量常受摄入量、体内贮存量以及肾功能的制约。当大量 Vit C 摄入，而体内 Vit C 代谢池达饱和时，尿中排泄量与摄入量呈正相关。当血液中浓度低时，肾小管中细胞主动地再吸收 Vit C，以减少 Vit C 从尿中排出；反之，血中浓度增高，如 >1.4mg/dl，由于肾小管细胞的吸收达到了它的极限，而不再吸收，尿中排出量急剧地增加。Vit C 的分解产物草酸及少量代谢物也由尿中排出。

（三）生理功能

1. 还原作用　Vit C 在体内的氧化还原作用与巯基（–SH）、双硫键（S–S–）系统相联系，由于 Vit C 具有的还原作用，使 –s–s– 还原为 –SH，从而提高体内 –SH 水平。已知 –SH 在体内与其他抗氧化剂如谷胱甘肽一起清除自由基，阻止脂类过氧化以及某些化学物质的危害作用。

2. 胶原合成　Vit C 可使脯氨酸羟化酶和赖氨酸羟化酶复合体中的铁为 2 价形式而保持酶的活性，并使脯氨酸与赖氨酸转化为羟脯氨酸与羟赖氨酸，后两者是胶原蛋白的重要成分，当 Vit C 不足时，将影响胶原合成，造成创伤愈合延缓、微血管壁脆弱及不同程度出血。

3. 降低胆固醇　Vit C 还可在体内将胆固醇转变为能溶于水的硫酸盐而增加排泄；Vit C 参与肝中胆固醇的羟化作用，以形成胆酸，从而降低血胆固醇含量。

此外，肾上腺皮质激素的合成与释放也需 Vit C 参与。

（四）缺乏症

Vit C 缺乏症称为坏血病（scurvy）。坏血病的早期症状是倦怠、疲乏、急躁、呼吸急促、牙龈疼痛出血、伤口愈合不良、关节肌肉短暂性疼痛，易骨折等。典型症状是牙龈肿胀出血、牙床溃烂、牙齿松动、毛细血管脆性增加。严重者可导致皮下、肌肉和关节出血及血肿形成，出现贫血，肌肉纤维衰退（包括心肌），心脏衰竭，严重内出血，而有致猝死的危险。

（五）营养状况鉴定

1. 血中 Vit C 水平　当体内 Vit C 达饱和程度时，血浆 Vit C 含量在 56.8～79.5μmol/L（1.0～1.4mg/dl）。但血浆 Vit C 水平只代表近期摄入状况，不表示体内贮备水平。能反映组织中贮备水平的较好指标为白细胞中 Vit C 含量，当含量降至 114μmol/L 时是为不足，1140～1700μmol/L (20～30mg/100g) 为组织饱和。

2. 尿中排出量　负荷试验：用一定负荷剂量（成人量 500mg）Vit C 口服．收集口服后 4 小时内尿液，测定尿中 Vit C 总量，＞ 10mg 为正常，＜ 3mg 为缺乏。用 24 小时尿中 Vit C 排出量和任意一次尿 Vit C 排出量对肌酐比值的指标进行评价。

（六）供给量与食物来源

Vit C 主要食物来源为新鲜蔬菜与水果，如青菜、韭菜、塌棵菜、菠菜，柿子椒等深色蔬菜和花菜，以及柑橘、红果、柚子等水果含 Vit C 量均较高。野生的苋菜、刺梨、沙棘、猕猴桃、酸枣等含量尤其丰富。供给量见表 5–1–2。

第六节　矿物质

一、概述

（一）常量元素与微量元素

多种元素组成了人体。除碳、氢、氧、氮构成蛋白质、脂类、碳水化合物等有机物及水外，其余元素统称为矿物质（mineral）。其中含量大于0.01%的称为常量元素，有钙、镁、钾、钠、磷、硫、氯7种；含量小于0.01%的称为微量元素，一般认为维持正常生命活动必不可少的微量元素有铁、锌、碘、硒、氟、铜、钼、锰、铬、镍、钒、锡、硅、钴14种。1995年FAO/WHO/IAEA专家会议（FAO/WHO/IAEA expert consultation）提出铁、锌、碘、硒、氟、铜、钼、锰、铬、钴10种为目前已知的人类必需微量元素。

（二）矿物质的生理功能

矿物质是构成机体组织和维持正常生理功能所必需的，但不能提供热能。归纳起来其生理功能有以下几点：

1．构成机体组织　如钙、磷、镁是骨骼和牙齿的重要材料，磷、硫是构成体内某些蛋白质的成分。

2．维持渗透压　如钠、钾、氯等与蛋白质共同维持各种组织的渗透压，在体液移动和潴留过程中起着重要作用。

3．维持机体的酸碱平衡　硫、磷、氯等酸性离子与钙、镁、钾、钠等碱性离子的适当配合，以及重碳酸盐和蛋白质的缓冲作用，调节着体内的酸碱平衡。

4．维持神经和肌肉的兴奋性以及细胞膜的通透性　各种无机离子，特别是保持一定比例的钾、钠、钙、镁离子的适当配合，是维持神经、肌肉具有一定兴奋性和细胞膜具有一定通透性的必要条件。

5．构成体内生理活性物质　如血红蛋白和细胞色素酶系统中的铁、甲状腺素中的碘、单胺氧化酶中的铜以及谷胱甘肽过氧化物酶中的硒等。

6．构成酶系统的活化剂　如氯离子对唾液淀粉酶，盐酸对胃蛋白酶，镁离子对氧化磷酸化酶类等。

由于人体的新陈代谢，每天都有一定数量的矿物质通过各种途径如泌尿道、肠道、汗腺、皮肤、脱落细胞以及头发指甲等排出体外，因而必须通过膳食予以补充。从人体对矿物质的吸收率、需要量以及矿物质在食物中的分布考虑，比较容易缺乏的元素有钙、铁、锌、碘、硒等。

二、钙

钙（calcium）是人体内含量最多的一种矿物质，约占体重的2%。骨骼和牙齿的钙的含量占人体钙含量的99%，主要以羟磷灰石结晶［$3Ca_3(PO_4)_2 \cdot Ca(OH)_2$］形式存在，在婴幼儿骨骼中尚有部分是无定形的磷酸钙，以后随着年龄增长而逐渐减少。其余1%中一半与柠檬酸螯合或与蛋白质结合，另一半则以离子状态存在于软组织、细胞外液和血液中，称为混溶钙池（miscible calcium pool）。骨骼钙与混溶钙池之间维持着动态平衡。离子钙具有重要的生理活性，而与血浆蛋白结合的钙则可作为离子钙的储备形式。

（一）生理功能

钙在人体内有多种生理功能：

1．构成骨骼和牙齿

2．维持神经肌肉的正常活动　钙与钾、钠、镁等离子共同维持着神经、肌肉兴奋性的传导，肌肉的收缩以及心脏的正常搏动，钙离子能降低神经肌肉的兴奋性，若血清钙下降，则使神经肌肉的兴奋性增高，可发生抽搐。

3．促进某些酶的活性　体内一些酶系统如三磷酸腺苷酶、琥珀酸脱氢酶、脂肪酶、蛋白质分解酶等需要钙激活。

4．参与血凝过程。

5．维持细胞内胶质的稳定性。

（二）吸收与代谢

钙主要在酸性较高的小肠上段，特别是十二指肠内被吸收。维生素D是促进钙吸收的主要因素。某些氨基酸如赖氨酸、色氨酸、精氨酸等可与钙形成可溶性钙盐，乳糖可与钙螯合成低分子可溶性物质，均有利于钙的吸收。人体对钙的需要量大时，钙的吸收率也较高，如婴儿钙的吸收率超过50%，儿童约为40%，成年人仅20%左右，但在妊娠和哺乳期钙的吸收率又增高。

另一方面，谷物中的植酸，某些蔬菜如菠菜、苋菜、竹笋中的草酸可在肠腔内与钙结合成不溶解的钙盐；脂肪过多或脂肪消化不良时未被吸收的脂肪酸与钙结合形成脂肪酸钙；膳食纤维中的糖醛酸残基与钙结合，均能影响钙的吸收。抗酸药、四环素、肝素也不利于钙的吸收。磷酸盐对钙吸收的影响尚无一致意见，许多研究证明，大量磷酸盐对钙的吸收并无影响。

骨骼中的钙可在破骨细胞作用下不断释放进入混溶钙池，同时混溶钙池中的钙也可不断沉积于成骨细胞中，如此使骨骼不断代谢和更新。幼儿的骨骼约每1～2年更新一次，以后随年龄增长更新速度减慢，成年人每10～12年更新一次，平均每日约需钙700mg。40～50岁以后，骨吸收活动大于生成，骨中钙的含量逐渐下降，一般女性早于男性。代谢后的钙主要通过泌尿道、肠道、汗腺排出。正常膳食时，钙从尿中排出量约为摄入量的20%。膳食中蛋白质摄入过高，可增加肾小球滤过率，降低肾小管对钙的重吸收，使尿钙排出增多。研究表明如蛋白质摄入量由每日47g增加至142g时，24h尿钙由184mg增至394mg。对泌尿道结石患者而言，减少蛋白质摄入量有时比减少钙摄入量更能降低尿钙的排出。此外哺乳期妇女每日可通过乳汁排出100～300mg钙，高温作业者每日可从汗中排出数百毫克钙。

已知有三种激素类物质对维持体内钙的平衡有重要意义。维生素D经肝肾的羟化作用生成1，25-$(OH)_2$-D_3，可促进钙的吸收，提高血钙水平，有利于成骨作用。甲状旁腺素可作用于破骨细胞，并促进肾小管对钙的再吸收，使血钙上升。降钙素加强成骨细胞的活性，使血钙降低。此外，钙调素（calmodulin）还可调节细胞内钙离子水平，维持其正常生理作用。

（三）缺乏症

1．因为钙主要存储在身体的骨骼中，缺钙大多数发生在老年男女身上。女性更易于缺钙。

2．婴幼儿出现缺钙表现为佝偻病。

3．三十岁左右骨质矿化减缓，到更年期时继续稳定下降。更年期之后，骨质开始硬化，容易发生骨折。

（四）供给量与食物来源

我国每日膳食中钙的供给量见表 5-6-1。

食物中钙的最好来源是奶和奶制品，不但含量丰富，而且吸收率高。豆类、绿色蔬菜、各种瓜子也是钙的较好来源。少数食物如虾皮、海带、发菜、芝麻酱等含钙量特别高。常见食物的钙含量（见表 5-6-1）。

表 5-6-1　常见食物中的钙含量（mg/100g）

名称	含量	名称	含量	名称	含量
人奶	34	大豆	367	猪肉（瘦）	11
牛奶	120	豆腐丝	284	牛肉（瘦）	6
奶酪	590	豆腐	240~277	羊肉（瘦）	15
干酪	900	青豆	240	鸡肉（瘦）	11
蛋黄	134	黑豆	250	虾皮	2000
标准粉	24	豇豆	100	大黄鱼	60
标准米	10	豌豆	84	带鱼	61
小白菜	93~163	蚕豆	93	梅子鱼	60
大白菜	61	腐竹	280	凤鲚	1060
油菜	140	花生仁	67	鲫鱼	48
韭菜	105	杏仁（生）	140	青鱼	29
发菜	767	西瓜子（炒）	237	鳝丝	49
银耳	380	南瓜子（炒）	235	海虾	183
木耳	357	榛子仁（炒）	316	海蟹	208
海带（干）	1177	核桃仁	119	螺蛳	1288
肇菜	343	黑芝麻	2013		

三、磷

人体磷的含量约为体重的 1%，成人体内含磷 400 ～ 800g，其中 85% 存在于骨骼和牙齿中，15% 分布在软组织及体液中。

（一）生理功能

1. 构成骨骼、牙齿和软组织成分　骨骼和牙齿中的羟磷灰石是由钙和磷共同构成的，钙磷比例约为 2 ∶ 1。磷也是软组织结构的重要成分，如 RNA，DNA，细胞膜及某些结构蛋白质均含有磷，这一点与钙不同。

2. 参与能量的储存和释放　磷以磷酸的形式参与构成三磷酸腺苷（ATP）、磷酸肌酸（CP）等储能、供能物质，在能量的产生、转移、释放过程中起重要作用。

3. 参与酶的组成　体内许多酶系统的辅酶如二磷酸硫胺素 (TPP)、磷酸吡哆醛、黄素腺嘌呤二核苷酸（FAD）、尼克酰胺腺嘌呤二核苷酸 (NAD) 等都需磷参与。

4．参与物质代谢碳水化合物和脂肪的代谢，需先经磷酸化成为含磷中间产物（如葡萄糖转变为葡萄糖 -6- 磷酸）后才能继续进行反应。

5．调节酸碱平衡磷酸盐可组成缓冲系统，并通过从尿中排出不同形式和数量的磷酸盐，参与维持体液的酸碱平衡。

（二）吸收和代谢

食物中的磷主要与蛋白质、脂肪结合，形成核蛋白、磷蛋白和磷脂等，也有其他形式的有机磷和无机磷。磷的吸收与钙相似，也需要维生素 D。谷类所含植酸磷较难被吸收利用，食物中钙、镁、铁和铝过多时可与磷酸形成难溶性磷酸盐而影响磷的吸收。摄入混合膳食时，约 60% ～ 70% 的磷可被小肠吸收。一般年龄愈小，磷的吸收率愈高。婴儿对牛奶中磷的吸收率为 65% ～ 75%，对母乳中磷的吸收率 >85%。磷主要通过肾排泄。甲状旁腺素、甲状腺素、降钙素均能降低肾小管对磷的重吸收，使尿磷排出增加，而维生素 D 则增加肾小管对磷的重吸收，从而调节血磷浓度。

（三）供给量与食物来源

磷在食物中分布很广。瘦肉、蛋、鱼、鱼子、干酪、蛤蜊、动物的肝、肾中磷的含量都很高。海带、芝麻酱、花生、干豆类、坚果、粗粮含磷也很高。但粮谷中的磷多为植酸磷，吸收和利用率较低。由于磷的食物来源广泛，一般膳食中不易缺乏。我国尚无磷供给量标准，一般认为磷的供给量应与钙保持一定比例。儿童、孕妇、乳母钙磷比例保持 1∶1，成人钙磷比例保持在 1∶1.2～1∶1.5 为宜。

四、镁

成人体内约含镁 20～30g，是必需常量元素中含量最少的。60% 以上的镁集中在骨骼和牙齿中；25% 分布在肌肉组织中，主要与蛋白质形成络合物。

（一）生理功能

镁与钙、磷一起参与骨骼和牙齿的组成。但三者在骨骼中的代谢关系至今仍不十分清楚。镁与钙似乎既协同又拮抗，当体内镁不足时，在不稳定的骨矿物质界面上就不能进行正常的钙、镁异离子交换（ heterionicexchange），这被认为是引起低钙血症的原因之一。但镁摄入过多时，又可阻碍骨骼的正常钙化。镁在细胞内主要浓集于线粒体中，对氧化磷酸化、糖酵解、脂肪酸的 β- 氧化等多种代谢有关的酶系统的生物活性有重要影响。细胞外液中的镁虽然只占体内镁总量的 1%，却与钙、钾、钠离子共同维持着神经肌肉的兴奋性。镁还是维持心肌的正常结构和功能以及心脏正常节律所必需的。临床上，镁盐对缺血性心脏病有一定疗效。

（二）吸收与代谢

镁主要在小肠被吸收入血。膳食中镁含量高时吸收率约为 40%，而膳食中镁含量低时吸收率可达 70% 以上。膳食成分也影响镁的吸收。如乳糖和某些氨基酸有利于镁的吸收，而较多的草酸、植酸和钙盐则可妨碍镁的吸收。

镁主要由尿液中排出，肾对体内镁含量有调节作用。肠道和汗液也排出少量的镁。

（三）缺乏症

食物中镁的分布较广，一般膳食不致引起缺乏。但长期慢性腹泻引起镁大量排出时可出现血清镁含量下降和镁缺乏症状，如抑郁、不安、厌食、眩晕、肌肉无力等。血清镁浓度降低可导致神经肌肉兴奋性异常，心律不齐等，幼儿还可发生惊厥。

（四）供给量

镁的供给量标准见表 5-1-2。患有急慢性肾病、肠功能紊乱、长期服用泻药、利尿剂或避孕药，以及甲状旁腺手术后，宜适当增加镁的摄入量。

（五）食物来源

镁主要来源于植物性食物，玉米、小麦、小米、大米、干豆、坚果、绿叶蔬菜中含量都较丰富。动物性食物一般含镁较少。精制食品和油脂含镁最少。

五、钠

人体每千克体重含钠 58mmol，体重 60kg 的成年人体内含钠约 3480mmol，相当于 203g 氯化钠。其中 70% 在骨骼和细胞外液。正常人血浆中钠的浓度为 135～142mmol/L。

（一）生理功能

钠是细胞外液中主要的正离子，在维持渗透压、调节酸碱平衡、保持体内水平衡等方面起重要作用。细胞内外钠、钾、钙、镁等离子的适当浓度是维持神经肌肉正常功能的必要条件，钠主要能加强神经肌肉的兴奋性。缺钠可出现食欲不振、恶心、头痛、眩晕、心率加快、血压降低、肌肉无力或痉挛，严重缺钠可导致休克和呼吸衰竭。

（二）吸收和代谢

钠随食物进入胃肠道后，在小肠上部几乎完全被吸收入血循环，并分泌到汗液和消化液中。分泌到胃肠道的钠大部分被重新吸收，而汗液中的钠则排出体外。钠主要从肾排出，如成人在凉爽的环境中，每日尿液中排出的钠约为 100～140mmol。肾可通过肾上腺皮质激素调节钠的代谢，如醛固酮减少时，肾小管对钠的重吸收减少，可使尿中钠的排出量增加，血钠降低。而饮食中无钠时，每日尿中钠的排出量可减少到 10mmol。

（三）供给量

人体对钠的需要量很低，成人每日仅需 200mg，相当于 0.5g 食盐。WHO 建议的食盐摄入量上限为 6g/d。一项国际性盐与高血压关系研究的结果表明，全世界人群食盐的实际摄入量为 6～15g/d (100～240mmol/d)。而中国目前平均每人每日膳食中食盐摄入量平均为 13.3g，远远超出了人的生理需要。钠摄入过多可使部分人的血压升高，因此应提倡减少饮食中食盐的摄入量。一般成人食盐摄入量宜 <10g/d，最好是 6g/d。高血压病、冠心病、肾病、肝硬化等患者更需限制钠盐摄入量。供给量见表 5-1-2。

（四）食物来源

钠主要来自食盐（氯化钠），如烹调用盐、酱油（含 20% 食盐）、盐腌食品等。天然食物如绿叶蔬菜、鱼类等也含少量钠。

六、钾

成人体内约含钾 140～150g，大部分在细胞内液中。血清钾的正常浓度是 3.5～5mmol/L。

（一）生理功能

钾是细胞内液中主要的正离子，与细胞外液中的钠离子等共同维持和调节渗透压。钾作为体内主要的碱性物质，对组织细胞中的酸碱平衡起着重要作用。钾与钠、钙、镁协同，维持神经肌肉的正常功能。钾与钙、镁的平衡，对维持心肌的兴奋性、传导性和自律性有重要影响。钾还参与体内氨基酸、葡萄糖、氧化磷酸化等多种代谢。

（二）吸收和代谢

饮食中的钾进入小肠后大部分通过扩散作用被吸收，小部分通过主动耗能过程吸收。钾由血液和淋巴液转运，部分钾与蛋白质或糖原结合而进入细胞内。当机体需要能量时，糖原和蛋白质分解，钾可从细胞内释出。

大多数钾经肾排泄，仅有少量由肠道和皮肤排出。肾对体内钾的调节作用不如对钠的调节作用强，即使在不摄入钾的情况下，也有一定量的钾从尿中排出。胃液、胰液、胆汁和肠液中都含钾，故慢性腹泻可能造成钾的大量丢失。

（三）供给量

我国尚无钾的供给量标准。美国一般膳食中钾摄入量约为 50～80mmol/d，相当于氯化钾 3.7～5.9g。

（四）食物来源

膳食中钾主要来源于植物性食物，蔬菜、水果、豆类等食物中钾含量都很丰富，一般不致缺乏。

七、锌

成人体内含锌约 2～2.5g，主要分布于肌肉、骨骼和皮肤。眼组织的视网膜、脉络膜，前列腺以及精液中锌浓度较高。血液中的锌 75%～85% 存在于红细胞中，3% 在白细胞中，12%～22% 在血浆中。红细胞锌主要以碳酸酐酶和其他含锌金属酶类形式存在，血浆锌 30%～40% 与巨球蛋白结合，60%～70% 与白蛋白结合。游离锌含量很低。

（一）生理功能

1．参与酶的组成 锌是很多金属酶的组成成分或酶的激活剂，如碱性磷酸酶、碳酸酐酶、乙醇脱氢酶、乳酸脱氢酶、谷氨酸脱氢酶、胸腺嘧啶核苷激酶、羧肽酶等，已知的含锌酶约有 80 种。这些酶对维持人体的正常代谢有重要作用。

2．促进生长发育和组织再生 研究表明，锌是 RNA 聚合酶和 DNA 聚合酶呈现活性所必需的，与 DNA、RNA 和蛋白质的生物合成有关。因此人体的生长发育、伤口的愈合都需要锌的参与。

3．其他功能 锌能维持正常味觉，促进食欲；还可影响体内维生素 A 的代谢，如肝储存的维生素 A 的释放，视黄醛的形成和构型转化；以及参与机体的免疫功能等。

（二）吸收与代谢

食物中约 30% 的锌在小肠内被吸收，一部分通过肠黏膜后与血浆白蛋白结合，随血流分布于各组织器官，另一部分则储存在黏膜细胞中。肠黏膜细胞含锌量有调节锌吸收的作用。

膳食因素可影响锌的吸收。植酸、膳食纤维以及过多的铜、镉、钙和亚铁离子可妨碍锌的吸收，而维生素 D，柠檬酸盐等则有利于锌的吸收。锌主要从肠道排出，尿中锌的排出量约每日 300～700μg，汗液排出约 500μg。

（三）缺乏症

人体缺锌时可出现生长发育迟缓，食欲不振，味觉减退或有异食癖，性成熟推迟，第二性征发育不全，性机能低下，创伤不易愈合，免疫功能降低，易于感染等。孕妇缺锌还可导致胎儿畸形。此外，肠原性肢端皮炎，一种发生于婴儿的遗传性疾病，与锌吸收和代谢异常引起的缺锌有关。

（四）需要量与供给量

人体代谢研究表明，成年人每日需 12.5mg 锌。放射性核素研究发现每日锌的更新量为 3 ～ 4mg。混合膳食中平均锌吸收率若按 25% 计算，则成人每日锌供给量为 15mg。我国规定的供给量见表 5-1-2。

（五）食物来源

动物性食物是锌的主要来源。牛、猪、羊肉中锌含量为 20 ～ 60ppm，蛋类为 13 ～ 25ppm，牛奶及奶制品为 3 ～ 15ppm，鱼及其他海产品约为 15ppm，牡蛎含锌量最高可达 1000ppm 以上。豆类与谷类中约为 15 ～ 20ppm，蔬菜、水果中锌含量很低，一般在 10ppm 以下。此外，食物经过精制，锌的含量大为减少，如小麦磨成精白粉，去除胚芽和麦麸，锌含量约减少了 4/5（由 35ppm 减少到 7. 8ppm）。

八、铁

铁是人体内含量最多的一种必需微量元素，总量约为 4 ～ 5g。其中 60% ～ 75% 存在于血红蛋白中，3% ～ 5% 在肌红蛋白中，1% 在各种含铁酶类中，以上均为功能性铁。此外还有储存铁，以铁蛋白（ferritin）和含铁血黄素（hemosiderin）的形式存在于肝、脾和骨髓中，约占铁总量的 25%。

（一）生理功能

铁是组成血红蛋白的原料，也是肌红蛋白、细胞色素酶、过氧化酶、过氧化氢酶的组成成分，在体内氧和二氧化碳的转运、交换以及组织呼吸、生物氧化过程中起着重要作用。

（二）吸收与代谢

食物中的铁有血红素铁和非血红素铁两种类型。非血红素铁主要以 $Fe(OH)_3$ 络合物的形式存在于食物中，与其结合的有机分子有蛋白质、氨基酸和其他有机酸等。此型铁必须先与有机部分分离，并还原成为亚铁离子后才能被吸收。

膳食中存在的磷酸盐、植酸、草酸、鞣酸等可与非血红素铁形成不溶性的铁盐而阻止铁的吸收。碱或碱性药物可使非血红素铁形成难溶的氢氧化铁，阻碍铁的吸收。萎缩性胃炎以及胃大部分切除时，胃酸分泌减少也影响铁的吸收。

维生素 C 可将三价铁还原为亚铁离子，并可与其形成可溶性螯合物，故有利于非血红素铁的吸收。有研究表明，当铁与维生素 C 重量比为 1 ∶ 5 至 1 ∶ 10 时，铁吸收率可提高 3 ～ 6 倍。半胱氨酸也有类似作用。肉、鱼、禽类中含有肉类因子（meat factor）可促进植物性食品中铁的吸收，但肉类因子的化学本质目前尚不清楚。近年的研究发现核黄素对铁的吸收、转运与储存也具有一定作用。当核黄素缺乏时，铁的吸收、转运以及肝、脾储铁均受阻。

血红素铁是血红蛋白及肌红蛋白中与卟啉结合的铁，可以卟啉铁的形式直接被肠黏膜上皮细胞吸收，在细胞内分离出铁并与脱铁铁蛋白结合。此型铁既不受植酸等抑制因素的影响，也不受维生素 C 等促进因素的影响，但胃黏膜分泌的内因子可促进其吸收。

血红素铁和非血红素铁的吸收均受小肠黏膜细胞的调节。被吸收入肠黏膜的铁与脱铁铁蛋白结合，形成铁蛋白储存在黏膜细胞中。当机体需要铁时，铁从铁蛋白中释出，随血循环运往需铁组织。失去铁的脱铁铁蛋白又与新吸收的铁结合。当黏膜细胞中铁蛋白量逐渐达到饱和时，机体对铁的吸收量也逐渐减少。因此，当体内铁的需要量增大时，吸收也增加，反之则减少。

成年人能吸收的铁相当于机体的丢失量。铁的丢失主要通过肠黏膜及皮肤脱落的细胞，其次是随汗和尿排出。其丢失量与体表面积成正比。成年男子每日铁的丢失量约1mg，女子约为1.4mg。但妊娠期平均每日可吸收4mg铁。

（三）缺乏症

膳食中可利用铁长期不足可导致缺铁和缺铁性贫血，多见于婴幼儿、孕妇和乳母。临床表现为食欲减退、烦躁、乏力、面色苍白、心悸、头晕、眼花、指甲脆薄、反甲、免疫功能下降。儿童还可出现虚胖，肝、脾轻度肿大，精神不能集中而影响学习等。

（四）需要量与供给量

成人铁的需要量按平均每日失铁量计算。妇女尚需加上月经失血损失的铁量。婴儿和儿童可根据平均体重增长来估算生长所需的额外的铁量。而铁的供给量不仅包括生长所需的铁和补偿丢失的铁，还应考虑不同食物中铁的吸收率。多数动物性食品中的铁吸收率较高，如鱼为11%，血红蛋白为25%，动物肌肉、肝为22%，但蛋类为3%。植物性食品中铁吸收率较低，如大米为1%，玉米、黑豆为3%，生菜4%，大豆为7%。

我国每日膳食中铁的供给量见表5-1-2。

在缺氧、受辐射、手术、创伤、失血、贫血、溶血以及口服避孕药、抗酸药时，铁的供给量要相应增加。

（五）食物来源

膳食中铁的良好来源为动物肝、全血、肉鱼禽类。其次是绿色蔬菜和豆类。少数食物如黑木耳、海带、芝麻酱等含铁较丰富。常见食物中铁的含量（见表5-6-2）。

表5-6-2　常见食物中的铁含量（mg/100g）

名称	含量	名称	含量	名称	含量
稻米	2.4	黑木耳	185.0	带鱼	1.1
标准粉	4.2	银耳	30.4	芹菜（茎）	8.5
富强粉	2.6	猪肉（瘦）	2.4	小油菜	7.0
小米	4.7	猪肝	25.0	大白菜	4.4
玉米	1.6	猪血	15.0	菠菜	2.5
大豆	11.0	牛肝	9.0	干红枣	1.6
豇米	7.6	羊肝	6.6	葡萄干	3.8
红小豆	5.2	鸡肝	8.2	核桃仁	3.5
绿豆	3.2	鸡蛋	2.7	西瓜子（炒）	8.3
豆腐干	7.9	蛋黄	7.0	南瓜子（炒）	6.7
酱豆腐	12.0	虾子	69.8	杏仁	3.9
芝麻酱	58.0	海带	150.0	桂圆	44.0

九、硒

人体内硒总量约为13mg，指甲、肝、肾、牙釉质中含量较高，血硒和发硒常可反映体内硒的营养状况。

（一）生理功能

1．抗氧化作用　硒是谷胱甘肽过氧化物酶（GSH－Px）的重要组成成分，每moIG-SH-Px含有4克原子硒。GSH-Px能催化还原型谷胱甘肽（GSH）和过氧化物的氧化还原反应，使有害的过氧化物还原为无害的羟基化合物，从而保护细胞和组织免受损害。GSH－Px与维生素E抗氧化的机制不同，二者可以互相补充，具有协同作用。

2．维护心肌结构和功能　动物实验发现硒对心肌纤维、小动脉及微血管的结构及功能有重要作用。中国学者发现缺硒是克山病的一个重要致病因素，而克山病的主要特征是心肌损害。

3．其他　硒参与辅酶Q的合成；可增加血中抗体含量，起免疫佐剂作用；并对某些化学致癌物有阻断作用。白内障患者补充硒后，视觉功能有改善。

（二）吸收与代谢

硒主要在十二指肠被吸收，无机硒和有机硒的吸收率都在50%以上。人体似乎不是通过控制吸收，而是通过调节硒的排出量来维持体内硒含量的稳定。

吸收后的硒与血浆白蛋白结合，转运至各器官和组织。代谢后的硒大部分通过尿液排出，约为摄入量的20%～50%，少量由肠道和汗中排出。当硒摄入量较高时，还可从肺部排出具有挥发性的三甲基硒化合物。

（三）缺乏与过多

1935年在我国黑龙江省克山县首先发现的克山病已被证实与硒缺乏有关。2～6岁儿童和育龄妇女为易感人群，临床上可见心脏扩大，心功能不全和各种类型的心律失常。生化检查可见血浆硒含量和红细胞GSH-Px活力下降。服用亚硒酸钠对减少克山病的发病有明显的效果。

硒摄入过多可致中毒。我国湖北的恩施县、陕西的紫阳县由于水土中硒含量过高，造成粮食、蔬菜中硒含量过高，以致发生地方性硒中毒。主要表现为头发变干、变脆、断裂，眉毛、胡须、腋毛、阴毛脱落。肢端麻木，抽搐，甚至偏瘫。

（四）供给量

我国硒的供给量见表5-1-2。

（五）食物来源

食物中硒的含量因地区而异。海产品、肝、肾、肉类为硒的良好来源，谷类含硒量随各地区土壤含硒量而异。蔬菜、水果中含量较低。精制食品的含硒量减少。此外，硒可挥发，烹调加热会造成一定的损失。

十、碘

成人体内约含碘20～50mg，其中50%在肌肉，20%在甲状腺，10%在皮肤，6%在骨骼中，其余存在于其他内分泌腺及中枢神经系统。血液中的碘主要为蛋白结合碘（PBI），含量约为40～80μg/L。

（一）生理功能

碘在体内主要参与甲状腺素的合成。甲状腺素的生理功能是维持和调节机体的代谢，促进生长发育。它能促进生物氧化，协调氧化磷酸化过程，调节能量的转化。对蛋白质、碳水化合物、脂肪的代谢以及水盐代谢都有重要影响。

（二）吸收与代谢

饮食中的碘多为无机碘化物，在胃肠道可被迅速吸收，随血流送至全身组织。甲状腺摄碘能力最强，甲状腺碘含量为血浆的 25 倍以上，可用以合成甲状腺素（T4）和三碘甲状腺原氨酸（T3），并与甲状腺球蛋白结合而储存。

甲状腺素分解代谢后，部分碘被重新利用，其余主要经肾排出体外。

（三）缺乏与过多

饮食中长期摄入不足或生理需要量增加，可引起碘缺乏。缺碘使甲状腺素分泌不足，生物氧化过程受抑制，基础代谢率降低。并可引起甲状腺代偿性增生、肥大，出现甲状腺肿，多见于青春期、妊娠期和哺乳期。胎儿期和新生儿期缺碘还可引起呆小症，又称克汀病。患儿表现为生长停滞、发育不全、智力低下、聋哑，形似侏儒。

碘缺乏常具有地区性特点，称为地方性甲状腺肿。内陆山区的土壤和水中含碘较少，食物碘的含量不高。有些食物还含有致甲状腺肿物质，可影响碘的吸收和利用。如洋白菜、菜花、苤蓝、萝卜、木薯等。长期食用这些食物，可增加缺碘地区甲状腺肿的发生率。

缺碘地区可采用碘化食盐的方法预防缺乏病，即在食盐中加入碘化物或碘酸盐，加入量以 10 万份食盐加入 1 份碘化钾较为适宜。也可采用碘化油，即将含碘 30%～35% 的碘化油用食用油稀释至 6 万～30 万倍供食用。对高发病区，应优先供应海鱼，海带等富含碘的食物。

长期大量摄入含碘高的食物，以及摄入过量的碘剂，可致高碘性甲状腺肿。一般认为每日碘摄入量大于 2000μg 是有害的。

（四）供给量与食物来源

我国建议的每日膳食中碘供给量见表 5-1-2。美国科学院提出碘摄入量的安全范围为每人每日 50～1000μg。海产食物如海带、紫菜、发菜、淡菜、海参、干贝、海鱼、海虾、蚶等含碘丰富。

十一、铜

成人体内含铜总量约为 100～150mg，分布于各种组织器官。其中以肝和脑中含量最高，肾和心次之，在骨骼和肌肉中也有一定含量。肝和脾是铜的储存器官，胎儿肝中铜含量最高，出生后随年龄的增长而降低，儿童肝中铜含量约为成年人的 3 倍。

（一）生理功能

铜在人体内主要以含铜金属酶的形式发挥作用。其生理功能包括：

①促进铁的吸收和转运

②清除氧自由基

③促进胶原蛋白形成

缺铜动物可出现共济失调，可能与多巴 - β - 羟化酶活性下降有关。酪氨酸酶能催化酪氨酸转化为黑色素，缺铜时皮肤、毛发颜色变浅。此外，铜还与胆固醇及葡萄糖的代谢有关。

（二）吸收和代谢

铜在胃和小肠上部吸收，吸收率约为30%。食物中的锌影响铜的吸收，锌铜之间的拮抗作用可能是由于竞争肠黏膜细胞中相同的载体蛋白所致。吸收后的铜95%形成铜蓝蛋白，5%与白蛋白结合，在血液中转运。代谢后的铜80%经胆汁，16%经肠黏膜排至肠道，4%从尿液排出。遗传性缺陷如Menke综合征和肝豆状核变性（Wilson病）属铜代谢障碍。前者补铜有良好疗效，后者由于铜吸收异常增加，必须减少铜的摄入量并增强铜的排泄。

（三）缺乏症

长期缺铜可发生低色素小细胞性贫血，嗜中性白细胞减少，高胆固醇血症等。曾见于营养不良的婴幼儿和接受肠外营养的病人。铜缺乏症用铜剂治疗有效。

（四）供给量

铜的供给量我国尚无规定。人体代谢试验表明，铜摄入量为1.24mg/d时可达平衡状态。故一般认为成人每日铜供给量为2～3mg。儿童每日铜供给量为：6个月以内0.5～0.7mg，6个月～1岁0.7～1.0mg，1～3岁1.0～1.5mg，4～6岁1.5～2.0mg，7岁以上同成年人。

（五）食物来源

铜存在于各种天然食物中，人体一般不易缺乏。含铜较多的食物有牡蛎、肝、肾、猪肉、干豆类、龙虾、蟹肉、核桃、葡萄干等。牛奶中铜含量远低于人奶。

十二、氟

氟是骨骼和牙齿中的正常成分，人体随着年龄的增长，不断吸收和储存氟。此外，骨中氟含量尚可因食物和饮水中氟含量不同而有较大差异。

（一）生理功能

氟对骨组织和牙齿珐琅质的构成有重要作用。氟可部分取代羟磷灰石晶体中的羟基，形成溶解度更低、晶体颗粒较大和更加稳定的化合物氟磷灰石，可使牙齿光滑、坚硬、耐酸、耐磨，因而有防龋齿作用。

（二）吸收与代谢

氟在胃肠道容易被吸收，食物中氟的吸收率为50%～80%，饮水中的可溶性氟几乎完全被吸收。高脂肪膳食有利于氟的吸收，而钙、镁、铝等可与氟结合成难溶性物质，因而阻碍其吸收。氟主要通过肾排出，约占排出总量的80%，肠道排出量约占6%～11%。

（三）缺乏与过多

人体缺氟可增加龋齿的发病率，还可能与骨质疏松有关。适量的氟可减少尿钙排出，增加骨密度，有利于预防老年性骨质疏松症。

人体氟主要来源于饮水。我国规定，饮水中氟适宜量为1mg/L。食物如海产品中也含氟，茶叶中含氟较多。每日从膳食中摄取的氟估计为0.8～1.6mg，加上饮水中的氟则总摄入量约为2～4mg，能充分满足人体需要而又不致发生中毒。

十三、铬

铬广泛存在于人体各组织中，但含量甚微。成年人体内含铬总量约为6mg，且随年龄的增长铬含量逐渐降低。

（一）生理功能

铬是体内葡萄糖耐量因子（glucosetolerancefactor，GTF）的重要组成成分。GTF 是由三价铬、尼克酸、谷氨酸、甘氨酸和含硫氨基酸组成的活性化合物，它能增强胰岛素的生物学作用，可通过活化葡萄糖磷酸变位酶而加快体内葡萄糖的利用，并能促使葡萄糖转化为脂肪。一些临床研究表明，补充铬或 GTF 能改善非胰岛素依赖型糖尿病患者的葡萄糖耐量，降低血糖，增强周围组织对胰岛素的敏感性。

铬还影响脂类代谢，能抑制胆固醇的生物合成，降低血清总胆固醇和甘油三酯含量以及升高高密度脂蛋白胆固醇含量。老年人缺铬时易患糖尿病和动脉粥样硬化。

铬在核蛋白中含量较高，研究发现它能促进 RNA 的合成。铬还影响氨基酸在体内的转运。铬摄入不足时，实验动物可出现生长迟缓。

（二）吸收与代谢

肠道对三价铬的吸收率较低，约为 1%～2%，而食物中以 GTF 形式存在的活性铬其吸收率可提高至 10%～25%。膳食因素可影响铬的吸收。研究表明，抗坏血酸能促进铬在人体内的吸收。给实验大鼠口服草酸盐或阿司匹林亦可增加铬的吸收。但膳食中的植酸和过多的锌则减少铬的吸收。

吸收后的铬主要储存在人的肝、脾、‘软组织和骨骼中，但即使在这些组织中铬的含量也仅为 10ppb 左右。铬代谢后主要通过肾排出，少量经胆汁从肠道排出体外，皮肤、汗腺也可有少量排泄。成年人每日补充 200 μg 铬时，其尿中排出率约为 0.4%，占吸收总量的 20%～40%。膳食中蔗糖、果糖等简单糖较多时可增加尿铬的排出量，糖尿病患者尿铬排出率也较正常人快。

血清铬、尿铬和发铬可反映体内铬的营养状况，但由于含量低，测定的技术要求较高。

（三）食物来源

铬的主要食物来源为粗粮、肉类和豆类。某些食物如黑胡椒、可可粉、深色巧克力等含有较多的铬，但因平时食用量较少而意义不大。而奶类、蔬菜水果中铬的含量较少。食物中铬的生物利用率也应考虑，如啤酒酵母和畜肝中的铬以 GTF 等活性形式存在，能比其他食物中的铬更多地被人体吸收和利用。此外，食品加工也会影响铬的含量，如粮食和食糖经精制后，其中铬的含量大大降低。

（赵瑛　孟莉）

第六章　水

水是构成人体的最重要的组成部分，并在人体内发挥着多种极其重要的生理功能，是生命活动中不可替代的关键物质。“水是生命之源、健康之本”的论述概括了水对于人的生命和健康的重要性。然而，正如美国医学博士巴特曼在《水这样喝可以治病》和《水是最好的药》专著中所描述的那样，在人们的日常生活中，饮水不足和饮水知识缺乏的现象极其普遍，并在不知不觉中影响着人们的健康和生活质量，甚至会产生由于人体长期慢性缺水而导致的各种疾病。因此，本书以独立一章的篇幅详细介绍与饮水有关的知识，以引起大家的足够重视，并为广大医务工作者为公众倡导科学饮水提供依据。

第一节　水是人体内的重要营养物质

人要生存，就离不开阳光、空气和水。可以说，人对水的需要的迫切性，仅次于氧气。“水是人类赖以生存的必要条件”已经变成了众所周知的常识。然而，越是人们习以为常的和必需的东西，就越有可能忽视它的存在和它的重要性。因此，长期以来医学界对于人们应该如何“饮水”的问题的研究重视不够，对人体内的水的营养功能的了解不多，尤其是缺乏循证医学的研究结果，造成了公众对于饮水知识的普遍匮乏。同样，饮食是人们最基本的生命活动之一，饮食的质量关系着人的健康，生命安全和生活质量。然而，提到饮食人们往往会片面地想到是有关如何“吃（食）”的学问，却忽视了如何“喝（饮）”的学问。其实，所谓“饮食”，单从其字面上就包含着两层意思：第一是“饮”，第二是“食”，即：“饮”在前，“食”在后；“饮”比“食”更重要。人们也常说：“饿不死人渴死人”。没有食物，人可以存活几周；但是没有水，3 天后就会有生命危险。而且，我国自古以来就有“民以食为天，食以水为先”的说法。可见，古人的生活哲理在传承的过程中应该不断地发扬光大，而不应该被偏废。

一、认识水营养的重要性

1. 水是营养素之首　营养素（nutrient）是指食物中可给人体提供能量、机体构成成分和组织修复以及生理调节功能的化学成分。水是人体内最重要的营养素，它是全面参与人体生命活动的最重要的营养物质。首先，水是人体主要能量的来源。人的各种代谢和生理活动都需要水，体内各种营养物质的溶解、消化、吸收和利用都需要水。水解（在水的作用下分解）一词描述了水在其他物质代谢过程中发挥的作用。蛋白质水解成氨基酸的过程，脂肪水解成脂肪酸和甘油的过程，都离不开水。水直接参与体内各种营养物质的水解过程，是水自身的代谢过程，也是为人体提供能量的过程。其次，水不仅直接为人体提供能量，而且还通过血液循环负责把营养物质输送到全身。

水是构成人体的重要组成部分，而且水对于人体维持生命和发挥正常生理功能至关重要。因为没有任何一种物质能像水一样需要参与人体的能量代谢、物质代谢和信息交换，也没有任何一种营养素的缺乏对人体健康和生命维持有如此重要的影响。没有水，生命只能延续几天；水和饮水对人体的重要性可以用“生死攸关”来形容。因此，水是生命之源，没有水就没有生命。正常人每天饮 8 ～ 10 杯水，可以保持身体健康，精力充沛，大脑思维活跃。

2．水是百药之王　水作为人体内的营养物质，不仅具有维持生命和促进健康的作用，而且还具有延年益寿的保健作用，以及缓解疾病和辅助疗效的作用。古人曰：“药补不如食补，食补不如水补”。明代杰出的医药学家李时珍花费毕生精力所著的《本草纲目》是我国古代医学的不朽巨著。他在书中把收集的 1892 种药物（其中包括水）分为了 16 部，并将水部列在了《本草纲目》的各卷之首。书中对“露水”、“节气水”、“井泉水”、“甘泉”等的释明、气味和主治都有记述，说明了各种水的保健和治疗作用。李时珍说：“水为万化之源，土为万物之母。”他认为人的饮食均源于水土，而饮食又是人生的命脉。所以，人们对于水的性味，即水的流止寒温、浓淡甘苦等应当潜心了解。保证水的足量摄入，能够增强人体的免疫功能，帮助患者早日康复。

3．水是膳食宝塔的基座　水，在国际营养学专著中被列在了“膳食宝塔”（食物金字塔）的最底层，作为食物金字塔的重要组成部分，意为水是生命和健康的基础，以及水参与所有固体营养素在人体内代谢的全过程。我国卫生部 2008 年新发布的《中国居民膳食指南》中也增加了水和身体活动的项目和内容，强调了足量饮水和增加身体活动对人体健康的重要性。

可见，水是维护人体营养与健康状况的最基础要素。水营养是其他一切营养的基础和前提，是科学饮食和合理膳食的保证。对于个体，水营养是健康和活力的保证；对于公众，改善水营养则是提高人口素质，维护人民健康，提高生活质量和构建和谐社会的基础工作。

二、水的生理功能

水在人体内具有多种重要的生理功能，而且这些生理功能之间是相辅相成和相互促进的，具体表现在以下几个方面：

1．营养功能　水是构成人体的重要组成成分，也是参与新陈代谢、维持渗透压和酸碱平衡以及维持机体正常功能活动的必需物质。水能促进细胞的新陈代谢，维持细胞的正常形态，保持皮肤的湿润和弹性，并维持体重稳定。

2．帮助消化　吃进嘴里的食物，经牙齿咀嚼和唾液润湿后，进入从食管到胃肠道的消化和吸收过程。固体食物的消化和吸收必须在有充足消化液（水）的情况下，营养物质才能被充分溶解、消化、吸收和利用。在食物消化过程中消化道会分泌大量消化液，消化液完成消化功能后几乎全部被重吸收。在疾病状态下，如呕吐、腹泻、引流，造瘘等均会丢失大量消化液，容易导致水和电解质的平衡紊乱。

3．参与新陈代谢　水是参与人体营养物质的消化、吸收、运输和代谢的酶促反应的催化剂。体内的每一个酶解和化学反应都需要在有水存在的情况下才能进行。而且，体内的蛋白质和酶在水分充足的体液中的活性比较高，而在缺水状态下的黏稠而浓缩的体液状态下活性低，因而饮水可以促进新陈代谢功能。

4．溶剂功能　人体内所有具有生理活性的物质必须溶解在水中才能发挥作用，所有的代谢废物也必须溶解在水中才能被排出体外。因此，水也被看作是身体内的溶剂。水能降低血液黏稠度，防止胆固醇等附着在血管壁上而引起的血管老化与动脉硬化。水摄取不足会导致水和电解质失衡，血浆浓缩，也会危及细胞功能。

5．运输功能　水的流动性可协助和加快在消化和吸收过程中营养物质的运输以及代谢废物的排泄。水也作为载体通过血液和淋巴系统向体内运送氧气、营养物质、激素和抗体，并向体外运出代谢废物和毒素。

6．排泄功能　食物的营养成分经消化吸收后剩余的残渣废物，以及体内的代谢废物和毒素，需要通过出汗、呼吸、排尿和排便的方式排出体外，这几种排泄方式都需要有水分的参与。充足的水分有助于稀释和排泄代谢废物和毒素，减少肠道对毒素的吸收，防止有害物质慢性蓄积中毒。相反，如果身体缺水，乳酸等代谢废物在体内蓄积可以引起身体酸痛；还可以引起便秘。

7．调节功能　①调节体温：身体通过排汗来调节和维持体温。当环境温度高于体温或者身体发烧时，身体会通过大量排汗（水分经皮肤蒸发）而散热，以降低体温。当环境温度低于体温时，为了能够使体温保持在正常范围内，身体会通过减少体内水分的蒸发而减少身体热量的丧失。如果体内水分不足，这种体温调节功能将难以维持。②调节酸碱平衡：水能改善血液、组织液的循环，并有助于平衡血液的黏稠度和酸碱度。水也能调节肌肉张力、细胞内外的渗透压和酸碱平衡。

8．润滑功能　水是关节、黏膜和体腔的滑润剂，对人体组织和器官起一定的缓冲和保护作用。①润滑关节：水是人体关节之间滑润液的主要来源。正常情况下，脊椎骨和长骨端之间的软骨组织和关节腔内含有一定的水分。当软骨和关节腔内含水充足时，关节面滑动自如，不会产生关节面之间的损害性摩擦。但在软骨组织和关节腔脱水的情况下，则容易产生关节面之间的摩擦和损伤，从而逐渐导致关节退化并产生疼痛。②滑润黏膜：人体的眼睛、消化道、呼吸道、泌尿生殖道等均需要水的润滑。例如，泪液防止眼球干燥，唾液和消化液有利于咽部润滑和胃肠消化。③滑润体腔：内脏与内脏之间，需要水分来润滑和保护。

9．缓冲和保护功能　水能缓冲皮肤、器官、肌肉组织和脊椎所受到的冲撞，从而保护人体，减少损伤。

10.维持血液和淋巴液循环　血液和淋巴液是体液的重要组成部分。充足的饮水量可以保证人体的血液和淋巴液循环处于良好状态，以保证及时供给身体所需的营养物质，又能充分溶解和排出体内的代谢废物。水就像人体内大大小小的河流，如果因为身体缺水而流动不畅了，甚至干涸了、堵塞了，河流就会丧失运载和航行的能力，必然会导致身体出现功能障碍或疾病。

总之，人的各种生理活动都需要水，即水在人体的各种生理活动和功能中均发挥着不可替代的作用，尤其是在正常的消化代谢过程中，水是各种物质的溶剂，调节体内的所有生理功能，包括溶解和循环功能。食物在体内的消化和吸收，以及体内所有的酶解和化学反应都需要在有水存在的情况下才能进行。

三、水的营养与保健功能

1．水与大脑功能　大脑组织含水85%，占体内总质量的1/50，但去需要利用身体血液供应的1/20。充足的饮水或慢慢饮少量水，对脑细胞具有镇静效果。脱水则会使大脑产生的能量减少。当身体开始脱水时，首先是大脑细胞脱水，并且脑细胞对脱水比较敏感，耐受力差，会引起脑细胞的活力降低和头晕。据研究结果报道，身体中的含水量与人的智能水平有关，人体丢失2%的水分就能降低20%的算术、短期记忆和视觉跟踪物体的能力。

2．水与减肥　水是一种天然的食欲抑制剂。水摄入量充足，能减缓饥饿，减少进食量，帮助身体代谢脂肪。水摄入量不足，会增加进食量，而增加体内脂肪的沉积。在减肥时，足量饮水有助于体内脂肪的代谢。

3. 水与美容　水能维持干净、年轻和健康的皮肤。平时饮用足量水，能使机体组织细胞水量充足，肌肤细嫩滋润而富有光泽，同时减少褐脂与皱纹，延缓衰老。

强壮身体：水的溶解力大，有较大的电离能力，可使体内水溶性物质以溶解态及电解质离子态存在，有助于活跃人体内的化学反应，增强体力。

4. 水与健身　肌肉组织的含水量约为70%。体液丢失会影响肌肉的功能。水中溶解的电解质通过细胞膜的传递，产生神经电信号刺激肌肉收缩。足量饮水能够维持理想的肌肉张力，保证肌肉的正常收缩。如果水和电解质的含量降低，肌肉强度和控制能力减弱。在含水充足的肌肉细胞中，蛋白质的合成增强，降解减少。相反，肌肉细胞脱水则会抑制蛋白质的合成，促进蛋白质的降解。水分能消除肌肉细胞产生的废物，供给营养物质，缩短体力恢复时间。水不仅能够帮助肌肉达到更好的收缩，也能阻止运动减重时发生的皮肤退化。

5. 水与肾　肾排泄体内废物，如尿酸、尿素和乳酸等。这些废物溶解在水中，当体内水分不足时，肾不能有效排出这些废物，从而损害肾。身体成长时一般摄取较多的能量、补充剂和蛋白质，增加了肾的负担，而水能减少肾的应急和负担。

6. 水与便秘　当身体摄入水分不足时，它便会把身体内部的水都“抽干”以补充所需，结肠是一个主要的内源性“水源地”。当这种情况发生时，就会产生便秘。因此，多喝水能避免或减轻便秘。

7. 水与哮喘　组胺是一个调节体内利用和分配水分的主要因子。水分也帮助调控体内的防卫机制。脱水时，哮喘症患者的组胺水平升高，会动员体内的防卫机制来阻断组胺的通路。因此，增加水分摄取可以减轻哮喘发作。

8. 水与身体疼痛　脱水是引起头痛和偏头痛的主要因子。剧烈运动和大量出汗后的头痛是脑细胞脱水的表现；热应激时的偏头痛也常常是脱水的标志。而且，脱水会引起紧张，紧张又会加剧身体疼痛。补充体内水分能减少背痛。储存在椎间盘孔中水分支撑上部体重重量的75%，脊椎依赖水的压力特性。

9. 水与怀孕　孕妇晨吐是怀孕早期的普遍现象，原因之一是脱水。这是胎儿和母体发出的“身体需要水分”的信号。如果母亲不摄取足够的水分，将导致胎儿和母体脱水，因为母亲是胎儿水分的提供者。

10. 水与脑卒中　不少心脑血管病患者，夜间血液的黏稠度增加，血容量不足，微循环淤滞，很容易造成血流不畅，容易发生脑卒中。所以，清晨一定要养成喝水的习惯。睡前喝一杯水，也可使血液稀释，减低血黏稠度。半夜醒来时，床头有杯水，喝上两口也是不错的养生方法。

第二节　水的代谢与水的需要量

一、水的代谢

（一）水在体内的分布

水是人体内含量最多的成分。体内的水和溶解在其中的物质构成了体液。人的体液由水、电解质、低分子有机化合物和蛋白质等组成，其中水占90%以上。成人体液总量约占体重的65%，其中细胞内液约占体重的45%，血浆约占体重的5%，组织间液约占体重的

15%。广泛分布于细胞内和细胞外的体液构成了人体的内环境。细胞内液约占体液的 2/3，细胞外液约为 1/3。人体的新陈代谢是在体液中进行的，体液的含量、分布、渗透压、pH 值及电解质含量必须维持在正常范围，才能保证生命活动的正常进行。

体液的含量和分布因年龄、性别和体型的不同而略有差异。一般地，人体内体液总量随年龄的增长而减少，如：新生儿、婴幼儿、学龄儿童体液总量分别占体重的 80%、70%、65%。各组织器官的含水量相差很大，体液和血浆中 90% 是水，肌肉中 75%～80% 是水，脂肪中 10%～30% 是水，骨骼和牙齿中也分别含有 25% 和 10% 的水。一般情况下，女性体内脂肪含量较多，男性体内肌肉含量较多，所以，女性和肥胖者的体内含水量比较低，对缺水的耐受性较差。

（二）水的平衡

正常成人每日水的摄入量和排出量处于动态平衡状态，出入量均为 2500ml 左右。体内水的来源包括饮水、食物含水和内生水。正常环境温度条件下，人们通常每人每天饮水约 1200ml，食物中含水约 1000ml，内生水约 300ml。内生水主要来源于蛋白质、脂肪和碳水化合物代谢时产生的水。每克蛋白质产生的代谢水为 0.42ml，脂肪为 0.7ml，碳水化合物为 0.6ml。

体内水的排出以经肾排尿为主，约占 60%，其次是经肺、皮肤和粪便排出。①排尿：一般成人每天尿量约为 1400ml，介于 500～4000ml 之间；最低量为 300～500ml，低于此量，可引起代谢产生的废物在体内堆积，会影响细胞的功能。②出汗：以显性和非显性出汗的形式排出体内的水。通常成年人的出汗量约为 100ml 左右，非显性出汗的失水量约 300～500ml，婴幼儿体表面积相对较大，非显性失水也较多。但是，显性出汗量与人的自身体质、运动量、劳动强度、环境温度和湿度等因素有关。在高温环境下，人体的排汗量可达 3300ml；长久锻炼时排汗量可高达 6600ml。③排便：粪便中含水量约 100ml。但当胃肠道炎症引起呕吐或腹泻时，可丢失体内大量水分。

一般情况下，食物中含水和内生水的量相对稳定，经皮肤、呼吸道和粪便排出的水量也相对稳定，但是，肾的排尿量会随着饮水量的增减而有所变化。因此，要保持体内水出入量的平衡，就需要根据排泄量调整饮水量。

（三）水平衡的调节

体内水的正常平衡受口渴中枢、垂体分泌的抗利尿激素及肾调节。口渴中枢是调节体内水来源的重要环节。当血浆渗透压过高时，可引起口渴中枢神经核兴奋，激发饮水行为。抗利尿激素可通过改变肾远端小管和集合小管对水的通透性影响水分的重吸收，调节水的排出。抗利尿激素的分泌也受血浆渗透压、循环血量和血压等调节。肾则是水分排出的主要器官，通过排尿多少和对尿液的稀释和浓缩功能，调节体内水平衡。当机体失水时，肾排出浓缩性尿，使水保留在体内，防止循环功能衰竭；体内水过多时，则排尿增加，减少体内水量。

二、水的需要量与饮水量

人体对水的需要量可以按照两种方式来计算：①保持水的出入量平衡：人体每天经过呼吸道、皮肤和大小便排泄出的水分约为 2500ml，所以每天需摄入同样多的水分，以保持人体的水平衡。②在正常情况下，成人每产生 1 大卡热量，需要 1ml 的水进行参与。即：按每日能量需要量为 2000～2500 大卡计算，一个身体水分状况良好的成年人，每天至少需要摄取 2500ml 不含咖啡因和酒精的液体。

研究表明，要维持理想的身体含水量，健康成年人一天需要大约 2500～3000ml 的水（每天约 10～12 杯）。在日常适度活动、适宜温度和海拔的情况下，每天饮用 8 杯或 2000ml 水是最低的推荐饮水量。人体补充水分的方式主要是通过食物和饮水，一日三餐可摄入水分约 800ml，因而每日尚需主动饮水约 1200ml，而不要等到口渴时才饮水。

但是，人体对水的需要量还与年龄、体重、活动量和环境温度等多种因素有关。例如：在高温、低湿或高海拔地区的环境下，或在进食、旅行、锻炼、怀孕、哺乳、摄取高蛋白膳食，或在患有某些疾病的情况下，人们需要适当增加饮水量。

三、脱水及其临床表现

1．脱水　是指人体大量丧失水分和 Na^+，引起细胞外液严重减少的现象。按其严重程度的不同，可分为高渗性脱水、低渗性脱水和等渗性脱水。

(1) 高渗性脱水：高渗性脱水又称缺水性脱水，即失水多于失盐。这种情况大多是由于高温、大量出汗或发高热等导致大量失水，又未能及时补充而造成的。由于细胞外液的渗透压升高，抗利尿激素的分泌增加，故患者有明显的口渴、尿少等症状。较轻的高渗性脱水患者，如能及早饮水，可以得到缓解。情况严重时，可采用向患者滴注 5% 的葡萄糖溶液的方法进行治疗。

(2) 低渗性脱水：低渗性脱水又称缺盐性脱水，即失盐多于失水。这种情况大多是由于严重呕吐、腹泻、大出血或大面积烧伤等，导致水和盐的大量丢失，又未能及时补充而造成的。由于细胞外液的渗透压降低，抗利尿激素的分泌减少，故患者的尿量增加，也无口渴的现象，容易造成没有脱水的假象。这种情况可以采用向患者输入生理盐水的方法进行治疗。

(3) 等渗性脱水：等渗性脱水又称混合性脱水，即失水和失盐的程度差不多。这一类脱水是临床上最常见的，例如，呕吐、腹泻引起的脱水多半属于这一类。这种情况可以采用向患者输入生理盐水和 5% 的葡萄糖溶液的方法进行治疗。

等渗性脱水时，细胞内容量保持不变，而细胞外容量减少；高渗性脱水时，细胞外容量和细胞内容量均减少；低渗性脱水时，细胞外容量明显减少，而细胞内容量增加。所以，给脱水病人补液时，应根据以上三种不同的脱水情况及患者的脱水程度，有无酸中毒等，给予不同的补液治疗。

2．脱水的症状　身体脱水时会产生许多症状，早期的脱水症状有：疲劳、食欲不佳、皮肤潮红、胃部发热、轻微头痛、口干、嗓子干、热耐受不良、尿色加深。严重脱水的症状表现为吞咽困难，身体摇摆、笨拙、皮肤起皱、眼睛下沉和视物模糊、排尿疼痛、皮肤麻木、肌肉痉挛、谵妄。人长期处于慢性脱水状态，就会表现为头昏、疲劳、食欲减退、皮肤发热，更严重的是由于长期慢性脱水会诱发多种疾病。

据报道，当人体失水量占体重的 2% 时，就会感到口渴难忍，尿少；失水达 6% 以上，人会全身瘫软无力，无尿；损失体重 10% 的水分就会损害工作能力，出现恶心、虚弱、谵妄、高热等临床症状。失水达 20% 时，就会引起躁狂、昏迷而危及生命。

3．脱水的程度

(1) 轻度：黏膜干燥，微感口渴，脉搏速度正常，尿液深黄色。

(2) 中度：黏膜相当干燥，口渴，脉搏速度加快但弱，尿液暗黄色。

(3) 重度：黏膜如纸般相当干燥，口渴，昏睡，脉搏速度加快但弱，呼吸急促，无尿液与泪水，休克，皮肤苍白。

四、健身运动与饮水

（一）失水影响运动能力

水会严重影响运动能力，一般人的失水量达到体重的2%时，工作能力会下降10%～15%。失水量为体重的5%时，运动员的运动能力可下降10%～30%。尤其是运动员在热环境下运动时，物质代谢产热过程激烈，加上外环境热的作用，使内环境变化大，体温明显升高，运动能力下降，所以，通过饮水维持内环境相对稳定与保持运动能力十分重要。

（二）健身运动中的饮水量与饮水方式

运动员的水分摄取量以满足失水量及保持水分平衡为原则，人在感觉口渴时，往往已失去相当1%体重的水分。运动员为了预防失水，要采取少量多次的饮水方法。

运动员饮水量要根据年龄、气候和运动强度等来定。运动前饮水300～500ml，保证运动员体内有充足的水分贮备；以每15分钟补充一次，每次250ml左右，每小时不超过1000ml为宜，水温以8～12℃为宜，有助于降低运动时的体温及预防身体过热。水分的补充可以运动饮料代替，以及时补充体内丢失较多的维生素和无机盐。

进行重量训练及健身时，身体水分、盐分代谢旺盛，丧失的水分很多。合理适时地补充水分不仅有助于血液容量的维持，而且有助于身体的血液循环和散热。在运动中及运动后必须以少量多次的方式来补充水分，使得身体逐渐得到水分的补充，以保持水分的平衡。

第三节　科学饮水

一、科学饮水的原则

1. 主动饮水　很多人认为在一日三餐时饮水或喝汤即可，三餐之间只有感觉口渴时才去饮水。然而，口渴这个生理反应与机体的缺水状态并不同步，而且“渴”感相对滞后。当人感到口渴的时候，机体部分细胞已经处于脱水状态了。所以，我们把感到口渴时才喝水叫被动饮水。如果长期被动饮水，人体会处于慢性缺水状态，不利于正常的新陈代谢。为了避免身体出现缺水状态，我们提倡不要等到感觉“口渴”时才饮水，而要养成主动饮水的生活习惯，即：在不感到口渴时也会定时和足量地去饮水，使自己不出现口渴的感觉。主动饮水不仅有利于机体代谢，还能起到“内洗涤”的作用，有利于改善身体状况，提高机体免疫力。

2. 足量饮水　健康成年人每天需要约2000～2500ml水。一日三餐可摄入水分约800ml，因而每日尚需主动饮水约6～8杯或1500ml水。在出汗多的情况下，应相对增加饮水量。为了补充随汗液排出体外的无机盐，需要在补充水分的同时，适量补充瓜果、汤类或淡盐水等，以维持水和电解质平衡。

3. 养成正确的饮水方式　首先，不要在口渴时随便喝两口水了事，因为口渴时喝水已经属于被动饮水了，如果只是随便喝两口水湿润一下嗓子，很难缓解体内的缺水状态。其次，也不要在口渴时大量喝水（一次性喝水超过500ml），因为在短时间内大量喝水，不仅容易影响消化功能，还能引起反射性的大量排汗，也容易加重心脏和肾的负担。

正确的饮水方式是：一次性将整杯水(200ml)缓慢喝完，这样可以使身体进行有效地吸收和利用。老年人可将一杯水分为两次（每次100ml）缓慢喝完。而且，在空腹时饮用，如早晨或饭前1小时，水会直接在消化道内流通，容易被身体吸收；吃饱后才饮水，对身体健康所起的作用比不上空腹饮水效果好。

4. 控制饮水的温度 水温过高或过低都不适合饮用。烫水容易灼伤口腔、食管和胃黏膜，已被证实是导致上消化道癌症的一个物理因素。而冰水则容易引发胃肠道痉挛。

适宜的水温是：将白开水自然冷却至20～25℃时饮用。此时，水中的气体减少，内聚力增大，与人体细胞的亲和性增强，饮水效果最佳。当饮用温度稍高或稍低的水时，可先将水含于口中，稍稍缓一下后慢慢咽下，让口腔及身体内部器官适应水温，之后再增量饮用。

5. 制定饮水时间表 要做到保持体内水平衡并不难，关键是要养成健康饮水的好习惯。每个人应根据自己的生活起居和工作特点，制定一个适合自己的饮水时间表，并持之以恒，形成日常的饮水习惯。一般地，成年人每天饮6～8杯水，可分为起床后，上、下午上班时，饭前1小时、晚餐后、睡觉前1小时等时间段饮水。以下是建议的参考模式：

（1）清晨1杯水（起床1杯水）：清晨是一天之中补充水分的最佳时机。因为清晨饮水可以使体内整晚缺水的状况得到改善，有利于将晚上的代谢终产物及时排出体外，所以，早晨的这杯水也被称为“排毒水”。

清晨饮水最好是空腹，每天清晨刷牙后饮用1杯白开水，约200ml，可以是温水或凉白开，水分能很快被胃肠道吸收和利用，不仅能够有效降低血液黏稠度，加快血液循环，还能扩张血管，增强血管弹性，并净化血液，尤其有利于高血压病、脑栓塞等疾病的防治。清晨饮水也是对胃肠道的一次大清洗，可以促进肠胃的蠕动，能有效地预防便秘。

（2）餐前1小时空腹饮水1杯，餐时有汤有水（饭前1杯水）：餐前空腹饮水，是指建议早、中、晚三餐前约1小时，应该饮水1杯。餐前空腹饮水，水在胃内仅停留2～3分钟，便会迅速进入小肠被吸收进入血液，并随着血液循环供应到全身的组织细胞中。到进餐时，体内便能产生充足的消化液，促进食欲，帮助消化、吸收，也不会影响组织细胞中的生理含水量。

进餐时喝一定数量的汤水，有助于溶解食物，以便胃蠕动时将食物和胃液搅拌，进行初步消化，并供应更多的水分，有利于食物在小肠中的消化和吸收。如果在餐前和餐时没有补充适量的水分，当饭后胃液大量分泌时体液失水，会引起口渴，这时才被动饮水，会冲淡胃液，影响消化，并可能会增加胃肠道和心脏的负担，所以，餐前补水最养胃。

（3）上午和下午工作时各饮1杯水：上、下午工作期间各饮1杯水，补充白天工作状态下的需水量。如果劳动强度大，出汗多，更需要多补充一些水分，而不要因为工作忙而忘记饮水。

（4）睡前1杯水：人体在睡眠状态，仍然会通过呼吸道和皮肤等途径丢失一定的水分，造成口干舌燥和血液浓缩。所以，晚上睡前1小时饮1杯水，可以有效地供应人体夜间水分丢失的需要量，降低血液黏稠度，预防心脑血管病患者发生夜间脑卒中。

二、保持人体水分充足的正确措施

1. 不要等到口渴了才喝水，口渴时体内已经丢失了2%体重的水分，应该养成口渴前就饮水的习惯。

2. 经常少量多次地饮水，而不是一次大量饮水。

3. 活动后称体重，每损失体重0.45公斤（1磅）体重补充2～3杯水，使下次活动前体重恢复正常。

4．注意尿液的颜色和气味，量少色深提示已经处于脱水状态。

5．不要用咖啡、茶、苏打水或酒精饮料代替水。咖啡因和酒精有利尿作用，会增加排尿，丢失体内水分。

6．夜间睡眠时身体也会丢失水分，所以每天早晚均应饮用一杯水。

7．天气温暖或炎热时，饮用凉开水是保持体内水分的最好液体。因为凉水比热水吸收更快，冷却身体更有效，可减少出汗。天气寒冷的季节，则应饮温开水为宜。

三、充足饮水的注意事项

在日常生活中，有一些与正确饮水有关的常识需要大家了解，也有一些与饮水有关的错误认识或者不良习惯需要纠正，现归纳如下：

1．晨起不宜饮用淡盐水　在有些人中，流传着一种“晨起饮用淡盐水”的说法。但实际上，晨起饮水是为了补充人体在夜间丢失的水分，此时饮用任何含盐、糖、油或兼而有之的其他饮品，不论浓度高低，都不能起到饮白开水的保健功效。因为清晨通常是人一天中血压和血液黏稠度最高的时间段，尤其对于高血压病和心脏病患者，清晨是最危险的、病情最容易发生波动的时间段，此时饮用淡盐水，会增加血液黏稠度，加重心脏负担。所以，正确的做法是：晨起饮用1杯白开水，而不是淡盐水。

2．不宜为了减少上厕所的次数而控制饮水　许多人常常会因工作或学习忙，没时间上厕所而疏忽或尽量少喝水，以避免“常去厕所”。因此，这些人很容易经常处于慢性缺水状态。其实，只要养成了充足饮水的习惯，膀胱也会被慢慢锻炼得“能收能放”，上厕所的频率自然也会逐渐减少。但每天喝8杯水，上厕所7～8次亦属正常。而且，建议大家养成白天每小时借着接杯水或者上趟厕所的机会，起身活动一下身体，会有助于减轻长期久坐的生活方式而引起的腰酸背痛，可谓一举两得。

3．饮水不宜过热　有些人认为饮用热开水解渴，其实，经常饮用过热的水，会使口腔、食道或胃黏膜发生炎症。长期慢性的黏膜炎症，可能会引起癌变。因此，建议不宜喝烫水或过热的汤或食物。

4．运动后不宜立即饮凉水　运动后立即饮凉水，这种只图一时痛快的饮水方式很容易引起胃部血管和平滑肌痉挛，严重时可引发胃出血。正确的做法是：在运动后先休息一会儿，再缓慢喝一些温水或淡盐水。

5．出汗后不宜大量饮水　在出汗较多的情况下，不能一次性饮水过多，否则会增加心脏负担，出现心慌、气短、出虚汗等现象。因为大量出汗会使身体损失不少盐分，如果再大量饮水，会进一步稀释血液，并且会反射性地增加出汗量，容易导致水和电解质失衡，口渴也难以缓解。而且，在大量出汗时，人体胃肠道的血管处于收缩状态，吸收能力差，以致水在胃肠道里积聚，使人感到闷胀不适，并引起消化不良。因此，大量出汗后不宜饮水过多。正确的做法是：先用水漱口，润湿口腔和咽喉，再喝50～100ml淡盐水；休息30分钟后，再继续饮水，但不要饮用冰水。

6．大量出汗后适宜喝淡盐水　在炎热的夏季，人体会因大量出汗而引起体内缺水和丢失较多盐分，导致水和电解质失衡。此时，饮进的水不容易在组织和细胞内停留，就会随汗液排出体外，相应又会带走体内一部分盐，不能起到补充体内盐分的作用。所以，“大量出汗后喝淡盐水解渴又健康。”这时，可以在每100ml水中加入2克食盐，口渴时饮用这种含盐饮料既解渴又对身体无害。

四、5种水要慎饮

在日常生活中，有些水对身体健康会造成直接或潜在的危害，不适合饮用，现归纳如下：

1．不喝生水 “生水”即自来水。自来水来自于江河、水库。有些自来水含有各种有害的细菌、病毒和人畜共患的寄生虫。未经有效措施处理的河、溪、井、库的生水中可能存在氯气、细菌、虫卵、残留有机物质等，会对人体健康构成潜在威胁，容易导致急性胃肠炎、病毒性肝炎、伤寒、痢疾及寄生虫感染等某些疾病或传染病。因此，不喝未经有效消毒过滤的生水，应该成为人人遵守的饮水安全准则。

为了杀菌消毒，自来水厂用大量含氯漂白粉处理后流经管道进入生活中需要的地方。由于输水管道的锈蚀，细菌的污染，尤其是高层住宅的蓄水池，自来水的二次污染可能会构成自来水中的细菌指标、固体含量指标等超出国家的饮用水标准。

2．不喝老化水 老化水俗称“死水”，是指长时间贮存不动的水。常喝这种水，对未成年人来说，会使细胞新陈代谢明显减慢，影响身体生长发育；中老年人则会加速衰老；据医学家研究，食道癌、胃癌发病率增高；可能与长期饮用老化水有关。

3．不喝陈水 白开水在空气中暴露4小时以上时，空气中的粉尘会落入水中，漂浮在空气中的病原微生物会在水中滋生、繁殖，使水受到细菌和杂质的污染。在室温下存放3天的水，每升水可产生0.914mg亚硝酸盐。常喝这样的陈水，不仅能使血液丧失输氧能力，还存在潜在的致癌风险。水垢是以碳酸钙为主的多种重金属和盐类的混合物，其成分中含有镉、铅、砷等元素，均对身体有害。所以，应设法对水壶里的水进行除垢，并及时倒掉瓶底的水。

4．不喝反复煮沸的水 反复煮沸的水又称为千滚水或千沸水。它是指在炉子上沸腾了一夜或很长时间的水，或者在电热水壶中反复煮沸的水。这种水因煮沸过久，水中的不发挥性物质，如钙、镁等重金属成分和亚硝酸盐含量很高。经常喝这种水，会影响胃肠功能，容易出现腹泻、腹胀等。千沸水还会使水中的硝酸盐还原成为致癌物的前身亚硝酸盐，长期饮用，会造成机体缺氧，严重者会昏迷、惊厥，甚至死亡。

5．重新煮开的水 有人习惯把热水瓶中的剩余温开水，重新煮沸后再喝，目的是省水省电（或煤气）、省时省力。其实，重新煮沸的开水会造成水中亚硝酸含量的超标。饮用这种水可不同程度地使人产生倦怠、乏力、嗜睡、昏迷、全身青紫、血压下降、腹痛、腹泻、呕吐，日久还能引起恶性病。所以，应该尽量避免开水的重复煮沸。这类水主要包括以下几种形式：

（1）在炉灶上烧了一整夜或很长时间；

（2）自动热水器中隔夜重煮的开水；

（3）经过多次反复煮沸的残留开水；

（4）装在保温瓶中非当天的开水；

（5）蒸过饭菜等食物剩下的开水，俗称“蒸锅水”。蒸锅水里对人体最有害的物质是亚硝酸盐类。如果经常把蒸锅水当开水喝或者烧成稀粥喝，会使血液中大量的血红蛋白还原成高铁血红蛋白，降低携氧能力，可以使人发生头昏、心慌、皮肤发绀等缺氧症状。

五、常用饮用水的种类

水是人类赖以生存的最重要的一种营养素，水中的矿物质和微量元素对人体健康至关重要。人体所需的矿物质，在食物中得到一部分，其余的需要在水中得到补充。

20世纪90年代之前，几乎只有白开水供大家饮用，人们也不需要为选择喝什么水而发愁。近年来，不仅各种饮料琳琅满目，而且饮用水也有许多种，如矿泉水、纯净水、蒸馏水、太空水、生命活性水、健康水等，加之许多厂家夸大其词的宣传，使消费者感到无所适从。

1. 饮用水　饮用水是以符合生活饮用水卫生标准的水为原料，经过滤、灭菌等工艺处理并装在密闭的容器中，可以直接饮用的水。

联合国颁布《饮用水指导方针》和我国发布的强制性《生活饮用水安全标准》之所以强调饮用水的安全，目的是减少居民因饮用不洁水而引起的疾病。从"干净"这个最低限度来说，普通饮用水也叫安全饮用水，其主要来源为自来水、井水等。

2. 白开水　白水就是人们通常所说的经过消毒和过滤的自来水。未经过煮沸的水称为凉水；经过煮沸的水就是白开水。白开水是价廉物美的最好的饮用水，因为它干净、卫生、富含各种矿物质又不含热量，不用消化就能被人体直接吸收和利用。

正确的烧开水的方法是：当水烧到接近100℃时，应把壶盖打开，让水中部分残留的挥发性有机物挥发出去，水煮沸后继续煮2～3分钟再关火。首先，因为刚烧开的水，由于沸腾时间短，有一部分细菌还没有被杀死，所以，还需要继续煮沸2～3分钟。其次，我国的饮用水普遍采用的是含氯消毒剂，家家户户使用的饮用水中还有余氯存在，以继续起到杀菌作用。但是，用氯处理过的水中可分离出卤代羟、氯仿等有害物质。这些物质的含量与水的温度有密切的关系。当水温上升到100℃时，这些有害物质的含量即开始下降，继续煮沸2～3分钟，才能达到无害的要求。

所谓凉开水，是把烧开的水倒入茶杯，盖上杯盖，等冷却到20～25℃时就成了一杯凉开水。夏天可以饮用与室温相同的凉开水，冬天则应饮稍温的开水。其实，这种老百姓家中煮沸后自然冷却的白开水是最适合大众需要的饮料。因为白开水的渗透压与体液相匹配，适宜各种营养素的溶解、吸收和利用，也利于细胞内废物的排出。所以，白开水进入人体后，最容易透过细胞膜促进新陈代谢，发挥水在人体内的各种生理和保健功能。据报道，经常喝凉开水的人，体内乳酸脱氢酶的活性较高，肌肉组织中乳酸代谢充分，故不易感到疲劳。但是，凉开水暴露在空气中后，气体又会重新进入水中；长期贮存以及反复倾倒的凉开水，会被细菌污染，所以，每次烧的水不要太多。

3. 纯净水　纯净水是以符合生活饮用水卫生标准的水为水源，采用蒸馏法、去离子法或离子交换法、反渗透法及其他加工方法制成，密闭于容器中，不含任何添加物，可直接饮用。纯净水在去除水中有害物质的同时，也去除或大大降低了水中其他矿物质的含量。

纯净水的优点是其水质清纯，不含任何有害物质和细菌，如各类杂质、有机污染物、无机盐和任何添加剂，有效地避免了各类病菌入侵人体，这是常规自来水处理工艺无法实现的。其缺点是同时清除了钙、镁、氟、碘、硒等人体所必需的常量元素和微量元素，使得人体不能通过这种饮水途径获取所需的矿物质。

4. 矿泉水　矿泉水是一种自然界出产的含有一定矿物质的泉水。

矿泉水有两种：①从地壳深处1000～3000米远古生态水流出的泉水；②从地表熔岩中

流出的矿物溶解水。它含有一定量的人体必需的多种微量元素及对健康有益的矿物盐、二氧化碳等，而且不含热量，没有外来的污染，是人体很好的矿物质补充源。

天然矿泉水是从地下深处自然涌出或经人工开采的未受污染的地下矿泉水。矿泉水中含有一定量的矿物盐、微量元素或二氧化碳气体。优质的矿泉水，矿物盐含量适中，含有一种或多种微量元素，既有利于人体健康，水的口感也较好。

矿泉水是一种较好的微量元素补充来源，国家标准其含量的安全性有严格规定，常饮可促进人体健康。矿泉水的品种很多。由于产地不同，不同品种的矿泉水所含的矿物质也不同，有的富含锶，有的富含锌、碘、锂、硒等。以我国天然矿泉水含量达标较多的偏硅酸、锂、锶为例，这些元素具有与钙、镁相似的生物学作用，能促进骨骼和牙齿的生长发育，有利于骨骼钙化，防治骨质疏松；还能预防高血压，保护心脏，降低心脑血管的患病率和死亡率。因此，偏硅酸含量高低，是世界各国评价矿泉水质量最常用、最重要的界限指标之一。矿泉水中的锂和溴能调节中枢神经系统活动，具有安定情绪和镇静作用。长期饮用矿泉水还能补充膳食中钙、镁、锌、硒、碘等营养素的不足，对于增强机体免疫功能，延缓衰老，预防肿瘤，防治高血压，痛风与风湿性疾病也有着良好作用。此外，绝大多数矿泉水属微碱性，适合于人体内环境的生理特点，有利于维持正常的渗透压和酸碱平衡，促进新陈代谢，加速疲劳恢复。

已经证实水中有近 10 种微量元素是人体所必需的，就我国目前的膳食结构，许多微量元素难以从食物中摄取，主要是从水中得到，青少年儿童钙的需要量 30% 来自于水，水中钙的吸收率可达 90% 以上，而食物钙的吸收率只有 30%。矿泉水与纯净水相比，富含钾、钙、镁、铁、锶等成分。矿泉水是天然形成的，是理想的天然绿色食品，人体所需的一些矿物质和微量元素在矿泉水中的比例与人体的构成比例基本相同，并呈离子状态，比较容易被人体吸收。

5．矿物质水　矿泉水是天然的，矿物质水是人工的，合成的，非天然的，人们可以消费其合格产品，但要注意其名称不同，含义也不同。其实，市面上出售的瓶装清水种类繁多，有不同的牌子和名称，消费者应多加留意分辨。例如 natural spring water（天然泉水），natural mineral water（天然矿泉水），sparkling mineral water（有气矿泉水）有的则是 drinking water（食水）或 distilled water（蒸馏水）。

（刘均娥）

第七章　各类食物的营养价值

植物性食物主要包括谷类、豆类及其制品、蔬菜、水果和菌藻类等，是人类获取营养素的主要来源。因品种、生长地区、环境与条件等不同，每类食物各具特色，了解它们各自的营养价值，就可从中合理选择，合理利用，组成平衡膳食。

动物性食物包括畜禽肉、禽蛋类、水产类和奶类，是人体优质蛋白、脂肪、脂溶性维生素、B 族维生素和矿物质的主要来源。

第一节　谷　类

谷类包括大米、小麦、玉米、小米、高粱、莜麦、荞麦等。谷类是人体能量的主要来源，我国人民膳食中，约 66% 的能量、58% 的蛋白质来自谷类。此外，谷类还供给较多的 B 族维生素和矿物质，故谷类在我国人民膳食中占重要地位。

一、谷粒的结构与营养素分布

各种谷粒的结构基本相似，都是由谷皮、糊粉层、胚乳和谷胚四部分组成。谷皮位于谷粒的最外层，主要由纤维素和半纤维素等组成，其中含有一定量的蛋白质、脂肪和维生素。糊粉层位于谷皮下层，由厚壁细胞组成，纤维素含量较多，蛋白质、脂肪和维生素的含量也较高，米面加工过细，可使大部分营养素损失掉。胚乳占全谷粒的最大部分，含有大量的淀粉，较多蛋白质，少量脂肪和矿物质。谷胚虽占谷粒很小比重，但含有丰富的蛋白质、脂肪、维生素和矿物质。

二、谷类的营养成分

谷类的营养成分比较全。蛋白质的含量一般为 8%～12%，蛋白质组成中赖氨酸含量较低，故蛋白质的营养价值不及动物性食物。脂肪含量较少，约 2%，其饱和脂肪酸含量较多。碳水化合物含量高，平均达 70% 左右，绝大部分是淀粉，并且以支链淀粉为主。维生素中主要是 B 族维生素，以硫胺素和烟酸含量较多。矿物质的含量为 1.5% 左右，主要是磷、钙、铁等。膳食纤维在稻米中不足 1%，在小麦粉和其他谷类中可达 2%～6%。

三、谷类的合理利用

1．合理加工　由于谷类营养素分布的不均匀性，除淀粉主要集中在胚乳外，其他营养素多分布在谷皮、糊粉层和胚芽组织中，加工精度提高，将使这些营养成分大部分损失。故应合理加工，既要保持良好的感官性质和利于消化吸收，又要最大限度地保留各种营养素。目前市售的大米和小麦粉主要是精白米、精白粉、标准米和标准粉，前两者加工精度较高，出粉率低，即每 100kg 去壳的糙米和小麦分别加工成 88kg 左右大米和 70kg 左右面粉，感官性状好，消化吸收率高，但营养素含量低；后两者是 1953 年我国规定的加工精度，为“九五米”和“八五粉”，即每 100kg 去壳的糙米和小麦分别加工成 95kg 大米和 85kg 面粉，虽然感官性状略有下降，但却保留了部分糊粉层和胚芽，维生素和矿物质含量较高。因此以大米为主食的地区应以标准米为主；以面粉为主食的地区，应以标准面为主。

2．合理烹调　烹调过程可使一些营养素损失。例如淘米，硫胺素损失 30%～60%，核黄素和烟酸损失 20%～25%，并丢失部分矿物质。搓洗次数愈多、浸泡时间愈长、水温愈高，损失愈多。故主张减少搓洗次数，但对于品质不好的米，则不宜强调。米、面在蒸煮过程中，B 族维生素有不同程度的损失，当烹调方法不当时，如加碱蒸煮、炸油条等，则损失严重，应尽量避免。

3．合理贮存　谷类在适宜条件下，可贮存很长时间。但当水分含量高，环境湿度大和温度比较高时，谷物呼吸作用加强，可引起蛋白质分解，促进真菌生长，脂肪分解产物积聚，酸度升高，最后霉烂变质，失去食用价值。故粮谷应贮存于避光、通风、干燥、阴凉的环境。

此外，谷类食物蛋白质中的赖氨酸普遍较低，宜与含赖氨酸多的豆类和动物性食物混合食用，以提高谷类蛋白质的营养价值。

第二节　豆　类

豆类可分为大豆类和其他豆类。大豆类按种皮的颜色可分为黄、青、黑、褐和双色大豆五种。其他豆类包括蚕豆、豌豆、绿豆、小豆等。豆制品是由大豆或绿豆等原料制作的半成品食物，包括豆浆、豆腐脑、豆腐、豆腐干、百叶、豆腐乳、豆芽等。

一、主要营养成分及组成特点

1．大豆类　大豆类蛋白质含量较高，脂肪含量中等，碳水化合物含量较低。蛋白质含量一般为 35% ～ 40%，其中黑豆的含量可达 50% 以上。蛋白质中含有人体需要的全部氨基酸，属完全蛋白，其中赖氨酸含量较多，但蛋氨酸较少，与赖氨酸含量较多蛋氨酸较少的谷类食物混合食用，可起到蛋白质的互补作用。

脂肪含量为 15%～20%，以不饱和脂肪酸居多，其中油酸占 32%～36%，亚油酸占 51.7%～57.0%，亚麻酸 2%～10%，此外尚有 1.64% 左右的磷脂。

碳水化合物的含量为 20%～30%，其组成比较复杂，多为纤维素和可溶性糖，几乎完全不含淀粉或含量极微，在体内较难消化，其中的寡聚糖如木苏糖、棉籽糖等在大肠内被细菌发酵产气，而引起肠胀气。

此外，大豆还含有丰富的维生素和矿物质，其中 B 族维生素和铁等的含量较高。干豆类几乎不含抗坏血酸，但经发芽成豆芽后，其含量明显提高。

2．其他豆类　其他豆类蛋白质含量中等，脂肪含量较低，碳水化合物含量较高。蛋白质含量为 20%～25%，脂肪含量 1% 左右，碳水化合物在 55% 以上。维生素和矿物质的含量也很丰富。

其他豆类蛋白质也属完全蛋白质，含有较多的赖氨酸，但蛋氨酸含量较少，营养价值较低。

3．豆制品　豆制品在加工过程中一般要经过浸泡、细磨、加热等处理，使其中所含的抗胰蛋白酶破坏，大部分纤维素被去除，因此，消化吸收率明显提高。豆制品的营养素种类在加工前后变化不大，但因水分增多，营养素含量相对较少。豆芽一般是以大豆和绿豆为原料制作的。在发芽前几乎不含抗坏血酸，在发芽过程中，其所含的淀粉水解为葡萄糖，可进一步合成抗坏血酸。

二、豆类及其制品的合理利用

不同加工和烹调方法，对大豆蛋白质的消化率有明显的影响。整粒熟大豆的蛋白质消化率仅为65.3%，但加工成豆浆可达84.9%，豆腐可提高到92%～96%，大豆中有一种抗胰蛋白酶的因子，它能抑制胰蛋白酶的消化作用，使大豆蛋白质难以分解为人体可吸收利用的各种氨基酸。经过加热煮熟后，这种因子即被破坏，消化率随之提高，所以大豆及其制品须经充分加热煮熟后再食用。

干豆类几乎不含抗坏血酸，但经发芽做成豆芽后，其含量明显提高。故北方冬季缺乏蔬菜时，可用豆芽补充供给抗坏血酸。绿豆芽的抗坏血酸含量比黄豆芽高，发芽后第6～7d时抗坏血酸含量最高。

第三节　蔬菜类

蔬菜按其结构及可食部分不同，可分为叶菜类、根茎类、瓜茄类和鲜豆类，所含的营养成分因其种类不同，差异较大。

蔬菜是维生素和矿物质的主要来源。此外还含有较多的纤维素、果胶和有机酸，能刺激胃肠蠕动和消化液的分泌，因此它们还能促进入们的食欲和帮助消化。蔬菜在体内的最终代谢产物呈碱性，故称“碱性食品”，对维持体内的酸碱平衡起重要作用。

一、蔬菜的营养成分

1. 叶菜类　主要包括白菜、菠菜、油菜、韭菜、苋菜等，是胡萝卜素、核黄素、抗坏血酸和矿物质及膳食纤维良好来源，在绿叶蔬菜和橙色蔬菜中较为丰富，特别是胡萝卜素的含量较高，核黄素含量虽不很丰富，但在我国人民膳食中仍是核黄素的主要来源。国内一些营养调查报告表明，核黄素缺乏症的发生，往往同食用绿叶蔬菜不足有关。蛋白质含量较低，一般为1%～2%，脂肪含量不足1%，碳水化合物含量为2%～4%，膳食纤维约1.5%。

2. 根茎类　主要包括萝卜、马铃薯、甘薯、藕、山药、芋头、葱、蒜、竹笋等。根茎类蛋白质含量为1%～2%，脂肪含量不足0.5%，碳水化合物含量相差较大，低者5%左右，高者可达20%以上，例如马铃薯、甘薯、芋头等，富含淀粉，碳水化合物含量在15%～25%。膳食纤维的含量较叶菜类低，约1%。维生素和矿物质含量。其中胡萝卜中含胡萝卜素最高，每100g中可达4130μg。硒的含量以大蒜、芋头、洋葱等中最高。

3. 瓜茄类　包括冬瓜、南瓜、丝瓜、黄瓜、茄子．番茄、辣椒等。瓜茄类因水分含量高，营养素含量相对较低。蛋白质含量为0.4%～1.3%，脂肪微量，碳水化合物0.5%～3.0%。膳食纤维含量1%左右，朗萝卜素含量以南瓜、番茄和辣椒中最高，抗坏血酸含量以辣椒、苦瓜中较高。番茄中的抗坏血酸含量虽然不很高，但受有机酸保护，损失很少，且食入量较多，是人体抗坏血酸的良好来源。在辣椒中还含有丰富的硒、铁和锌，是一种营养价值较高的食品。

4. 鲜豆类　包括毛豆、豇豆、四季豆、扁豆、豌豆等。与其他蔬菜相比，营养素含量相对较高。蛋白质含量为2%～14%，平均4%左右，其中毛豆和上海出产的发芽豆可达12%以上。脂肪含量不高，除毛豆外，均在0.5%以下；碳水化合物为4%左右，膳食纤维为1%～3%。胡萝卜素含量普遍较高，每100g中的含量大多在200μg左右，其中以甘肃出产的龙豆和广东出产的玉豆较高，达500μg/100g以上。此外，还含有丰富的钾、钙、铁、锌、硒等。铁的含量以发芽豆、刀豆、蚕豆、毛豆最高，每100g中含量在3mg以上。锌的含量以蚕豆、豌豆和芸豆中含量较高，每100g中含量均超过1mg，硒的含量以玉豆、龙豆、毛豆、豆角和蚕豆最高，每100g中的含量在2μg以上。核黄素含量与绿叶蔬菜相似。

二、蔬菜的合理利用

1. 合理选择　蔬菜含丰富的维生素，除抗坏血酸外，一般叶部含量比根茎部高，嫩叶比枯叶高，深色的菜叶比浅色的高。因此在选择时，应注意选择新鲜、色泽深的蔬菜。

2. 合理加工与烹调　蔬菜所含的维生素和矿物质易溶于水，所以宜先洗后切，以减少蔬菜与水和空气的接触面积，避免损失。洗好的蔬菜放置时间不宜过长，以避免维生素氧化破坏，尤其要避免将切碎的蔬菜长时间地浸泡在水中。烹调时要尽可能做到急火快炒。有实验表明，蔬菜煮3分钟，其中抗坏血酸损失5%，10分钟达30%。为了减少损失，烹调时加少量淀粉，可有效保护抗坏血酸的破坏。

第四节　水果类

水果可分为鲜果、干果、坚果和野果。水果与蔬菜一样，主要提供维生素和矿物质，尚含多种有机酸。水果也属碱性食品。

一、水果的主要营养成分

1. 鲜果及干果类　鲜果种类很多，主要有苹果、橘子、桃、梨、杏、葡萄、香蕉和菠萝等。新鲜水果的水分含量较高，营养素含量相对较低。蛋白质、脂肪含量均不超过1%，碳水化合物含量差异较大，低者为6%，高者可达28%。矿物质含量除个别水果外，相差不大。硫胺素和核黄素含量也不高，胡萝卜素和抗坏血酸含量以品种不同而异，其中含胡萝卜素最高的水果为柑、橘、杏和鲜枣；含抗坏血酸丰富的水果为鲜枣、草莓、橙、柑、柿等。水果中的碳水化合物主要以双糖或单糖形式存在，所以食之甘甜。

干果是新鲜水果经过加工晒干制成，如葡萄干、杏干、蜜枣和柿饼等。由于加工的影响，维生素损失较多，尤其是抗坏血酸。但干果便于储运，并别具风味，有一定的食用价值。

2. 坚果　坚果是以种仁为食用部分，因外覆木质或革质硬壳，故称坚果。主要品种有核桃、花生、葵花子、瓜子、栗子、杏仁、榛子、松子等。

坚果富含蛋白质、脂肪、矿物质和维生素E，并会有一定量的胡萝卜素、B族维生素和少量抗坏血酸。蛋白质含量一般在16%左右，其中花生仁、南瓜子仁、杏仁、榛子含量较高，可达20%以上。脂肪含量较高，可达40%以上。矿物质中锌、硒、铁的含量较高，在银杏和南瓜子中，每100g含量可达14.5/μg和27μg，是其他水果的10倍以上。

3. 野果　野果在我国蕴藏十分丰富，这类资源亟待开发利用。野果含有丰富的抗坏血酸、有机酸和生物类黄酮，下面简单介绍几种重要野果：

（1）沙棘（hippohae thamnoidesl），又名醋柳，果实含脂肪 6.8%，种子含脂肪 12%，含有较多的抗坏血酸 (每 100g 含 1000～2000mg)、胡萝卜、素和维生素 E 等。

（2）金樱子（rosalaorigata），又名野蔷薇果，盛产于山区，每 100g 含抗坏血酸 1500～3700mg。

（3）猕猴桃（actinidia chinensis planch），每 100g 含抗坏血酸 700～1300mg，最高可达 2000mg。并含有生物类黄酮和其他未知的还原物质。

（4）刺梨（rosa roxburghii Franch），盛产于西南诸省，每 100g 含抗坏血酸 2585mg，比柑橘高 50～100 倍。含生物类黄酮丰富 (6000～12000mg/100g)。

（5）番石榴，每 100g 含抗坏血酸 358mg，并含有胡萝卜素（0.05mg/100g）和核黄素（0.44mg/100g）。

二、水果的合理利用

水果除含有丰富的维生素和矿物质外，还含有大量的非营养物质，可以防病治病，也可致病，食用时应予注意。如梨有清热降火、润肺去燥等功能，对于肺结核、急性或慢性气管炎和上呼吸道感染患者出现的咽干喉疼，痰多而稠等有辅助疗效，但对产妇、胃寒及脾虚泄泻者不宜食用。又如红枣，可增加机体抵抗力，对体虚乏力，贫血者适用，但龋齿疼痛、下腹胀满、大便秘结者不宜食用。又如杏仁中含有杏仁苷、柿子中含有柿胶酚，食用不当，可引起食用中毒、溶血性贫血、消化性贫血、消化不良、柿结石等疾病。

第五节 菌藻类

菌藻类食物包括食用菌和藻类食物。食用菌是指供人类食用的真菌，有 500 多个品种，常见的有蘑菇、香菇、银耳、木耳等品种。藻类是无胚、自养、以孢子进行繁殖的低等植物，供人类食用的有海带、紫菜、发菜等。

一、菌藻类主要营养成分及组成特点

菌藻类食物富含蛋白质、膳食纤维、碳水化合物，维生素和微量元素。蛋白质含量以发菜、香菇和蘑菇最为丰富，在 20% 以上。氨基酸组成比较均衡，必需氨基酸含达 60% 以上。脂肪含量低，约 1.0%。碳水化合物含量为 20%～35%，银耳和发菜中的含量较高，达 35% 左右。胡萝卜素含量差别较大，在紫菜和蘑菇中含量丰富，其他菌藻中较低。硫胺素和核黄素含量也比较高。微量元素含量丰富，尤其是铁、锌和硒，其含量约是其他食物的数倍甚至十余倍。在海产植物中，如海带、紫菜等中还含丰富的碘，每 100g 海带中碘含量可达 24mg。

二、菌藻食物的合理利用

菌藻类食物除了提供丰富的营养素外，还具有明显的保健作用。研究发现，蘑菇、香菇和银耳中含有多糖物质，具有提高人体免疫功能和抗肿瘤作用。香菇中所含的香菇嘌呤，可抑制体内胆固醇形成和吸收，促进胆固醇分解和排泄，有降血脂作用。黑木耳能抗血小板聚集和降低血凝，减少血液凝块，防止血栓形成，有助于防治动脉粥样硬化。海带因含有大量的碘，临床上常用来治疗缺碘性甲状腺肿。海带中的褐藻酸钠盐，有预防白血病和骨癌作

用。因此根据菌藻类食物不同的保健功用，可烹调加工成各种保健食品。

此外，在食用菌藻类食物时，还应注意食品卫生，防止食物中毒。例如：银耳易被椰毒假单孢菌污染，食人被污染的银耳，可发生食物中毒。食用海带时，应注意用水洗泡，因海带中含砷较高，每公斤可达35～50mg，大大超过国家食品卫生标准(0.5mg/kg)。

第六节　畜禽肉类

畜禽肉包括畜肉和禽肉，前者指猪、牛、羊等的肌肉、内脏及其制品，后者包括鸡、鸭、鹅等的肌肉及其制品。畜禽肉的营养价值较高，饱腹作用强，可加工烹制成各种美味佳肴，是一种食用价值很高的食品。

一、畜禽肉的主要营养成分及组成特点

畜禽肉蛋白质含量比谷类的高，一般为10%～20%，主要是肌球蛋白、肌红蛋白和球蛋白，存在于肌肉组织中。此类蛋白质氨基酸组成接近人体组织的需要，生物价较高；赖氨酸含量较多，但蛋氨酸较低。存在于结缔组织的间质蛋白，如胶原蛋白和弹性蛋白，色氨酸、酪氨酸和蛋氨酸含量较低，生物价低，属不完全蛋白，这类蛋白质含量较少。

脂肪含量因动物的品种、年龄、肥瘦程度、部位等不同有较大差异，低者为10%，高者可达90%以上。畜肉脂肪组成以饱和脂肪酸为主，主要由硬脂酸、软脂酸和油酸等组成，熔点较高。禽肉脂肪含有较多的亚油酸，熔点低，易于消化吸收。胆固醇含量在瘦肉中较低，每100g含70mg左右，肥肉比瘦肉高90%左右，内脏中更高，一般约为瘦肉的3～5倍，脑中胆固醇含量最高，每100g可达2000mg以上。

碳水化合物含量为1%～5%，平均1.5%，主要以糖原的形式存在于肌肉和肝中。动物在宰前过度疲劳，糖原含量下降，宰后放置时间过长，也可因酶的作用，使糖原含量降低，乳酸相应增高，pH值下降。

畜禽肉可提供多种维生素，主要以B族维生素和维生素A为主。内脏含量比肌肉中多，其中肝的含量最为丰富，特别富含维生素A和核黄素，维生素A的含量以牛肝和羊肝为最高，核黄素则以猪肝最丰富。在禽肉中还含有较多的维生素E。

矿物质的含量一般为0.8%～1.2%，瘦肉中的含量高于肥肉，内脏高于瘦肉。铁的含量为5mg%左右，以猪肝最丰富。畜禽肉中的铁主要以血红素形式存在，消化吸收率很高。在内脏中还含有丰富的锌和硒。牛肾和猪肾的硒含量是其他一般食品的数十倍。此外，畜禽肉还含有较多的磷、硫、钾、钠、铜等。钙的含量虽然不高，但吸收利用率很高。

畜禽肉在烹制过程中可释放出较多的含氮浸出物，主要为肌肽、肌酸、肌酐、氨基酸、和尿素等，这些物质可使肉汤具有浓厚鲜美的味道。一般成年动物含氮浸出物多于幼年，禽肉多于畜肉，故禽肉和较老动物的肉汤鲜味更浓。野禽可释放出更多含氮浸出物，但有强烈的刺激味，使肉汤反而失去鲜美滋味。

二、畜禽肉的合理利用

畜禽肉蛋白质营养价值较高，含有较多的赖氨酸，宜与谷类食物搭配食用，以发挥蛋白质的互补作用。为了充分发挥畜禽肉营养作用，还应注意将畜禽肉分散到每餐膳食中，防止集中食用。

畜肉的脂肪和胆固醇含量较高，脂肪主要由饱和脂肪酸组成，食用过多易引起肥胖和高脂血症等疾病，膳食中的比例不宜过多。但是禽肉脂肪不饱和脂肪酸较多，因此老年人及心血管疾病患者宜选用禽肉。内脏含有较多的维生素、铁、锌、硒、钙，特别是肝，核黄素和维生素 A 的含量丰富，需经常食用。

第七节　禽蛋类

禽蛋类包括鸡蛋、鸭蛋、鹅蛋等及其加工制成的咸蛋、松花蛋等。

一、禽蛋的结构

蛋类的结构基本相似，主要有蛋壳、蛋清和蛋黄三部分组成。蛋壳位于蛋的最外层，在蛋壳最外面有一层水溶性胶状黏蛋白，对防止微生物进入蛋内和蛋内水分及二氧化碳过度向外蒸发起着保护作用。当蛋生下来时，这层膜即附着在蛋壳的表面，外观无光泽，呈霜状，根据此特征，可鉴别蛋的新鲜程度。如蛋外表面呈霜状，无光泽而清洁，表明蛋是新鲜的；如无霜状物，且油光发亮不清洁，说明蛋已不新鲜。由于这层膜是水溶性，在储存时要防潮，不能水洗或雨淋，否则会很快变质腐坏。蛋清位于蛋壳与蛋黄之间，主要是卵白蛋白，遇热、碱、醇类发生凝固，遇氯化物或某些化学物质，浓厚的蛋白则水解为水样的稀薄物。根据这种性质，蛋可加工成松花蛋和咸蛋。蛋黄呈球形，由两根系带固定在蛋的中心。随着保管时间的延长和外界温度升高，系带逐渐变细，最后消失，蛋黄随系带变化，逐渐上浮贴壳。由此也可鉴别蛋的新鲜程度。

二、禽蛋的主要营养成分及组成特点

禽蛋类虽有品种和产地的不同，但营养成分和组成特点基本相似。全鸡蛋蛋白质的含量为 10% ～ 15%，蛋清中略低，蛋黄中较高，加工成咸蛋或松花蛋后，变化不大。鸭蛋的蛋白质含量略低于鸡蛋，为 8.7% 左右。蛋白质氨基酸组成与人体需要最接近，因此生物价也最高达 94。蛋白质中赖氨酸和蛋氨酸含量较高，和谷类和豆类食物混合食用，可弥补其赖氨酸或蛋氨酸的不足。

脂肪的含量为 11%～15%，主要集中在蛋黄内，蛋清中几乎不含脂肪。蛋黄中还含有卵磷脂和胆固醇，胆固醇含量极高，每 100g 达 1705mg，是猪肝的 7 倍、肥猪肉的 17 倍，加工成咸蛋或松花蛋后，胆固醇含量无明显变化。

碳水化合物含量不高，一般 1%～3%，鸡蛋中为 1.5%，鸭蛋中的含量较高，为 3.1%。

维生素也几乎都集中在蛋黄内，其中维生素 A，D 和 B_2 含量丰富，也含有维生素 B_1 和烟酸，但量较少。

矿物质有磷、铁、钾、镁、钠和硅等。铁的含量较高，但因能与蛋黄中的卵黄磷蛋白结合，影响消化吸收率。在咸蛋中钠的含量比未加工的鲜蛋高出 20 余倍。

三、禽蛋的合理利用

在生鸡蛋蛋清中，含有抗生物素蛋白和抗胰蛋白酶。抗生物素蛋白能与生物素在肠道内结合，影响生物素的吸收，引起食欲不振、全身无力、毛发脱落、皮肤发黄、肌肉疼痛等生

物素缺乏的症状；抗胰蛋白酶能抑制胰蛋白酶的活力，妨碍蛋白质消化吸收，故不可生食蛋清。烹调加热可破坏这两种物质，消除它们的不良影响。但是蛋不宜过度加热，否则会使蛋白质过分凝固，甚至变硬变韧，形成硬块，反而影响食欲及消化吸收。

蛋黄中的胆固醇含量很高，大量食用能引起高脂血症，是动脉粥样硬化、冠心病等疾病的危险因素，但蛋黄中还含有大量的卵磷脂，对心血管疾病有治疗作用。因此，吃鸡蛋要适量。据研究，每人每日吃1～2个鸡蛋，对血清胆固醇水平既无明显影响，又可发挥禽蛋其他营养成分的作用。

第八节　水产动物类

水产动物包括各种鱼类和其他水产动物，如虾、蟹、贝类等。水产动物可提供优质蛋白，多不饱和脂肪酸，维生素A，D，E，核黄素、烟酸等多种维生素及钙、磷、硒、铁、锌等多种矿物质。水产动物的含氮浸出物较多，有别于畜禽肉，滋味鲜美独特。鱼肉含水分多，肌肉纤维短细，比畜禽肉细嫩，更易消化吸收，营养价值很高。

一、水产动物的主要营养成分及组成特点

1. 鱼类　我国产鱼种类有1500余种。海产鱼类中以大黄鱼、小黄鱼、带鱼、墨鱼较为多见；淡水鱼中以鲤鱼、鲫鱼、白鱼、鲢鱼、青鱼、鳙鱼、草鱼、鳊鱼为最多。鱼肉的营养成分因鱼种、鱼的年龄、大小和肥瘦程度、性别、取样部位、捕捞季节以及生产地区等的不同而有差异。一般讲，鱼肉的化学组成与畜肉比较接近。蛋白质约占15%～20%，平均18%左右，分布于肌浆和肌基质，肌浆主要含肌凝蛋白、肌溶蛋白、可溶性肌纤维蛋白、肌结合蛋白和球蛋白；肌基质主要包括结缔组织和软骨组织，含有胶原蛋白和弹性蛋白质。鱼肉蛋白质利用率高达85%～90%，氨基酸组成较平衡，唯缬氨酸含量偏低。

脂肪含量约为1%～10%，平均5%左右，呈不均匀分布，主要存在于皮下和脏器周围，肌肉组织中含量甚少。不同鱼种含脂肪量有较大差异，如鳕鱼含脂肪在1%以下，而河鳗脂肪含量高达10.8%。鱼类脂肪多由不饱和脂肪酸组成，一般占60%以上，熔点较低，通常呈液态，消化率为95%左右。不饱和脂肪酸的碳链较长，其碳原子数多在14～22之间，不饱和双键有1～6个。海水鱼中不饱和脂肪酸可达70%～80%。胆固醇含量一般为100mg%左右。

近年来国外利用海产鱼脂肪中的22碳6个双键的多不饱和脂肪酸来防治动脉粥样硬化，并取得了一定效果：

碳水化合物的含量较低，约1.5%。有些鱼不含碳水化合物，如鲳鱼、鲢鱼、银鱼等。

鱼类是烟酸的良好来源，含量约力3mg%。有些生鱼体内含有抗硫胺素因子。新鲜鱼如不及时加工烹调处理，硫胺素则被破坏。鱼的肝含有丰富的维生素A、D。

矿物质含量为1%～2%，其中锌的含量极为丰富，此外，钙、钠、氯、钾、镁等含量也较多，其中钙的含量多于禽肉，但钙的吸收率较低。海产鱼类富含碘，有的海产鱼每公斤含碘500～1000μg，而淡水鱼每公斤含碘仅为50～400μg。

鱼类含氮浸出物约占鱼体重量的2%～3%，主要包括三甲胺、次黄嘌呤核苷酸、游离氨基酸和尿素等。有机酸常与磷酸结合成磷酸肌酸，此物略带苦味，三甲氨是鱼腥味主要物质，而氧化三甲氨则是鱼鲜味重要物质。

2．其他水产动物　其他水产动物是指软体动物和虾蟹类，其营养成分因品种的不同差异较大。蛋白质含量略低于鱼类，约为9%～18%，平均15%左右。其中虾、黄螺等的含量较高，可达18%以上，但蛏子、牡蛎、螺蛳等的含量不到9%。脂肪的含量低于鱼类，一般均在1%以下。碳水化合物的含量高于鱼类，约3%。其中海蜇头、香海螺等可达10%以上。维生素以核黄素、烟酸、维生素A的含量较为丰富。在鲜淡菜、蛤蜊、红螺、鲜扇贝和江虾中含有丰富的维生素E。矿物质中钙和硒的含量较高，尤其富含硒，含硒最高的是牡蛎、蟹、海参等，每100g中可达80μg以上，是其他食物的数十倍。钙的含量以虾、螺中最高，每100g石螺中含钙量可达2458mg。此外，还含有较多的锌、铁、磷、钾、钠等。

二、水产动物的合理利用

1．及时保存处理，防止腐败变质　水产动物因水分和蛋白质含量高，结缔组织少，较畜禽肉更易腐败变质，特别是青皮红肉鱼，如鲐鱼、金枪鱼，组氨酸含量高，一旦变质，可产生大量组胺而引起人体组胺中毒。鱼类的多不饱和脂肪酸含量较高，所含的不饱和双键极易氧化破坏，能产生脂质过氧化物，对人体有害。因此打捞的水产动物须及时保存或加工处理，防止腐败变质。一般采用低温或盐腌来抑制组织蛋白酶的作用和微生物的生长繁殖。低温处理有冷却和冻结两种方式。冷却是用机冰冷却鱼体使温度降到-1℃左右，一般可保存5～15天。冷冻是使鱼体在-25～-40℃的环境中冷冻，此时各组织酶和微生物均处于休眠状态，保藏期可达半年以上。以食盐保藏的海鱼，用盐量不应低于15%。

2．合理烹调加工，防止食物中毒　有些鱼含有极强的毒素，如河豚鱼，虽其肉质细嫩，味道鲜美，但其卵、卵巢、肝和血液中含有极毒的河豚毒素，若不会加工处理，可引起急性中毒而死亡。故无经验的人，千万不要“拼死吃河豚”。有些水产动物易感染肺吸虫和肝吸虫，特别是小河和小溪中的河蟹，常是肺吸虫的中间宿主，若未经充分加热将其彻底杀灭，可使人感染，因此在烹调加工时须烧熟煮透。

第九节　乳　类

乳类是指动物的乳汁，经常食用的是牛奶和羊奶。乳类经浓缩、发酵等工艺可制成奶制品，如奶粉、酸奶、炼乳等。乳类及其制品具有很高的营养价值，不仅是婴儿的主要食物，也是老弱病患者的营养食品。

一、乳类及其制品的营养成分及组成特点

(一) 乳类

奶类的水分含量为86%～90%。蛋白质含量为3%～4%，蛋白质组成以酪蛋白为主，占86%；其次是乳白蛋白，约9%；乳球蛋白较少，约3%；其他还有血清白蛋白、免疫球蛋白和酶类等。牛奶蛋白质的生物价为85，仅次于蛋类。其中赖氨酸含量较高，能补充谷类蛋白质中赖氨酸的不足。

牛奶的脂肪含量为3%～4%，其中低熔点的油酸占30%左右。脂肪颗粒很小，呈高度分散状态，所以消化吸收率较高。乳脂中有亚油酸及卵磷脂，也含有胆固醇，但量较少，每100g仅含13mg左右。

牛奶的碳水化合物含量为2%～5%，主要是乳糖。乳糖有调节胃酸、促进胃肠蠕动和

消化腺分泌作用，还能助长乳酸杆菌的繁殖、抑制腐败菌的生长。

维生素的含量可因奶牛的饲养条件，季节和加工方式不同而异。维生素A和胡萝卜素在牛棚中饲养的较低，牧场放牧时较高。有青饲料季节，胡萝卜素和抗坏血酸的含量较高，夏季因日照多，维生素D含量则高。此外，牛奶也是核黄素、硫胺素和烟酸的良好来源。

矿物质中以钙、磷、钾等为高，特别是钙，不仅量高，吸收利用率也高，是人体钙的良好来源。但是牛奶中铁的含量少，所以喂养婴儿时，要注意补充含铁高的食物，以增加铁的供给。奶中成碱元素多于成酸元素，因此牛奶属于碱性食品。

（二）乳制品

乳制品主要包括炼乳、奶粉、酸奶等。因加工工艺不同，乳制品营养成分有很大差异。

1．炼乳为浓缩奶的一种，分为淡炼乳和甜炼乳。新鲜奶经低温真空条件下浓缩，挥去约2/3的水分，再经灭菌而成，称淡炼乳。因受加工的影响，维生素遭受一定的破坏，因此常用维生素加以强化，按适当的比例冲稀后，营养价值基本与鲜奶相同。淡炼乳在胃酸作用下，可形成凝块，便于消化吸收，适合婴儿和对鲜奶过敏者食用。

甜炼乳是在鲜奶中加约15%的蔗糖后按上述工艺制成。其中糖含量可达45%左右，利用其渗透压的作用抑制微生物的繁殖。因糖分过高，需经大量水冲淡；营养成分相对下降，不宜供婴儿食用。

2．奶粉是经脱水干燥制成的粉。根据食用目的，可制成全脂奶粉、脱脂奶粉、调制奶粉等。

全脂奶粉是将鲜奶浓缩除去70%～80%水分后，经喷雾干燥或热滚筒法脱水制成。喷雾干燥法所制奶粉粉粒小，溶解度高，无异味，营养成分损失少，营养价值较高。热滚筒法生产的奶粉颗粒较大不均，溶解度小，营养素损失较多，此种干燥方式已逐渐为喷雾干燥法所代替。一般全脂奶粉的营养成分约为鲜奶的8倍左右。

脱脂奶粉是将鲜奶脱去脂肪，再经上述方法制成的奶粉。此种奶粉含脂肪仅为1.3%，脱脂过程使脂溶性维生素损失较多，其他营养成分变化不大。脱脂奶粉一般供腹泻婴儿及少油膳食的患者食用。

调制奶粉又称人乳化奶粉，是以牛奶为基础，参照人乳组成的模式和特点，进行调整和改善，使其更适合婴儿的生理特点和需要。调制奶粉主要是减少了牛乳粉中酪蛋白、甘油三酯、钙、磷和钠的含量，添加了乳清蛋白、亚油酸和乳糖，并强化了维生素A、D、B_1、B_2、C，叶酸和微量元素铁、铜、锌、锰等。

3．酸奶是在消毒鲜奶中接种乳酸杆菌并使其在控制条件下生长繁殖而制成。牛奶经乳酸菌发酵后游离的氨基酸和肽增加，因此更易消化吸收。乳糖减少，使乳糖酶活性低的成人易于接受。维生素A，B_1，B_2等的含量与鲜奶含量相似，但叶酸含量却增加了1倍，胆碱也明显增加。此外，酸奶的酸度增加，有利于维生素的保护。乳酸菌进入肠道可抑制一些腐败菌的生长，调整肠道菌相，防止腐败胺类对人体的不良作用。

二、乳类的合理利用

乳类的碳水化合物主要以乳糖的形式存在，有些成人小肠内乳糖酶活性低，食入乳类可出现腹胀、腹痛和腹泻等乳糖不耐症的症状，若改食酸奶，症状可减轻或消失，因为酸奶中乳糖含量低。或者可减量食用，经一段时间适应，可刺激提高乳糖酶活性，从而消除乳糖不耐症的不良作用。

鲜奶水分含量高，营养素种类齐全，十分有利于微生物生长繁殖，因此须经严格消毒灭菌后方可食用。消毒方法常用煮沸法和巴氏消毒法。煮沸法是将奶直接煮沸，设备要求简单，可达消毒目的，但对奶的理化性质影响较大，营养成分有一定损失，多在家庭使用。大规模生产时采用巴氏消毒法。巴氏消毒常用两种方法，即低温长时消毒法和高温短时消毒法，前者将牛奶在63℃下加热30分钟；后者在90℃加热1秒。正确地进行巴氏消毒对奶的组成和性质均无明显影响，但对热不稳定维生素如抗坏血酸约可损失20%～25%。

此外，奶应避光保存，以保护其中的维生素。研究发现，鲜牛奶经日光照射1分钟后，B族维生素很快消失，抗坏血酸也所剩无几。即使在微弱的阳光下，经6小时照射后，B族维生素也仅剩一半，而在避光器皿中保存的牛奶不仅维生素没有消失，还能保持牛奶特有的鲜味。

（南芳　王黎）

第八章 健康人群的营养需要

第一节 孕妇营养

从妊娠开始至分娩，母体要经历一系列的生理、生化改变。在此期间，母体不仅要保证自身生理变化的营养需要，还要供给胎儿生长发育所需要的营养。孕妇的营养不仅关系到自身的健康，同时影响到胎儿的正常生长发育。因此，孕妇的合理营养是保证母体健康，胎儿的正常生长发育的基础。

一、妊娠期的生理特点

妊娠是一个复杂的生理过程，孕妇在妊娠期间需进行一系列的生理调整，以适应胎儿在体内的生长发育、吸收母体营养和排泄废物。

（一）代谢改变

在大量雌激素、孕激素及绒毛膜促乳腺生长素等激素的影响下，孕期母体的合成代谢增加，基础代谢升高，孕后期每日约增加200kcal。妊娠后合成代谢主要有两方面，一方面是身体合成一个完整的重约3.2kg的胎儿，另一方面是母体生殖系统进一步发育。这两种合成都需要一定的营养物质来支持。

在整个妊娠过程中，母体对碳水化合物、脂肪、蛋白质的代谢也有所改变。孕期胰岛素功能旺盛，胰岛素分泌增加，但由于拮抗胰岛素的激素水平增高，糖耐量试验时血糖增高幅度大而恢复慢，致糖耐量异常及妊娠糖尿病发生率升高。妊娠期肠道吸收脂肪能力增强，血脂增加，脂肪积存较多。孕期妇女蛋白质的需要量增加，应增加供给量使体内保持正氮平衡状态。母体储备的氮，除供给胎儿生长发育及子宫、乳房增长的需要，还要为分娩期的消耗做准备。

（二）消化系统的变化

孕期胃肠道平滑肌张力降低，消化液分泌减少，胃肠蠕动减慢，常出现胃肠胀气和便秘。孕早期孕妇常有恶心、呕吐等妊娠反应。但对某些营养素如钙、铁、维生素B_{12}及叶酸的吸收能力增强。

（三）泌尿系统改变

妊娠期孕妇需排出母体及胎儿的代谢废物，因此肾负担加重。肾小球滤过率能力增强，蛋白质代谢产物尿酸、尿素、肌酐等排出增加。肾小管再吸收能力不能随肾小球滤过率增加而增加，故孕妇尿中可出现葡萄糖、氨基酸，水溶性维生素的排出明显增加。

（四）血容量及血流动力学变化

血容量于妊娠10周以后开始增加，至妊娠32～34周达高峰。正常妇女血浆容量约2.6L，孕期血容量可增加30%～45%，平均约增加1500ml。红细胞也在妊娠10周以后开始增加，一直持续到足月。红细胞量的增加因孕妇是否补铁而不同。未补铁者孕期红细胞量增加18%，补铁者孕期红细胞量可增加30%。由于血容量的增加幅度较红细胞增加的幅度大，致使血液相对稀释，血中血红蛋白浓度下降，出现生理性贫血。从妊娠 7 ～ 8 周，白细胞开始增加，至妊娠 30 周达高峰，主要为中性粒细胞增多。妊娠期血液处于高凝状态，血小板略有减少。

孕早期血清总蛋白的浓度下降，最初主要反映在白蛋白的降低，主要由于血浆容量增加和蛋白质的合成率改变所致。孕期除血脂及维生素 E 以外，几乎母体血浆中所有营养素均降低，包括葡萄糖、氨基酸、铁以及大多数水溶性维生素如维生素 C、维生素 B_6、叶酸、生物素等。血浆中这些营养素水平的降低不能完全用孕期血浆容量增加而引起的血内容物相对稀释来加以解释。很多营养素的特点是母体血浆营养素水平降低而胎儿血浆营养素水平较高；胎盘组织的营养素水平更高。显示出胎盘明显具有从母体血循环吸取营养素大量储存，以供给胎儿的需要。胎盘起着生化阀的作用，使营养素从母体进入胎盘后运至胎儿而不能再由胎盘渗透回母体，这种方式对胎儿有利。水溶性维生素能主动转运到胎儿，致使母体血中的含量常偏低，以叶酸为例，由于母体营养素的消耗，胎儿叶酸水平可以保持正常，而母体则可因叶酸严重缺乏而迅速导致贫血。脂溶性维生素只能部分通过胎盘，因此孕妇血中的含量较高，例如孕妇血浆中维生素 E 浓度可增高 4 倍。

（五）体重的变化

妊娠期间，母体最明显的变化是体重的增加。健康妇女正常饮食饮食，孕期一般增加体重 10～12.5kg。孕早期（1～3 个月）体重增加较少，孕中期（4～6 个月）和孕后期（7～9 个月) 则每周稳定增加 350～400g。孕期的体重增长因孕前体重的不同而不同。孕前消瘦者孕期增中应较一般妇女稍多，而超重和肥胖妇女孕期增重应稍少。自孕中期开始，正常体重妇女每周增加体重 0. 4kg 为宜，体重低的妇女每周增加 0.5kg，超重的妇女每周增加 0.3kg 为宜。

孕妇体重的增长过多或过少对母体和胎儿均有不利影响。增长过多可引起胎儿生长过大，难产机会增多。母体水肿，体内脂肪沉积过度导致肥胖，大量水钠潴留，妊高征发生率增加。体重增长过低，胎儿在子宫内生长发育迟缓，易使早产儿、低体重儿发生率增高。

孕期体重增长平均 11kg，其中包括 7kg 水、3kg 脂肪、1kg 蛋白质。水分布于胎儿、胎盘、羊水，母体子宫、乳房、血液及细胞外液。脂肪的储存主要自孕 10 周以后至 30 周以前，即在胎儿快速生长以前体内额外代谢所消耗能量相对较少的时期。孕期储存脂肪并非简单地通过增加膳食摄入量，而是由于黄体酮的作用。储存的脂肪主要分布在腹部、背部及大腿上部，以备必要时满足孕后期增加的能量需要及哺乳期的能量需要。

二、孕期的营养需要

（一）能量

孕期总能量的需要量增加，包括提供胎儿生长、胎盘、母体组织增长，孕妇体重的增长，蛋白质、脂肪储存以及增加代谢所需的能量。

影响能量需要的因素很多，如孕前体重、体成分、孕期体重增长数量和组成以及活动程度等。不可能有一个确切的能量需要量可被应用于所有妇女。能量的摄入与消耗以保持平衡为适宜，过多摄入并无益处。一般可根据定期测量体重的增长正常与否来判断能量摄入是否过多。我国营养学会 2002 年修订的膳食营养素参考摄入量（DRI）建议孕妇于妊娠 4 个月后每日增加能量摄入 0.84MJ（200kcal）。

（二）蛋白质

孕期对蛋白质需要增加，以满足母体、胎盘和胎儿生长的需要。孕期所增长的体重中，蛋白质占将近 1kg，一半储存于胎儿，其于分布在子宫、乳房、胎盘、血液和羊水中。孕期蛋白质的储存量随孕周的增长而增加，妊娠第一个月每日储存 0.6g，至妊娠后半期每日储存 6～8g，特别是最后 10 周，胎儿需要更多的蛋白质以满足组织合成和快速生长的需要。为此，我国营养学会建议孕早期每日膳食应增加蛋白质摄入量 5g，孕中期每日膳食应增加蛋白质摄入量 15g，孕末期每日应增加 20g。故轻体力劳动的孕妇每日摄入蛋白质总量为孕中期 80g，孕末期 85g，其中动物类和豆类食品等优质蛋白质应占 1/3 以上。

（三）脂肪

孕妇妊娠过程及胎儿的发育，均需有脂肪储备。在胎儿脑及神经系统发育过程中，需要适量必须脂肪酸构成其固有成分。妊娠期间如缺乏脂类，将推迟脑细胞的分裂与增殖，还可影响脂溶性维生素的吸收。但由于孕妇的血脂已较非孕时增高，如供给脂肪量过多，将使非生理性体重增加，故脂肪总量不宜过多。一般要求孕妇膳食脂肪占总量以 20%～30% 为宜，其中饱和脂肪、单不饱和脂肪、多不饱和脂肪酸分别为＜10%、10%、10%。

（四）碳水化合物

碳水化合物是能量的主要来源。对于胎儿来说，由于其组织中脂肪酸氧化酶活力很低，较少利用脂肪供能，葡萄糖就几乎成为提供胎儿能量的唯一形式。妊娠期糖代谢的改变，使孕妇平时血糖低于非妊娠妇女，为了节省葡萄糖以满足胎儿能量的需要，母体不得不以氧化脂肪和蛋白质来供能。当孕妇碳水化合物摄入不足，处于饥饿状态，脂肪动员过快，氧化不完全时，易出现酮症或酮症酸中毒。孕期体重增加少的孕妇对酮症更敏感。孕妇即使妊娠反应严重，每日至少应摄入碳水化合物 150～200g，由碳水化合物所提供的能量以占总能量的 60% 为宜。

（五）矿物质

由于孕期的生理变化，血浆容量和肾小球滤过率的增加，使得血中各种矿物质的浓度降低。孕期膳食中可能缺乏的主要是钙、铁、锌。

1. 钙：成年妇女体内含钙 1kg，孕期需增加储存 30g，几乎均在妊娠最后 3 个月积存于胎儿，用于胎儿骨骼和牙齿的发育。孕期一系列复杂的内分泌和生理调节使孕早期即开始增加钙的吸收，至孕 20 周时钙的吸收可增加一倍并保持高吸收率于整个孕期。新生儿脐带血清总钙及离子钙水平较母亲血清钙为高，表明钙通过胎盘从母亲运至胎儿血循环。胎儿 20 个乳牙和第一颗恒牙均在孕 8 个月时发育钙化。因此孕期需增加钙的摄入以保证母亲骨骼的钙不致因满足胎儿对钙的需要而耗竭。中国营养学会推荐的孕妇每日钙参考摄入量：孕早期为 800mg，孕中期为 1000mg，孕末期为 1200mg。钙的最好食物来源是奶及奶制品，此外豆制品、芝麻酱、虾皮、海带等海产品含钙也很丰富。

2. 铁：缺铁性贫血是个普遍存在的问题，在妇女中较多见，因此许多妇女在开始妊娠时体内铁储存已较少。孕妇及胎儿在妊娠期和分娩时总共需铁约 1000mg 其中 350mg 满足胎儿和胎盘的需要，450mg 为孕期红细胞增加的需要，其余部分用以补偿分娩时失血所丢失的铁约 200mg。孕期铁的吸收明显增加，母亲的铁储存被动用以满足孕后期胎儿对铁的需要。胎儿出生时体内储存铁 280mg，能满足婴儿 4～6 个月红细胞的需要。新生儿脐带血铁浓度较母血为高，且在母亲缺铁时也不降低，但孕期铁的吸收量、红细胞增加程度和胎儿铁储备量均受母亲铁营养状态的影响。目前已有大量证据认为孕早期的铁缺乏与早产和低出生体重相关，缺铁性贫血与孕期体重增长不足有关。由于食物中铁的吸收率低，尤其是我国膳食中铁的来源多数为植物性食物所含的非血红素铁，估计膳食铁的吸收率约为10%，因此中国营养学会推荐的孕妇每日铁的膳食参考摄入量：孕早期为每日20mg，孕中期为25mg, 孕晚期为35mg。但孕期对铁的需要通常很难从膳食得到满足，即使是营养良好的人群也不例外。故一些学者主张自孕中期至末期每日补充30mg元素铁。动物肝、动物血、瘦肉是铁的良好食物来源，含铁丰富吸收好。此外蛋黄、豆类、某些蔬菜如油菜、芥菜、雪里蕻、菠菜等也提供部分铁。牛奶是贫铁食物，不是补铁的良好食物。

3．锌：成年妇女体内含锌1.3g，孕期可增至1.7g，其中60mg在胎儿成熟期间被利用。胎儿对锌的需要量在孕末期最高，但锌对孕早期胎儿器官的形成极为重要。孕期母体血清锌浓度降低，新生儿脐带血清锌浓度较母亲血清锌约高50%。孕妇于孕中期开始应增加锌的摄入量，中国营养学推荐的孕妇每日锌的膳食参考摄入量：孕早期为11.5mg，孕中期为16. 5mg，孕晚期为16. 5mg，以满足胎儿生长发育的需要。

4．碘：碘是合成甲状腺素所必需的营养素，而甲状腺素可促进蛋白质的合成并促进胎儿生长发育，对于大脑的正常发育和成熟非常重要。孕妇碘缺乏可致胎儿甲状腺功能低下，从而引起以严重智力发育迟缓和生长发育迟缓为主要表现的克汀病。在妊娠头3个月，通过纠正母亲碘缺乏可以预防。孕中期开始基础代谢率增高，反映甲状腺素增加和碘的需要量增加。中国营养学推荐的孕妇每日碘的膳食参考摄入量由非孕妇女的150μg增至200μg。目前我国采用强化碘盐预防碘缺乏，孕期应每周进食一次紫菜、海带等富含碘的海产品。

（六）维生素

许多维生素在血清中的浓度于孕期时降低的，这与孕期的正常生理调节有关，并不一定反映明显地增加了需要量。孕期需特别考虑的维生素为维生素A、D及B族维生素。

1．维生素A: 摄入足够的维生素A可维持母体健康及胎儿的正常生长，并可在肝中有一定量的储存。虽然维生素A是胎儿所必需，但孕妇不可摄入大量维生素，过量维生素A不仅可引起中毒，而且有导致先天畸形的可能。中国营养学推荐的孕妇每日维生素A的膳食参考摄入量：孕早期为800μg，孕中期为900μg，孕晚期为900μg。孕妇每日维生素A的最高摄入量为2400μg。视黄醇来源于动物的肝、牛奶、蛋黄等，β－胡萝卜素来源于深绿色蔬菜、黄红色蔬菜和水果。

2．维生素D: 孕期维生素D缺乏可影响胎儿的骨骼发育，也能导致新生儿的低钙血症（hupocalcemia）、牙齿发育缺陷及孕妇骨质软化症。但孕期维生素D缺乏一般较少见，主要发生在北方日照不足的地区，而且常伴有钙摄入量不足。由于过量摄入维生素D可引起中毒，故孕期补充维生素D需慎重。孕妇每日膳食维生素D的参考摄入量为10μg（400IU）。

3．维生素E：孕期血清维生素E水平升高，至孕后期可达非妊娠状态的2倍。母血维生素E含量高于新生儿脐带血的含量。血清维生素E浓度与血清脂质的浓度密切相关。孕妇膳食维生素E的参考摄入量我国定为每日14mg。

4．维生素B_1：由于维生素B_1主要功能为参与碳水化合物代谢，且不能在体内长期储存，因此足够的摄入量十分重要。孕妇缺乏维生素B_1时母体可能没有明显的临床表现，但胎儿出生后却可能出现先天性脚气病。孕期膳食维生素B_1的参考摄入量为每日1.5mg。动物内脏如肝、心、肾、瘦肉、豆类和粗加工的粮谷类等是维生素B_1的良好来源。

5．维生素B_2：核黄素是辅酶FMN、FAD的组成成分，与能量代谢有密切关系。孕期维生素B_2需要量增高，若摄入不足则随着妊娠的进展可出现维生素B_2缺乏。当体内维生素

B_2 不足时，红细胞谷胱甘肽还原酶活性系数增高，据此指标可判断维生素 B_2 是否缺乏。孕期维生素 B_2 的参考摄入量为每日 1.7mg。肝、蛋黄、肉类、奶类是维生素 B_2 的主要来源，谷类、蔬菜水果也含有少量的维生素 B_2。

6．维生素 B_6：维生素在体内组织中经磷酸化后成为其活性形式磷酸吡哆醛，对核酸代谢及蛋白质合成有重要作用。孕期血液中维生素 B_6 的浓度降低，对维生素 B_6 的需要量增加。当蛋白质摄入量增多时，B_6 的供给量亦应增加。孕妇每日膳食维生素 B_6 的参考摄入量为 1.9mg。维生素 B_6 的食物来源主要是动物肝、肉类、豆类以及坚果等。

7．叶酸：叶酸可促进胎儿的正常发育并防止巨幼细胞性贫血，叶酸缺乏可增加早产及神经管畸形的发生率，孕妇对叶酸的需要量大大增加。我国孕妇每天膳食叶酸参考摄入量为 600μg。由于畸形的发生是在妊娠的最初 4 周内，即胎儿神经管形成的闭合期，故叶酸的补充时间应从孕前至少 1 个月至怀孕后 3 个月。大剂量补充叶酸掩盖 B_{12} 缺乏的早期表现而导致神经系统受损，故妊娠期叶酸每天最高摄入量为 1000μg。

8．维生素 B_{12}：维生素 B_{12} 缺乏可引起巨幼红细胞性贫血及神经系统损害。我国孕妇每天膳食 B_{12} 参考摄入量为 2.6μg。膳食中的维生素 B_{12} 主要来自动物性食物，如肉类、动物内脏、鱼、禽、贝类和蛋类。

9．维生素 C: 胎儿生长发育需要大量维生素 C，因其对胎儿骨骼和牙齿形成，造血系统的健全和机体抵抗力等都有促进作用。缺乏时，胎儿出生后易患贫血与坏血病，孕妇也可造成流产或早产。因此我国营养学会建议孕妇每日维生素 C 的膳食参考摄入量孕早期为 100mg，孕中期为 130mg，孕晚期为 130mg。维生素 C 主要存在于蔬菜和水果。

三、孕妇合理膳食

（一）妊娠初期（0 ～ 3 个月）

妊娠初期胎儿发育缓慢，孕妇能量、营养素的需要与孕前基本相同或略高，故孕妇膳食在量方面可不加改变。

妊娠初期孕妇常有妊娠反应，恶心、呕吐、厌食、厌油腻、偏食、嗜酸，晨起最为明显，午饭后减轻。妊娠初期膳食在不妨碍健康的原则下，根据孕妇喜好给予清淡易消化的饮食，少食多餐。有时可吃烤馒头片、面包干、饼干等较干的食物，可减少恶心呕吐。孕妇每日必须食入至少 150g 碳水化合物，以免体内脂肪分解产生酮体供能，血中过高的酮体将影响胎儿早期神经系统的发育。妊娠反应十分严重而无法进食者需静脉输入葡萄糖、维生素和矿物质。保证富含优质蛋白质的食物摄入，如鱼、禽、畜肉类，蛋类和奶类。保证蔬菜、水果等碱性食物的供给，防止发生酸中毒。多吃富含维生素 B_1、维生素 B_6、维生素 C 的食物增强消化功能，减轻妊娠反应。

为了避免胎儿神经管畸形，在计划妊娠前及孕早期应补充叶酸。

（二）妊娠中期（4 ～ 6 个月）

妊娠中期胎儿迅速增长，平均每日增重 10 ～ 20g，各种营养素需要量随之增加，母体也开始储存蛋白质、脂肪、钙、铁等重要营养素，因此妊娠中期应保证供给充足的能量和各种营养素，尤其注意铁的补充。妊娠中期的膳食应保证充足的鱼、禽、畜肉、蛋、奶及豆制品供给，以提供优质蛋白质、钙、铁；多摄入新鲜蔬菜和水果，以提供维生素和矿物质；保证充足的谷类以提供能量；适量摄入硬果，以提供脂溶性维生素和必需脂肪酸；适量摄入一些海产品。要注意控制盐的摄入以避免水肿。

（三）妊娠末期（7～10个月）

妊娠末期胎儿生长速度已达高潮，胎儿体内组织、器官迅速增长，脑细胞分裂增殖加快，骨骼开始钙化，胎儿体内铁、钙、蛋白质在此期大量储存。与此同时孕妇子宫增大、乳腺发育加快，对能量、蛋白质、维生素和矿物质的需要均有明显的增加。妊娠末期膳食供给食品应较丰富，尽量食物多样化，合理搭配。充足的营养固然重要，但不可过量，应维持适宜的体重增长。妊娠末期应尤其注意钙的补充。

（四）中末期孕妇膳食选择

1．粮谷类：每天应保证主食350～450g。

2．牛奶：含有优质蛋白质及丰富的钙，也是维生素A、D及维生素B_2、B_6的食物来源。每日应供应250～500ml。食后如有胀气不适，可改用酸奶。

3．蛋类是提供优质蛋白的最佳天然食物，也是脂溶性维生素及叶酸、维生素B_{12}、B_6、B_2的丰富来源，铁含量较高。每日摄入1个。

4．鱼、禽、畜瘦肉及动物血都是蛋白质、无机盐、维生素的良好来源。每日膳食应摄入50～150g，可用豆制品代替。

5．肝：是维生素A、D、叶酸、维生素B_{12}、B_1、B_2、尼克酸及铁的优良来源，也是蛋白质的良好来源。每周至少1～2次，每次100g左右。

6．大豆及其制品：是植物性食品中蛋白质、B族维生素及无机盐的丰富来源，发芽后的豆芽富含维生素C。每日摄入豆类及其制品50～100g。

7．新鲜蔬菜：绿叶蔬菜、黄红色蔬菜是维生素、无机盐、食物纤维的丰富来源。每日应摄入新鲜蔬菜400～750g，其中有色蔬菜应占一半以上。每日供给新鲜水果150～200g。

8．为保证碘的摄入，应食用碘盐，并经常食用海带、紫菜、海鱼、虾、虾皮等海产品。

（庄桂花）

第二节　乳母营养

一、泌乳生理

影响乳汁分泌的主要因素包括内分泌因素、哺乳期母亲的营养状况及哺乳期母亲的情绪状态。

（一）内分泌因素对泌乳的影响

青春期乳房的发育主要系雌激素和黄体酮的作用，促使乳腺腺泡和导管的发育。乳汁的分泌是在乳腺腺泡细胞，而腺泡又连接许多导管，导管、腺泡的周围是脂肪、结缔组织和血管。妊娠期间乳房较正常增大2～3倍，同时乳腺腺泡、导管处于分泌乳汁的准备状态。一旦分娩，乳汁的分泌受两个反射控制。一为产奶反射（milk production reflex），当婴儿开始吸吮乳头时，刺激垂体产生催乳素引起乳腺腺泡分泌乳汁，并存集于乳腺导管内。二为下奶反射（let-down reflex），婴儿吸吮乳头同时还刺激垂体产生催乳素，引起腺泡周围的肌肉收缩，促使乳汁沿乳腺导管流向乳头。下奶反射易受疲劳、紧张、乳头破裂引起疼痛等情绪的影响。催产素同时还作用于子宫，引起子宫肌肉收缩，从而可帮助停止产后出血；促进子宫复原。

（二）乳母的营养状况对泌乳的影响

1. 乳母营养对泌乳量的影响　孕末期临近分娩时，乳房已可分泌少量乳汁，产后当婴儿开始吸吮乳头则乳汁分泌很快增加。在正常情况下于产后第二天约分泌 100ml，至第二周增加到 500ml 左右，一般达到有效和持久地正常分泌约在产后 10～14 天，随后逐渐增加，一个月时约 650ml，3 个月后每日乳汁分泌量约为 750 ～ 850ml。但个体之间变化较大，即使是营养良好的人群也同样。泌乳量少是母亲营养不良的一个指征，一般营养较差的乳母产后头 6 个月每日泌乳量约为 500 ～ 700ml，后 6 个月每日约 400 ～ 600ml，饥荒时营养不良的乳母甚至可以完全终止泌乳。在母亲营养状况极差的地区，以母乳为唯一来源的婴儿于产后 6 个月内出现早期干瘦型蛋白质能量营养不良的患病率增加，而在发展中国家一般的营养状况下，单独母乳喂养的婴儿在头 4～6 个月可以正常的生长。但由于婴儿的需要量和母亲的泌乳量在个体之间差异很大，故很难根据泌乳量来判断能否满足婴儿的需要，通常可根据婴儿体重的增长率作为奶量是否足够的较好指标。

2. 乳母营养对乳汁成分的影响

（1）蛋白质　母乳中蛋白质含量多在 0.8%～1% 范围之内。但当乳母膳食的蛋白质质量差、摄入量又严重不足时，会影响乳汁中蛋白质的含量和组成。

（2）脂肪　乳母膳食中脂肪酸的含量和组成影响着乳汁中的脂肪酸含量和组成，但乳母膳食中胆固醇的含量对母乳中胆固醇的含量似乎无影响。

（3）碳水化合物　乳母膳食摄入量对乳汁中乳糖含量的影响不明显。

（4）维生素　脂溶性维生素中维生素 A 在乳汁中的含量与乳母膳食关系密切。乳母膳食中维生素 A 丰富时，则乳汁中也会有足够量的维生素 A。母乳中维生素 D、K 浓度低，且几乎不受乳母膳食的影响。水溶性维生素如维生素 B_1、B_2、B_6、B_{12}、叶酸、尼克酸和维生素 C 等大多能自由通过乳腺，所以它们在乳汁中的含量直接受乳母膳食的影响。

（5）矿物质　母乳中钙的含量一般比较恒定，膳食中钙供给不足时，首先会动用母体内的钙，以维持乳汁中钙含量的稳定。但乳母膳食中长期缺钙也可导致乳钙含量降低。母乳中铁含量很低，乳母膳食中铁含量的多少对乳汁中的铁含量影响甚微。乳汁中锌含量与膳食中动物性蛋白质和动物性食物来源锌有一定的关系。乳汁中铜的含量也与乳母动物性蛋白质的摄入量有关。乳母的硒和碘的摄入量与乳汁中的这两种元素的浓度有密切相关。

（三）乳母的情绪状态对泌乳的影响

乳母的情绪可影响到乳汁分泌，如乳母焦虑、悲伤、紧张、惊恐、愤怒等均可使乳汁分泌减少。部分产妇对母乳喂养缺乏信心，特别是现代职业妇女因生活节奏改变和思想紧张，也可影响乳汁分泌。在哺乳期间，乳母应保持精神愉快，树立用母乳喂养婴儿的信心。

二、乳母营养需要

乳母营养状况的直接影响乳汁的质和量，进一步影响婴幼儿的生长发育与健康状况。如果母体营养素摄入不足，将动用体内的营养素贮备以维持乳汁营养成分的恒定，同时也影响乳母健康。为了保证乳汁质量以及母体健康，乳母要注意合理营养和平衡膳食。

（一）能量

乳母对能量的需要量增加。因为乳母除要满足自身的能量需要外，还要供给乳汁所含的能量和分泌乳汁过程本身需要的能量。产后 1 个月内由于乳汁分泌不多，每日约 500ml，故乳母的膳食能量适当供给即可。至 3 个月后每日泌乳量增加到 750～850ml，人乳的能量含量约为280～320kJ（67～77kcal）/100ml，平均为285kJ（70kcal）/100ml，由于母体能量转化为乳汁能量的有效转化率为80%，因此乳母要合成1L的乳汁，约需要3760kJ（900kcal）的能量。妇女在正常妊娠条件下，脂肪储备可为泌乳提供约1/3的能量，其余2/3能量需要由膳食来提供。中国营养学会提出乳母每日能量推荐摄入量，在正常成年妇女的基础上每日增加2090kJ（500kcal）。衡量乳母摄入的能量是否充足，可根据母乳量和母亲的体重来判断。泌乳量应能使婴儿饱足，而母亲应逐渐恢复至孕前的体重。如果母亲较孕前消瘦或孕前储存的脂肪不减，表示能量摄入量不足或过多。

（二）蛋白质

蛋白质摄入量的多少，对乳汁分泌的数量和质量的影响最为明显。母乳蛋白质平均含量为12g/L，正常情况下每日泌乳约750ml，所含蛋白质约为9g，但母体内膳食蛋白质转变为乳汁蛋白质的有效率约为70%，故分泌750ml乳汁需要消耗膳食蛋白质13g，如果膳食蛋白质的生理价值不高，则转变成乳汁蛋白质的效率更低。因此除满足母体正常需要量外，每日需额外补充20～30g蛋白质以保证乳汁中蛋白质含量。我国营养学会推荐乳母应每日增加蛋白质20g，达到每日85g，其中一部分应为优质蛋白质。

（三）脂肪

人乳的脂肪含量在一天之内和每次哺乳期间均有变化，当每次哺乳临近结束时，乳汁中脂肪含量较高，有利于控制婴儿的食欲。膳食中脂肪的种类可影响乳汁中的脂肪成分，如摄入含不饱和脂肪酸的植物油较多，则乳汁中亚油酸的含量也高。乳汁中必需脂肪酸对于婴儿中枢神经系统的发育和脂溶性维生素的吸收有促进作用。目前我国还没有关于脂肪的每日推荐摄入量，我国营养学会建议乳母每日膳食脂肪摄入量应以其能量占总热量的20%～30%为宜。

（四）矿物质

1．钙　人乳中钙含量比较稳定，一般为34mg/100ml，乳母每日通过乳汁分泌损失的钙约300mg。当乳母膳食钙的摄入量不足时，通常不会影响乳汁的分泌量及乳汁中的钙含量，但可消耗母体的钙储备，母体骨骼中的钙将被动用以维持乳汁中钙含量的恒定。其结果乳母可因缺钙而致骨质软化症，常常出现腰腿酸痛、抽搐等症状。因此乳母应增加钙的摄入量，我国营养学会乳母膳食钙推荐摄入量为每日1200mg。钙的最好食物来源为牛奶，乳母每日若能饮用牛奶500ml，则可获得570mg钙。

2．铁　由于铁不能通过乳腺输送到乳汁，因此母乳中铁含量极少，仅为0.05mg/100ml。增加乳母铁的摄入可以补充母体分娩时的消耗，矫正或预防乳母贫血的状态。但对乳汁中铁的增加并不明显，故婴儿若要补充铁还需从辅助食品中摄入。乳母膳食铁的适宜摄入量为每日25mg。

3．碘　乳母的基础代谢和能量消耗增加，碘的摄入量也应随之增加。乳汁中的碘一般高于母体血浆中的碘的浓度，乳母摄入的碘可很快出现于母乳中。我国营养学会建议乳母膳食碘的参考摄入量每日为200μg。多吃海带、紫菜等海产品可增加碘的摄入量。

（五）维生素

1．脂溶性维生素

乳母维生素A的摄入量可以影响乳汁中的维生素A的含量，因为维生素A可以少量通过乳腺进入乳汁，尤以产后2周内的初乳富含维生素A，随着成熟乳汁的产生，维生素A的含量下降，平均约为60μg/100ml。通过膳食补充维生素A可提高乳汁中维生素A的含量数倍，但膳食中维生素A转移到乳汁中的数量有一定限度，超过一定限度则乳汁中含量不按比例增加。中国营养学会提出乳母膳食维生素A的推荐摄入量为每日1200μg（合4000国际单位），较一般妇女增加了500μg。

维生素D几乎不能通过乳腺，因此母乳中的维生素D含量很低。乳母膳食维生素D的推荐摄入量为每日10μg（合400国际单位）。

2．水溶性维生素

多数水溶性维生素均可通过乳腺进入乳汁，但乳腺可控制调节其含量，当乳汁中含量达到一定程度即不再增加。

母乳中维生素B_1含量平均为0.02mg/100ml。不论乳母的营养状况如何，补充维生素B_1后乳汁中含量明显增加，且充足的维生素B_1有促进乳汁分泌的作用。乳母维生素B_1摄入严重不足可导致母乳喂养的婴儿易患脚气病。乳母膳食维生素B_1的参考摄入量为每日1.8mg，应增加富含维生素B_1的食物，如瘦肉、粗粮和豆类及其制品。

母乳中维生素B_2的含量平均为0.03 mg/100ml。维生素B_2的情况与维生素B_1相似，给乳母补充维生素B_2，则乳汁中维生素B_2的含量就会显著增加。我国乳母膳食维生素B_2的参考摄入量为每日1.7mg。富含维生素B_2的食物有肝、奶、蛋以及蘑菇、紫菜等。

母乳中的维生素C的平均含量为4.7mg/100ml，乳汁中维生素C含量与乳母的膳食有密切关系。我国乳母膳食维生素C的推荐摄入量为每日130mg。富含维生素C的食物有新鲜的蔬菜和水果，特别是鲜枣与柑橘类。

（六）水分

乳母每天摄入的水量与乳汁分泌量有密切关系。为了增进乳汁分泌，乳母膳食应补充流汁食物如汤类和各种粥等，补充乳汁中的水分。

三、乳母的合理膳食

哺乳期的营养非常重要，乳母的膳食安排要注意以下几点：

1．膳食多样化、粗细粮搭配　乳母膳食应尽量做到食物种类齐全，主食和副食应多样化，不要偏食。主食不能只选择精白米、面，应适当搭配些粗杂粮，如小米、燕麦、红小豆、绿豆等。这样不仅保证各种营养素的供给，还可使蛋白质起到互补作用，提高蛋白质的营养价值。

2．供给充足的优质蛋白质　动物性食物如肉、蛋、奶、海产品等可提供优质的蛋白质，宜多选用。要保证乳母每天摄入的蛋白质有1/3以上来自动物性食物。大豆类食物能提供质量较好的蛋白质和钙质，也应充分利用。

3．多食含钙丰富的食物　乳母对钙的需要量增加，应特别注意补充。乳及乳制品（如牛奶、酸奶、奶粉、奶酪等）含钙量高，且易于吸收利用，每天应保证摄入一定数量。小鱼、小虾含钙丰富，可制软后连骨带壳食用。大豆及其制品也可提供一定数量的钙。

4．多食含铁丰富的食物　为了预防缺铁和缺铁性贫血，应多摄入含铁高的食物，如动物的肝、血豆腐、肉类、鱼类等。

5．保证蔬菜、水果的摄入　新鲜蔬菜水果富含多种维生素、无机盐、纤维素、果胶、有机酸等成分，还可增进食欲，防止便秘，促进乳汁分泌，是乳母不可缺少的食物，每天应保证摄入500g以上，并多选择绿叶蔬菜和其他有色蔬菜。

6.注意烹调方法　动物性食物如畜、禽、鱼类的烹调方法以煮或煨最好，少用油炸。

食用时同时喝汤，这样既可以增加营养，还可以补充水分，促进乳汁分泌。

7. 注意食品卫生、少食用刺激性大的食物、污染的食物。乳母吸烟、饮酒或长期服用某些药物，可通过乳汁影响婴儿的健康，需特别注意。

第三节 婴儿营养

自出生后到满周岁之阶段称为婴儿期。婴儿期的生长与发育，一方面是受遗传的影响，另一方面与母亲怀孕期营养状况，婴儿期的哺喂和副食品的添加是否适当，以及哺喂态度是否亲密等有密切关系。此期的生长与发育是人生过程中最快速的一个阶段，且人体中每一个器官与系统皆有其关键生长期，在此时期中，细胞增殖快速，有明显之生长，若营养成分供应不足，则将器官系统之发育造成不可恢复之伤害。

一、婴儿身体的生长与发育

（一）体重与身高

我们可从外观判断婴儿是否健康，身高与体重的增加是渐进而稳定的。婴儿在4～6个月时其体重约为出生时之2倍，满同岁时约为3倍。此时之身高亦较出生时增长1/2，其成长速率是一生中各年龄阶层中最为快速的。2岁以前的体重差异受到营养状态的影响非常大。

（二）脑神经组织

脑神经组织是身体各器官中发育最快的，出生满八个月时脑部的重量增为两倍，三岁时三倍，至五岁时其脑部的发育几乎已为成人的百分之九十以上。脑部的成长除了细胞数目的增加外，体积也增大，假如此时有营养供应不足的情形，而错过细胞生长与发育最重要时期，即使日后再多增营养，亦不能弥补使其恢复，脑细胞无法再增多，就容易造成营养不良性的智力不足，这种伤害是永久性的。

（三）心血管系统及呼吸系统

婴儿初生的前几个月，生长非常快速。因此，血液输出量、心脏收缩率和脉搏的跳动都要比一般成人快，以输送足够的养分至各组织。而婴儿的年龄愈小，其新陈代谢愈旺盛，氧气需要量较多，为了提供足够的氧气以供使用，因此呼吸的频率也增加。

健康的初生婴儿其血液中血红素含量为14～20g/dl，这些丰富的血红素，足以应付出生后4～6个月婴儿体组织生长所增加的血液容积之需要。到3个月大的时候，血红素浓度会降至12g/dl以下，因此在四个月大时须开始添加含铁质的副食品，如到6个月时未能及时补充铁，血红素可能降到10g/dl以下，就会发生缺铁性贫血。

（四）肾系统

婴儿出生后的前几个月，肾过滤高浓度溶质的能力较低，要满周岁以后肾功能才逐发育完全。对生长迅速的健康婴儿而言，其身体组织之合成需要大量的氮及电解质，摄取高生物价蛋白质的乳类，所以氮及电解质的排泄受限制，因此不会造成肾太大的负担。唯在发烧、腹泻、肾疾病、或其他会影响肾功能的疾病下，须特别注意液体的摄取，以及尿液中电解质的浓度，以防止引起脱水和电解质不平衡之危险。

（五）消化与吸收系统

婴儿的胃容量从出生的10～20ml增加到第12个月的200ml，以便于婴儿在逐渐成长过程中摄食更多的食物。对初生婴儿而言，所有消化道分泌的酵素，大多只特别适合消化奶类中所含的营养素，而对其他食物则较难以消化。满月婴儿可消化奶类所含的蛋白质、乳糜状脂肪及双糖类；至于多糖类与非乳糜状脂肪，则要等到两、三个月后，消化道内酵素慢慢增加才能将之完全消化。

正常婴儿有足够能力消化乳类中的乳蛋白，尤其是易消化的乳清蛋白，而母乳含有60% 的乳清蛋白，较牛乳中所含的15% 要高出许多，更适合婴儿的消化能力。脂肪的消化受到三酸甘油酯分子中所含脂肪酸种类、脂肪酸链长度与饱和程度之影响，婴儿仅能够分解构造较为简单或不饱和度较高的脂肪酸。满月婴儿消化道所分泌的淀粉酶活性低，直到3个月大时，淀粉酶才逐渐分泌，这时就可开始试着给予少量的多糖类食物。淀粉酶的活性会随着年龄的增长而渐次增加，其消化淀粉的能力约在4～6个月间会发展成熟，故婴儿的副食品添加要在满6个月后实施。

二、婴儿期的营养需要

婴儿期是各项生理发展的关键期，因此婴儿期的营养就非常重要。对营养素需要量之估计，主要是根据生长发育正常的婴儿对母乳之摄取量，加以推算求得的。基于母乳的吸收利用率较高，所以喂食牛乳时要加以调整，再加上婴儿消化机能尚未完全成熟，对于食物的选择就得加以重视。

（一）热量

对于刚出生至6个月的婴儿，如果母乳分泌量足够，应该以喂哺母乳为最理想的方法。虽然，目前的婴儿配方乳已逐渐地接近母乳，但终究不等于母乳，且有些婴儿配方乳中某些营养素常高过婴儿之需求，所以出生后6个月内的热量摄取量，乃是根据母乳哺育的正常婴儿的摄取情况而定。

随着婴儿的快速成长，出生4～6个月后母亲所分泌的乳汁，逐渐无法提供婴儿成长所需要的所有营养素，因此4～6个月的婴儿辅以适当的配方乳与半固体食物为佳，可提供至12个月大婴儿所需的大部分营养素，并可依婴儿的健康状况、体重增加和食欲等情况来衡量热量的摄取是否合适。婴儿期因生长较迅速，体内较合成较多组织以供给快速生长，其基础代谢率较高，所以每千克体重所需的热量较一般成年人多。每日需要的热量以每千克体重计算(kcal/kg)，刚出生的婴儿需要120kcal/kg，而3～6个月为100kcal/kg，6～9个月为95kcal/kg，9～12个月为100kcal/kg。

（二）蛋白质

婴儿为因应体内组织器官的成长发育，需要质优且量足的蛋白质，才能维持正常的发展。婴儿所摄取的食物一母乳，其中的蛋白质含有婴儿生长所需的必需氨基酸，足以供应婴儿所需；但若以奶瓶哺喂，或供给较牛奶蛋白质差的食品，因其中的蛋白质利用率较低，则建议蛋白质的供应量应增加。根据母乳喂养婴儿的生长状况之研究加以调整，每日蛋白质的建议摄取量为：出生到3个月的婴儿每千克体重所需蛋白质为2.5g，3～6个月为2.2g，6～9个月为2.0g，9～12个月为1.8g。建议量计算蛋白质所占之热量约7%～10%，此量最为恰当，因其摄取的食物来源为质优的乳类食品，若高于10%，则不仅造成浪费，而且蛋白质代谢会造成肾的负担。新生儿的肾功能尚未成熟，有些母亲误以为较高蛋白质食品可使婴儿生长得更快更好，如此将增加婴儿不必要之肾负荷。

（三）脂肪

婴儿的胃容积小，迫切需要高密度热量的营养素，脂质正符合此条件，脂肪除可提供婴儿相当的热量，并可促进脂溶性维生素吸收。而脂肪含有婴儿所需的必需脂肪酸一亚麻油酸，可帮助婴儿维持正常的发育与皮肤之完整性，并预防婴儿产生湿疹样皮肤炎。脂肪中的胆固醇更与磷脂质、类固醇荷尔蒙及胆酸之合成有密切的关系，所以婴儿期脂质的供应是不容忽视的，不宜以脱脂乳来进行喂哺。

专家建议脂质所占之热量比应在 30%～50% 之间，较成人饮食中所建议的 20%～30% 高出许多，由此可见婴儿期脂肪的重要性。母乳中脂质所占之热量约 50%～55%，其中不饱和脂肪酸含量高达 55% 以上，又含有软脂酸易被消化。因此，婴儿摄取母乳较容易加以消化与吸收。一般市售的配方奶粉中，脂质的配方尚难以与母乳媲美。

（四）糖类

对婴儿而言，糖类的需要并无建议的摄取量。一个健康婴儿的早期饮食，约有 28%～63% 的热量可由糖类而来。母乳的组成中，乳糖约占 37%～38% 的热量，而牛奶中仅占 26%～30%，但市售婴儿配方的奶粉常添加乳糖或其他简单的糖类到 40%～50% 的热量。乳糖分解后的半乳糖与脑及中枢神经系统的发育有关，所以一般多以添加乳糖的方式来增加营养价值，添加量不宜超过母乳的含量，若添加蔗糖则有碍于未来副食品的添加。因为婴儿要到 3 个月后，才渐有淀粉酶产生，所以多糖类食物要等到 4～6 个月大时才能开始慢慢添加。

（五）矿物质

矿物质对于婴儿的成长有着重要的影响，在正常情况下若婴儿所吃的奶量足够，则可由奶中摄取到除了铁之外的所有矿物质。

1. 钙、磷：婴儿的骨骼发展关系着整体的发育，长期的缺乏钙会造成软骨症，因此婴儿期须由饮食中供给丰富的钙和磷。建议的摄取量其钙磷比为年纪越小，所需钙磷比越大。此阶段饮食中的钙磷比最好不要低于 1.5∶1，因婴儿肠道的吸收率较佳。出生后 6 个月钙的建议量为 400mg，满 6 个月后逐渐增加副食品，由于肠中对副食品之钙质吸收率较乳品之钙质吸收率为低，为要保护骨骼之正常发育良好，其建议量提高为 500mg。若由于对牛乳蛋白过敏，而需改吃其他食品的婴儿，应补充钙质。磷质建议量为前 6 个月之钙：磷＝1.6∶1，后 6 个月为 1.5∶1，以此比率计算出磷的建议量，0～6 个月为 250mg、7～12 个月为 330mg

2. 铁：据估计胎儿在母体所贮存的铁质，只足以供应婴儿使用 4～6 个月（至少也有 3 个月），再加上母乳及牛乳中的铁质含量都较低，为防止可能出现生理性贫血，需从副食品中补充铁质。建议摄取量如下：

（1）出生至 6 个月每日铁的摄取量为 7mg。

（2）6～12 个月为 10mg。

（3）一岁以后则降为 8mg。

市售的婴儿奶粉已添加足够的铁，或可在奶类之外添加蛋黄、肉、肝等含铁丰富的副食品。而足够的维生素 C 有利于铁的吸收。

3. 碘：碘为构成甲状腺素的要素之一，甲状腺素分泌量会影响能量的代谢。婴儿期正是能量代谢快速的阶段，一旦能量代谢速率受阻，则生长受到影响，同时身高体重和智力发育都会受影响。

（六）维生素

维生素的主要功能为调节生理机能的进行。在使用脂溶性维生素时，要注意只给予建议量即可，避免体内堆积太多导致中毒。水溶性维生素要随着热量需要而增加，水溶性维生素容易流失，需注意补充。只要婴儿摄取足够的蛋白质，除了维生素 C、D 之外，均可由母乳中获得足量维生素。

营养状况良好的母亲，其乳汁中所含维生素 C 足够婴儿的需要，若非以母乳或婴儿配方奶粉哺喂的婴儿，每日维生素 C 的建议量应为 40mg。母乳中维生素 D 的含量会很明显地受到母亲之维生素状况的影响。若母亲或婴儿没有接受到某程度的阳光照射，而只依赖母乳中所含的维生素 D，则可能会有摄取不足的现象，所以应从鱼肝油、蛋黄、奶油和动物肝中补充摄取。建议摄取量乃是考虑到一般国人的习惯，不太会抱初生儿到户外接受阳光照射，甚至连产妇也必须躲在屋内，故建议婴儿的维生素 D 摄取量为 10μg/d，也特别提醒对于喂食母乳而又很少接触阳光照射的婴儿，应再补充每天 5～7.5μg 的维生素 D。

初生婴儿的血浆中维生素 E 含量偏低，但在 1 个月后会迅速升至标准。婴儿对脂肪及脂溶性物质的吸收较差，若缺乏维生素 E 会有溶血性贫血的发生。这种现象常发生于出生体重低于 2000g 或早产儿。一般而言，1～6 个月婴儿的建议量为每日 3mg α－生育醇，7～12 个月婴儿，因逐渐摄取蔬菜、谷类等固体食物，故建议量订为每日 4mg α－生育醇。

（七）婴儿添加副食品

婴儿前六个月乳类几乎为其唯一的食物来源，随着年纪的增长单靠乳类所提供的营养则不敷使用。4～6 个月的宝宝，除了母乳及婴儿配方食品外，可开始添加蔬菜、水果等固体食物制成之汤汁及米糊、麦糊以满足生长所需。正常的婴儿在 6～7 个月时开始长牙，而且随着身高、体重的增加，骨髓亦随着发育成长，但是用以制造骨骼与牙齿所需之钙质，已无法从母乳及奶粉中供应足够的需要量。婴儿在 3～6 个月时体内贮存的铁质也已经消耗，且母乳或奶粉都不是铁质良好的来源。因此必须广泛摄取各类食物获得多种的营养素，以弥补不足。

副食品的添加不仅是婴儿步入正常饮食生活的开始，也是生长过程中必经的一个阶段。添加副食品并无一定的模式，最好以未加工之新鲜食物作为副食品的来源，只要在烹调上略作修改，其他家人也可共同进餐。副食品添加的种类，如米麦糊、菜泥、蒸蛋等，价格都要比奶粉来得便宜。在婴儿消化系统中部分消化酵素，必须等出生后 2～3 个月的时间始能完全成熟，开始分解非乳类之一般食物并加以吸收。同时婴儿舌头的吞咽动作必须将食物送往食道方向，此时才是添加副食品的适当时间。

1. 添加的内容：

（1）婴儿满 3 个月时，因其生理发展状况只能够消化简单食物，此时可以添加果汁、青菜汤的供应，以补充维生素及矿物质。

（2）婴儿满 5～6 个月大时，因其体内淀粉酶的活性增加，有能力消化淀粉，此时可以添加米糊、麦糊等食物，以供应足够的热量，供其成长。

（3）随着体重、身高的增加，只凭乳类食物供应钙质及其他营养素是不够的，必须藉由其他食物，如鱼松、蛋黄泥或豆浆等食物来增加钙质，以符合其需要。添加果菜菜泥可以补充矿物质及维生素，也可以预防婴儿便秘的发生。（见表 8-3-1）为婴儿各阶段饮食建议表。

表 8-3-1　婴儿每天饮食建议表

项目 \ 年龄	母奶喂养次数	婴儿配方食品喂养次数	冲泡婴儿配方食品量 / 一次	水果类	蔬菜类	五谷类	蛋豆鱼肉肝类
主要营养素				维生素 A 维生素 C 水分 纤维质	维生素 A 维生素 C 矿物质 纤维质	糖类 蛋白质 维生素 B	蛋白质脂肪 铁质 钙质复合维生素 B 维生素 A
1 个月	7	7	90 ～ 140ml				
2 个月	7	6	110 ～ 160ml				
3 个月	6	5					
4 个月	5	5	170 ～ 200ml	果汁 1 ～ 2 茶匙	青菜汤 1 ～ 2 茶匙	麦糊或米糊 3/4 ～ 1 碗	
5 个月							
6 个月							
7 个月	4	4	200 ～ 250ml	果汁或果泥 1 ～ 2 汤匙	青菜汤或青菜泥 1 ～ 2 汤匙	稀饭、面条、面线 $1^{1}/4$ ～ 2 碗 吐司面包 $2^{1}/2$ ～ 4 片 馒头 2/3 ～ 1 个 米糊、麦糊 $2^{1}/2$ ～ 4 碗	蛋黄泥 2 ～ 3 个 豆腐 1 ～ $1^{1}/2$ 个四方块 豆浆 1 ～ $1^{1}/2$ 杯（240 ～ 360ml） 鱼、肉、肝泥 1 ～ 1.5 两 鱼松、肉松 0.5 ～ 0.6 两
8 个月							
9 个月							
10 个月	3	3	200 ～ 250ml	果汁或果泥 2 ～ 4 汤匙	剁碎蔬菜 2 ～ 4 汤匙	稀饭、面条面线 2 ～ 3	蒸全蛋 $1^{1}/2$ ～ 2 个 豆腐 $1^{1}/2$ ～ 2 个四方块
11 个月	2	3				干饭 1 ～ $1^{1}/2$ 碗 吐司面包 4 ～ 6 片 馒头 1 ～ $1^{1}/2$ 个 米糊、麦糊 4 ～ 6 碗	豆浆 1.5 ～ 2 环（360 ～ 480ml） 鱼、肉、肝泥 1 ～ 2 两 鱼、肉松 0.6 ～ 0.8 两
12 个月	1	2					

注：1. 表内所列喂养母奶或婴儿配方食品次数，系指完全以母奶或婴儿配方食品喂养者，若母奶不足加喂曼儿配方食品时，应适当安排喂养次数。
2. 各类食品中之分量为每日之总建议量，母亲可将所分量分别由该类中其他种类食品供给。
3. 7-9 个月宝宝之食谱范例：
早餐：米糊 (1/2 碗)、母奶或婴儿配方食品
早点：母奶或婴儿配方食品
午餐：鱼肉泥（1/2 两）、稀饭（1/2 碗）、菠菜泥（1 汤匙）
午点：母奶或要儿配方食品
晚餐：蛋黄泥（1 汤匙）、面条（1/2 碗）、香瓜泥（1 汤匙）
晚点：母奶或婴儿配方食品

2．添加的原则：

（1）每一位婴儿皆有自己生长的模式，依婴儿本身的需要来决定副食品添加的种类及添加的量。一般可选择之各类副食品，必须能提供婴儿从乳汁中无法完全获得之营养素与热量，若添加适宜，则无须另外添加维生素及矿物质营养剂。添加副食品必须定时定量，以养成良好的饮食习惯。

（2）吃母乳或婴儿配方牛奶时，添加一些半固体的副食品，逐渐增加它的浓度、供给量以及增加食物种类，使婴儿能接受固体食物，而顺利在5～9个月完成断奶的准备。

（3）婴儿得自母体的免疫力，大约在出生5～6个月时逐渐的消失，因此对疾病的抵抗力相对地降低。添加的食物必须具有高度的安全性，包括食物本身、制备的过程、使用容器及喂食的器皿，都应特别留意清洁和卫生条件。

（4）补充副食品有其顺序，一方面要顾全婴儿的营养需要，另一方面要考虑婴儿的咀嚼能力及肠胃适应能力。副食品的添加应该选择纤维质少、容易消化吸收之食物，避免纤维较粗、脂肪含量高或辛辣刺激类的食物。供应方式是渐进式的，制作时应采取流质、半流质、半固体、固体的程序逐步添加。一般婴儿在满一周岁后就应该能适应家庭中的普通饮食。

（5）一次只给予一种新食物，待其熟悉适应并观察大便正常后再给予另一种食物。皮肤有异常红疹，应立刻停止喂食，过一段时间再尝试。必须注意婴儿对于食物的接受程度，勿强迫进食造成心理负担，或让小孩对食物起反感。制作过程中要观察婴儿是否喜爱食物，注意色、香、味的调理。并经常变换食物之花样，以免单调。

（6）选择制作简便且经济的食物为原则，并应配合季节购买盛产之水果及蔬菜，配合全家人的食物来制作，既经济又省事。

（7）应选择柔软易去皮、农药污染及病原感染机会少且维生素A或C含量丰富的水果。以蛋、鱼、肉、肝等供应要新鲜且煮熟，以避免感染及引起过敏现象。

（8）婴儿水分的需要比成年人多，添加副食品后，乳汁饮用量减少，故需特别补充水分，以每千克体重供给150ml的需要量，或每千卡热量以1.5ml计算。水分可以用温开水或新鲜榨出的果汁，于哺喂乳品的两餐间给予。

（9）使用婴儿罐头食物，注意开罐后尽快喝完，若须冷藏应在两天内用完。

（10）避免油腻或脂肪含量高的食物。油腻的食物容易刺激肠胃道，造成消化不良或腹泻，而且油脂含热量高，易种下日后肥胖的根源。

（11）避免添加过量的食物。添加淀粉、填充剂、蜂蜜或糖类的食物，这些食品除供给不必要的空热量外，无法供应其他必须之营养，更会降低食欲，日后引起蛀牙及肥胖。副食品的添加目的，在补足乳类食物欠缺的营养，要适量添加，以避免摄取过多造成的肥胖。

（12）避免添加特殊口味或调味太重的食物。婴儿味觉较淡，约为大人的一半，盐分过高增加婴儿肾负担，易养成吃咸的习惯；给予口味重的食物，如巧克力、可可等，则添加副食品的工作就会遇到困难。应以新鲜、天然、未精制的自然食物为主。

（八）断奶

婴儿断奶的最适宜时期是出生后5～9个月（最晚到周岁时）。在婴儿9个月时较有可能使婴儿完全断绝瓶喂，过早实行断奶，非但不易也不需要。

一岁以内断奶实是必要的，婴儿5～6个月后，所需要的总热量增加，单靠母乳或牛奶是不足以供应需要的，此时若不添加其他食物，会影响婴儿的体重。开始断奶时，可以选择婴儿最不感兴趣的一餐开始，切不可强迫给食，以婴儿的意向为断奶的指标。晚餐及临睡前的一餐最不容易改掉，母亲更需有耐心。

断奶是渐进而有计划性的，完成一次断奶，要花 3 ～ 4 个月的时间，开始时用一汤匙的奶水喂给，适应后再渐增量，直到能用杯喂为止。

婴儿断奶后牛奶摄取量亦随之减少，此时是改用固体食物摄取较大热量与营养素的最佳时期。断奶后的儿童仍需要牛奶，应该鼓励孩子养成喝牛奶的习惯。牛奶是钙及维生素 B_2 较佳的食物来源。

第四节　儿童营养

婴儿期的发育是儿童期之基础，儿童期的发展又是青春发育期的基础。由 1～12 岁的时期称之为儿童期，其成长发育的速度虽不如婴儿期快速，仍然维持稳定成长的状态。此阶段的年龄差异性很大，可分为二，即 1～6 岁称为幼儿期又称学龄前期；6～12 岁称之为学龄期儿童。各阶段的营养需求会因为不同年龄的成长发育速度、性别；体格、运动量，而有很大的差距，需以实际生理成长为基本依据，予以评估营养需求。

一、儿童期的生长发育

（一）幼儿期

在身高方面，从满周岁至 2 周岁时约成长十余厘米，第 3 年至满 6 周岁时，平均每年成长 6～7cm。在体重方面，第 2 年体重为出生时的 4 倍，周岁至 6 足岁时增加速率减缓，维持每年 2kg 的速度成长。至第 6 年止，男孩平均约为 18.5kg，而女孩约有 18kg 的体重。

幼儿期儿童头围及胸围也有明显的增加，头围的增加可视为脑部发育正常与否的一个指标。神经系统的细胞发育包括心智与行为的进步，随着年龄的成长而增加，肌肉组织的发育也随着不断的活动与重复练习，产生很好的协调工作。

脑细胞的发育在胎儿期和婴幼期发展速率最高，从胎儿期 5 个月开始，细胞的分化即非常旺盛，至 3～4 岁时髓鞘形成，脑细胞的生长才大致完成，此时脑重量约为成人时的 80%（成人脑重约 1400g），5 岁时为成人的 90%。6 岁以后脑细胞生长速度渐渐减慢，细胞数目之增加也很有限。因此，胎儿期到幼儿期，若儿童长期营养不良，将来成年后可能因脑部发育不正常而影响智力发展。

幼儿期的骨骼钙化程度比婴儿期更明显。在满周岁时，大部分婴儿已长 6～8 颗乳齿，到 2 岁左右 20 颗乳齿全都长齐，直到学龄期（6～12 岁），所有乳齿才渐次替换成恒齿。所以要加强钙、磷和维生素 D 的补充，以确保牙齿的健康。

婴幼儿期发育的另一关键为脂肪细胞，从母亲怀孕 7 ～ 8 个月直到婴儿满周岁，脂肪细胞增殖的速度明显减缓，直到 6 岁左右才真正停止。如果能量摄取过多，便会贮存在脂肪细胞，使细胞变大，增加日后肥胖的可能性，因此，儿童期的营养，除了要顾及生长发育所需，也要避免营养过剩。

（二）学龄期

6～12 岁的学龄儿童的身高体重，不论性别都有明显的增加，特别是四肢的增长比躯干明显。身高在这 6 年期间，男童平均增加 34cm，女童平均增加 37cm，身高每年平均增加约 5～7kg。男童体重平均增加 18kg，女童平均增加 20kg，体重每年平均约增加 3kg。

大约在 11 岁以前，男孩通常比女孩高而且体重较重。女孩到 10 岁左右，生长发育加速，11～12 岁时往往比同龄男孩较高且重，到 16 岁以后身高的增加很少。男孩身高、体重的发展约比同龄女孩慢 2 年。女童较男童早进入青春发育期，并从学龄期的发展开始出现征象。儿童期的生长速度比不上婴儿期来得快速，虽呈现稳定发展但也增加很快，而且性别差异也很大。因此，供应营养应注意到个别差异，分别给予适当的营养，才能使这个阶段的儿童有良好的成长发育。

二、儿童期的营养需要

（一）幼儿期

1．热量：建议幼儿在 4 岁以前不分男女，其热量之需求无性别的差异，每天约 1250kcal；但是 4 岁以后，男女活动量之不同与体型差异增加，所以男童从 4 岁到 6 岁每天需要 1700kcal，而女童则只需 1550kcal。此建议量可依个别体型的差异及活动量的大小予以增减，以供应充足为首要目标。若供应不足会影响其生长发育；若摄取过量则很容易造成肥胖，对于日后的发展会有不良的影响。

2．蛋白质：蛋白质为构成组织必需的成分，对处于成长发育阶段的儿童而言诚属重要。幼儿期儿童每千克体重需蛋白质 2.5g 左右。建议摄取量，1～3 岁的幼儿每日蛋白质为 25g，4～6 岁的学龄前儿童每日为 30g，其中应有 1/2～2/3 以上来自动物性高生物价蛋白质的 = 食物。

3．糖类：在婴儿期，由于身体各部分组织及器官之发育与成长迅速，急需高密度热量的营养素供应，所以脂质供应热量的比率相当高。满周岁的幼儿对热量的需求趋于缓和，且能消化复杂性食物（如淀粉）及容纳较多实体，所以儿童期应逐渐减少脂质的热量百分率而增加糖类之摄取。

4．脂质：脂肪所供应的热量为蛋白质和糖类的两倍，有些父母担心动物性之饱和脂肪常与心脏病、癌症和过胖症有关，所以严格控制幼儿饮食中脂肪性饮食，以致因过度关心将幼儿饮食中的脂肪摒除，致使幼儿生长受阻碍而体型较矮。所以一般建议于 2 周岁时适度降低脂肪性食物，但是脂肪占全部热量范围应在 30%～40%，稍微比成年人高，以摄取足够的必需脂肪酸。

5．矿物质：

（1）钙、磷：目前对于1～6 岁之幼儿不分性别，钙、磷每日建议量皆为 500mg。可多喝牛奶、干酪、乳制品、小鱼干及深绿色蔬菜等获得钙质来源。磷的需要量在过了一周岁以后，其需求量与钙相等，才能够促使钙的吸收良好。此外，维生素 C 及酸性环境都有利于钙的吸收。

（2）铁：预防缺铁性贫血的发生，幼儿期儿童每天需要 8～10mg 的铁质，并且供应充分的维生素 C 和蛋白质，可帮助铁质的吸收。

（3）碘：甲状腺素的分泌与能量代谢有密切的关系，而碘即构成甲状腺的要素之一，若碘的供应不足易造成发育受到影响。食物中的海产类、蛋、肉、五谷类中都含有碘。

6．维生素：一般而言，若无偏食习惯且均衡摄取五大类食物，不容易发生维生素缺乏症，但脂溶性维生素若以滴剂或锭状的形式予以补充要注意其剂量，以免服用过多导致中毒。若维生素 A 中毒，会有脱皮、厌食、易骨折、皮肤过敏等症状，停止服用之后症状即消失。若维生素 D 中毒，一旦组织钙化后，即使停止使用也已造成不可恢复的伤害。而水溶性维生素若过多，则会排出体外，影响较小。

（二）学龄期

从6～12岁的儿童营养需求，约可分为7～10岁、10～12岁间阶段。儿童的营养需要量差别甚大，不同的体格、性别、年龄、运动量都会影响营养需要量，需视实际状况加以调整。

1．热量：使据儿童实际的需要量，建议在7～10岁男孩每天应摄取1900kcal，而女孩应摄取1650kcal。而10～12岁男孩应摄取2150kcal热量，女孩需2100kcal的热量。由此建议量的差距，可以了解女孩在10岁以后的成长速率有加速的现象，热量增加较男孩显著。热量的需求增加。此现象必须实际反应在食物的摄取上。

2．糖类：糖类是学龄期儿童最主要的热能来源，尤以喜好运动需较高热量者，9岁以前的热量需要量较无性别上的差异，10岁以后，由于体格的发展，以及男、女孩活动量的显著差异，热量需求的差别甚大。

3．蛋白质：蛋白质于任何成长阶段，都必须维持正氮平衡，摄取量应足以供给生长发育。在6～12岁的成长发育期，蛋白质摄取量应占总热量的15%～20%较为恰当，蛋白质供应量是否足够关系着成长的顺利。因此，依民众的需求在7～10岁男、女孩各需每天40g；而10～12岁后，每天则需要50g的蛋白质供应量。

4．矿物质、维生素

（1）钙、磷：钙质的需要量随着成长的需要而增加，10岁之前的建议量为每天600mg，而10岁以后的需求量为每天700mg磷的需求量也要增加到相等的量。在摄取含钙质高的食物时，避免与含草酸、植酸多的食物一起食用。如菠菜、四季豆、茄子、青椒等，为含多量草酸之食物。

（2）铁：铁的补充十分重要，建议10岁以前每天10mg，10岁以后则建议每天15mg。铁质存在的食物种类多，如绿色蔬菜、豆类、瘦肉、全谷类、海藻、肝及内脏。虽然含铁的食物种类很多，但吸收率差异很大，因此建议除了多样化的膳食习惯外，每周宜增加1～2次肝或内脏的补充。

儿童期要供应足够维生素与矿物质，才能维持正常的生长与发育。此阶段需要更多钙、磷、铁与碘的供给。维生素A、D、B_1、B_2与C，也要特别注意补充。

三、儿童期的饮食

（一）学龄前期

这个阶段的儿童，最容易营养不良，原因包括：

1．父母完全用成人食物喂食，未注意断奶后的饮食调适。

2．对外界事物好奇及玩耍导致忘记进食或无法专心用餐。

3．父母过分迎合儿童要求，造成偏食恶习。

4．身体机能尚未完全发展成熟，抵抗力较差，因触摸玩具、脏物或进出公共场所．容易罹患肠胃疾病或传染病。

5．大部分幼儿喜欢甜食，造成龋齿和食欲不振的情形。

学龄前期幼儿身心发展快速，正是建立良好饮食习惯和态度的好时机。父母和教保人员应关切其饮食行为加以导正，原则如下：

（1）养成专心、定时的用餐习惯。切忌边玩边吃，用餐时间在30分钟以内。

（2）吃正餐，不吃零食及量的控制。点心间尽量固定，以不影响正餐为原则。拒绝幼儿任何不吃正餐的理由，尽量减少甜腻、油炸及高热量零食。

（3）不可强迫进食，以鼓励代替威胁、责骂。不以零食或吃作为奖惩幼儿的工具，细心观察了解进食不良的原因，注意其身体状况、嗜好和食欲。

（4）食谱多变化，广泛选择各类食物。注意食物的新鲜度、色泽、味道和烹调方式，使幼儿渐能接受各种烹调方法和食物，养成不偏食的好习惯。

（5）在愉快的气氛中进餐。

（6）点心以季节性天然食材为主，避免过度加工的食物。例如：生鲜的蔬菜、水果榨汁、红豆汤、绿豆汤、咸粥、全麦面包等。

（二）学龄期

这个阶段的儿童受同伴团体影响改变饮食习惯，由于活动量大，食欲良好，对食物的接受性也高，但往往进食过于匆忙，儿童无法适应新生活，反映在饮食行为上且正式的点心时间减少，团体生活易有传染病，导致胃口不佳。

儿童入学后的生活作息有很大的变化，父母和师长要注意以下饮食原则：

1．养成吃早餐的习惯。若不吃早餐，糖类和蛋白质不足，到中午可能会过度疲劳，影响学习效果。儿童可能在不吃早餐和饥饿情形下养成吃零食的坏习惯。

2．把整天的营养需求均衡地分配于三餐。每天两杯牛奶，补充蛋白质、钙和维生素 B_2；每周 1～2 次肝以补充维生素 A，保护儿童视力。

3．配合学校营养午餐，实施营养教育，认识各类食物和营养成分，以学习正确的摄食内容和技巧。

4．学童在校时间，无正式安排点心时间，父母可于傍晚放学回家后供给一次点心。

5．过分摄取少数食品，无法获得均衡营养。太多甜食不仅引起蛀牙，而且无法提供必需的蛋白质、维生素和矿物质，造成健康问题。

第五节　青少年营养

青少年期也称为青春期，是介于儿童期与成年期的一个阶段。此期的开始与终止并无一定的年龄范围；一般是指内分泌腺激素的分泌量增加，而开始出现第二性征时开始，一直到个体的成长停止达成熟阶段为止。其生长速度在人的一生当中仅次于婴儿期，是人生过程中第二快的时期，因此需要足够的热量及营养素供给成长发育与活动所需。

青春期除了身高体重的急遽增加外，最明显的就是生殖系统的成熟与第二性征的出现。以国人的身体发展来说，青春期的年龄范围男性约在 13～19 岁，女性则约在 11～18 岁之间。女孩的青春期发育较男孩早约 2～3 年。

一、青少年的成长与发育

青春期是人生另一个生长的高潮，各方面的生理发育逐渐迈入成熟的阶段。在青春期的前 1～2 年生长速率会加速，而其速度仅次于婴儿期。一般而言，女孩发育最快的期间约 11～14 岁，男孩为 13～16 岁，但因个人的差异，则有提前或延后的情形。

人的身高约有 1/5 是在青春期增加的，虽然身高受遗传影响，但充足的营养供应确能改善先天的不足。体重方面，男性约增加 30kg，而女性则平均约增加 20kg，约占成年人体重的1/2。

女性在快速生长的尖峰后因为性腺激素的变化，初经紧接着来临，腋毛、乳房和阴毛等第二性特征开始出现，男性则约晚2～3年的时间才有生理变化，包括声音变得较低沉、肩膀厚实、体毛的发育和阴茎、睾丸的成长。这些生理的改变，使女性体内的脂肪含量增加2～3倍。

二、青春期的营养需要

青少年在此一时期的活动量较高且成长快速，尤其男孩更热衷于各项运动。一般而言，食欲较大，所以需增加食物摄取供给身体所需营养。青春期的营养需求说明于下：

（一）热量

由于快速的成长发育与大量的活动，青少年需要的热量供应显著多于前面几个时期。建议13～16岁的男孩每天约需2500kcal的热量，而女孩约需2200kcal；16～20岁的男孩每天约需2650kcal，而女孩约需2100kcal的热量。其中女孩的青春发育期要比男孩早发生亦较早结束，因此女孩在末期的热量需求不增反降。

（二）蛋白质

蛋白质是身体各组织的基本物质，青少年正值重要的生长发育时期，应摄取足够的蛋白质以供生长所需。蛋白质的摄取量约占热量的10%～15%，其中要一半以上来自高生物价的蛋白质食物。每千克体重的蛋白质建议摄取量约为1.2～1.4g，远超过成年期的建议量，但是与婴儿期比较起来已较为接近成年期的摄取量，其中16～20岁的男性，每天要有70g的蛋白质才足够生长与活动之需要。

（三）糖类

糖类为供应机能活动之主要热量来源，尤其对于喜好运动需要较高热量之青少年，足够的糖类供应可以节省蛋白质的消耗，以使蛋白质能发挥建造与修补身体组织的功能。一般营养调查发现，此阶段的青少年其糖类摄取的热量百分比逐渐接近成年人，约占总热量的50%～60%，每天应有300～400g的糖类摄取，以满足热能需要。

（四）脂肪

脂肪的摄取除了能供应较高的热量外，尚能帮助脂溶性维生素的吸收；但摄取过多，会增加日后罹患心血管疾病的几率，因此有人呼吁从青春期就应该限制脂肪的摄取。青春期的脂肪摄取量可参考成人饮食的建议，每天脂肪的供应量应在标准体重所需热量的30%以下。

（五）矿物质

为应付此阶段的快速成长及调节正常生理机能，矿物质的供应量应该足够。基于骨骼生长发育所需，钙、磷供应量的充足与否相当重要。10～12岁的青少年不论男女每天钙需要量皆为700mg；而13～19岁由于男性比女性有较大骨架，每日钙的需要量增加至800mg，女性则维持700mg不变。此时期应多摄取乳制品、小鱼干、豆类等含丰富钙质的食物。由于钙磷比率为1∶1，所以磷的需要量与钙相同。青春期的女孩因每个月月经来潮有固定的血液流失，加上血色素较低易发生贫血现象者，此时应多摄取肝、瘦肉、海产、核果类等富含铁质与蛋白质的食物。

（六）维生素

维生素之功用主要在于维持生理代谢的正常。青春期为了配合高热量之需要及热量代谢率之增加，维生素B群的供应量应作适当的调整，其中以维生素B_1、B_2和烟碱酸之需要量较高。据研究，学童在钙和维生素 B_{12} 的摄取方面仍有缺乏，应积极补充。维生素 D 特别为骨骼正常发育所需，因此不分男女，青春期从 10～19 岁维生素 D 之建议量为成人需要量的两倍，即青春期均为 10μg，成年人为 5μg。

(七) 决定青少年食物摄取量的因素

1. 青少年需要多样化的食物供给骨骼、肌肉和各组织器官生长发育。

2. 青少年上课及参与各项体能活动均需要热量，这些热量必须来自均衡的食物摄取。

3. 体格的大小决定营养素需要量的多寡。

4. 每个人的生长模式不完全相同，食物的摄取量因而产生差异，可依个别的体重作增减。

5. 肌肉的利用率、身体的健康状况、荷尔蒙的分泌等，都是决定食物摄取量的因素。

三、运动与营养

运动时因为排汗会流失水分，同时体内的盐分也会流失，一般可在食物中加盐补充，或喝稀薄盐水饮料，并藉由水果、果汁、开水等加强水分的摄取量。运动员的饮食应强调均衡营养比特殊饮食更能得到所需的各种营养素，不要过分迷信长肌肉的民间配方，一天吃一打蛋的荒谬举动可能埋下营养过剩导致疾病的根源。

四、青少年的饮食注意事项

1. 养成定时规律用餐的习惯。青少年重视同侪团体与活动参与，加上时下考试压力，常有不定时用餐、以零食取代正餐和暴饮暴食等状况，长久下来会导致肠胃疾病和营养不良。

2. 多吃保护性食物，少吃空热量食物。蔬菜、水果、牛奶等蛋白质、钙、铁丰富的食物都具有保护和提高身体机能的效果。

3. 不要轻信广告或媒体宣传而任意节食与减肥，否则可能贫血或营养不良。

4. 早餐占一天热量的 1/3～1/4，中、西式早餐均可，但要特别注意热量和蛋白质是否足够。

第六节　老年人营养

老年期是指年龄在 65 岁以上的人生阶段。老年人在生理机能上已有很显著的改变，例如身体各种器官机能降低，各种组织弹性降低，对环境变化的调适能力降低，及应变的能力也比较差等，在各方面的能力逐渐退化及老化的一个情形。几岁开始进入老年期其实很难界定。因为老化是逐渐发生的一种自然过程，很难从年龄上截然划分。身体的细胞组织、器官和整个身体的成长、发育、成熟和衰老，其实是一连续性的过程，而不同组织的细胞寿命长短差异很大，加上每个人的个体差异，因此开始衰老的年龄不同，即使同一个人各器官功能退化的年龄也不一致，个体的老化常是指综合体内细胞组织和器官等的新生发育与老化的结果。

目前生命期各阶段的界限还是以年龄来划分。按照人类的生理变化，习惯上自婴儿初生到 18 岁为生长发育期，19～45 岁为青壮期，46～65 岁为渐衰期，65 岁以上开始进入衰老期。

当细胞组织或个体逐渐老化之后，就会逐渐失去原有的功能，也会降低对外界的刺激或压力的抵抗力，导致身体生理代谢异常而引发疾病，甚至也可能产生有害的异物，影响到其他正常年轻的细胞。

一、生理与营养的改变

在老化过程中有关的生理与营养的变化说明如下：

（一）循环系统方面

由于老化，血管壁逐渐增厚变狭窄而失去弹性，使得心脏输出血量减少、血流阻力增加、血流速度减慢，致使血压逐渐升高，增加心脏的负荷。血流减少，相对的身体各部分组织获得营养及排除代谢所产生的废物之能力逐渐降低，造成各部组织细胞的压力进而加速老化的速率。肾的排泄及再吸收的功能降低，影响血中含氮废物的排出和电解质的平衡。

（二）消化系统方面

由于牙齿松动或脱落，唾液分泌减少，使得咀嚼与吞咽较为困难，使得食物之选择及烹调方式大受影响。口腔中的唾液分泌量减少，使淀粉分解酵素的分泌量亦减少，致使糖类的消化能力受到影响。肠胃消化道的功能减退，使得胃液及肠道消化酵素分泌量减少；影响到食物中钙、铁和维生素 B_{12} 的吸收及蛋白质的消化。胃肠蠕动能力减缓，常感饱胀不适，易造成便秘。由于胆汁及胰脂划分泌量减少，对脂肪的消化吸收也不佳。

（三）呼吸系统方面

由于肺泡之表面积随着年龄的增加而减少，肺组织萎缩、弹性减退、肺变小变轻、扩张能力降低、对气体的交换功能也降低，致使对氧的供应及对二氧化碳的排除不如往昔顺畅，因而使得组织受到损伤。

（四）内分泌系统方面

内分泌系统的功能会随着年龄的增加而下降，因此会改变生理代谢的情形。

1．甲状腺的功能降低，使得老年人的代谢率降低外，也影响循环系统。

2．肾上腺的老化造成体内留钠排钾的能力降低。

3．甲状旁腺素的功能老化直接影响钙与磷的吸收，加上对钙的保留能力降低，使老年人易有骨质疏松症的症状。

4．老年人胰腺上细胞对葡萄糖之敏感性降低，使得 75～79 岁者的空腹血糖明显上升，耐糖量下降。

（五）感觉器官方面

老年期的视力降低，嗅觉、味觉及听觉等较不灵敏，会影响对食物的喜好程度而减少摄取量，口味也因此加重，容易摄入过多调味太重的食物。

二、老年期营养的需要量

老年期营养的需要量大致与成年人相同，除热量减少外并没有太大差异。老年人的营养是决定老年人健康的重要因素之一，需依老年人的个别需要进行计划，以提供老年人适切的营养照顾。

（一）热量

中年后随着年龄增加，人体组织细胞逐渐减少，活动量减少，基础代谢率降低，以及体脂肪增多和瘦肉组织减少等，对热量消耗也随之降低。因此需减少热量的供应，其每天所需的热量依成年期的热量需求计算再减 10% 即可。年纪愈长，则热量的供应需酌量减少，并多吃高营养、低热量的食物，如全谷、蔬果类。对于体型小、活动量低的老人而言，男性每天只需 1500kcal，女性只需 1200kcal。

（二）蛋白质

老年人的饮食应该是重质而量少的，蛋白质的摄取量以占总热量的 10%～12% 为最适当，或每千克体重摄取 1g 左右。适量的蛋白质可帮助维持老年的各项生理机能，摄取太多易增加肝及肾的负担。每天应有定量的供应，多选择含优良蛋白质的食物，如牛奶、鱼肉、鸡肉、豆浆、豆腐及瘦肉等，并采用容易消化的烹调方法。

（三）糖类

糖类为供应人体热量的主要来源，与成年人相同，糖类宜占总热量的 58% ～ 68%，但避免纯糖或甜食，应选择多糖类的食物。食物的供应如能配合纤维素的供应则更佳，如糙米、全麦面包等，可促使肠胃的蠕动增加，进而促进消化及预防慢性病的产生。

（四）脂肪

每日脂肪之供应量应随老年人的年龄增加而减少以占总热量的 25%～30% 为适宜，如有心血管疾病者应再降低，避免选择油脂较多或饱和脂肪酸较多的动物性食物。鸡油中含亚麻油酸较多；鱼油中含 20～24 个碳数的多元不饱和脂肪酸亦较多，且其中所含的胆固醇量较少，对于降低血清胆固醇是有帮助的，中、老年人可多选用。食用油可选用含不饱和脂肪酸较多的植物油，但避免高温油炸，以减少自由基的产生，避免造成细胞和器官的老化或异常。约有 1/4 的中老年人，对胆固醇的代谢能力较差，血清胆固醇会偏高，所以每天饮食中胆固醇含量应限制在 300mg 以下，胆固醇含量高的食物如蛋黄、奶油、虾蟹等应避免食用。

（五）矿物质与维生素

老年人每日的矿物质与维生素之建议摄取量原则上与成人相同。维生素 B 群与每天热量摄取成比例。停经后的妇女铁质需求量与男性相同；由于国人对钙质的摄取量普遍偏低，加上年纪大了之后，多摄取钙质也无法抑制骨质流失的现象（女性比男性严重），但若摄取不足，将会加速骨质的流失，且老年人常因行动不便或其他原因而很少到户外接受阳光的照射，所以自我合成的维生素 D 量相当少，若饮食供应又不足，常会有维生素 D 缺乏的情况，而影响到钙质的吸收。为了预防老人骨质疏松症的发生，钙质与维生素 D 的摄取不可减少。而老年人骨质疏松症的原因，可能是肝、肾功能减退，不能将维生素 D 代谢产生足够量的活性型 1，25（双羟基）维生素 D 之故。

维生素 E 有抑制体内氧化物生成的作用，进而减少自由基的产生，其供应要足够。维生素 B_{12} 及叶酸与血细胞的完整有关，若缺乏则易造成恶性贫血或巨球性贫血；因此年龄虽增加，其摄取量仍建议与成年期相同。

矿物质方面应避免摄取盐分太高的食物，多吃钾含量较高的蔬菜类，亦可获得较多的纤维质，并可多喝开水以维持体内废物的排出。

（六）老年人的饮食原则

老年人的饮食计划应以成人均衡饮食为基础，注意食物的种类与烹调方式，以配合老年人现有的生活状况、生活环境及营养需要。

1．少量多餐，定食定量，不宜过饱，促进对于食物的吸收及避免肠胃的适应不良。

2．制备时要考虑食物质地、颜色与味道的调配，尽量给予质地柔软易消化的食物，以改善牙齿及肠胃消化能力之减弱。

3．多利用蒸、炖、熏、煮和炒等方式烹调，但经常改变不同的烹调方式，促进食欲。

4．因为糖类质地较柔软，所以老人可能食用过多的淀粉性食品，导致其他的营养素缺乏。

5．多吃新鲜的蔬菜水果，以提供足够的维生素、矿物质和纤维。

6．应避免盐分太高或过度加工食物。

7．多摄取优良蛋白质，如牛奶、大豆制品、鱼、鸡肉及瘦肉等。

8．避免太多的甜食或油煎、油炸、油腻等含脂肪及胆固醇较多，且不易消化的食物。

9．多喝开水帮助体内废物之排泄及排便。但晚间应避免浓茶和浓咖啡，以免夜间起床上厕所而影响睡眠。

10.用餐的气氛要融洽，环境应力求卫生、整洁与美观，可促进其食欲。

（姚俊英）

第九章　膳食结构与中国居民膳食指南

第一节　膳食结构

平衡膳食是指人们通过膳食得到保证人体生理需要量的热能和营养素，并且在各种营养素间建立起一种生理上的平衡，人体每天都需要从膳食中获得一定量的各种必需营养成分。如果人体长期摄入某种营养素不足就有发生该营养素缺乏症的危险；当通过膳食、补充剂或药物等途径长期大量摄入某种营养素时就可能产生一定的毒副作用。达到合理营养的唯一途径是平衡膳食，而合理营养是健康的基础。

一、膳食构成

膳食构成或饮食型态（dietary pattern）是指人们摄入的主要食物种类和数量的组成。它是膳食质量与营养水平的物质基础，也是衡量一个国家和地区农业水平和国民经济发展程度的主要标志。

生产、经济、文化和科学发展水平不同的社会和人群，其膳食结构各有不同，主要取决于人体对营养素的生理需求和生产供应条件决定的提供食物资源的可能。正确引导和调整膳食结构在于恰当的把上述需求和可能结合起来。合理的膳食结构，对个人和家庭是关系到防病，促进健康和安排生活，对国家和地区则是牵涉到农牧渔业和食品工业等发展的战略问题。

二、膳食结构

当今世界的膳食结构主要分为以下三种类型：

1．第一种类型：是经济发达国家模式。年人均占有800～1500kg粮食，有条件用其中60%～70%转化为肉奶禽蛋；年人均消耗粮食仅为50～70kg，而肉类多达100kg，奶类100～150kg，此外，还有大量的禽、蛋、蔬菜、水果等。每人每天平均获得能量高达13.80～14.60MJ（3300～3500kcal），属于高热能、高脂肪、高蛋白的营养过剩类型。这种膳食构成的后果是引起肥胖病、高血压、冠心病、糖尿病等高发。因而，这些国家的政府和营养机构提出调整膳食构成，其方向为：增加谷类食物摄入量；减少脂肪的摄入量，其热能降至总热能30%以下，同时减少饱和脂肪酸及增加不饱和脂肪酸；胆固醇摄入量每日小于300mg。

2．第二种类型：是东方型膳食。其特点是以植物性食物为主，多见于东方发展中国家，属于植物性食品为主、动物性食品为辅的膳食类型。其膳食的能量供给约8.4～9.6MJ（2000～2300kcal），蛋白质仅50g左右，脂肪仅30～40g，来自动物性食品的营养素不足。这类膳食的结果是容易出现蛋白质、热能营养不良，以致体质低下，健康状况不良，劳动能力降低等。

3．第三种类型：为日本模式。其膳食构成是植物和动物食品并重，膳食结构比较合理。

其膳食中植物性食物占较大比重，但动物性食品仍有适当数量，膳食中动物性蛋白质约占50%，人均年摄入粮食 110kg，动物性食品约 135kg。这种膳食既保留了东方膳食的特点，又吸取了西方膳食的长处，膳食结构基本合理。

第二节 膳食指南

膳食指南（dietary guideline）是针对各国各地区存在的问题而提出的一个通俗易懂、简明扼要的合理膳食基本要求，是一个有效的宣传普及材料。它和 RDA 一样，每隔若干年会根据人群营养的新问题、新趋势修订一次，不同的是 RDA 是用营养素来表示的，而膳食指南是用食物来表示，而且在一个国家 RDA 只有一个，膳食指南可有几个。我国有《中国居民膳食指南》和《特定人群膳食指南》，它们的目的是指导人们采用平衡膳食，获取合理营养和促进身体健康。

一、我国合理膳食构成的要求

中国是拥有 12 亿人口的发展中国家，膳食结构长期以植物性食物为主，营养质量不高。随着 50 年来国家经济建设的发展以及居民经济收入的提高，膳食结构已大大改善，1992 年全国营养调查结果表明我国人均热能摄入量 9.7MJ（2328kcal），蛋白质 68g，脂肪 58g，已达基本满足人体营养的需要。但由于经济发展的不平衡以及营养认识的不足，我国居民的营养还存在很大的问题，而且由于我国经济尚不发达，生产力水平不高，食物资源偏紧，因此膳食构成的改进需一个较长的过程。目前我国城乡食物消费正处于由温饱型向小康型过渡的时期·这为调整和引导食物生产提供了一个良好的机会。我国膳食结构应考虑以下几方面因素：

1. 发挥我国膳食构成的长处　我国传统膳食以谷类为主，有缺点，但也提供了足够的热能、碳水化合物、膳食纤维等，所以，仍应将粮食生产放在首位，同时发展肉、蛋、奶和水产的生产，增加动物性食品的消费量，提高膳食蛋白质数量和质量，使之由温饱型逐步向营养型转化。

2. 调整肉食结构　中国预防医学科学院对 12 个省、自治区、直辖市的一项调查表明，1992 年城乡人均谷类和薯类消费与 1982 年相比，分别下降了 10.9% 和 49.9%，而肉、蛋、奶和水产品的消费分别增加了 81.1%，200%，323% 和 97.4%。动物性食品消费量增加，需要较多的粮食用于转化动物性食品。中国肉类消费中，猪肉占比重较大，据统计，生产 1kg 猪肉需要投入 6.56kg 粮食，而动物性食品中的蛋白质含量：鸡为 22%，鱼为 15% ～ 20%，鸭为 14.5%，猪肉仅 9.5%，以每千克饲料可以转化的动物性蛋白质计：鸭为 110g，鱼为 90g，鸡为 66g，猪肉仅 24g。因此，如能适当改变膳食的肉食种类，将可用较少的粮食取得同样数量的蛋白质。

3. 开发蛋白质资源　提高膳食中蛋白质水平包括：①发展大豆生产。大豆中蛋白质含量达 40%，其氨基酸组成接近人体需要，近似于动物蛋白。1kg 大豆中蛋白质含量约相当于 2kg 多瘦猪肉或 3kg 鸡蛋，此外，大豆中脂肪含量约占 20%，其中不饱和脂肪酸达 86% 以上，还有一些人体必需的矿物质和维生素等。我国有着大豆加工的优良传统，各种豆制品、发酵豆制品均有益于提高大豆的营养价值，随着食品加工技术的发展，一些大豆蛋白产品如脱脂蛋白、浓缩大豆蛋白、分离大豆蛋白与组织大豆蛋白等广泛地用到点心、人造奶油、面包制品等食品中。目前世界上生产含有大豆蛋白的食品有上千种，美国仅在16种食品中，每年添加大豆蛋白140万吨。②培育优良品种，提高谷类的蛋白质含量。如小麦蛋白质含量，在我国北方为13%左右，长江流域为10%～12%；美国、加拿大的商品小麦蛋白质含量一般为15%，一些新品种为17%～18%；英国最新品种为25%。近年我国育种专家认为有希望使糙米的蛋白质含量，在原有基础上提高20%～25%，如能使我国水稻的蛋白质含量提高5%，即可使我国粮食蛋白质总量增加10亿公斤左右。中国农业科学院培育出含赖氨酸比普通玉米高一倍以上的新型玉米品种。由此可见，提高谷物蛋白质含量的潜力是很大的，但应注意新品种的营养价值，特别是氨基酸的组成。③推广水产养殖业。水产品的饲料转化率高、肉质好，应更多地生产和供给营养丰富的水产品。④开发蕈、藻类蛋白：人工培养蕈类，投资少、成熟快，而且蕈中蛋白质含量3.5%左右，比蔬菜高。藻类蛋白质含量高者可超过豆类，生产条件简单、产量高，可食用也可作为饲料，特别是海洋中的藻类如海带等产量大且营养价值也高。⑤调整酒类产品结构，实现粮食酒向果类酒转变、蒸馏酒向发酵酒转变、高度酒向低度酒转变、普通酒向优质酒转变，大力减少酿酒用粮。

按我国营养学家设计的膳食构成，在2000年，平均每人每年各类主要食品消费量为粮食205kg，豆类8kg，肉45kg，蛋13.5kg，水产品25kg，奶类6kg，水果24kg等，可提供的能量为每天约为10.9MJ（2600kcal），蛋白质72g（其中动物蛋白20%），脂肪约72g（其中动物性脂肪约占50%），其他营养素的量也可基本满足需要。达到膳食结构发展目标，主要应控制人口增长；建立政府干预，制订规划；提高全民族饮食文化与营养科学水平，促进营养知识的宣传和普及；增加农业投入，开发食物资源；加强食品流通。

二、我国的膳食指南

根据两次全国营养调查结果和卫生部有关疾病状的统计，发现我国人民中既有因食物品种单调或短缺、挑选不当或食用方法不科学而引起的营养缺乏病，如缺铁、缺维生素A、缺钙；也有因膳食成分搭配不合理，以致营养成分不平衡而形成的营养失调性疾病，如心血管疾病、脑血管疾病和恶性肿瘤等；肥胖或超体重，也已成为我国经济发达地区的营养问题。因此，对膳食进行科学指导已成为十分迫切的社会需求。

1.《我国的膳食指南》（第一版）：中国营养学会于1989年10月24日通过了《我国的膳食指南》（第一版），并于1990年正式公布，其主要内容有：①食物要多样；②饥饱要适当；③油脂要适量；④粗细粮要搭配；⑤食盐要限量；⑥甜食要少吃；⑦饮酒要节制；⑧三餐要合理。

2.《中国居民膳食指南》（第二版）：经过几年的实践，中国营养学会对其进行了修订，制订了《中国居民膳食指南》（第二版），强调了“平衡膳食，合理营养，促进健康”，于1997年4月10日由中国营养学会常务理事会通过，并正式公布，同时提出了《特定人群膳食指南》，作为《中国居民膳食指南》的补充。

1997年第二版的《中国居民膳食指南》的主要内容是：①食物多样，谷类为主；②多吃蔬菜、水果和薯类；③常吃奶类、豆类或其制品；④经常吃适量鱼、禽、蛋、瘦肉，少吃肥肉和荤油；⑤食量与体力活动要平衡，保持适宜体重；⑥吃清淡少盐的膳食；⑦饮酒应限量；⑧吃清洁卫生不变质的食物。

《中国居民膳食指南》（第三版）：近10年来，我国城乡居民的膳食状况明显改善，儿童青少年平均身高、体重增加，营养不良患病率下降；但另一部分人群膳食结构不合理及身体活动减少，引起某些慢性疾病，如肥胖、高血压病、糖尿病、高脂血症等患病率增加，威胁国民健康。此外，在一些贫困农村地区，仍存在营养缺乏的问题。这些问题结合营养素需要量和食物成分的新知识，是全面修订 1997 年《中国居民膳食指南》的依据。受卫生部委托，2006 年中国营养学会组织了修订《中国居民膳食指南》专家委员会，经过多次论证、修改，并广泛征求相关领域专家、机构和企业的意见，形成了《中国居民膳食指南》（2007），于 2007 年 9 月 14 由中国营养学会六届七次理事扩大会议通过，并于 2008 年 1 月 15 日卫生部召开新闻发布会，正式发布《中国居民膳食指南》(2007)。

三、《中国居民膳食指南》(2007)

《中国居民膳食指南》(2007) 是根据营养学原理，紧密结合我国居民膳食消费和营养状况的实际情况制定的，是指导广大居民实践平衡膳食，获得合理营养的科学文件。其目的是帮助我国居民合理选择食物，并进行适量的身体活动，以改善营养和健康状况，减少或预防慢性疾病的发生，提高国民的健康素质。

《中国居民膳食指南》(2007) 由一般人群膳食指南、特定人群膳食指南和平衡膳食宝塔三部分组成。一般人群膳食指南共有 10 条，适合于 6 岁以上的正常人群。在每个条目下设有提要和说明，有的条目还附有参考资料。与 1997 年《中国居民膳食指南》比较，新指南增加了每天足量饮水，合理选择饮料，强调了加强身体活动、减少烹调用油和合理选择零食等内容。

特定人群膳食指南是根据孕妇、乳母、婴幼儿、学龄前儿童、儿童青少年和老年人群的生理特点及其对膳食营养需要而制定的。其中成人部分就在一般人群膳食指南的 10 条基础上增补而形成。

中国营养学会《中国居民膳食指南》专家委员会通对 1997 年的《中国居民平衡膳食宝塔》进行了修订，以直观地告诉居民每日应摄入的食物种类、合理数量及适宜的身体活动量，还增加了饮水和身体活动的图像，在膳食宝塔第 5 层增加了食盐，并增加了食物同类互换的品种与食物量化的图片，为合理调配膳食提供可操作性指导。

专家委员会指出：合理营养是健康的物质基础，而平衡膳食又是合理营养的根本途径。根据《中国居民膳食指南》(2007) 的条目并参照膳食宝塔的内容来安排日常饮食和身体活动是通往健康的光明之路。随着我国社会经济的快速发展，城市化速度将逐步加快，与膳食营养相关的慢性疾病对我国居民健康的威胁将更加突出。在此关键时期，对膳食营养问题适时干预，会起到事半功倍的效果。希望广大营养专业工作者全力投入，希望社会各界广泛参与，共同努力掀起宣传、推广和实践膳食指南的新高潮，达到改善全民营养与健康状况，控制和减少慢性病的目的，为全面建设小康社会奠定坚实的人口素质基础。

下面第三到第五节分别介绍《中国居民膳食指南》(2007) 中的一般人群膳食指南、特定人群膳食指南和平衡膳食宝塔三部分内容。

第三节　一般人群膳食指南

一般人群膳食指南适用于 6 岁以上人群，根据该人群的生理特点和营养需要，结合我国居民膳食结构特点，制定了 10 个条目，以期达到平衡膳食，合理营养，保证健康的目的。

一、食物多样，谷类为主，粗细搭配

人类的食物是多种多样的。各种食物所含的营养成分不完全相同，每种食物都至少可提供一种营养物质。除母乳对0～6个月龄婴儿外，任何一种天然食物都不能提供人体所需的全部营养素。平衡膳食必须由多种食物组成，才能满足人体各种营养需求，达到合理营养、促进健康的目的，因而提倡人们广泛食用多种食物。

食物可分为五大类：第一类为谷类及薯类，谷类包括米、面、杂粮，薯类包括马铃薯、甘薯、木薯等，主要提供碳水化合物、蛋白质、膳食纤维及B族维生素。第二类为动物性食物，包括肉、禽、鱼、奶、蛋等，主要提供蛋白质、脂肪、矿物质、维生素A、B族维生素和维生素D。第三类为豆类和坚果，包括大豆、其他干豆类及花生、核桃、杏仁等坚果类，主要提供蛋白质、脂肪、膳食纤维、矿物质、B族维生素和维生素E。第四类为蔬菜、水果和菌藻类，主要提供膳食纤维、矿物质、维生素C、胡萝卜素、维生素K及有益健康的植物化学物质。第五类为纯能量食物，包括动植物油、淀粉、食用糖和酒类，主要提供能量。动植物油还可提供维生素E和必需脂肪酸。

谷类食物是中国传统膳食的主体，是人体能量的主要来源，也是最经济的能源食物。随着经济的发展和生活的改善，人们倾向于食用更多的动物性食物和油脂。根据2002年中国居民营养与健康状况调查的结果，在一些比较富裕的家庭中动物性食物的消费量已超过了谷类的消费量，这类膳食提供的能量和脂肪过高，而膳食纤维过低，对一些慢性病的预防不利。坚持谷类为主，就是为了保持我国膳食的良好传统，避免高能量、高脂肪和低碳水化合物膳食的弊端。人们应保持每天适量的谷类食物摄入，一般成年人每天摄入250～400g为宜。另外要注意粗细搭配，经常吃一些粗粮、杂粮和全谷类食物。每天最好能吃50～100g。稻米、小麦不要研磨得太精，否则谷类表层所含维生素、矿物质等营养素和膳食纤维大部分会流失到糠麸之中。

二、多吃蔬菜、水果和薯类

新鲜蔬菜、水果是人类平衡膳食的重要组成部分，也是我国传统膳食重要特点之一。蔬菜、水果是维生素、矿物质、膳食纤维和植物化学物质的重要来源，水分多、能量低。薯类含有丰富的淀粉、膳食纤维以及多种维生素和矿物质。富含蔬菜、水果和薯类的膳食对保持身体健康，保持肠道正常功能，提高免疫力，降低患肥胖、糖尿病、高血压等慢性疾病风险具有重要作用，所以近年来各国膳食指南都强调增加蔬菜和水果的摄入种类和数量。推荐我国成年人每天吃蔬菜300～500g，最好深色蔬菜约占一半，水果200～400g，并注意增加薯类的摄入。

三、每天吃奶类、大豆或其制品

奶类营养成分齐全，组成比例适宜，容易消化吸收。奶类除含丰富的优质蛋白质和维生素外，含钙量较高，且利用率也很高，是膳食钙质的极好来源。大量的研究表明，儿童、青少年饮奶有利于其生长发育，增加骨密度，从而推迟其成年后发生骨质疏松的年龄；中老年人饮奶可以减少其骨质丢失，有利于骨健康。2002年中国居民营养与健康状况调查结果显示，我国城乡居民钙摄入量仅为389mg/标准人日，不足推荐摄入量的一半；奶类制品摄入量为27g/标准人日，仅为发达国家的5%左右。因此，应大大提高奶类的摄入量。建议每人每天饮奶300g或相当量的奶制品，对于饮奶量更多或有高血脂和超重肥胖倾向者应选择减脂、低脂、脱脂奶及其制品。

大豆含丰富的优质蛋白质、必需脂肪酸、B族维生素、维生素E和膳食纤维等营养素，且含有磷脂、低聚糖，以及异黄酮、植物固醇等多种植物化学物质。大豆是重要的优质蛋白质来源。为提高农村居民的蛋白质摄入量及防止城市居民过多消费肉类带来的不利影响，应适当多吃大豆及其制品，建议每人每天摄入30～50g大豆或相当量的豆制品。

四、常吃适量的鱼、禽、蛋和瘦肉

鱼、禽、蛋和瘦肉均属于动物性食物，是人类优质蛋白、脂类、脂溶性维生素、B族维生素和矿物质的良好来源，是平衡膳食的重要组成部分。动物性食物中蛋白质不仅含量高，而且氨基酸组成更适合人体需要，尤其富含赖氨酸和蛋氨酸，如与谷类或豆类食物搭配食用，可明显发挥蛋白质互补作用；但动物性食物一般都含有一定量的饱和脂肪和胆固醇，摄入过多可能增加患心血管病的危险性。

鱼类脂肪含量一般较低，且含有较多的多不饱和脂肪酸，有些海产鱼类富含二十碳五烯酸（EPA）和二十二碳六烯酸（DHA），对预防血脂异常和心脑血管病等有一定作用。禽类脂肪含量也较低，且不饱和脂肪酸含量较高，其脂肪酸组成也优于畜类脂肪。蛋类富含优质蛋白质，各种营养成分比较齐全，是很经济的优质蛋白质来源。畜肉类一般含脂肪较多，能量高，但瘦肉脂肪含量较低，铁含量高且利用率好。肥肉和荤油为高能量和高脂肪食物，摄入过多往往会引起肥胖及某些慢性病，应当少吃。

目前我国部分城市居民食用动物性食物较多，尤其是猪肉过多，应调整肉食结构，适当多吃鱼、禽肉，减少猪肉摄入。相当一部分城市和多数农村居民平均吃动物性食物的量还不够，应适当增加。推荐成人每日摄入量：鱼虾类50～100g，畜禽肉类50～75g，蛋类25～50g。

五、减少烹调油用量，吃清淡少盐膳食

脂肪是人体能量的重要来源之一，并可提供必需脂肪酸，有利于脂溶性维生素的消化吸收，但是脂肪摄入过多是引起肥胖、高血脂、动脉粥样硬化等多种慢性疾病的危险因素之一。盐的摄入量过高与高血压的患病率密切相关。2002年中国居民营养与健康状况调查结果显示，我国城乡居民平均每天摄入烹调油42g，已远高于1997年《中国居民膳食指南》的推荐量25g。每天食盐平均摄入量为12g，是世界卫生组织建议值的2.4倍。同时相关慢性疾病患病率迅速增加。与1992年相比，成年人超重上升了39%，肥胖上升了97%，高血压患病率增加了31%。食用油和食盐摄入过多是我国城乡居民共同存在的营养问题。为此，建议我国居民应养成吃清淡少盐膳食的习惯，即膳食不要太油腻，不要太咸，不要摄食过多的动物性食物和油炸、烟熏、腌制食物。建议每人每天烹调油用量不超过25g或30g；食盐摄入量不超过6g，包括酱油、酱菜、酱中的食盐量。

六、食不过量，天天运动，保持健康体重

进食量和运动是保持健康体重的两个主要因素，食物提供人体能量，运动消耗能量。如果进食量过大而运动量不足，多余的能量就会在体内以脂肪的形式积存下来，增加体重，造成超重或肥胖；相反若食量不足，可由于能量不足引起体重过低或消瘦。体重过高和过低都

是不健康的表现，易患多种疾病，缩短寿命。所以，应保持进食量和运动量的平衡，使摄入的各种食物所提供的能量能满足机体需要，而又不造成体内能量过剩，使体重维持在适宜范围。成人的健康体重是指体质指数（BMI）为 18.5～23.9kg/m^2 之间。

正常生理状态下，食欲可以有效控制进食量，不过饱就可保持健康体重。一些人食欲调节不敏感，满足食欲的进食量常常超过实际需要，过多的能量摄入导致体重增加，食不过量对他们意味着少吃几口，不要每顿饭都吃到十成饱。由于生活方式的改变，身体活动减少、进食量相对增加，我国超重和肥胖的发生率正在逐年增加，这是心血管疾病、糖尿病和某些肿瘤发病率增加的主要原因之一。运动不仅有助于保持健康体重，还能够降低患高血压、中风、冠心病、2 型糖尿病、结肠癌、乳腺癌和骨质疏松等慢性疾病的风险；同时还有助于调节心理平衡，有效消除压力，缓解抑郁和焦虑症状，改善睡眠。目前我国大多数成年人体力活动不足或缺乏体育锻炼，应改变久坐少动的不良生活方式，养成天天运动的习惯，坚持每天多做一些消耗能量的活动。建议成年人每天进行累计相当于步行 6000 步以上的身体活动，如果身体条件允许，最好进行 30 分钟中等强度的运动。

七、三餐分配要合理，零食要适当

合理安排一日三餐的时间及食量，进餐定时定量。早餐提供的能量应占全天总能量的 25%～30%，午餐应占 30%～40%、晚餐应占 30%～40%，可根据职业、劳动强度和生活习惯进行适当调整。一般情况下，早餐安排在 6：30～8：30，午餐在 11：30～13：30，晚餐在 18：00～20：00 进行为宜。要天天吃早餐并保证其营养充足，午餐要吃好，晚餐要适量。不暴饮暴食，不经常在外就餐，尽可能与家人共同进餐，并营造轻松愉快的就餐氛围。零食作为一日三餐之外的营养补充，可以合理选用，但来自零食的能量应计人全天能量摄入之中。

八、每天足量饮水，合理选择饮料

水是膳食的重要组成部分，是一切生命必需的物质，在生命活动中发挥着重要功能。体内水的来源有饮水、食物中含的水和体内代谢产生的水。水的排出主要通过肾，以尿液的形式排出，其次是经肺呼出、经皮肤和随粪便排出。进入体内的水和排出来的水基本相等，处于动态平衡。水的需要量主要受年龄、环境温度、身体活动等因素的影响。一般来说，健康成人每天需要水 2500ml 左右。在温和气候条件下生活的轻体力活动的成年人每日最少饮水 1200ml（约 6 杯）。在高温或强体力劳动的条件下，应适当增加。饮水不足或过多都会对人体健康带来危害。饮水应少量多次，要主动，不要感到口渴时再喝水。饮水最好选择白开水。

饮料多种多样，需要合理选择，如乳饮料和纯果汁饮料含有一定量的营养素和有益膳食成分，适量饮用可以作为膳食的补充。有些饮料添加了一定的矿物质和维生素，适合热天户外活动和运动后饮用。有些饮料只含糖和香精香料，营养价值不高。多数饮料都含有一定量的糖，大量饮用特别是含糖量高的饮料，会在不经意间摄入过多能量，造成体内能量过剩。另外，饮后如不及时漱口刷牙，残留在口腔内的糖会在细菌作用下产生酸性物质，损害牙齿健康。有些人尤其是儿童青少年，每天喝大量含糖的饮料代替喝水，是一种不健康的习惯，应当改正。

九、如饮酒应限量

在节假日、喜庆和交际的场合，饮酒是一种习俗。高度酒含能量高，白酒基本上是纯能量食物，不含其他营养素。无节制的饮酒，会使食欲下降，食物摄入量减少，以致发生多种营养素缺乏、急慢性酒精中毒、酒精性脂肪肝，严重时还会造成酒精性肝硬化。过量饮酒还会增加患高血压、中风等疾病的危险；并可导致事故及暴力的增加，对个人健康和社会安定都是有害的，应该严禁酗酒。另外饮酒还会增加患某些癌症的危险。若饮酒尽可能饮用低度酒，并控制在适当的限量以下，建议成年男性一天饮用酒的酒精量不超过25g，成年女性一天饮用酒的酒精量不超过15g。孕妇和儿童青少年应忌酒。

十、吃新鲜卫生的食物

一个健康人一生需要从自然界摄取大约60吨食物、水和饮料。人体一方面从这些饮食中吸收利用本身必需的各种营养素，以满足生长发育和生理功能的需要；另一方面又必须防止其中的有害因素诱发食源性疾病。食物放置时间过长就会引起变质，可能产生对人体有毒有害的物质。另外，食物中还可能含有或混入各种有害因素，如致病微生物、寄生虫和有毒化学物等。吃新鲜卫生的食物是防止食源性疾病、实现食品安全的根本措施。

正确采购食物是保证食物新鲜卫生的第一关。一般来说，正规的商场和超市、有名的食品企业比较注重产品的质量，也更多地接受政府和消费者的监督，在食品卫生方面具有较大的安全性。购买预包装食品还应当留心查看包装标识，特别应关注生产日期、保质期和生产单位；也要注意食品颜色是否正常，有无酸臭异味，形态是否异常，以便判断食物是否发生了腐败变质。烟熏食品及有些加色食品，可能含有苯并芘或亚硝酸盐等有害成分，不宜多吃。

食物合理储藏可以保持新鲜，避免污染。高温加热能杀灭食物中大部分微生物，延长保存时间；冷藏温度常为4～8℃，一般不能杀灭微生物，只适于短期贮藏；而冻藏温度低达-12～-23℃，可抑止微生物生长，保持食物新鲜，适于长期贮藏。

烹调加工过程是保证食物卫生安全的一个重要环节。需要注意保持良好的个人卫生以及食物加工环境和用具的洁净，避免食物烹调时的交叉污染，对动物性食物应当注意加热熟透，煎、炸、烧烤等烹调方式如使用不当容易产生有害物质，应尽量少用，食物腌制要注意加足食盐，避免高温环境。有一些动物或植物性食物含有天然毒素，例如河豚鱼、毒蕈、含氰苷类的苦味果仁和木薯、未成熟或发芽的马铃薯、鲜黄花菜和四季豆等。为了避免误食中毒，一方面需要学会鉴别这些食物．另一方面应了解对不同食物进行浸泡、清洗、加热等去除毒素的具体方法。

第四节 特定人群膳食指南

特定人群包括孕妇、乳母、婴幼儿、学龄前儿童、青少年以及老年人，根据这些人群的生理特点和营养需要特制定了相应的膳食指南，以期更好地指导孕期和哺乳期妇女的膳食，婴幼儿合理喂养和辅助食品的科学添加，学龄前儿童和青少年在身体快速增长时期的饮食，以及适应老年人生理和营养需要变化的膳食安排，达到提高健康水平和生命质量的目的。

一、孕期和哺乳期妇女膳食指南

妊娠是一个复杂的生理过程，为了妊娠的成功，孕期妇女的生理状态及机体代谢发生了较大的适应性改变，以满足孕期母体生殖器官和胎儿的生长发育，并为产后泌乳进行营养储备。孕期营养状况的优劣对胎儿生长发育直至成年后的健康将产生至关重要的影响。与非孕期妇女相比，孕期妇女对能量和各种营养素的需要量均有所增加，尤其是蛋白质、必需脂肪酸以及钙、铁、叶酸、维生素A等多种微量营养素。为了满足孕期对各种营养素需要的增加，孕期的食物摄入量也相应增加，但膳食构成仍然应由多种多样食物组成的平衡膳食，食物力求种类丰富、营养齐全，无须忌口。因各种原因从膳食中不能满足其营养需要时，可在医生指导下合理使用营养素补充剂。

由于怀孕不同时期胚胎的发育速度不同，孕妇的生理状态、机体的代谢变化和对营养素的需求也不同。按妊娠的生理过程及营养需要特点，孕妇膳食指南分为孕前期（孕前3～6个月，、孕早期（孕1～12周）和孕中（孕13～27周）末期（孕28周～分娩）三部分。

（一）孕前期妇女膳食指南

合理膳食和均衡营养是成功妊娠所必需的物质基础。为降低出生缺陷、提高生育质量、保证妊娠的成功，夫妻双方都应做好孕前的营养准备。育龄妇女在计划妊娠前3～6个月应接受特别的膳食和健康生活方式指导，调整自身的营养、健康状况和生活习惯，使之尽可能都达到最佳状态，以利于妊娠的成功。在一般人群膳食指南十条基础上，孕前期妇女膳食指南增加以下四条内容：

1．多摄入富含叶酸的食物或补充叶酸

妊娠头4周是胎儿神经管分化和形成的重要时期，此期叶酸缺乏可增加胎儿发生神经管畸形及早产的危险。育龄妇女应从计划妊娠开始尽可能早地多摄取富含叶酸的肝、深绿色蔬菜及豆类。由于叶酸补充剂比食物中叶酸能更好地被机体吸收利用，建议最迟应从孕前3个月开始每日补充叶酸400μg，并持续至整个孕期。叶酸除有助于预防胎儿神经管畸形外，也有利于降低妊娠高脂血症发生的危险。

2．常吃含铁丰富的食物

孕前期良好的铁营养是成功妊娠的必要条件，孕前缺铁易导致早产、孕期母体体重增长不足以及新生儿低出生体重，故孕前女性应储备足够的铁为孕期利用。建议孕前期妇女适当多摄入含铁丰富的食物，如动物血、肝、瘦肉等动物性食物，以及黑木耳、红枣等植物性食物。缺铁或贫血的育龄妇女可适量摄入铁强化食物或在医生指导下补充小剂量的铁剂(10～20mg/d)，同时，注意多摄入富含维生素C的蔬菜、水果．或在补充铁剂的同时补充维生素C，以促进铁的吸收和利用，待缺铁或贫血得到纠正后，再计划怀孕。

3．保证摄入加碘食盐，适当增加海产品的摄入

妇女围孕期和孕早期碘缺乏均可增加新生儿发生克汀病的危险性。因孕前和孕早期对碘的需要相对较多，除摄入碘盐外，建议至少每周摄入一次富含碘的海产食品，如海带、紫菜、鱼、虾、贝类等。

4．戒烟、禁酒

夫妻一方或双方经常吸烟或饮酒，不仅影响精子或卵子的发育，造成精子或卵子的畸形，而且影响受精卵在子宫的顺利着床和胚胎发育，导致流产。酒精可以通过胎盘进入胎儿血液，造成胎儿官内发育不良、中枢神经系统发育异常、智力低下等。因此，夫妻双方在计

划怀孕前的3～6个月都应停止吸烟、饮酒。计划怀孕的妇女要远离吸烟的环境，减少被动吸烟的伤害。

（二）孕早期妇女膳食指南

孕早期胎儿生长发育速度相对缓慢，但是怀孕早期妊娠反应使其消化功能发生改变，多数妇女怀孕早期可出现恶心、呕吐、食欲下降等症状。因此，怀孕早期的膳食应富营养、少油腻、易消化及适口。妊娠头4周是胎儿神经管分化形成的重要时期，重视预防胎儿神经管畸形也极为重要。在一般人群膳食指南十条基础上，孕早期妇女膳食指南还应补充以下五条内容：

1．膳食清淡、适口

清淡、适口的膳食能增进食欲，易于消化，并有利于降低怀孕早期的妊娠反应，使孕妇尽可能多地摄取食物，满足其对营养的需要。清淡、适口的食物包括各种新鲜蔬菜和水果、大豆制品、鱼、禽、蛋以及各种谷类制品，可根据孕妇当时的喜好适宜地进行安排。

2．少食多餐

怀孕早期反应较重的孕妇，不必像常人那样强调饮食的规律性，更不可强制进食，进食的餐次、数量、种类及时间应根据孕妇的食欲和反应的轻重及时进行调整，采取少食多餐的办法，保证进食量。

为降低妊娠反应，可口服少量B族维生素，以缓解症状。随着孕吐的减轻，应逐步过渡到平衡膳食。

3．保证摄入足量富含碳水化合物的食物

怀孕早期应尽量多摄入富含碳水化合物的谷类或水果，保证每天至少摄入150g碳水化合物(约合谷类200g)。因妊娠反应严重而完全不能进食的孕妇，应及时就医，以避免因脂肪分解产生酮体对胎儿早期脑发育造成不良影响。

4．多摄入富含叶酸的食物并补充叶酸

怀孕早期叶酸缺乏可增加胎儿发生神经管畸形及早产的危险。妇女应从计划妊娠开始尽可能早地多摄取富含叶酸的肝、深绿色蔬菜及豆类。由于叶酸补充剂比食物中的叶酸能更好地被机体吸收利用，因此建议，受孕后每日应继续补充叶酸400μg，至整个孕期。叶酸除有助于预防胎儿神经管畸形外，也有利于降低妊娠高脂血症发生的危险。

5．戒烟、禁酒

孕妇吸烟或经常被动吸烟，烟草中的尼古丁和烟雾中的氰化物、一氧化碳可能导致胎儿缺氧和营养不良、发育迟缓。孕妇饮酒，酒精可以通过胎盘进入胎儿血液，造成胎儿宫内发育不良、中枢神经系统发育异常、智力低下等，称为酒精中毒综合征。孕妇应继续戒烟、禁酒，并远离吸烟环境。

（三）孕中、末期妇女膳食指南

从孕中期开始胎儿进入快速生长发育期，直至分娩。与胎儿的生长发育相适应，母体的子宫、乳腺等生殖器官也逐渐发育，并且母体还需要为产后泌乳开始储备能量以及营养素。因此，孕中、末期均需要相应增加食物量，以满足孕妇显著增加的营养素需要。在一般人群膳食指南十条基础上，孕中、末期妇女膳食指南增加以下五条内容。

1．适当增加鱼、禽、蛋、瘦肉、海产品的摄入量

鱼、禽、蛋、瘦肉是优质蛋白质的良好来源，其中鱼类除了提供优质蛋白质外，还可提供n-3多不饱和脂肪酸（如二十二碳六烯酸），这对孕20周后胎儿脑和视网膜功能发育极

为重要。蛋类尤其是蛋黄，是卵磷脂、维生素A和维生素B_2的良好来源。建议从孕中、末期每日增加总计约50～100g的鱼、禽、蛋、瘦肉的摄入量，鱼类作为动物性食物的首选，每周最好能摄入2～3次，每天还应摄入1个鸡蛋。除食用加碘盐外，每周至少进食一次海产品，以满足孕期碘的需要。

2. 适当增加奶类的摄入

奶或奶制品富含蛋白质，对孕期蛋白质的补充具有重要意义，同时也是钙的良好来源。由于中国传统膳食不含或少有奶制品，每日膳食钙的摄入量仅400mg左右，远低于建议的钙适宜摄入量。从孕中期开始，每日至少摄入250ml的牛奶或相当量的奶制品及补充300mg的钙，或喝400～500ml的低脂牛奶，以满足钙的需要。

3. 常吃含铁丰富的食物

伴随着从孕中期开始的血容量和血红蛋白的增加，孕妇成为缺铁性贫血的高危人群。此外，基于胎儿铁储备的需要，宜从孕中期开始增加铁的摄入量，建议常摄入含铁丰富的食物，如动物血、肝、瘦肉等，必要时可在医生指导下补充小剂量的铁剂。同时，注意多摄入富含维生素C的蔬菜、水果，或在补充铁剂时补充维生素C，以促进铁的吸收和利用。

4. 适量身体活动，维持体重的适宜增长

由于孕期对多种微量营养素需要的增加大于能量需要的增加，通过增加食物摄入量以满足微量营养素的需要极有可能引起体重过多增长，并因此会增加发生妊娠糖尿病和出生巨大儿的风险。因此，孕妇应适时监测自身的体重，并根据体重增长的速率适当调节食物摄入量。也应根据自身的体能每天进行不少于30分钟的低强度身体活动，最好是1～2小时的户外活动，如散步、做体操等，因为适宜的身体活动有利于维持体重的适宜增长和自然分娩，户外活动还有助于改善维生素D的营养状况，以促进胎儿骨骼的发育和母体自身的骨骼健康。

5. 禁烟戒酒，少吃刺激性食物

烟草、酒精对胚胎发育的各个阶段都有明显的毒性作用，如容易引起早产、流产、胎儿畸形等。有吸烟、饮酒习惯的妇女，孕期必须禁烟戒酒，并要远离吸烟环境。浓茶、咖啡应尽量避免，刺激性食物亦应尽量少吃。

（四）哺乳期妇女膳食指南

哺乳期妇女（乳母）一方面要逐步补偿妊娠、分娩时所损耗的营养素储备，促进各器官、系统功能的恢复；另一方面还要分泌乳汁、哺育婴儿。如果营养不足，将影响母体健康，减少乳汁分泌量，降低乳汁质量，影响婴儿的生长发育。因此，应根据授乳期的生理特点及乳汁分泌的需要，合理安排膳食，保证充足的营养供给。在一般人群膳食指南十条基础上，哺乳期妇女膳食指南增加以下五条。

1. 增加鱼、禽、蛋、瘦肉及海产品摄入

动物性食品如鱼、禽、蛋、瘦肉等可提供丰富的优质蛋白质，乳母每天应增加总量100～150g的鱼、禽、蛋、瘦肉，其提供的蛋白质应占总蛋白质的1/3以上。如果增加动物性食品有困难时，可多食用大豆类食品以补充优质蛋白质。为预防或纠正缺铁性贫血，也应多摄入些动物肝、动物血、瘦肉等含铁丰富的食物。此外，乳母还应多吃些海产品，对婴儿的生长发育有益。

2. 适当增饮奶类，多喝汤水

奶类含钙量高，易于吸收利用，是钙的最好食物来源。乳母每日若能饮用牛奶500ml，则可从中得到约600mg优质钙。对那些不能或没有条件饮奶的乳母，建议适当多摄入可连骨带壳食用的小鱼、小虾，大豆及其制品，以及芝麻酱及深绿色蔬菜等含钙丰富的食物。必要时可在保健医生的指导下适当补充钙制剂。此外，鱼、禽、畜类等动物性食品宜采用煮或煨的烹调方法，促使乳母多饮汤水，以便增加乳汁的分泌量。

3．产褥期食物多样，不过量

产褥期的膳食同样应是多样化的平衡膳食，以满足营养需要为原则，无须特别禁忌。我国大部分地区都有将大量食物集中在产褥期消费的习惯；有的地区乳母在产褥期膳食单调，大量进食鸡蛋等动物性食品，其他食品如蔬菜水果则很少选用。要注意纠正这种食物选择和分配不均衡的问题，保持产褥期食物多样充足而不过量，以利于乳母健康，保证乳汁的质与量和持续地进行母乳喂养。

4．忌烟酒，避免喝浓茶和咖啡

乳母吸烟（包括间接吸烟）、饮酒对婴儿健康有害，喝浓茶、咖啡也可能通过乳汁影响婴儿的健康。因此，为了婴儿的健康，哺乳期应继续忌烟酒、避免饮用浓茶和咖啡。

5．科学活动和锻炼，保持健康体重

大多数妇女生育后，体重都会较孕前有不同程度的增加。有的妇女分娩后体重居高不下，导致生育性肥胖。研究表明孕期体重过度增加及产后不能成功减重，是导致女性肥胖发生的重要原因。因此·哺乳期妇女除注意合理膳食外，还应适当运动及做产后健身操，这样可促使产妇机体复原，保持健康体重，同时减少产后并发症的发生。坚持母乳喂养有利于减轻体重，而哺乳期妇女进行一定强度的、规律性的身体活动和锻炼，也不会影响母乳喂养的效果。

二、婴幼儿及学龄前儿童膳食指南

2002年中国居民营养与健康状况调查结果表明，我国5岁以下儿童生长迟缓率、低体重率和消瘦率分别为14.3%、7.8%和2.5%，以6个月以内婴儿最低，1～2岁组幼儿最高，并存在显著的城乡差异。

0～6岁儿童超重和肥胖率分别为3.4%和2.0%，并呈现增长的趋势。中国0～6岁儿童是一个重要的群体，关系着人口素质的提高，也关系着国家的发展和人才储备。我国4个月内基本纯母乳喂养率为71. 6%，6个月时仍在吃母乳儿童的比例为84.3%，一岁以后42.6%，两岁时19.2%。在我国过早添加辅食与添加不及时两种不合理情况同时存在。5岁以内儿童贫血仍是一个突出的营养问题，患病率高达18.8%；3～7岁儿童维生素A缺乏率明显高于学龄组儿童。胎儿和婴幼儿时期的营养与健康状况关系到成人慢性病的发生发展。因此，对婴幼儿进行科学喂养和学龄前儿童合理膳食的指导，将有助于顺利成功地过渡到进食成人食物阶段。

（一）0～6月龄婴儿喂养指南

出生后6个月内最理想的食品是母乳，只要能坚持母乳喂养，婴儿就能够正常生长发育。对于由于种种原因不能用母乳喂养的婴儿，应首选婴儿配方（奶）粉喂养，不宜用非婴儿配方（奶）粉或液态奶直接喂养婴儿。

1．纯母乳喂养

母乳是6个月龄之内婴儿最理想的天然食品。母乳所含的营养物质齐全，各种营养素之间比例合理，含有多种免疫活性物质，非常适合于身体快速生长发育、生理功能尚未完全发育成熟的婴儿。母乳喂养也有利于增进母子感情，使母亲能悉心护理婴儿，并可促进母体的复原。同时，母乳喂养经济、安全又方便，不易发生过敏反应。因此，应首选用纯母乳喂养婴儿。纯母乳喂养能满足6个月龄以内婴儿所需要的全部液体、能量和营养素。应按需喂奶，每天可以喂奶6～8次以上。最少坚持完全纯母乳喂养6个月，从6个月龄开始添加辅食的同时，应继续给予母乳喂养，最好能到2岁。在4～6个月龄以前，如果婴儿体重不能达到标准体重时，需要增加母乳喂养次数。

2. 产后尽早开奶，初乳营养最好

在分娩后7天内，乳母分泌的乳汁呈淡黄色，质地黏稠，称之为初乳；之后第8～14天的乳汁称为过渡乳，两周后为成熟乳。初乳对婴儿十分珍贵，其特点是蛋白质含量高，含有丰富的免疫活性物质，对婴儿防御感染及初级免疫系统的建立十分重要。初乳中微量元素、长链多不饱和脂肪酸等营养素比成熟乳要高得多。初乳也有通便的作用，可以清理初生儿的肠道和胎便。因此，应尽早开奶，产后30分钟即可喂奶。尽早开奶可减轻婴儿生理性黄疸、生理性体重下降和低血糖的发生。

3. 尽早抱婴儿到户外活动或适当补充维生素D

母乳中维生素D含量较低，家长应尽早抱婴儿到户外活动，适宜的阳光会促进皮肤维生素D的合成；也可适当补充富含维生素D的制剂，尤其在寒冷的北方冬春季和南方的梅雨季节，这种补充对预防维生素D缺乏尤为重要。

4. 给新生儿和1～6个月龄婴儿及时补充适量维生素K

由于母乳中维生素K含量低，为了预防新生儿和1～6个月龄婴儿维生素K缺乏相关的出血性疾病，应在指导下注意及时给新生儿和1～6个月龄婴儿补充维生素K。

5. 不能用纯母乳喂养时，宜首选婴儿配方食品喂养

由于种种原因，不能用纯母乳喂养婴儿时，如乳母患有传染性疾病、精神障碍、乳汁分泌不足或无乳汁分泌等，建议首选适合于0～6个月龄婴儿的配方奶粉喂养，不宜直接用普通液态奶、成人奶粉、蛋白粉等喂养婴儿。婴儿配方食品是随食品工业和营养学的发展而产生的除了母乳外，适合0～6个月龄婴儿生长发育需要的食品，人类通过不断对母乳成分、结构及功能等方面进行的研究，以母乳为蓝本对动物乳进行改造，调整了其营养成分的构成和含量，添加了多种微量营养素，使其产品的性能成分及含量基本接近母乳。

6. 定期监测生长发育状况

身长和体重等生长发育指标反映了婴儿的营养状况，父母可以在家里对婴儿进行定期的测量，这种方法简单易行，不仅可以帮助父母更好地了解婴儿的生长发育速度是否正常，也可以及时提醒父母其喂养婴儿的方法是否正确。特别需要提醒父母注意的是，孩子生长有其个体特点，生长速度有快有慢，只要孩子的生长发育在正常范围内就不必担心。婴儿的年龄越小，测量的间隔时间应越短，出生后前6个月每半月一次，病后恢复期可增加测量次数。

（二）6～12月龄婴儿喂养指南

婴儿6月龄后，在母乳喂养的基础上，应逐步地、小心地为婴儿添加辅助食品，以补充其营养需要，并且使婴儿逐步地适应母乳以外的食物，包括不同的食物性状，接受咀嚼和吞咽的训练等，在这个过程中，母乳仍然是主要的。

1. 奶类优先，继续母乳喂养

奶类应是6～12个月龄营养需要的主要来源，建议每天应首先保证600～800ml的奶量，以保证婴儿正常体格和智力发育。母乳仍是婴儿的首选食品，建议6～12个月龄的婴儿继续

母乳喂养，如母乳不能满足婴儿需要时，可使用较大婴儿配方奶予以补充。对于不能用母乳喂养的6～12个月龄婴儿，亦建议选择较大婴儿配方奶。

2. 及时合理添加辅食

从6个月龄开始，需要逐渐给婴儿补充一些非乳类食物，包括果汁、菜汁等液体食物，米粉、果泥、菜泥等泥糊状食物以及软饭、烂面，切成小块的水果、蔬菜等固体食物，这一类食物被称为辅助食品，简称为“辅食”。添加辅食的顺序为：首先添加谷类食物（如婴儿营养米粉），其次添加蔬菜汁（蔬菜泥）和水果汁（水果泥）、动物性食物（如蛋羹、鱼、禽、畜肉泥/松等）。建议动物性食物添加的顺序为：蛋黄泥、鱼泥（剔净骨和刺）、全蛋（如蒸蛋羹）、肉末。

辅食添加的原则是：每次添加一种新食物，由少到多、由稀到稠循序渐进；逐渐增加辅食种类，由泥糊状食物逐渐过渡到固体食物。建议从6个月龄时开始添加泥糊状食物（如米糊、菜泥、果泥、蛋黄泥、鱼泥等），7～9个月龄时可由泥糊状食物逐渐过渡到可咀嚼的软固体食物（如烂面、碎菜、全蛋、肉末），10～12个月龄时，大多数婴儿可逐渐转为以进食固体食物为主的膳食。

3. 尝试多种多样的食物，膳食少糖、无盐、不加调味品

婴儿6个月龄时，每餐的安排可逐渐开始尝试搭配谷类、蔬菜、动物性食物，每天应安排有水果。应让婴儿逐渐开始尝试和熟悉多种多样的食物，特别是蔬菜类，可逐渐过渡到除奶类外由其他食物组成的单独餐。随着月龄的增加，也应根据婴儿需要，增加食物品种和数量，调整进餐次数，可逐渐增加到每天三餐（不包括乳类进餐次数）。限制果汁的摄入量或避免提供低营养价值的饮料，以免影响进食量。制作辅食时应尽可能少糖、不放盐、不加调味品，但可添加少量食用油。

4. 逐渐让婴儿自己进食，培养良好的进食行为

建议用小勺给婴儿喂食物，对于7～8个月龄的婴儿，应允许其自己用手握或抓食物吃，到10～12个月龄时鼓励婴儿自己用勺进食，这样可以锻炼婴儿手眼协调功能，促进精细动作的发育。要为婴儿创造良好的进餐环境，避免婴儿分心，多与婴儿进行眼神、语言交流，帮其养成专心进食的好习惯。当婴儿出现拒食时，应耐心地鼓励婴儿进食，不要强迫，尝试调整食物种类、搭配、性状、花色、口味，以提高婴儿的进食兴趣。

5. 定期监测生长发育状况

身长和体重等生长发育指标反映婴儿的营养状况，对6～12个月龄婴儿仍应每个月进行定期测量。

6. 注意饮食卫生

膳食制作和进餐环境要卫生，餐具要彻底清洗消毒，食物应合理储存以防腐败变质，严把“病从口入”关，预防食物中毒。给婴儿的辅食应根据需要现制现食，剩下的食物不宜存放，要弃掉。

（三）1～3岁幼儿喂养指南

1～3岁的幼儿正处在快速生长发育的时期，对各种营养素的需求相对较高，同时幼儿机体各项生理功能也在逐步发育完善，但是对外界不良刺激的防御性能仍然较差，因此对于幼儿膳食安排，不能完全与成人相同，需要特别关照。

1. 继续给予母乳喂养或其他乳制品，逐步过渡到食物多样

可继续给予母乳喂养直到2岁(24个月龄)，或每日给予不少于相当于350ml液体奶的

幼儿配方奶粉，但是不宜直接喂给普通液态奶、成人奶粉或大豆蛋白粉等。建议首选适当的幼儿配方奶粉，或者给予强化了铁、维生素A等多种微量营养素的食品。因条件所限，不能采用幼儿配方奶粉者，可将液态奶稀释，或与淀粉、蔗糖类食物调制，喂给幼儿。如果幼儿不能摄入适量的奶制品时，需要通过其他途径补充优质的蛋白质和钙质。可用100g左右鸡蛋（约2个）经适当加工来代替，如蒸蛋羹等。

当幼儿满2岁时，可逐渐停止母乳喂养，但是每日应继续提供幼儿配方奶粉或其他的乳制品。同时，应根据幼儿的牙齿发育情况，适时增加细、软、碎、烂的膳食，种类不断丰富，数量不断增加，逐渐向食物多样过渡。

2．选择营养丰富、易消化的食物

幼儿食物的选择应依据营养全面丰富、易消化的原则，应充分考虑满足能量需要，增加优质蛋白质的摄入，以保证幼儿生长发育的需要；增加铁质的供应，以避免铁缺乏和缺铁性贫血的发生。鱼类脂肪有利于儿童的神经系统发育，可适当多选用鱼虾类食物，尤其是海鱼类。对于1～3岁幼儿，应每月选用猪肝75g（一两半），或鸡肝50g（一两），或羊肝25g（半两），做成肝泥，分次食用，以增加维生素A的摄入量。不宜给幼儿直接食用坚硬的食物、易误吸入气管的硬壳果类（如花生）、腌腊食品和油炸类食品。

3．采用适宜的烹调方式，单独加工制作膳食

幼儿膳食应专门单独加工、烹制，并选用适合的烹调方式和加工方法。应将食物切碎煮烂，易于幼儿咀嚼、吞咽和消化，特别注意要完全去除皮、骨、刺、核等；大豆、花生等硬果类食物，应先磨碎，制成泥糊浆等状态进食；烹调方式上，宜采用蒸、煮、炖、煨等烹调方式，不宜采用油炸、烤、烙等方式。口味以清淡为好，不应过咸，更不宜食辛辣刺激性食物，尽可能少用或不用含味精或鸡精、色素、糖精的调味品。要注重花样品种的交替更换，以利于幼儿保持对进食的兴趣。

4．在良好环境下规律进餐，重视良好饮食习惯的培养

幼儿饮食要一日5～6餐，即一天进主餐3次，上下午两主餐之间各安排以奶类、水果和其他稀软面食为内容的加餐，晚饭后也可加餐或零食，但睡前应忌食甜食，以预防龋齿。要重视幼儿饮食习惯的培养，饮食安排上要逐渐做到定时、适量，有规律地进餐，不随意改变幼儿的进餐时间和进餐量；鼓励和安排较大幼儿与全家人一同进餐，以利于幼儿日后能更好地接受家庭膳食；培养孩子集中精力进食，暂停其他活动；家长应以身作则，用良好的饮食习惯影响幼儿，使幼儿避免出现偏食、挑食的不良习惯。要创造良好的进餐环境，进餐场所要安静愉悦，餐桌椅、餐具可适当儿童化，鼓励、引导和教育儿童使用匙、筷等自主进餐。

5．鼓励幼儿多做户外游戏与活动，合理安排零食，避免过瘦与肥胖

由于奶类和普通食物中维生素D含量十分有限，幼儿单纯依靠普通膳食难以满足维生素D需要量。适宜的日光照射可促进儿童皮肤中维生素D的形成，对儿童钙质吸收和骨骼发育具有重要意义。每日安排幼儿1～2小时的户外游戏与活动，既可接受日光照射，促进皮肤中维生素D的形成和钙质吸收，又可以通过体力活动实现对幼儿体能、智能的锻炼培养和维持能量平衡。

正确选择零食品种，合理安排零食时机，使之既增加儿童对饮食的兴趣，并有利于能量补充，又避免影响主餐食欲和进食量。零食应以水果、乳制品等营养丰富的食物为主，给予的数量和时机以不影响幼儿主餐食欲为宜。应控制纯能量类零食的食用量，如糖果、甜饮料

等含糖高的食物。鼓励儿童参加适度的活动和游戏，有利于维持能量平衡·保持合理体重增长，避免儿童瘦弱、超重和肥胖。

6．每天足量饮水，少喝含糖高的饮料

水是人体必需的营养素，是人体结构、代谢和功能的必要条件。小儿新陈代谢相对高于成人，对能量和各种营养素的需要量也相对更多，对水的需要量也更高。1～3 岁幼儿每日每千克体重约需水 125ml，全日总需水量为 1250～2000ml。幼儿需要的水除了来自营养素在体内代谢生成的水和膳食所含的水分（特别是奶类、汤汁类食物含水较多）外，大约有一半的水需要通过直接饮水来满足，600～1000ml。幼儿的最好饮料是白开水。目前市场上许多含糖饮料和碳酸饮料含有葡萄糖、碳酸、磷酸等物质，过多地饮用这些饮料，不仅会影响孩子的食欲，使儿童容易发生龋齿，而且还会造成过多能量摄入，从而导致肥胖或营养不良等问题，不利于儿童的生长发育，应该严格控制摄入。

7．定期监测生长发育状况

身长和体重等生长发育指标反映幼儿的营养状况，父母可以在家里对幼儿进行定期的测量，1～3 岁幼儿应每 2～3 个月测量一次。

8．确保饮食卫生，严格餐具消毒

选择清洁不变质的食物原料，不食隔夜饭菜和不洁变质的食物，在选用半成品或者熟食时，应彻底加热后方可食用。幼儿餐具应彻底清洗和加热消毒。养护人注意个人卫生。培养幼儿养成饭前便后洗手等良好的卫生习惯，以减少肠道细菌、病毒以及寄生虫感染的机会。

（四）学龄前儿童膳食指南

与婴幼儿时期相比，此期生长速度减慢，各器官持续发育并逐渐成熟。其膳食的主要目的是供给生长发育所需的足够营养，帮助建立良好的饮食习惯，为今后建立健康膳食模式奠定坚实的基础。

1．食物多样，谷类为主

学龄前儿童正处在生长发育阶段，新陈代谢旺盛，对各种营养素的需要量相对高于成人，合理营养不仅能保证他们的正常生长发育，也可为其成年后的健康打下良好基础。人类的食物多种多样，各种食物所含的营养成分不完全相同，任何一种天然食物都不能提供人体所必需的全部营养素。儿童的膳食必须是由多种食物组成的平衡膳食，才能满足其各种营养素的需要·因而提倡广泛食用多种食物。

谷类食物是人体能量的主要来源，也是我国传统膳食的主体，可为儿童提供碳水化合物、蛋白质、膳食纤维和 B 族维生素等。学龄前儿童的膳食也应以谷类食物为主体，并适当注意粗细粮的合理搭配。

2．多吃新鲜蔬菜和水果

应鼓励学龄前儿童适当多吃蔬菜和水果。蔬菜和水果所含的营养成分并不完全相同，不能相互替代。在制备儿童膳食时，应注意将蔬菜切小、切细以利于儿童咀嚼和吞咽，同时还要注重蔬菜水果品种、颜色和口味的变化，以引起儿童多吃蔬菜水果的兴趣。

3．经常吃适量的鱼、禽、蛋、瘦肉

鱼、禽、蛋、瘦肉等动物性食物是优质蛋白质、脂溶性维生素和矿物质的良好来源。动物蛋白的氨基酸组成更适合人体需要，且赖氨酸含量较高，有利于补充植物蛋白中赖氨酸的不足。肉类中铁的利用较好，鱼类特别是海产鱼所含不饱和脂肪酸有利于儿童神经系统的发育。动物肝含维生素 A 极为丰富，还富含维生素 B_2、叶酸等。我国农村还有相当数量的学龄前儿童平均动物性食物的消费量还很低，应适当增加摄入量，但是部分大城市学龄前儿童膳食中优质蛋白比例已满足需要甚至过多，同时膳食中饱和脂肪的摄入量较高，谷类和蔬菜的消费量明显不足，这对儿童的健康不利。鱼、禽、兔肉等含蛋白质较高、饱和脂肪较低，建议儿童可经常吃这类食物。

4. 每天饮奶，常吃大豆及其制品

奶类是一种营养成分齐全、组成比例适宜、易消化吸收、营养价值很高的天然食品。除含有丰富的优质蛋白质、维生素A、核黄素外，含钙量较高，且利用率也很好，是天然钙质的极好来源。儿童摄入充足的钙有助于增加骨密度，从而延缓其成年后发生骨质疏松的年龄。目前我国居民膳食提供的钙普遍偏低，因此，对处于快速生长发育阶段的学龄前儿童，应鼓励每日饮奶。

大豆是我国的传统食品，含丰富的优质蛋白质、不饱和脂肪酸、钙、维生素B_1、维生素B_2、烟酸及异黄酮等。为提高农村儿童的蛋白质摄入量及避免城市中由于过多消费肉类带来的不利影响，建议常吃大豆及其制品。

5. 膳食清淡少盐，正确选择零食，少喝含糖高的饮料

在为学龄前儿童烹调加工食物时，应尽可能保持食物的原汁原味，让孩子首先品尝和接纳各种食物的自然味道。为了保护儿童较敏感的消化系统，避免干扰或影响儿童对食物本身的感知和喜好、食物的正确选择和膳食多样的实现、预防偏食和挑食的不良饮食习惯，儿童的膳食应清淡、少盐、少油脂，并避免添加辛辣等刺激性物质和调味品。

学龄前儿童胃容量小，肝中糖原储存量少，又活泼好动，容易饥饿。应通过适当增加餐次来适应学龄前儿童的消化功能特点，以一日“三餐两点”制为宜。各餐营养素和能量合理分配，早中晚正餐之间加适量的加餐食物，既保证了营养需要，又不增加胃肠道负担。通常情况下，三餐能量分配中，早餐提供的能量约占30%（包括上午10点的加餐），午餐提供的能量约占一日的40%（含下午3点的午点），晚餐提供的能量约占一日的30%（含晚上8点的少量水果、牛奶等）。

零食指正餐以外所进食的食物和饮料，是学龄前儿童饮食中的重要部分，应予以科学的认识和合理的选择。因零食是指一日三餐两点之外添加的食物，故可用以补充不足的能量和营养素。

学龄前儿童新陈代谢旺盛，活动量多，所以营养素需要量相对比成人多。水分需要量也大，建议学龄前儿童每日饮水量为1000～1500ml。其饮料应以白开水为主。目前市场上许多含糖饮料和碳酸饮料含有葡萄糖、碳酸、磷酸等物质，过多地饮用这些饮料，不仅会影响孩子的食欲，使儿童容易发生龋齿，而且还会造成过多能量摄入，不利于儿童的健康成长。

6. 食量与体力活动要平衡，保证正常体重增长

进食量与体力活动是控制体重的两个主要因素。食物提供人体能量，而体力活动或锻炼消耗能量。如果进食量过大而活动量不足时，则合成生长所需蛋白质以外的多余能量就会在体内以脂肪的形式沉积而使体重过度增长，久之发生肥胖；相反若食量不足，活动量又过大时，可能由于能量不足而引起消瘦，造成活动能力和注意力下降。所以儿童需要保持食量与能量消耗之间的平衡。消瘦的儿童则应适当增加食量和油脂的摄入，以维持正常生长发育的需要和适宜的体重增长；肥胖的儿童应控制总进食量和高油脂食物摄入量，适当增加活动（锻炼）强度及持续时间，在，保证营养素充足供应的前提下，

适当控制体重的过度增长。

7.不挑食、不偏食，培养良好饮食习惯

学龄前儿童开始具有一定的独立性活动，模仿能力强，兴趣增加，易出现饮食无规律，吃零食过多，食物过量。当受冷受热，有疾病或情绪不安定时，易影响消化功能，可能造成厌食、偏食等不良饮食习惯。所以要特别注意培养儿童良好的饮食习惯，不挑食，不偏食。

8. 吃清洁卫生、未变质的食物

注意儿童的进餐卫生，包括进餐环境、餐具和供餐者的健康与卫生状况。幼儿园集体用餐要提倡分餐制，减少疾病传染的机会。不要饮用生的（未经高温消毒过的）牛奶和未煮熟的豆浆，不要吃生鸡蛋和未熟的肉类加工食品，不吃污染变质不卫生的食物。

第五节　中国居民平衡膳食宝塔

一、中国居民平衡膳食宝塔说明

1. 膳食宝塔结构

善食宝塔共分五层，包含我们每天应吃的主要食物种类。膳食宝塔各层位置和面积不同，这在一定程度上反映出各类食物在膳食中的地位和应占的比重。谷类食物位居底层，每人每天应该吃 250～400g；蔬菜和水果居第二层，每天应吃 300～500g 和 200～400g；鱼、禽、肉、蛋等动物性食物位于第三层，每天应该吃 125～225g（鱼虾类 50～100g，畜、禽肉 50～75g，蛋类 25～50g）；奶类和豆类食物合居第四层，每天应吃相当于鲜奶 300g 的奶类及奶制品和相当于干豆 30～50g 的大豆及制品。第五层塔顶是烹调油和食盐，每天烹调油不超过 25g 或 30g，食盐不超过 6g。膳食宝塔没有建议食糖的摄入量，因为我国居民现在平均吃糖的量还不多，对健康的影响还不大。但多吃糖有增加龋齿的危险，尤其是儿童、青少年不应吃太多的糖和含糖高的食品及饮料。饮酒的问题在《中国居民膳食指南》中已有说明。

新的膳食宝塔图增加了水和身体活动的形象，强调足量饮水和增加身体活动的重要性。水是膳食的重要组成部分，是一切生命必需的物质，其需要量主要受年龄、环境温度、身体活动等因素的影响。

在温和气候条件下生活的轻体力活动的成年人每日至少饮水 1200ml（约 6 杯）。在高温或强体力劳动的条件下，应适当增加。饮水不足或过多都会对人体健康带来危害。饮水应少量多次，要主动，不要感到口渴时再喝水。目前我国大多数成年人身体活动不足或缺乏体育锻炼，应改变久坐少动的不良生活方式，养成天天运动的习惯，坚持每天多做一些消耗体力的活动。建议成年人每天进行累计相当于步行 6000 步以上的身体活动，如果身体条件允许，最好进行 30 分钟中等强度的运动，

2. 膳食宝塔建议的食物量

膳食宝塔建议的各类食物摄入量都是指食物可食部分的生重。各类食物的重量不是指某一种具体食物的重量，而是一类食物的总量，因此选择具体食物时，实际重量可以在互换表中查询。如建议每日 300g 蔬菜，可以选 100g 油菜、50g 胡萝卜和 150g 圆白菜，也可以选 150g 韭菜和 150g 黄瓜。

膳食宝塔中所标示的各类食物的建议量的下限为能量水平 7550kJ （1800kcal）的建议

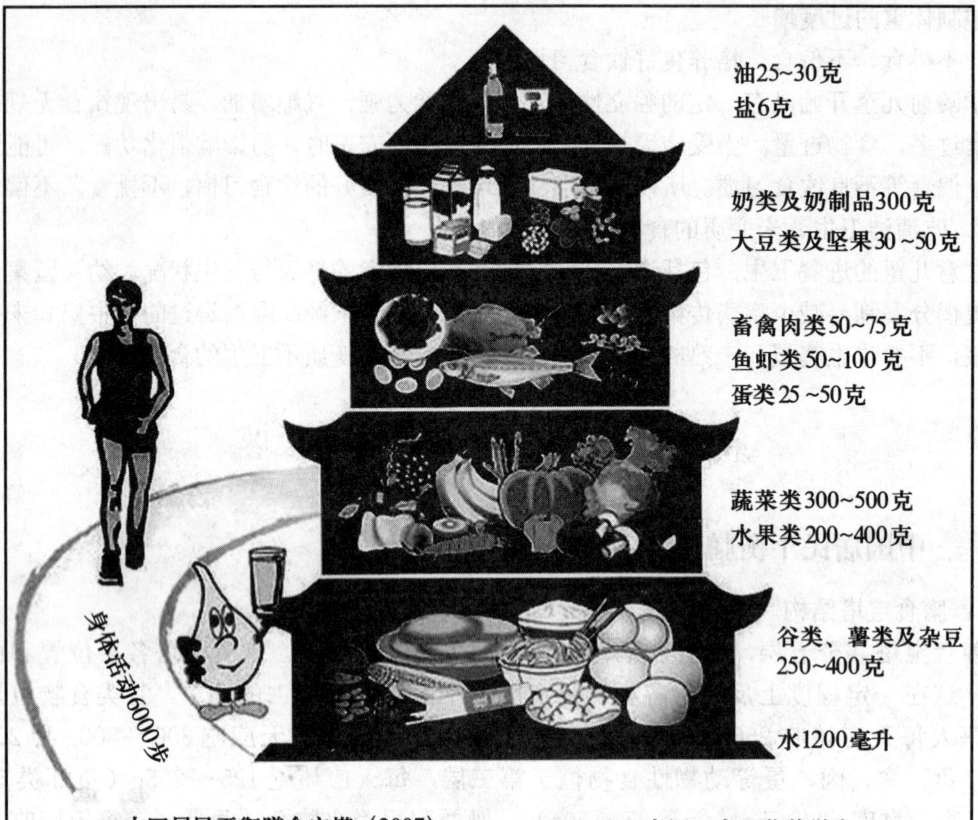

中国居民平衡膳食宝塔（2007）　　来源：中国营养学会

量，上限为能量水平 10900kJ (2600kcal) 的建议量。

（1）谷类、薯类及杂豆　谷类包括小麦面粉、大米、玉米、高粱等及其制品，如米饭、馒头、烙饼、玉米面饼、面包、饼干、麦片等。薯类包括红薯、马铃薯等，可替代部分粮食。杂豆包括大豆以外的其他干豆类，如红小豆、绿豆、芸豆等。谷类、薯类及杂豆是膳食中能量的主要来源。建议量是以原料的生重计算，如面包、切面、馒头应折合成相当的面粉量来计算，而米饭、大米粥等应折合成相当的大米量来计算。

谷类、薯类及杂豆食物的选择应重视多样化，粗细搭配，适量选择一些全谷类制品、其他谷类、杂豆及薯类，每 100g 玉米糁和全麦粉所含的膳食纤维比精面粉分别多 10g 和 6g，因此建议每次摄入 50～100g 粗粮或全谷类制品，每周 5～7 次。

（2）蔬菜　蔬菜包括嫩茎、叶、花菜类、根菜类、鲜豆类、茄果、瓜菜类、葱蒜类及菌藻类。深色蔬菜是指深绿色、深黄色、紫色、红色等颜色深的蔬菜，一般含维生素和植物化学物质比较丰富，因此在每日建议的 300～500g 新鲜蔬菜中，深色蔬菜最好占一半以上。

（3）水果　建议每天吃新鲜水果 200～400g。在鲜果供应不足时可选择一些含糖量低的纯果汁或干果制品。蔬菜和水果各有优势，不能完全相互替代。

（4）肉类　肉类包括猪肉、牛肉、羊肉、禽肉及动物内脏类，建议每天摄入 50～75g。目前我国居民的肉类摄入以猪肉为主，但猪肉含脂肪较高，应尽量选择瘦畜肉或禽肉。动物内脏有一定的营养价值，但因胆固醇含量较高，不宜过多食用。

（4）水产品类　水产品包括鱼类、甲壳类和软体类动物性食物，其特点是脂肪含量低，蛋白质丰富且易于消化，是优质蛋白质的良好来源。建议每天摄入量为 50～100g，有条件可以多吃一些。

（6）蛋类　蛋类包括鸡蛋、鸭蛋、鹅蛋、鹌鹑蛋、鸽蛋及其加工制成的咸蛋、松花蛋等，蛋类的营养价值较高，建议每日摄入量为25～50g，相当于半个至1个鸡蛋。

（7）乳类　乳类有牛奶、羊奶和马奶等，最常见的为牛奶。乳制品包括奶粉、酸奶、奶酪等，不包括奶油、黄油。建议量相当于液态奶300g、酸奶360g、奶粉45g，有条件可以多吃一些。婴幼儿要尽可能选用符合国家标准的配方奶制品。饮奶多者、中老年人、超重者和肥胖者建议选择脱脂或低脂奶。乳糖不耐受的人群可以食用酸奶或低乳糖奶及奶制品。

（8）大豆及坚果类　大豆包括黄豆、黑豆、青豆，其常见的制品包括豆腐、豆浆、豆腐干及千张等。推荐每日摄入30～50g大豆，以提供蛋白质的量计算，40g干豆相当于80g豆腐干，120g北豆腐，240g南豆腐、650g豆浆。坚果包括花生、瓜子、核桃、杏仁、榛子等，由于坚果的蛋白质与大豆相似，有条件的居民可吃5～10g坚果替代相应量的大豆。

（9）烹调油　烹调油包括各种烹调用的动物油和植物油，植物油包括花生油、豆油、菜籽油、芝麻油、调和油等，动物油包括猪油、牛油、黄油等。每天烹调油的建议摄入量为不超过25g或30g，尽量少食用动物油。烹调油也应多样化，应经常更换种类，食用多种植物油。

（10）食盐　健康成年人一天食盐（包括酱油和其他食物中的食盐）的建议摄入量为不超过6g。一般20ml酱油中含3g食盐，10g黄酱中含盐1.5g，如果菜肴需要用酱油和酱类，应按比例减少食盐用量。

二、中国居民平衡膳食宝塔的应用

1．确定适合自己的能量水平

膳食宝塔中建议的每人每日各类食物适宜摄入量范围适用于一般健康成人，在实际应用时要根据个人年龄、性别、身高、体重、劳动强度、季节等情况适当调整。年轻人、身体活动强度大的人需要的能量高，应适当多吃些主食；年老、活动少的人需要的能量少，可少吃些主食。能量是决定食物摄入量的首要因素，一般说人们的进食量可自动调节，当一个人的食欲得到满足时，对能量的需要也就会得到满足。但由于人们膳食中脂肪摄入的增加和日常身体活动减少，许多人目前的能量摄入超过了自身的实际需要。对于正常成人，体重是判定能量平衡的最好指标，每个人应根据自身的体重及变化适当调整食物的摄入，主要应调整的是含能量较多的食物。

中国成年人平均能量摄入水平（表9-5-1）是根据2002年中国居民营养与健康状况调查的结果进行适当修正形成的。它可以作为消费者选择能量摄入水平的参考。在实际应用时每个人要根据自己的生理状态、生活特点、身体活动程度及体重情况进行调整。

表9-5-1　中国成年人的平均能量摄入水平*（修正值）

年龄级	城市kJ（kcal）		农村kJ（kcal）	
	男	女	男	女
18～59岁	9200（2200）	7550（1800）	10900（2600）	9200（2200）
60岁以上	8350（2000）	6700（1600）	10050（2400）	8350（2000）

2. 根据自己的能量水平确定食物需要

膳食宝塔建议的每人每日各类食物适宜摄入量范围适用于一般健康成年人，按照7个能量水平分别建议了10类食物的摄入量，应用时要根据自身的能量需要进行选择（表9-5-2）。建议量均为食物可食部分的生重量。

表9-5-2　按7个不同能量水平建议的食物摄入量（g/d）

能量水平kJ（kcal）	6700kJ（1600）	7550kJ（1800）	8350kJ（2000）	9200kJ（2200）	10050kJ（2400）	10900kJ（2600）	11700kJ（2800）
谷类	225	250	300	300	350	400	450
大豆类	30	30	40	40	40	50	50
蔬菜	300	300	350	4000	450	500	500
水果	200	200	300	300	400	400	500
肉类	50	50	50	75	75	75	75
乳类	300	300	300	300	300	300	300
蛋类	25	25	25	50	50	50	50
水产品	50	50	75	75	75	100	100
烹调油	20	25	25	25	30	30	30
食盐	6	6	6	6	6	6	6

膳食宝塔建议的各类食物摄入量是一个平均值。每日膳食中应尽量包含膳食宝塔中的各类食物。但无须每日都严格照着膳食宝塔建议的各类食物的量吃，例如烧鱼比较麻烦，就不一定每天都吃50～100g鱼，可以改成每周吃2～3次鱼、每次150～200g较为切实可行。实际上平日喜欢吃鱼的多吃些鱼、愿吃鸡的多吃些鸡都无妨碍，重要的是一定要经常遵循膳食宝塔各层中各类食物的大体比例。

在一段时间内，比如一周，各类食物摄入量的平均值应当符合膳食宝塔的建议量。

3. 食物同类互换，调配丰富多彩的膳食

人们吃多种多样的食物不仅是为了获得均衡的营养，也是为了使饮食更加丰富多彩，以满足人们的口味享受。假如人们每天都吃同样的50g肉、40g豆，难免久食生厌，那么合理营养也就无从谈起了。膳食宝塔包含的每一类食物中都有许多品种，虽然每种食物都与另一种不完全相同，但同一类中各种食物所含营养成分往往大体上近似，在膳食中可以互相替换。

应用膳食宝塔可把营养与美味结合起来，按照同类互换、多种多样的原则调配一日三餐。同类互换就是以粮换粮、以豆换豆、以肉换肉。例如大米可与面粉或杂粮互换，馒头可与相应量的面条、烙饼、面包等互换；大豆可与相当量的豆制品互换；瘦猪肉可与等量的鸡、鸭、牛、羊、兔肉互换；鱼可与虾、蟹等水产品互换；牛奶可与羊奶、酸奶、奶粉或奶酪等互换。

多种多样就是选用品种、形态、颜色、口感多样的食物和变换烹调方法。例如每日吃40g豆类及豆制品，掌握了同类互换多种多样的原则就可以变换出多种吃法，可以全量互换，即全换成相当量的豆浆或豆干，今天喝豆浆、明天吃豆干；也可以分量互换，如1/3换豆浆、1/3换腐竹、1/3换豆腐。早餐喝豆浆，中餐吃凉拌腐竹，晚餐再喝碗酸辣豆腐汤。

4. 要因地制宜充分利用当地资源

我国幅员辽阔，各地的饮食习惯及物产不尽相同，只有因地制宜充分利用当地资源才能有效地应用膳食宝塔。例如牧区奶类资源丰富，可适当提高奶类摄入量；渔区可适当提高鱼及其他水产品摄入量；农村山区则可利用山羊奶以及花生、瓜子、核桃、榛子等资源。在某些情况下，由于地域、经济或物产所限无法采用同类互换时，也可以暂用豆类代替乳类、肉类；或用蛋类代替鱼、肉；不得已时也可用花生、瓜子、榛子、核桃等坚果代替大豆或肉、鱼、奶等动物性食物。

5. 要养成习惯，长期坚持

膳食对健康的影响是长期的结果。应用平衡膳食膳食宝塔需要自幼养成习惯，并坚持不懈，才能充分体现其对健康的重大促进作用。

（刘均娥）

第十章 临床营养基础理论

第一节 饥饿时的机体代谢变化

临床住院病人由于疾病、手术、禁食等原因，摄食减少、消耗增加，普遍存在有营养不良，对病人进行营养评价，根据营养评定结果，可以了解病人有否营养不良，判断营养不良的类型。了解在营养摄入不足（即饥饿）时病人的机体代谢变化，以制订合理有效的营养治疗计划。

一、氨基酸和氮代谢的变化

单纯饥饿时，体内可被利用的能源在储备有限的情况下，必须对代谢加以调整，首先是降低代谢率。另外那些只靠葡萄糖代谢供能的组织如神经系统、血中的有形成分、肾髓质等改用氧化酮体供能，以减少蛋白质的糖原异生，降低氮的损耗，使血糖维持在较低水平，每日尿氮排出量由前几天的 10～15g 减少到 3～4g。如能在禁食期间每天静脉给葡萄糖 100g，虽然所含能量很少，但能减少糖原异生，起到明显的节氮作用，同时能预防脂肪代谢所产生的酮血症。

创伤、感染等应激状态时机体的代谢改变与单纯饥饿时的代谢改变不同，其特点为耗能增加，分解代谢增加，合成代谢下降，糖代谢紊乱。这种特殊的代谢改变的程度与创伤、感染的严重程度成正比。一般无感染的手术其分解期为 3～7 天，在分解期内病人耗能增加并处于负氮平衡。以无并发症的胃大部切除为例，其分解期为 7～10 天，每天消耗蛋白质约 120g, 相当于肌肉 500g，因此病人体手术后要减轻 4～5kg。这些代谢变化与单纯的饥饿代谢有所不同，详见（表 10-1-1）。

表 10-1-1　单纯饥饿与创伤应激代谢改变

代谢改变	单纯饥饿	创伤应激
基础代谢率	降低	升高
血糖	降低	升高
蛋白质	减少	增加
酮体生成	增加	抑制
尿氮排出	减少	增加
胰高血糖素	减少	增加
皮质醇	减少	增加
消瘦	慢	快

饥饿时机体各种代谢改变的目的是尽可能地保存机体瘦组织群（lean body mass，

IBM)，以维持机体生存。创伤所引起的蛋白质分解代谢反应与饥饿所引起的后果不同，饥饿时氮的损失较低，而创伤后氮的损失较多。饥饿早期，肌肉组织分解过程相对增加，氨基酸向血液内释放增多，但由于缺乏能量，生糖氨基酸被肝异生糖大量消耗，肌肉组织可直接氧化支链氨基酸而获能量，而支链氨基酸降解过程中脱下的氨基，在肌肉组织中又被用于丙氨酸合成。饥饿时葡萄糖一丙氨酸（GAla）循环过程加强，导致肌肉组织消耗，丙氨酸及其他生糖氨基酸浓度降低，与机体能量缺乏密切相关。

创伤伴以饥饿可明显地影响机体能量代谢，体内糖原贮备在数小时内即被耗尽。肌肉组织的分解增加，通过消耗肌肉蛋白质也不能满足机体能量需要，因此机体动用贮备脂肪做主要的能源。饥饿引起的机体代谢改变是手术损伤后血浆游离氨基酸谱变化的原因之一，但损伤后机体分解代谢过程增加，而饥饿时合成代谢减弱，二者表现类似，呈负氮平衡，但机理却不相同。

在各种创伤情况下，如外科手术，烧伤等，尿氮排泄都明显增加，反应的程度和持续时间与创伤的严重性，病人的年龄，病人创伤前营养状况及创伤后营养摄入有关，并在很大程度上受体内激素反应水平的制约。因此，蛋白质更新（protein turnover）包括蛋白质分解和合成两个过程，机体内蛋白质的合成率和分解率之间的微小差别可引起全身蛋白质总体的增加和减少，现在临床上大多数应用 Picou 提出的人体蛋白质双库模型作为蛋白质更新率测定的理论基础。

体内氮的平衡由蛋白质的合成率和分解率决定，氮的负平衡可以由蛋白质分解率增加引起，也可以由蛋白质合成率减少引起，甚至可以由于蛋白质分解率和合成率都增加而分解率增加得更多引起。手术创伤越大，蛋白质合成率低于分解率的情况越严重，在严重创伤情况下，保持一定的营养摄入时，总体蛋白质合成率和分解率都增加，而分解率的增加比合成率的增加更多，创伤程度越严重，负氮平衡越显著。

Jacobson 研究发现，手术后血清谷氨酰胺（Gln）的减少可能与创伤后看到的骨骼肌细胞内谷氨酰胺的耗尽有关。Vinnars．E 等认为创伤后不给予氨基酸补充，其分解代谢的典型特征是肌肉组织中谷氨酰胺和谷氨酸的浓度减少。通过摄入一定量的氮，谷氨酰胺浓度将会有意义的升高，当给予高氮量的氨基酸溶液时，低浓度的谷氨酸将恢复到正常。他们的研究证明：创伤后细胞内的谷氨酰胺的耗竭与非必需氮的缺乏更有关，这是由于加速糖异生和增加尿素合成比单一的谷氨酰胺丧失关系更大。

创伤后，血浆氨基酸浓度下降，随着伤口愈合，血浆氨基酸浓度恢复正常，血浆中苯丙氨酸和酪氨酸的比例（Phe/Tyr）是分解代谢的可能指标。手术后 Phe/Tyr 的比例增加，这种增加可能由于肝苯丙氨酸羟化酶活性减少之故。通过比较氮平衡同肌肉细胞内赖氨酸浓度，观察到在负氮平衡程度和细胞内赖氨酸浓度耗竭之间存在一个关系，这关系是线型的，通过给予氨基酸后，随着氮平衡的改进，肌肉细胞内赖氨酸浓度恢复正常。赖氨酸可能是创伤后蛋白质合成中的一个限制性的必需氨基酸。

严重创伤伴随细胞内总的支链氨基酸增加，细胞内苯丙氨酸增加，当补充氨基酸时，苯丙氨酸浓度进一步升高；当不给予氨基酸时，赖氨酸则显著减少，可以预料创伤时肌肉细胞内的氨基酸的图谱与细胞外的图谱是不一样的。

创伤后，由于分解代谢加强，术后肾小管回吸收功能低下，对某些氨基酸如精氨酸和赖氨酸重吸收的竞争性下降，因此创伤后尿氨基酸排出增加，甘氨酸是尿中最富有的氨基酸。特别在创伤初期，甘氨酸、丙氨酸、苏氨酸、丝氨酸、牛磺酸等氨基酸的排出都显著增加。

在严重创伤和烧伤，脓毒症时，尿中 3- 甲基组氨酸（3-MHis）的排出显著增多。对于人类，由于 3-MHis 不能被再利用而以原形全部从尿中排出，Asstoor 和 Armstrory 提出应用 3-MHis 的排出率作为肌肉蛋白质分解率的参考指标。

二、胰岛素、胰高塘素的作用

禁食早期最主要的特点是胰岛素水平的下降和胰高糖紊浓度的增高。胰岛素在调节进食后代谢中起着十分重要的作用，其作用具有组织特异性，尤其是对骨骼肌和脂肪组织。在肌肉，胰岛素有三个作用：①加快葡萄糖转运入细胞内。②增加糖原合成。③增加肌肉蛋白质合成。胰岛素在进食后阶段的真正作用是向肌肉组织提供葡萄糖作为其收缩时的能源，提供今后可以利用的储存燃料。胰岛素在脂肪组织的作用是：①增强细胞膜转运葡萄糖。②刺激葡萄糖磷酸化。③抑制脂肪分解。④增加组织中脂蛋白脂酶的活性。胰岛素促进葡萄糖转运的作用在骨骼肌中远比脂肪组织中强。大脑主要消耗葡萄糖，其他组织特别是骨骼肌的能源仅 1/4 ～ 1/3 来自葡萄糖。游离脂肪酸开始从脂肪组织中动员出来以提供剩下的 2/3 ～ 3/4 能量，肌肉和血中游离脂肪酸浓度升高。肝糖原开始下降，肝葡萄糖可来自肝糖原的分解，也可来自糖异生作用。随着禁食时间的延长，糖异生作用越来越变得重要。禁食 24h 后，糖异生作用是肝葡萄糖主要来源。

实验研究表明，大部分非氧化的葡萄糖存在于肌肉中。胰高糖素的根本作用是通过刺激肝糖原转化为葡萄糖以防止低血糖。胰高糖素增加肝细胞内的环腺苷酸（cAMP）浓度，使糖原分解增强。骨骼肌细胞缺乏葡糖 -6- 磷酸激酶，这可解释为何来自肌糖原的葡萄糖不能进入循环。此外，胰高糖素还可促使肌肉释放氨基酸和乳酸来协助肝的糖异生。胰高糖素还可增加脂肪分解和脂肪利用，主要是脂肪的氧化。由此可见，胰高糖素起着双重作用，一方面增加向需要葡萄糖作为能源的组织提供葡萄糖；另一方面增加向可以利用脂肪作为能源的组织提供游离脂肪酸。

三、短期饥饿

饥饿早期（2 ～ 3 日），机体首先利用碳水化合物供能直至糖原耗尽。在糖原耗尽后，机体每日的葡萄糖需求则依赖于糖异生作用，这主要是通过体脂、肌肉蛋白质分解释放游离脂肪酸及氨基酸来提供糖异生原料。因此，饥饿时可出现以下表现：①尿氮排泄从饥饿早期就开始逐步下降至死亡前中等程度升高。②血糖浓度中等程度下降。③血浆脂肪酸、酮酸、酮体增加，产生代谢性酸中毒和酮尿。④尿中 $NH4^{+}$，逐渐增加。⑤尿 Na^{+}、K^{+} 排泄增加。

饥饿时最先的代谢适应的起始点是血中葡萄糖水平，在饥饿 15h 内血糖浓度开始下降，此时血糖下降是因为外周器官继续利用葡萄糖而内源性糖原储备下降和内源性能源物质耗竭。在饥饿开始的 24h 内，肝糖原分解可提供大多数血糖来源，但一日的饥饿可使肝糖原基本耗竭。此时，糖异生作用则成为维持血糖的最主要途径。有研究发现，在饥饿早期经糖异生作用产生的葡萄糖量为 60g/d，此时储存或再循环的葡萄糖量约 120g/d。随着机体代谢率的下降及中枢神经系统对酮体的利用，糖异生作用逐步下降，机体利用葡萄糖供能仅占 30%，糖异生量下降 50%，此时储存或再循环的葡萄糖量约 80g/d。

饥饿早期，骨骼肌成为维持机体生存的必需组织，因为它可提供必需的生化介质以维持机体重要的代谢活动，尤其是大脑和肾。骨骼肌正常情况下利用葡萄糖和脂肪酸作为主要能源，葡萄糖可直接来自循环或间接来自肌糖原。肌肉中糖原储存有限，约占肌肉体积的

0.75%，但由于骨骼肌的量相对较大，所以体内作为碳水化合物的肌糖原储备量也较大，为肝糖原的 3 ～ 4 倍。饥饿早期，60% 血糖来源于肝糖原而 40% 血糖来源于肌糖原，但这些储备却在饥饿的一日内将被耗竭。肌糖原通过葡糖 -1- 磷酸到葡糖 -6- 磷酸 - 丙酮酸，后者再进一步氧化成 H_2O 和 CO_2。饥饿早期，肝及肌肉蛋白质分解以提供机体糖异生前体物质，65kg 健康男性大约可提供 6kg 可动用的肌肉蛋白质，约 100 320kJ（24000kcal）热量。肝含有 100g 可动用蛋白质，约 1 672kJ （400kcal）热量。饥饿早期，每日约有 75g 蛋白质分解。Waterlow 等认为在蛋白质一热量缺乏时蛋白质转运下降存在 3 种可能的代偿机制：①节省能量消耗，据估计正常时约 15% 的基础能量消耗用于蛋白质合成。②如果蛋白质合成下降，则对食物中必需氨基酸的需要也下降，从而在外源性营养物质摄入不足时以维持机体生存。③通过减少蛋白质分解，使较少氨基酸进入游离池，从而减少氨基酸的氧化丢失。

大脑主要利用肌肉蛋白质分解转化产生的葡萄糖，此时大脑不能利用游离脂肪酸，因为其不能通过血脑屏障。饥饿第 2 ～ 4 日，中枢神经系统氧化的葡萄糖（100g/d）的一半来自骨骼肌释放的氨基酸，而另一半氧化所需的葡萄糖（50g/d）来自于甘油、乳酸、丙酮酸及内驻蛋白质来源的氨基酸。

随着饥饿的持续，机体重要的适应性改变之一是脂肪动员增加，成为主要的能源物质，从而减少蛋白质的消耗。如果饥饿时蛋白质和尿氮排泄保持不变的话，机体蛋白质将很快被耗竭，这将导致机体各种功能的丧失并最终导致死亡。因此，在早期饥饿之后，当糖异生作用占主导地位时，脂肪酸逐渐取代蛋白质作为主要能源，从而减少对葡萄糖及糖异生作用的需求。此时，肌肉增加对游离脂肪酸的利用，约 90% 的热量由脂肪酸氧化供能。此外，肝也增加对脂肪酸的利用。肝氧化脂肪酸的主要产物是酮酸、乙酰乙酸和 β 羟丁酸。因此，饥饿时肝酮体生成是酮体生成酶活性增加及血中游离脂肪酸负荷增加的结果，一旦早期饥饿阶段过去后，肝酮体产生将超过葡萄糖的产生，在此阶段，肝葡萄糖的输出量少于 30% 机体总能耗量。这些变化的结果，机体更多依赖脂肪而较少依赖蛋白质分解供能，从而使机体得以能较长时间生存。

四、长期饥饿

长期饥饿时，肝通过协调葡萄糖和酮体的产生而在代谢中起关键作用。血浆胰高糖素水平的增加抑制了肝细胞内的单酰 CoA 活性，从而刺激来自游离脂肪酸的酮体合成。酮体在机体适应饥饿和影响骨骼肌分解中起着十分重要的作用。Garber 等发现肝酮体产生在饥饿 2 日后明显增高，随后血中的酮体水平也逐渐升高，这主要是由于除大脑外其他组织对酮体利用减少和肾排泄降低所致，从而保证了对大脑的供应。人类研究表明，大脑可利用 β 羟基丁酸和乙酰乙酸。饥饿 1 周以上时，大脑的 2/3 ～ 3/4 氧供来自酮酸氧化。当大脑越来越多利用酮体作为能源，则葡萄糖的氧化相应减少，具体表现在大脑利用酮酸氧化的产物抑制了脑中己糖磷酸激酶，从而产生葡萄糖磷酸化。然而最有意义的是大脑减少葡萄糖利用，越来越少依赖肝的糖异生，从而减少了骨骼肌蛋白质分解的程度。因此，饥饿 2 周后，机体每日的肌肉蛋白质分解量从 75g/d 下降至 20～30g/d，每日的尿氮排泄量为 4～5g。这一机制使机体能够保存大量 LBM，使得饥饿得以持续。有研究表明，机体每日由脂肪酸通过糖异生作用产生的葡萄糖为 10～15g，尽管表面上看上去并不多，但对于节省肌肉蛋白质分解，却显得十分重要。

在长期饥饿时，肾不仅继续起着其调节机体 pH 水平、排泄废物的作用，而且更重要的是成为葡萄糖的主要产生地。骨骼肌来源的谷氨酰胺在肾实质中转化为谷氨酸和氨，谷氨酸脱氨基成为 α 酮戊二酸，后者是葡萄糖产生的一个前体物质。因此，所有生命重要器官都参与适应饥饿。这一切都是为了保存机体蛋白质，平衡有限的葡萄糖产生和增加游离脂肪酸及酮体的氧化，使机体的能量需求降低。

五、饥饿时内分泌系统的变化

饥饿可引起明显的代谢及生理变化，这一切使得机体能够更好地抵御饥饿。饥饿时机体神经—内分泌系统发生改变以适应一系列代谢改变。几乎所有激素均参与饥饿反应，主要有胰岛素、胰高糖素、生长激素、儿茶酚胺、甲状腺素、糖皮质激素及抗利尿激素等。

（一）胰岛素

饥饿早期血糖水平下降，胰岛素分泌随之下降。当饥饿持续，葡萄糖利用率超过其产生量，血糖浓度进一步下降，血清胰岛素浓度也进一步降低。低血清胰岛素水平减少了骨骼肌及脂肪组织对葡萄糖的摄取，增加了肌肉的氨基酸动员及肝的糖异生作用，从而增加葡萄糖的产生，以提供大脑及其他葡萄糖依赖组织的葡萄糖需要。胰岛素在氨基酸代谢中起重要作用，胰岛素可增加骨骼肌对氨基酸的摄取，从而降低血浆游离氨基酸浓度。饥饿早期用于糖异生作用的氨基酸增加与此时血胰岛素水平下降有关。长期饥饿或营养不良时，胰岛细胞体积下降，胰岛素对葡萄糖负荷的反应性下降。

血清钾浓度与血胰岛素水平密切相关，在蛋白质—热量缺乏性营养不良时，胰岛素对葡萄糖的反应性可通过补充钾而得到纠正。因此，有学者认为饥饿增强了胰岛素抑制其自身分泌的能力，这可能是饥饿时机体的自身代偿机制。

（二）胰高糖素

胰高糖素在早期和晚期饥饿时的作用目前尚未完全清楚。饥饿早期，血胰高糖素水平升高，这种增高是继发于胰高糖素清除降低而非胰高糖素分泌下降。长期饥饿时，胰高糖素水平下降至饥饿前水平，其主要原因是胰腺分泌下降的结果。

胰高糖素是升血糖激素，在糖异生阶段，它可通过促进骨骼肌释放氨基酸及肝摄取氨基酸而增高血糖水平。注射药理剂量胰高糖素可降低循环中大多数氨基酸水平，其中对丙氨酸的作用最强。胰高糖素降低循环中游离氨基酸水平与增加内脏对氨基酸的摄取是一致的。因此，在饥饿病人，胰高糖素可增加机体负氮平衡。

当肝糖原储备充足时，胰高糖素可通过激活腺苷酸环化酶系统而增高血糖，也可增加磷酸化酶活性促进糖原分解。此外，胰高糖素还可促进肝内蛋白质分解，为糖异生作用提供前体物质；胰高糖素也增加脂肪分解，胰高糖素对肝游离脂肪酸代谢的最主要影响是促使循环中游离脂肪酸进行旁路氧化，形成酮体及 CO_2，这提示胰高糖素在饥饿时酮体形成的代谢中起特殊作用。据报道在严重饥饿及营养不良低血糖儿童中，循环中胰高糖素处于低水平，在这些病儿中摄入胰高糖素可引起明显的血糖升高。因此，蛋白质—热量缺乏性营养不良晚期的低血糖，可能部分是由于循环中低胰高糖素水平所致。

（三）生长激素

近年来的研究发现，在饥饿早期，循环中生长激素水平较正常增高 3～5 倍。随着饥饿时间的延长，生长激素水平稳定下降至禁食前水平。血浆生长激素与清蛋白水平呈负相关，饥饿时机体蛋白质消耗程度与血浆生长激素水平密切相关。营养不良者在摄入高蛋白饮食时，生长激素水平明显回落。同时，营养不良儿童在高血浆生长激素水平的同时，血浆生长抑素水平较低。动物实验表明，饥饿大鼠生长抑素水平下降，这有力地证明饥饿时可能生长抑素形成受阻。尽管生长抑素早年被认为仅仅有赖于生长激素，但近来发现它同样受胰岛素的调节。人类和动物实验均发现，饥饿时存在生长抑素的抑制物，如果这些抑制物具有特殊作用的话，那么饥饿时它们可控制生长激素的活性，有利于机体生存。

（四）甲状腺素

饥饿和营养不良时病人血浆甲状腺素和促甲状腺激素（TSH）水平变化有各种不同的报道。在营养不良儿童中，有研究发现血中蛋白结合碘、总甲状腺素等下降，其下降程度与甲状腺素结合前清蛋白（简称为前清蛋白）水平的下降一致。血游离 T4 水平在 Kwashiorkor 型营养不良儿童中呈正常或上升，而在 Marasmus 型营养不良儿童中则正常或下降。蛋白质一热量缺乏性营养不良儿童，甲状腺出现退化，严重营养不良儿童可出现甲状腺纤维化。在成人，健康男性禁食 60h 时，血清 TSH 及 T4 水平轻度升高，而饥饿 5～10 日，两者浓度明显下降，同时血清总甲状腺素及 T3 水平也明显下降。Chopra 及 Smith 发现蛋白质一热量缺乏性营养不良成人，血清结合 T4 水平正常但游离 T4 升高、T3 水平下降。尽管血浆清蛋白及前清蛋白水平下降，但血浆 T3 水平下降更为明显。血清 T3 水平的下降被证实在饥饿早期即存在，且其下降与血中反 T3（rT3）的升高有关。饥饿时血清高 T4 及低 T3 水平可能反映外周 T4 向 T3 转化下降，而血中 rT3 浓度增高与 rT3 的产生率增加和清除率下降有关。众所周知，摄入糖皮质激素对甲状腺功能减退或增强的病人可引起 rT3 产生增加，因此，有人认为饥饿时血中糖皮质激素水平的升高是引起 rT3 产生增加的原因。

近年来有学者认为饥饿时血清 T3 水平下降可节省机体蛋白质消耗。Karl 等发现添加甲状腺素可引起肌肉中丙氨酸的释放量增加一倍，饥饿病人摄入 T33 日可增强蛋白质的分解代谢、尿氮排泄增加一倍及脂肪分解代谢增加、循环中的游离脂肪酸及酮体增加。

（五）糖皮质激素

动物实验和临床实践均证明，饥饿时血浆糖皮质激素浓度、半衰期、糖皮质激素的分泌量及持续时间均增加。蛋白质一热量缺乏性营养不良病人血浆可的松浓度与清蛋白水平呈明显的负相关，尿中可的松分泌升高，而 17- 羟类固醇及 17- 酮类固醇明显下降。有研究认为，饥饿和营养不良时血糖皮质激素变化，与饥饿时垂体一肾上腺轴的负反馈控制作用受损以及糖皮质激素的代谢受损有关。

糖皮质激素可调节机体各种代谢活动，动物实验表明，饥饿时糖皮质激素可通过 cAMP 作用控制丙酮酸及磷酸丙酮酸之间的转换，增强肝葡萄糖的产生率。此外，糖皮质激素通过糖异生作用增加肝摄取和利用氨基酸，降低骨骼肌蛋白的合成。在大鼠，摄入糖皮质激素可增高血浆游离氨基酸浓度，提示骨骼肌分解增强。Karl 等在体外实验中发现，大鼠摄入 3 日糖皮质激素后，丙氨酸释放增加 145%，而谷氨酰胺的释放下降 37%。同时，组织中丙氨酸浓度保持不变，而谷氨酰胺下降 30%～60%。

六、饥饿时机体脏器的功能变化

进行性体重丢失是饥饿所致的必然结果，儿童的影响尤其明显，因为他们对营养物质的需求相对较高。饥饿早期体重下降的速率较明显，丢失的主要成分为体脂、蛋白质和水分。随着代谢率及活动量的下降，体重的丢失渐趋缓慢。正常健康人体重丢失 5%～10% 尚不致影响机体正常功能。当体重下降达 40% 时，人体几乎不能生存。动物实验及尸检发现，内脏器官中重量下降最明显的为胰腺、脾、肝、生殖器和肌肉，最不明显的是脑、眼及骨骼。

（一）肾

饥饿时肾在较长时间内维持其功能，其原因可能是因为肾具有丰富的血供和其有效地代谢氨基酸、乳酸、丙酮酸、甘油、脂肪酸及β羟丁酸的能力。Garcia-Salguero 及 Lupianez 等发现，饥饿16～48h大鼠分离的肾近曲小管中糖异生作用增强。在远曲小管中，糖酵解作用能力明显下降。相反，近曲小管的糖酵解及远曲小管的糖异生作用均无变化。当饥饿持续时，肾的糖异生作用明显增强，它几乎占机体50%的葡萄糖产生量。

多尿、低渗尿及蛋白尿是饥饿晚期常见症状，肾浓缩功能下降，这部分是由于肾髓质中尿素量下降之故，降低了髓质中的渗透梯度。无并发症的死于饥饿的病人，其肾很少有形态学上变化。

（二）肝

动物实验发现，饥饿大鼠肝重量很快下降，饥饿时肝发生一系列适应性代谢改变，肝脂肪量及蛋白质量下降，但肝细胞数目在一段时间内无变化。肝活检发现，饥饿及营养不良者，尽管肝细胞内有时含有一定量的铁及脂色素，但组织学上基本保持正常。此外，饥饿时肝功能在很长一段时间内保持正常。

（三）消化道

消化道是机体重要代谢器官之一，饥饿时消化道重量明显下降，胃排空及小肠转运延长，肠黏膜细胞更新率及移行速度减慢，肠黏膜萎缩、绒毛高度下降及吸收面积减少。同时，小肠黏膜细胞功能下降，消化道及胰腺各种消化酶活性下降，从而导致肠道消化、吸收功能障碍，肠道通透性增加。Roediger 等认为，饥饿时短链脂肪酸的缺乏可降低肠黏膜完整性、降低吸收、增加分泌和腹泻。此外，饥饿时，人类肠道内细菌发生变化，也影响消化道对营养物质的消化吸收功能。

（四）循环系统

无论在正常或饥饿状态下，心脏均是乙酰乙酸的主要利用者。大脑是饥饿时酮酸的主要消耗者，而心脏则可利用不被大脑所用的酮酸。长期饥饿可引起心脏功能、形态学以及心脏溶酶体酶，特别是组织蛋白酶的明显变化，心脏萎缩及蛋白质代谢变化。

饥饿可引起心电图异常，主要表现为Q-T间期延长，各图形幅度持续下降，QRS及T波明显右移。当饥饿持续，心脏形态及功能继续下降，心动过缓，节律紊乱，血压下降，心输出量下降及中心静脉压升高。充血性心力衰竭是其最终结果，贫血及过量体液负荷可加速其发生，猝死原因是心律失常。人类饥饿死亡者心脏体积仅为正常一半大小，心肌纤维溶解。

第二节　肠黏膜屏障学说

在创伤、手术、放疗、化疗、严重感染、重症胰腺炎等应激状态或长期进行肠外营养的情况下，肠黏膜的结构和功能可能受到严重的损害，表现为肠黏膜萎缩，肠黏膜通透性增高。在创伤及重度感染的病人，因炎性介质与细胞因子的介导及细菌内毒素的作用，肠黏膜水肿，肠绒毛高度降低，肠系膜血管收缩，血流量减少，并加速细胞凋亡，导致肠功能障碍。

发生肠功能障碍后，肠道的消化和吸收功能丧失，肠液大量排出，造成脱水，进一步加重时，常合并肠梗阻，肠液排进第三间隙及腹腔，造成体液丢失，并可出现细菌和毒素易位，引发肠源性感染。这需三个基本条件：①肠黏膜屏障受损；②肠道细菌过度繁殖；③全身免疫及肠道免疫功能降低。肠道细菌及其毒素（脂多糖）易位可激活单核一巨噬细胞、中性粒细胞、内皮细胞等系统产生一系列炎性介质和细胞因子，引发全身过度炎症反应及多脏器功能衰竭（MOF）。临床上出现不规则高热、血细菌培养阳性等。

这些病人常需肠外与肠内营养治疗，但长期使用又可加重肠屏障损害；早期诊断肠屏障损害有重要临床意义。

一、肠黏膜屏障损伤的主要原因

（一）肠黏膜通透性增高

肠黏膜通透性是指肠道黏膜上皮容易被某些分子物质以简单扩散的方式通过的特性。临床上肠黏膜通透性主要是指相对分子质量大于150的分子物质对肠道上皮的渗透。严重感染、创伤、大面积烧伤、急性胰腺炎等均可导致肠黏膜屏障受损。早在肠道黏膜形态学出现明显变化之前，肠黏膜通透性增高已经发生。故肠黏膜通透性增高可反映早期肠道黏膜屏障的损害：

临床上造成肠黏膜本身损害的最常见原因是创伤、烧伤、重度感染、出血性休克等造成肠黏膜组织结构和通透性的损伤。肠黏膜屏障包括生物、机械、化学和免疫屏障，其结构基础是肠壁结构和功能的完整性。在创伤、烧伤和重度感染等应激状态下，经各种细胞因子和激素的作用，高代谢反应的持续发展，机体组织血流分布改变，谷氨酰胺水平进一步降低。肠黏膜组织处于低灌注和低血氧状态，内毒素休克使肠黏膜耗氧量增加。这些均造成黏膜细胞缺氧和黏膜组织酸中毒。在缺氧状态下，人体肠道黏膜的黄嘌呤脱氢酶转化为黄嘌呤氧化酶，ATP降解为次黄嘌呤并大量堆积。再灌注后，在有氧条件下，次黄嘌呤在黄嘌呤氧化酶催化下生成黄嘌呤，O_2 转变为 O_2，并生成具有极强细胞毒性的OH- 和 H_2O_2，最终破坏黏膜结构。这种由氧自由基介导的再灌注损伤是肠黏膜损伤的最重要原因。这种损伤的程度可从黏膜血管通透性增加、黏膜上皮水肿、黏膜上皮通透性增加、上皮从绒毛顶开始的脱落、黏膜全层脱落和黏膜下层断裂不等，细菌易位也随上述黏膜损伤程度的加重而加重。

目前认为，多种细胞因子（cytokines）均可引起肠黏膜通透性增高，其中包括内毒素、肿瘤坏死因子（TNF）、γ 干扰素、白介素 -1（IL-1）、白介素 -2（IL-2）、血小板激活因子（PAF）和一氧化氮（NO）等。

（二）肠黏膜支持能力下降

肠道黏膜支持系统包括正常菌群构成的生物屏障、适宜的营养摄入和健全的免疫系统等。其中任一环节受损，均可导致肠道黏膜支持系统整体受损，并降低黏膜更新和修复能力。

（1）广谱抗生素的广泛使用造成在正常情况下专性厌氧菌占主导的肠道菌群失调，并使由正常菌群构成的肠道生物屏障被破坏。

（2）长期禁食或长期接受肠外营养，使肠道长期处于无负荷的“休眠”状态，黏膜缺少食物和消化道激素的刺激，可使肠绒毛萎缩，肠黏膜变薄，并使黏膜更新和修复能力降低；同时，胃酸、胆汁、溶菌酶、糖胺聚糖（黏多糖）和蛋白分解酶分泌减少，肠液化学杀菌能力减弱，都可促使肠道致病菌繁殖。

（3）目前认为，肠道是人体最大的外周免疫器官，肠黏膜间质中的T淋巴细胞、B淋巴细胞和浆细胞在抗原刺激下产生大量的分泌型IgA（SlgA），这种局部免疫反应构成肠道免疫屏障的第一道防线。若抗原物质穿过肠壁进入门静脉或淋巴管，到达肝或肠系膜淋巴结后，肠壁和肠系膜淋巴组织及肝、脾内网状内皮系统可起到吞噬和解毒作用，这构成肠道免疫屏障的第二道防线。在免疫系统受损时，侵入的细菌及其毒素易于进入体循环和其他组织。

二、肠屏障损害与肠外肠内营养

长期肠外营养治疗还存在一些问题，如脂肪和水分的增加偏多，无脂肉质（lean body lllflSS，LBM）的增加不够；肠黏膜可能萎缩；肠道内细菌可能易位等。当前重要的改进趋势中，包括谷氨酰胺和生长激素的应用。同时，人们重新认识到肠内营养的重要性，并明确提出在肠道功能允许的条件下，首选肠内营养。

（一）谷氨酰胺对肠黏膜屏障功能的改进

谷氨酰胺 (glutamine，Gln）是人体内最丰富的游离氨基酸，占血浆游离氨基酸总量20%。Gln 既可为氨基酸、蛋白质和核酸的合成提供氮源，又能氧化释放能量。肠道的主要能量来源是 Gln，而非葡萄糖。正常进食时，Gln 为肠道供能比例占总量的 70% 以上，而葡萄糖供能不足 20%。故肠道是 Gln 最主要的消耗器官。谷氨酰胺还可作为其他迅速增生细胞（如免疫细胞）的燃料而被利用。大量的研究表明，谷氨酰胺能促进氮平衡，保持肠黏膜完整，防止细菌易位和肠道毒素入血。谷氨酰胺浓度与蛋白合成和分解的速度有相关关系。谷氨酰胺的重要代谢功能有：①肌体蛋白质合成的必需氨基酸。②核苷酸合成的必需前体。③肾氨形成的底物。④肝尿素生成和糖异生的底物。⑤蛋白质合成的刺激物 / 蛋白质分解的抑制物。⑥糖原合成的刺激物。⑦迅速复制细胞（如肠道和免疫细胞）的代谢燃料。

肠黏膜细胞本身既不能产生亦无法储存 Gln，Gln 的来源依靠内源性和外源性两条途径。其中，以内源性途径为主，这一途径主要来自肌肉和肺泡，它们的细胞中含有大量的氨酰胺合成酶，可合成大量的 Gln，并释放人血，为肠黏膜细胞和淋巴细胞提供大量的内源性 Gln。肾也可产生一定量 Gln，用于为肾小管细胞代谢的能量来源。同时生成的尿氨有利于 HCO_3^- 的生成和回收，这对于维持体内酸碱平衡至关重要。

在分解代谢状态下，利用谷氨酰胺的组织细胞（如肠黏膜和受到刺激的免疫细胞）对谷氨酰胺的需要量可能增加，骨骼肌加速产生 Gln。由肌肉组织释放的 Gln 可占游离氨基酸池的 50% 以上，这是肌肉内 Gln 水平下降的主要原因。由于肌细胞产生 Gln 的能力有限，在创伤 / 感染后高代谢状态下不能适应机体需要，血浆中 Gln 因供大于求而导致浓度下降。Vin－nars 发现，创伤后 24h，即可出现血浆 Gln 水平降低。这种丢失的程度与创伤 / 感染的程度成正相关。创伤 / 感染后创伤后肠道、肾、淋巴细胞和巨噬细胞对 Gln 的摄入量大为上升，最高可达 2 倍以上，肌肉蛋白质为满足此应激反应，消耗量明显增加。肠道摄入的 Gln 一方面为黏膜细胞的氧化提供能量，另一方面通过释放丙氨酸，为糖原异生提供原料。全身感染后，肌肉内谷氨酰胺合成酶增加明显，肌肉大量释放 Gln，肌肉蛋白质消耗较创伤时更为巨大和持久，特别在已有蛋白质一热量缺乏性营养不良和 Gln 消耗的病人，这种情况尤为显著。另一方面，因肠黏膜的血液供应障碍，加之过氧化物和细胞介质的损害，使肠黏膜内谷氨酰胺酶的数量减少，活性降低，造成肠道对 Gln 的利用能力降低 70%。此时，肌肉和肾释放的 Gln 主要流向肝和淋巴组织，并为两者所利用。这种内源性 Gln 的供应不足，使肠黏膜细胞和免疫细胞处于 Gln 饥饿状态，如不及时由外界补充 Gln，则肌肉消耗加速，肠黏膜细胞代谢底物不足，肠黏膜屏障遭到破坏，出现肠道细菌易位，并持续加重，肠黏膜衰竭明显。同时，免疫细胞的增生、细胞介质和免疫球蛋白的生物合成受损。因此，若不能经饮食补充足够的谷氨酰胺，将产生谷氨酰胺的相对缺乏。

在目前可通过胃肠道外给予接受肠外营养病人补充谷氨酰胺双肽制剂。

（二）重组人生长激素（rhGH）的应用

生长激素（growth hormone，GH）是垂体前叶分泌的一种肽类激素，它是由 192 个氨基酸组成的多肽，对蛋白质、脂肪和糖代谢均有影响。

在创伤、烧伤、手术后病人的肠外与肠内营养治疗中，给予生长激素（GH）被证明可以促使细胞生长，促进蛋白质合成，减少分解代谢期体蛋白和体细胞群的丢失量，改善氮平衡。目前通过重组 DNA 技术可制得人生长激素。即："重组人生长激素" (recombinant human growth hormone, thGH)。

（三）谷氨酰胺和重组人生长激素的协同作用

重组人生长激素（thGH）和谷氨酰胺在作用上有一些相同之处，都具有促进蛋白质合成、促进细胞，尤其是快速增生的细胞如肠黏膜细胞和免疫细胞增生的作用。研究表明，当把 rHGH 和谷氨酰胺一起使用时可以得到一种协同的作用。

（四）肠内营养对肠屏障保护的研究

由于长期肠外营养的病人会出现并发症，如肠屏障的损害，故近年来，国内外又重新认识到肠内营养的重要性，尤其是肠内营养对肠屏障的保护作用的研究。表明肠内营养对肠屏障具有保护作用。

（陶应龙）

第十一章 肠外和肠内营养支持

合理的营养支持不但是可以维持机体的正常生理功能，而且也有利于原发病的治疗，是患者康复不可缺少的条件。近年来临床营养学有了很大的发展，尤其是肠内和肠外营养的广泛应用，营养配方的不断完善，不仅扩大了疾病治疗的范围，也为一些复杂患者的后期治疗创造了有利条件。因此，应该重视并合理进行患者的肠内和肠外营养支持。

第一节 肠外营养支持

胃肠外营养（Parenteral Nutrition，PN）又称肠外营养，是指通过静脉途径提供营养素，以达到维持机体代谢的要求。它可以分为完全胃肠外营养和部分胃肠外营养，其中完全胃肠外营养（Total Parenteral Nutrition，TPN）是指从静脉途径供给患者每天所需的所有营养物质。

一、肠外营养的适应证和禁忌证

（一）肠外营养的适应证

当外科患者出现下列病症而不能充分利用胃肠道摄入营养时，可以考虑胃肠外营养支持。

1. 无法从胃肠道正常进食者，如短肠综合征、消化道先天性畸形、严重腹泻、肠瘘、等。

2. 消化道需要休息或功能障碍者，如溃疡性结肠炎、消化道大出血、长期腹泻等。

3. 高代谢状态者，如严重烧伤、多发性创伤、大手术、脓毒症等。

4. 特殊病例，如中度 / 重度急性胰腺炎、急性肾衰竭。

5. 蛋白质能量营养不良者，如化疗或放疗等原因引起的严重呕吐、慢性胆道梗阻伴呕吐、幽门梗阻等。

（二）肠外营养的禁忌证

严重的水电解质、酸碱平衡失调；

休克。

二、常见的肠外营养制剂

（一）葡萄糖制剂

葡萄糖是肠外营养时主要的非蛋白质供能物质之一。成人每天葡萄糖需要量约为 4～5g/kg，一般约占总能量的 50%～60%。但由于机体代谢葡萄糖的能力有限，当供给过多或输入过快时，部分葡萄糖可以转化为脂肪沉积在肝上，加重肝负担，因此每日葡萄糖的供给量不宜超过 300～400g/d。

（二）脂肪乳剂

脂肪乳剂的能量供给量约占总能量的 20%～30%，成人每天 1g～2g/kg，高代谢状态时可增加至40%～50%。临床常用的脂肪乳剂分为两类。一类是由100%长链三酰甘油（long chain triglyceride，LCT）构成，另一类则由50%中链三酰甘油（medium chain triglyceride，MCT）与50%LCT经物理混合而成（MCT/LCT）。LCT能提供必需脂肪酸，但需依赖肉毒碱进入线粒体，应激状态下由于肉毒碱水平下降可能导致LCT代谢障碍。MCT不需依赖肉毒碱即可进入线粒体氧化，不易在肝蓄积，但纯MCT不能提供必需脂肪酸，而且可能引起代谢性酸中毒和神经系统副作用。所以，将MCT和LCT按一定比例物理混合可以达到扬长避短的效果。目前脂肪乳剂大多制成等渗液，因而也适用于外周静脉营养。

（三）氨基酸溶液

氨基酸是用于合成机体蛋白质及其他生物活性物质的氮源。现有的复方结晶氨基酸溶液可归纳为二类：平衡型与非平衡型氨基酸溶液。平衡型氨基酸溶液中所含必需与非必需氨基酸的比例符合人体基本代谢所需，适用于多数营养不良患者；非平衡型氨基酸溶液的配方是针对某二疾病的代谢特点而设计的，兼有营养支持和治疗的作用，如用于治疗肝昏迷的高支链低芳香族氨基酸溶液、治疗肾衰竭的必需氨基酸溶液等。临床每天提供的氨基酸量一般约1～1.5g/kg体重，约占总能量的15%～20%。

近年来，随着代谢理念的改变，不少营养学家开始重视和强调谷氨酰胺、精氨酸等个别氨基酸的应用。谷氨酰胺是人体含量最高的非必需氨基酸，是许多重要代谢反应中的底物和调节物质，也是氮和氨的转运者，但在严重感染、手术、创伤等应激状态下体内谷氨酰胺的最大大下降，从而影响多脏器的一些代谢功能。因此，在高代谢危重患者中谷氨酰胺又称为“条件必需氨基酸”。现已研制成功稳定的谷氨酰胺二肽制剂并用于临床。精氨酸能促进尿素形成，降低血氨浓度，同时对免疫反应有多种作用，如促进生长素分泌和伤口愈合，改善T细胞增殖反应，促胸腺作用等。

（四）维生素和矿物质

1．维生素制剂　维生素每日需要量虽然很少，却至关重要，是参与调节物质代谢和维持人体内环境稳定所必需的营养物质。水溶性维生素在体内无储备，长期TPN时可通过常规提供多种维生素来预防其缺乏。脂溶性维生素在体内有一定的储备，但在应激状态或长期TPN者需常规补充以预防其缺乏。目前应用于TPN液中的维生素共有13种，包括9种水溶性维生素和4种脂溶性维生素。

2．电解质　对大多数TPN患者，应根据病情和代谢状态变化来决定电解质的补充量。在无额外丢失的情况下，电解质按正常需要量补充，如在有大量引流、呕吐、腹泻等情况下需相应增加。肝、肾、心脏功能障碍时应适当减少电解质的用量。

3．微量元素　对临床较具实际意义的微量元素包括锌、铜、铁、硒、铬、锰等。长期TPN时，应重视可能出现的微量元素缺乏问题。现已有商品化的复方微量元素制剂，基本可达到预防微量元素缺乏的目的。

三、肠外营养液的配制

肠外营养液可在医院的营养科、肠内肠外配制中心、制剂室等所设立的符合要求的无菌净化室配制，统一配制后供院内各临床科室使用，甚至用于院外的病人。肠外TNA营养液是将碳水化合物、脂肪乳剂、氨基酸、维生素、电解质及微量元素等药剂按一定比例配制出的混合液。它是微生物的良好营养剂，其混合配制需按无菌操作要求和一定的规程。

（一）建立肠外营养液的配制室

肠外 TNA 营养液在临床上多用于危重症患者每日各种营养物质的供给，以维持或改善其营养状况。对 TNA 营养液的配制环境是有着很高的要求的，空气中的微生物是污染营养液的一个重要因素，应避免污染。因此，建立一个洁净的环境以专供 TNA 营养液配制是十分重要和必要的。

1. 肠外 TNA 营养液配制室的构成

肠外 TNA 营养液配制室由五个套在一起的房间组成，其中包括缓冲间、一更、风淋、二更、洁净室，内有中央空调、中央送风、层流净化、紫外消毒灯。缓冲间内设置有衣橱、鞋架、储藏橱、消毒柜、药品橱、洗手池等，用作营养液配制前工作人员的更衣、洗手及进行各种准备工作。里间是配制室，放置超净化台、药品车、输液架、坐椅等。

2. 设备要求

超净化工作台，又称层流空气洁净台。由初效过滤器、中效过滤器、高效过滤器、多叶离心式风机、静压箱、风幕、工作台面、有机玻璃罩、横杠及挂钩等部分组成。净化台的洁净度等级为 100 级，操作区的气流速度为 0.3～0.6m/s，工作台台面震动≤ 2um，噪声≤ 65dB。超净台启动 20 分钟后，其台面可达到无尘、无菌，为配制肠外营养液提供了洁净、无菌的安全环境。

我国药品生产管理规范规定层流洁净室的洁净度分为四级（见表 10-5-1）。

表 10-5-1　洁净室洁净度分级标准

级别	≥ 0.5μm 微粒数	菌落数
＞ 100 000*	≤ 35 000 个 / 升	
100 000	≤ 3 500 个 / 升	平均＜ 10
10 000	＜个 350/ 升	平均≤ 3
100*	＜ 3.5 个 / 升 *	平均≤ 1

* 控制区一般要求 100 000 级，洁净区要求 10 000 级或 100 级。

* 净化效果为每升空气中等于或大于 0.5um 的尘粒不多于 3.5 粒，即达到 100 级洁净度，符合无菌操作要求。

（二）肠外 TNA 营养液的配制步骤

1. 开启净化空调系统 30 分钟。

2. 配液前将所需药品及其他用物准备好，一次性放人传递橱内，毛巾清洗备用，用于清场。

3. 洗手、更换拖鞋，逐间进入缓冲间、一更、二更、洁净室，减少空气污染，做到稳、轻、少，减少喧哗及走动。

4. 在二更更换无菌隔离衣，认真佩戴口罩、帽子，75% 酒精浸泡双手 1 分钟。

5. 开启超净化工作台，用酒精擦拭台面。

6. 将电解质、微量元素、水溶性维生素、胰岛素等注射剂加入葡萄糖注射液（或氨基酸注射液）中。

7. 将磷酸盐加入另外一瓶氨基酸注射液中（使用的注射器不能混用）。

8. 将脂溶性维生素溶解到水溶性维生素后加入脂肪乳剂中。

9. 将已加入添加剂的葡萄糖液、氨基酸液经配套的 3L 输液管灌人 3L 袋内混合，观察混合液有无异样。

10．最后将脂肪乳剂灌入 3L 袋中。

11．应不间断地一次完成混合、充袋，并不断轻摇 3L 袋，使之混合均匀。充袋完毕后应尽量排出袋中存留的空气，认真书写病人姓名、科室、床位、处方、加减药品。

12．配制完毕，集中废弃物品、清洁配制室、更衣室、缓冲间整体，所有器具、物品归还原处。

13．退出配制室，更换无菌隔离衣及开启臭氧消毒柜 30 分钟。

14．开启紫外消毒灯或电子灭菌灯 1 小时，认真填写操作记录。

（三）注意事项

1．配制好的肠外 TNA 营养液在室温条件下 24 ～ 48 小时内输注完，暂不使用时要置于 4℃环境下保存。

2．配制过程中避免将电解质、微量元素液直接加入脂肪乳剂内。磷制剂与钙镁制剂未经充分稀释，不能直接混合。

3．肠外 TNA 营养液中葡萄糖的最终浓度应低于 25% 钠、钾离子的总量应＜ 150mmol/L，钙、镁离子的总量＜ 4mmol/L。

4．肠外 TNA 营养液中应含有足量的氨基酸液，不应加入其他药液，如抗生素等。

5．非配液人员不得进入配液室。

6．每周彻底打扫配液室一次，每月作一次配液室内空气、净化工作台面、药品车上及最后一道缓冲间内空气的细菌培养。

四、肠外营养的输注途径和输注方式

（一）输注途径

输注途径包括周围静脉和中心静脉，其选择需视病情、营养液组成、输液量及护理条件等而定。当短期（＜ 2 周）、部分营养支持或中心静脉置管和护理有困难时，可经周围静脉输注。但当长期、营养液渗透压 >900mOsm/L 时以选择中心静脉途径为宜。

（二）输注方式

1．全营养混合液（total nutrient admixture，TNA）输注法：将每天所需的营养物质，在无菌条件下按次序混合输入由聚合材料制成的输液袋或玻璃容器内后再输注，以保证所提供营养物质的完全性和有效性。

2．单瓶输注：在无条件以 TNA 方式输注时，可以用单瓶方式输注。但可因各营养素的非同步输入而造成某些营养素的浪费或负担过重。

五、完全胃肠外营养的并发症

（一）与导管相关的并发症

在静脉穿刺和营养液输注过程中，可能发生一些与导管有关的并发症。常见的有：①气胸；②血管神经损伤；③空气栓塞；④心脏、胸导管损伤；⑤导管内血栓形成；⑥导管错位或移位；⑦静脉炎、血栓形成；⑧纵隔损伤等。其中空气栓塞是一种严重的情况，可导致患者的死亡，气栓可发生在插管过程中，也可发生在更换输液管道时。

（二）感染性并发症

感染是 TPN 的常见并发症之一，主要包括导管性和肠源性感染。

1. 导管性感染：感染源可来自导管的皮肤入口处、导管或输入的营养液，常见的病源菌为白色葡萄球菌、金黄色葡萄球菌和真菌，大肠杆菌较少见。

（1）穿刺部位感染：一般于置管后数天或数周后出现，表现为穿刺部位红肿、压痛。若处理不当，可成为全身性感染的原发灶，关键在于加强局部护理。

（2）导管性感染或败血症：常见原因为患者免疫力低下、静脉穿刺置管、局部护理和营养液配制时无菌操作技术不严。当临床出现难以解释的发热、寒战、反应淡漠或烦躁不安、甚至休克时，应怀疑有导管性感染或败血症。必须立即按无菌操作要求拔管，剪下导管尖端并采取周围血送细菌培养，同时作抗生素敏感试验。当导管与周围血培养结果（菌种）一致时，即为导管性败血症。拔管后立即建立周围通道，更换输液系统和营养液；根据病情，选用抗生素。观察12～24h后，可按需要更换部位重新穿刺置管。

2. 肠源性感染：TPN患者可因长期禁食、胃肠道黏膜缺乏食物刺激和代谢燃料、肠黏膜结构和屏障功能受损，通透性增加而导致肠内细菌和内毒素易位，并发全身性感染。故提倡尽可能应用肠内营养和经口饮食，或在应用肠外营养一段时间后，根据患者情况逐步过渡到肠内营养。另外，及时补充谷氨酰胺制剂也可以减少肠源性感染的发生。

（三）代谢方面的并发症

长期应用TPN时，如营养液配制或使用不当，可发生代谢性障碍。这组并发症中包括糖代谢紊乱、电解质紊乱和脂肪代谢紊乱等。常见的几种如下：

1. 非酮性高糖高渗性昏迷

常见原因：①单位时间内输入过量葡萄糖；②胰岛素相对不足。临床主要表现为血糖升高、渗透性利尿、脱水、电解质紊乱、中枢神经系统功能受损，甚至昏迷。处理：①停输葡萄糖溶液或含有高糖的营养液；②输入低渗或等渗氯化钠溶液，内加胰岛素，使血糖逐渐下降。但应注意避免血浆渗透压下降过快，以免引起急性脑水肿。

2. 低血糖性休克

常由于突然停输高渗葡萄糖溶液或营养液中胰岛素含量过多所致。临床表现为心率加快，面色苍白、四肢湿冷、乏力，严重者呈休克症状。一经证实，推注高渗葡萄糖或输注含糖溶液即可缓解。较理想的预防方法是应用全营养混合液方式输注。

3. 高脂血症或脂肪超载综合征

脂肪乳剂输入速度过快或总量过多，可发生高脂血症。当临床出现发热、急性消化道溃疡、血小板减少、溶血、肝脾肿大、骨骼肌肉疼痛等症状时，应监测患者的脂肪廓清率。如果确定为脂肪超载综合征，应立即停止或延期使用脂肪乳剂。对长期应用脂肪乳剂的患者，最好定期作脂肪廓清试验以了解人体对脂肪的代谢、利用能力。

4. 肝胆系统并发症

肝胆系统并发症主要包括胆汁淤积性肝炎、胆石症和肝功能衰竭。主要表现为肝酶谱异常、肝脂肪变性、胆汁淤积等，可能与长期禁食、配方不合适或胆碱缺乏有关。与PN相关的肝损害，一般经减少总能量摄入、调整葡萄糖与脂肪的比例、降低热氮比、更换氨基酸制剂或停用TPN1-2周后可得以逆转。

六、肠外营养支持的护理

1. TPN开始前应完善各项检查，做好心理护理；

2. 认真做好置管护理：严格遵守操作程序，置管后24小时内密切观察患者有无胸闷、呼吸困难、肢体活动障碍等症状，以确定有无并发症的发生，并要及时发现及时处理；

3．观察患者全身情况，定期做好肝肾功能测定和营养状况的评估；

4．做好导管护理：加强导管局部护理，每天消毒导管的皮肤入口部位并更换敷料，注意观察穿刺点局部有无出血、渗血，以及红、肿、热、痛、脓性分泌物等炎症反应。同时应该每日更换输液外接系统，输液时保持通畅，避免导管受压、扭曲或滑脱；

5．维持水电解质平衡：计算并补充患者所需要的各种营养素，同时应在治疗过程中进行较系统和全面的监测，为早期发现和早期处理提供线索。已经有电解质紊乱的患者，应该先予纠正，再予TNA溶液。

第二节　肠内营养支持

广义的胃肠内营养支持（enternal nutrition，EN），简称肠内营养，系指经口或喂养管提供维持人体正常代谢所需的营养素的一种方法。狭义的肠内营养则专指经管饲方式将营养物质送至胃肠内的方法，我们本节内容主要指的是狭义的肠内营养支持。肠内营养对营养素的吸收及利用符合生理、使用方便、价格低廉，并有助于维持肠黏膜屏障的结构和功能。因此，在决定患者营养治疗的途径时，在没有禁忌证的情况下，通常会首选肠内营养支持。

一、肠内营养的适应证和禁忌证

1．适应证　凡有营养支持指征、不能经口摄入足量食物但胃肠道功能存在并可利用的患者都可接受肠内营养支持。

（1）吞咽和咀嚼困难患者：如口腔和咽喉部手术、下颌骨骨折等患者；

（2）消化道疾病稳定期患者：如胃瘘、胰瘘、胆瘘、肠瘘、短肠综合征后期、炎性肠道疾病和急性胰腺炎等；

（3）意识障碍或昏迷患者：如脑外伤、脑血管疾病所致的昏迷或意识障碍、精神病、老年痴呆患者等无进食能力者；

（4）高分解代谢状态患者：如严重感染、手术、创伤及大面积烧伤患者；

（5）慢性消耗性疾病患者：如结核、晚期肿瘤等因食欲不振和慢性消耗导致营养不良的患者；

（6）手术前后可能存在营养不良的患者：如胃肠道疾病需手术的患者。

2．禁忌证包括完全性肠梗阻（麻痹性或机械性肠梗阻）、活动性消化道出血、严重肠道感染，严重腹泻及休克等。另外，对于极度吸收不良的患者也要慎用。

二、常见的肠内营养制剂及制备

肠内营养制剂的种类较多，本文根据其组成分为要素型肠内营养制剂、非要素型肠内营养制剂、组件型肠内营养制剂和特殊应用型肠内营养制剂等四类。

1．要素型肠内营养制剂：（1）水解蛋白为氮源的要素膳。（2）氨基酸为氮源的要素膳。

2．非要素型肠内营养制剂：（1）匀浆膳；（2）整蛋白质为氮源的肠内营养制剂。

3．组件型肠内营养制剂：（1）蛋白质组件；（2）糖类组件；（3）脂肪组件；（4）维生素组件；（5）矿物质组件。

4．特殊应用型肠内营养制剂：（1）婴儿用肠内营养制剂；（2）肝功能衰竭用肠内营养制剂；（3）肾衰竭用肠内营养制剂；（4）肺疾患用肠内营养制剂；（5）创伤用肠内营养制剂；（6）先天性氨基酸代谢缺陷症专用膳。例如：①治疗苯丙酮尿症。②治疗糖尿症。③治疗组氨酸血症。④治疗酪氨酸血症。⑤治疗高胱氨酸尿症。

（一）要素膳 (elemental diet)

要素膳源于 1957 年 Greenstein 等为开发宇航员的经肠营养所研制的膳食。它是单体物质（要素形式，elemental form）为氨基酸（或蛋白质水解物）、葡萄糖、脂肪、矿物质和维生素的混合物，并经胃肠道供给。要素膳既能为人体提供必需的热能及营养素，又无需消化即可直接或接近直接吸收和利用。

人们曾认为蛋白质必须分解成为氨基酸形式才易于吸收。现已知小肠除具有游离氨基酸运输体系外，其黏膜细胞的刷状缘上还存在二肽和三肽的转运系统。低聚肽经刷状缘上的肽酶水解为氨基酸后人血。故目前认为“要素膳”的命名不够确切。鉴于此类膳食的化学成分明确，并可采用现代制药或食品工程技术配制而成，故称为化学组成明确膳 (chemically defirjed diet. CDD) 似更确切。

1．要素膳的基本组成

（1）氮源：L- 氨基酸、蛋白质完全水解物或蛋白质部分水解物，

①标准含氮量 (STD)：能量比例 8%。

②高含氮量 (HN)：能量比例 17%。

（2）脂肪：葵花子油、红花油、玉米油、大豆油或花生油。

①低脂肪型：能量比例 0.9%～2%。

②高脂肪型：能量比例 9%～31%。

③中链甘油三酯（medium chain triglyceride，MCT）型。

（3）糖类：葡萄糖、双糖、葡萄糖低聚糖或糊精。

（4）维生素和矿物质：国产要素膳除个别产品外，不含生物素和胆碱。

应强调的是，要素膳氮源的氨基酸组成对其营养价值影响较大。必需氨基酸（essential amino acid，EAA）的组成模式应与参考模式相近。若采用蛋白质水解物作氮源，应补充不足的 EAA，并除去过多的非必需氨基酸（nonessential amino acid，NEAA），使之无论在质或量上均能满足蛋白质合成的需要。

2．要素膳的特点

（1）营养全面：每提供 8.4～12.6MJ（2 000～3 000kcal）能量时，要素膳中各类营养素可满足推荐的膳食供给量标准（recommended dietary allowance，RDA）。

（2）无需消化即可直接或接近直接吸收：要素膳均以要素或接近要素形式组成，无需胃、胰、胆等消化液的作用，可直接或稍加消化即可吸收利用。

（3）成分明确：明确的成分便于使用时对其进行选择，并可根据病理生理需要，增减某种或某些营养素成分或改变其比例（如氮热比等），以达到治疗效果。

（4）不含残渣或残渣极少：一般配方中不含膳食纤维，服用后仅有少量内源性残渣进入大肠，使粪便数量显著减少。

（5）不含乳糖：适用于乳糖不耐受者。

（6）适口性差：氨基酸和（或）短肽造成要素膳的气味及口感不佳；若含单 / 双糖过多，可造成甜度过高而不宜长期服用。故要素膳以管饲效果为佳。

国产要素膳的氮源多采用蛋白质水解物，其主要原因为：

（1）资源丰富：我国可利用的蛋白质资源丰富，经酸或酶水解，工艺简单，易于生产，且成本较氨基酸为低。

（2）副作用小：蛋白质水解物的分子较游离氨基酸大，故在相同浓度下，其渗透压较氨基酸混合物低，其造成的胃肠道反应相对较小。

（3）易于吸收：研究表明，健康人空肠对酪蛋白酶水解物的氨基酸的吸收较游离氨基酸多，且水解物各个氨基酸的吸收率相近。故在进行经肠营养支持时，蛋白质水解物作氮源较游离氨基酸更佳。这对于小肠功能不全、吸收面积减少或胰外分泌不足等病人更具临床意义。

（4）适用范围更广：当游离氨基酸转运体系被损害或存在先天性缺陷时，可考虑采用以水解物作氮源的要素膳，以充分利用低聚肽转运体系。

（二）非要素膳（non-elemental diet）

该类制剂以整蛋白或蛋白质游离物为氮源，渗透压接近等渗（300～450 mOsm/L），口感较好，口服或管饲均可，使用方便，耐受性强。适于胃肠道功能较好的患者。

1．匀浆膳（homogenized diets）匀浆膳系采用天然食物经捣碎器捣碎并搅拌后制成。其成分需经肠道消化后才能被人体吸收和利用，且残渣量较大，故适用于肠道功能正常的病人。

此类膳食一般包括商品匀浆膳和自制匀浆膳两类。前者系无菌的、即用的均质液体，成分明确，可通过细孑L径喂养管，应用较为方便；其缺点在于营养成分不易调整，价格较高。后者优点在于：①三大营养素及液体量明确；②可根据实际情况调整营养素成分；③价格较低；④制备方便、灵活。其缺点在于：①维生素和矿物质的含量不甚明确或差异较大；②固体成分易于沉降且黏度较高，不易通过细孔径喂养管。

2．整蛋白为氮源的非要素膳（intact protein-based non - elemental diet）

（1）含牛奶配方：氮源为全奶、脱脂奶或酪蛋白，蛋白质生理价值高，口感较以分离大豆蛋白为氮源者为佳。但含有乳糖，不宜用于乳糖不耐受症患者

（2）不含乳糖配方：对于乳糖不耐受症患者，可考虑采用不含乳糖膳食。其氮源为可溶酪蛋白盐、大豆蛋白分离物或鸡蛋清固体。如 Ensure（安素）是一种以蛋白质为基础的营养液，它特别适用于有部分肠道功能的患者，同时 Ensure 内的蛋白质分解后也可产生谷氨酰胺。

（3）含膳食纤维配方：此类制剂包括添加水果、蔬菜的匀浆膳和以大豆多糖纤维形式添加膳食纤维的非要素膳。适用于葡萄糖不耐受、肾衰竭、结肠疾患、便秘或腹泻等患者。使用时应采用口径较大的输注管。

（三）组件膳食（module diet）

营养素组件（nutrient module）亦称不完全膳食，是仅以某种或某类营养素为主的经肠营养膳食。它可对完全膳食进行补充或强化，以弥补完全膳食在适应个体差异方面欠缺灵活的不足；亦可采用两种或两种以上的组件膳食构成组件配方（modular formula），以适合病人的特殊需要。组件膳食主要包括蛋白质组件、脂肪组件、糖类组件、维生素组件和矿物质组件。

1．蛋白质组件 其氮源为氨基酸混合物、蛋白质水解物或高生物价整蛋白，包括牛奶、酪蛋白、乳清蛋白、大豆蛋白分离物等。蛋白质组件适用于创（烧）伤、大手术等需要增加蛋白质的情况。

2. 脂肪组件　原料包括长链甘油三酯（long-chain trigly ceride，LCT）及中链甘油三酯。（MCT）LCT的热值为9kcal/g，且含较为丰富的必需脂肪酸；MCT的热值为8.4kcal/g，不含必需脂肪酸，其熔点低，分子量小，溶解度高，水解更快更完全，不经淋巴系统，直接由门静脉系统进入肝。且通过线粒体膜进入基质时，不需要肉毒碱（carnitine）的存在。

MCT主要用于脂肪吸收不良患者，其中包括淋巴系统异常及乳糜微粒合成障碍者。但MCT的生酮作用远强于LCT，故不宜用于糖尿病酮症酸中毒病人。应用MCT超过1周以上，则需补充LCT，使其所含的亚油酸的供热比例可达到3%～4%。

3. 糖类组件　原料可采用单糖（包括葡萄糖、果糖和半乳糖）、双糖（包括蔗糖、乳糖和麦芽糖）、低聚糖（包括糊精、葡萄糖低聚糖、麦芽三糖和麦芽糊精）或多糖（包括淀粉和糖原）。一般以葡萄糖当量或转化率 (dextroseequivalent，DE) 表示水解程度。葡萄糖DE＝100，液体玉米糖浆DE为36～60，固体玉米糖浆DE＞20，麦芽糊精DE为10～20。DE愈高，其甜度和渗透压愈高。为减轻甜度及渗透压，以提高病人耐受性，可采用麦芽糊精或葡萄糖多聚体（glucose polymers），它们对升高血糖及引起胰岛素反应的作用较葡萄糖及蔗糖为低。

4. 维生素及矿物质组件　在使用组件膳食时，应添加维生素及微量元素制剂。常见者有Ketovite、Nutrisource、复合维生素B、叶酸、维生素C等。一般每2000 kcal（8. 37 MJ）能量的组件膳食中，需添加研碎的Ketovite片剂3片及液体剂5ml。

（四）特殊应用膳食

1. 婴儿用膳食　母乳是婴儿最佳的天然食物，婴儿应用的经肠营养膳食应仿照人乳设计，以确保婴儿正常的生长发育。常见的商品膳主要有美国产的Nutramigen和Pregestimil等。前者用于对蛋白质不耐受的婴儿；后者用于对双糖不耐受或有其他胃肠道疾患的婴儿及儿童。

2. 肝功能衰竭用膳食　使用此膳食目的在于减轻肝性脑病的症状，同时又可给以营养支持。常用者为Hepatic-A/d和Travasorb Hepatic，氮源为14种氨基酸，其特点是支链氨基酸（BCAA）含量较高（Hepatic-A/d中BCAA含量为46%；TravasorbHepatic中BCAA占50%），而苯丙氨酸及蛋氨酸较低。

3. 肾衰竭用膳食　使用肾功衰竭用膳食的目的在于重新利用体内分解的尿素氮以合成非必需氨基酸，这样既可减轻氮质血症又有助于合成体蛋白。常用者包括Amin-Aid和Travasorb Renal等。前者氮源为8种必需氨基酸及肾功能损害时必需的组氨酸；后者除含8种必需氨基酸外，尚含组氨酸及可能需要（尤其在透析时）的非必需氨基酸，共15种。

4. 肺疾患专用膳　肺疾患专用膳的特点是脂肪含量较高，产热比例达到41%～55%；糖类含量很低，产热比例降至27%～39%，以降低CO: 产生，蛋白质含量应足以维持瘦体组织并满足合成代谢需要；能量密度可达到1.5 kcal/ml，用以限制液体摄入。

5. 创伤用膳　这种膳食适用于大手术、烧伤、多发性创伤及脓毒病等高代谢的患者。创伤与脓毒病患者，凡在术后无肠梗阻，无发生吸入性肺炎的危险以及胃蠕动可使喂养管进入十二指肠时，都可采用含高支链氨基酸的创伤用肠内营养。

6. 先天性氨基酸代谢缺陷症用膳食　先天性氨基酸代谢缺陷症系某种氨基酸的代谢过程中，因某种酶的缺乏而引起的遗传性疾病。典型者有：

（1）苯丙酮尿症（Phenylketonuria，PKU）：因肝缺乏苯丙氨酸羟化酶，不能使苯丙氨酸转化为酪氨酸，以致有大量的苯丙酮酸、苯乙酸及苯乳酸在尿中排泄。应在婴儿出生后3个月内采用无苯丙氨酸膳食，如 Lofenalac，PKU-Aid 等。

（2）槭糖尿症（maple syrup urine disease，MSUD）：因支链氨基酸（BCAA）脱羧酶缺乏而经尿排泄大量 BCAA 及其酮酸。可予无 BCAA 膳食。待血浆 BCAA 水平接近正常后，再于膳食中加入 BCAA，监测血浆 BCAA 浓度，至稳定后采用牛奶代替三种 BCAA 混合物。

（3）组氨酸血症（histidinumia）：由于组氨酸酶缺乏而引起。可给予缺乏组氨酸膳食，如 Histin-Aid、FormulaHF 等。

（4）酪氨酸血症：可给予要素膳 Formula LPT 等，其中不含酪氨酸和苯丙氨酸。

三、肠内营养制剂的性质及制备

（一）肠内营养制剂的性质

1．渗透压及酸碱度（pH 值）　渗透压系单位体积内分子与离子体积及数量的函数，可用质量渗透克分子（osmolality，1kg H_2O 所能产生渗透效应的溶液浓度）或体积渗透分子（os-molarity，1L 溶液所能产生渗透效应的溶液浓度）表示。常用前者作经肠营养用膳食的渗透压的单位（$mOsm/kgH_2O$），并将膳食分为等渗（＜ $350mOsm/kgH_2O$），中等高渗（$350-550mOsm/kgH_2O$）及显著高渗（＞ $550mOsm/kgH_2O$）。

膳食的渗透压主要决定于电解质与游离氨基酸的含量，它关系病人的耐受性。降低渗透压的方法包括稀释，加入低聚糖或脂肪乳，采用整蛋白为氮源等。

经肠营养用膳食复水后大多呈弱酸性至中性，pH 范围为 4 ～ 7。若低于 3.5，可延缓胃排空及降低胃蠕动。

2．溶解度　经肠营养用膳食的溶解度决定于其组成成分。对要素膳而言，含氨基酸混合物或水解蛋白、单糖、双糖或低聚糖、低脂肪的粉剂要素膳，复水后可形成溶液；含多聚体糊精或可溶性淀粉、溶解度小的钙盐、高脂肪的粉剂要素膳，复水后形成稳定的混悬液。

3．膳食纤维（残渣）　匀浆膳及部分非要素膳含有膳食纤维。要素膳为无渣膳食。长期（>3 周）使用要素膳，应考虑补充膳食纤维。

4．可口性（palarability）与色泽性状　可口性决定于膳食的氮源与矿物质等成分。以氨基酸或蛋白水解物为氮源者，其可口性较以整蛋白为氮源者为差，加入香料或冰块，或制成冻胶，可减少或避免异味。含单 / 双糖过多，可造成甜度过高而不宜长期服用。以结晶氨基酸混合物为氮源的要素膳呈金黄色．以蛋白质部分水解物及糊精配制者呈棕色。

（二）肠内营养用膳食的制备

1．要素膳的配制方法　根据需要的浓度（或热量密度）称量出一定量要素膳，先用少量温开水（50℃左右）调成糊状，再用 60 ～ 70℃温水稀释至一定容积，并充分搅拌成均匀溶液（最大浓度 25%，热量密度一般为 1.0kcal/ml），放置 10min 后即可使用。每日配制 1 日用量，在 0 ～ 4℃冰箱冷藏，24h 后废弃。

使用中应本着循序渐进的原则。多数病人开始时应稀释 1 倍，以避免引起不耐受，浓度由 10% 逐步提高至 25%，灌注速率与总容量亦应逐步提高。

2．匀浆膳的配制方法　根据配方选择特定食物按一定数量称量备用，牛奶、豆浆与蔗糖等煮沸消毒，并与全部食物混合，装入电动搅拌机（或电动胶体磨）内磨碎搅成匀浆。每日配制 1 日用量，在 0 ～ 4℃冰箱冷藏，24h 后废弃。使用中亦应本着循序渐进的原则。

经肠营养膳食的配制过程中，应特别注意防止污染。商品膳虽然无菌，但可因各种途径被污染。

（1）内源性污染途径：①膳食成分；②配膳间环境；③膳食混合用具；④容器；⑤病房环境；⑥空气、粉尘；⑦输注袋及管道；⑧经肠营养用插管；⑨储存不当。

（2）外源性污染途径：病人本身。接受管饲的患者，大多存在不同程度的营养不良，免疫功能不足或低下，缺乏胃酸的抑菌作用，加之可能出现肠道菌群失调等，对污染的制剂和膳食更易引起感染并发症。

四、肠内营养制剂的评价与选择

目前，肠内营养商品膳及自制膳食越来越多。这一方面为临床医师和营养医师提供了更多的选择余地，另一方面，也不可避免地带来一些问题，突出表现在对经肠营养用膳的重要特性未加注意或不甚了解，仅靠产品说明书或广告作为选用的依据，所用膳食与病人的实际需要不符：或对于可使用相对便宜的非要素膳的病人，使用高价的要素膳或特殊治疗膳食；或误将非要素膳用于胃肠道功能衰竭的病人。因此，有必要制定评价准则，以便选择性质、价格适合病人实际需要的经肠营养用膳食，以达到最佳支持效果。根据经肠营养用膳食的组成，病人的代谢需要与胃肠道功能有关参数的重要性，可将评价参数分为主要参数和次要参数。

（一）肠内营养用膳食的评价

1．主要参数　用以评定膳食的能量与蛋白质水平。

（1）能量密度：能量密度决定热量摄入，与其他营养素亦有关，与膳食水分含量成反比，故对高度应激患者采用高能量密度膳时，应额外补充水分，以防脱水。现有商品膳的能量密度分为 1，1.5，2kcal/ml 三种。

（2）蛋白质含量：蛋白质含量以蛋白质产能量占总能量的百分率（即能量分配 %）表示。高氮膳食的蛋白质能量大于 20%（22%～24%），标准膳食的蛋白质能量低于 20%。

（3）蛋白质来源：蛋白质来源包括整蛋白、蛋白质水解物和氨基酸。以整蛋白为氮源的膳食适用于胃肠道功能正常的病人。

（4）投给途径：商品膳有的管饲或口服均可，有的因以氨基酸或蛋白质水解物为氮源，口味不佳，仅用于管饲。但加入香料或改变其形式（制成胶冻），可避免异味。

2．次要参数　对胃肠道或代谢方面有特殊问题的病人，需考虑次要参数。

（1）渗透压：空肠内喂养，因失去幽门括约肌及十二指肠渗透压感受器的控制，用高渗膳食易引起腹泻及其他肠道反应。口服或连续胃内灌注时，对不同渗透压的耐受性较好。

（2）脂肪含量：脂肪含量以脂肪产能量占总能量的百分率（即能量分配 %）表示，可分为三类：标准型（＞ 20%），低脂肪型（5%～ 20%）及极低脂肪型（＜ 5%）。显著吸收不良，严重胰外分泌不足或高脂血症的病人宜用低脂肪型膳食。要素膳的脂肪含量一般极低（＜ 1%），仅提供必需脂肪酸。

（3）脂肪来源：脂肪来源包括 LCT 或 MCT 或 LCT ＋ MCT 混合物。吸收不良或有 LCT 代谢异常的病人以 MCT 或 LCT ＋ MCT 供热为宜。

（4）膳食纤维素含量：含膳食纤维的经肠营养制剂包括两类添加水果及蔬菜泥的匀浆膳和含大豆多糖纤维的非要素膳，这对于长期接受经肠营养而易便秘者是重要的。要素膳为无渣膳食。

（5）乳糖含量：乳糖不耐受者宜用无乳糖膳。糖类来源对供能无影响，故一般不加考虑。

（6）电解质、矿物质及维生素含量：经肠膳食中三者含量大多相差甚微。多数完全经肠膳食在每提供 2 000kcal 热能时，其维生素含量都可满足 RDA。当病人有维生素缺乏或需要增加时；则应另行补充。

（7）剂型：剂型包括液体和粉剂两种。前者有袋装、罐装与瓶装，在开启后均可直接使用；后者需复水配制，故有污染的可能。

（8）临床验证：应对经肠膳食进行前瞻性随机对照研究，并根据临床验证结果加以评定和选用。为评价以水解蛋白为氮源的平衡型肠内营养制剂的代谢效应，北京协和医院外科进行了以标准肠外营养作为对照的前瞻性临床研究。22 例手术后病人，随机分为肠内营养组（研究组）及肠外营养组（对照组）。于术后 5 ～ 11 d 给病人以传统的标准肠外营养或以水解蛋白为氮源的平衡型肠内营养。结果表明，两组营养支持疗效无显著差异。经肠营养组血清谷氨酰胺水平、游离脂肪酸稳定度以及营养药消耗的费用均优于传统的标准肠外营养。

（9）价格：不同商品膳的价格相差很大，一般非要素膳的价格较要素膳为低。

根据以上各项参数，可将各种经肠营养制剂归类。在选择时，可根据患者实际需要选用。性质与治疗效果相近者中，以价格较低者为宜。当新产品上市后，应加以评价并归类，再根据价格与使用频率，适当删除旧产品。

（二）肠内营养用膳食的选择标准

影响经肠营养用膳食选择的因素很多，主要包括：①病人年龄；②临床诊断及治疗（包括药物与营养素关系，配伍禁忌等）；③病人营养状况（性质和程度）；④病人代谢状况，其热量及营养素需要量；⑤能影响胃肠道功能的膳食物理性质（如渗透压等）；⑥病人胃肠道功能；⑦能引起变应性的蛋白质原料；⑧有无乳糖不耐受症；⑨有无脂肪吸收不良；⑩投给途径：口服或（和）管饲。

1. 病人年龄

（1）对 6 个月以下的婴儿，应采用母乳或组成接近母乳的配方牛奶。

（2）小于 3 个月的婴儿，不能耐受高张液体膳，应采用等张液体膳喂养。

（3）对早产儿，膳食中蛋白质与矿物质的含量均应高于足月儿。

（4）对高代谢状态下的婴儿（如心脏病或肾病患儿），可在原膳食基础上加入脂肪或糖类组件，使能量密度大于 1kcal/ml，但应考虑渗透压的变化。

（5）儿童（年龄＞ 1 岁）膳食与成人相近，亦可根据病情考虑采用婴儿膳食。

2. 胃肠道功能

（1）对于胃肠道功能正常者，可采用以整蛋白或分离蛋白为氮源的膳食，其价格相对低廉，如 Ensure、加力宝、瑞康全营养素流食、匀浆奶等。

（2）对于胃肠道功能低下者，可采用要素膳，如 Vivonex、Elental、要素合剂等。

3. 蛋白质变应性　对牛奶有变应性的婴儿，可采用以分离大豆蛋白为氮源的膳食；对大豆蛋白或牛奶蛋白有变应性时，可采用以牛心肌蛋白为氮源的膳食；对膳食蛋白有变应性．或胰外分泌不足时，应采用以蛋白质水解物或氨基酸混合物为氮源的要素膳。

4. 脂肪吸收状况　对有脂肪痢或脂肪吸收不良的病人，可采用 MCT 制剂替代 LCT，或采用 MCT 与 LCT 混合膳食。若长期（1 周以上）单纯使用 MCT 为唯一脂肪来源时，可导致必需脂肪酸（EFA）缺乏，可经口补充亚油酸 4 ～ 7g/d，使亚油酸的供热比例可达到

3% ～ 4%。应注意的是，MCT 不能大量投给，以防发生渗透性腹泻。此外，MCT 的生酮作用远远强于 LCT，故不宜用于糖尿病酮症酸中毒病人。

5．乳糖耐受状况

（1）对乳糖不耐受者，应采用无乳糖或以玉米淀粉水解物为糖类的膳食。

（2）对蔗糖不耐受者，应采用葡萄糖或低聚糖为糖类的膳食。

（3）对单糖不耐受者，应采用低聚糖为糖类的膳食。

五、肠内营养的配制

（一）肠内营养配置室的设备要求

1．场地：肠内营养液的制作和混合配制要在专门的配液室内进行。肠内营养配制室至少是两间连在一起的房间组成，分为准备间和操作间两部分。两个房间地面都应该是水磨石或地砖铺成，墙壁贴有瓷砖，并且都设有防蝇、方尘、防鼠设施。两个房间都要设有有效的紫外光消毒设备。

2．准备间设备：准备间须设有上下水；上水应为冷、热水：还须设有液化石油气灶，灶的上方设有抽油烟机或换气设备：同时该房间须设有洗手池、两个以上的不锈钢水池和相应的操作台。

3．配制间设备要求：配制间应设有较大的操作台并配有药品柜、储藏柜、消毒柜和冰箱等设备，需要生产匀浆的单位可将匀浆机安置在该房间内。该房间也应有通风换气设备。使得房间内保持一定的温度和湿度及空气流通。

（二）配制室使用规则

1．负责配液的人员要保持配制室的清洁，配制前清洁配液间的台、面，紫外线照射 60 分钟；

2．非配制人员不得进入配制室；

3．进入配制间操作时，要戴好帽子、口罩，更换清洁工作服或工作鞋；

4．配制前将所需药品、用物在准备室备好，用药车推入配液室，配制时尽量减少出入配制间的次数；

5．配制室的及室内物品每天消毒两次；

6．注意保护室内仪器及物品，操作完毕后应清洁台面，清洗容器，并置于消毒柜中消毒，其他物品物归原处。

（三）肠内营养液的制作配制技术

1．匀浆营养液的制作技术：

（1）按照处方选购新鲜、足量的原料（具体内容按照处方来定）：

（2）分拣原料选取合理的原料食部，如：蔬菜应去根、去皮、去腐叶，肉类需去骨头等；

（3）将分拣好的原料食部分别进行清洗三遍以上；

（4）原料洗好后置入锅中加工熟，加工方法选取水煮为主，减少营养素的损耗，煮原料的水不应丢弃，留下在后面的过程中使用；

（5）将煮熟的原料通过匀浆机磨碎成糊状，一般要磨 2～3 遍；

（6）将磨好的匀浆先盛于不锈钢大桶中，再分装在 250ml 瓶中，加盖橡皮盖后放置于冰箱的冷冻柜中储存备用。

（7）匀浆在冰冻状态下储存不应超过三周，在使用之前必须先解冻 1 个小时，然后将盛有匀浆的瓶子置于消毒锅中煮沸消毒 20 分钟，然后才可使用。

2. 要素半要素膳的配制技术

（1）原料：a. 足够的温开水；b. 按照患者病情决定选用的要素膳或半要素膳干粉或水剂：c. 需要强化的营养素或营养组件。所有上述原料都应提前称量，药片应用研钵研碎。

（2）将容器中注入适量的冷开水，将准备好的干粉或组件缓慢的倒入水中并用打蛋器搅拌均匀，最后可根据需要加入了冷开水将溶液调节到需要的浓度，并分装在 250ml 的瓶中，加盖橡皮盖。

（3）将配好暂时不用的溶液存放在冰箱冷藏室内，但不得超过 24 小时。

（4）使用前将溶液放在热水中水浴加热致 40℃左右，但不能用水煮。

3. 注意事项

（1）选择确当：正确估算患者营养需要量，选择合适的肠内营养设备、喂养途径及给予方式。

（2）细心观察：对老人、儿童和体弱患者，滴注时要注意胃肠是否通畅，是否有胃潴留，以免引起食物反流，导致吸入性肺炎。

（3）适当体位：胃内喂养应采取坐位、半坐位或床头抬高 30°，仰卧位以防反流或误吸，输注结束后应维持此体位 30min。

（4）管道通畅：每次管饲结束后，均需用温开水冲洗管道，同时用手指轻揉管壁，以便彻底清洗，保持管道通畅。

（5）加强护理：准确记录出入水量，观测皮肤弹性、口渴情况、脉搏。血压等症状，以及体征。

（6）温度适宜：营养液温度为 37～42℃，过冷或过热均会引起患者不适，以接近体温为宜。

（7）渐增浓度：营养液浓度应从低浓度逐渐增至所需浓度，以防止腹胀，腹泻等消化系症状出现：浓度可从 5% 开始，逐渐增加至 25%，最高可达 30%。

（8）注意速度：注意营养液输注速度，滴速应逐渐增加，使消化道有个适应过程。危重患者或老年患者宜选用蠕动泵控制速度，速度最好控制在每小时 120 ～ 150ml，不要均匀持续输入，应有间歇时间。给胃肠以休息夜间患者入睡时最好停用，病情许可，可用重力滴注或注射器推注，推注每次以不超过 250ml 为宜。推注时不宜过猛，以防反胃误吸或呕吐。

（9）控制总量：成年患者每天至少 1000kcal（1000 毫升）以上，最高可达 3000ml，如患者已禁食 2d 以上，开始使用时可给 1/2 量，次日给 1/2 量，第 3d 给全量，也可根据患者反应，逐渐增加。

（10）安全卫生；配制营养液时要保证卫生，输注前应检查营养液是否变质。配好的营养液应放在 4℃冰箱中保存，保存期不超过 24h。

（11）保护胃肠：卧床、昏迷患者长期使用管喂饮食，特别是用要素膳，或不含食物纤维肠内营养制剂时常有胃肠功能逐渐减退，表现为胃容量变小，进食少量营养液体即可发生呕吐，并有结肠功能减退。可以选用含有食物纤维的大分子营养制剂，以保护胃消化功能；或是给予短链脂肪酸口服或作保留灌肠，以维护结肠功能。

（12）防止便秘：长期使用不含食物纤维的营养制剂，很容易发生便秘，可选用含食物纤维营养制剂，增加粪便体积，或是给予短链脂肪酸，以增强结肠的运动功能。

六、肠内营养的输注途径与输注方式

（一）输注途径

肠内营养的输注途径包括经口和管饲两种。多数患者因经口摄入受限或不足而采用管饲。管饲可按喂养管的入口处和导管尖端所处的位置分为鼻胃管、鼻肠管、胃造瘘、空肠造瘘等。鼻胃管或鼻肠管行肠内营养简单易行，是临床上最常使用的方法。由于长期使用患者可能会出现鼻咽部不适，通常用于肠内营养时间少于6周的患者。

（二）肠内营养液的输注方式

根据鼻饲管的位置、管径、营养配方和患者胃肠道的承受能力，通常可以通过分次或连续管饲方式给予肠内营养液。

1．分次给予

分次给予是指将肠内营养液分次进行管饲，适用于营养管尖端位于胃内及胃功能良好者。分次给予又包括分次推注和分次输注。分次推注是指用注射器将营养液注入胃内，每次入量常在10～20min完成，容易引起胃部不适及腹胀腹泻等，目前用得较少；间歇输注可以通过重力或营养泵完成，每次入量常在2h内完成，可视患者的耐受程度加以调整。

2．连续给予

连续给予是指在24h内，利用重力或营养泵将肠内营养制剂持续输注到胃肠道内的方式。适用于胃肠道耐受性较差及管端位于十二指肠或空肠内患者。

七、肠内营养支持的并发症

肠内营养虽然比肠外营养支持更安全易行，但也可因营养剂选择或配制不合理、营养液污染及护理不当等因素而产生一系列与之相关的并发症，常包括：机械并发症、吸入性肺炎、胃肠道并发症和代谢性并发症。

（一）机械并发症

主要包括鼻咽部和食道黏膜损伤、鼻翼脓肿、喂养管堵塞等。

1．鼻咽部损伤的常见原因：①喂养管放置的时间过长；②喂养管管径过粗、质地过硬；③没有很好地进行鼻咽部护理。

2．喂养管阻塞的常见原因：①药丸未经研碎即注入喂养管；②营养液未调匀或较黏稠；③管径太细；④添加的药物与营养液不相容，形成凝结块；⑤未按时冲洗喂养管。

（二）胃肠道并发症

在肠内营养治疗时最多见，常与营养配方、喂养速度、营养液的配制及管饲器具的卫生情况等有关。胃肠道并发症主要包括恶心、呕吐、腹胀、腹泻、肠痉挛和便秘等，其中腹泻最常见。导致腹泻的原因主要包括脂肪吸收不良、营养液的高渗透压、营养液被污染、营养液输注速度过快、营养液温度过低、乳糖不耐受症、同时所用药物的副作用（如抗生素、H2受体阻滞剂等）以及低蛋白血症等。

（三）误吸所致的吸入性肺炎

误吸所致的吸入性肺炎是一种较严重的并发症，多见于经鼻胃管喂养者，它可能和喂养管移位、胃排空迟缓、不合理的体位、咳嗽或呕吐反射受损、精神障碍等有关。如果不及时发现和处理营养液的误吸，会严重损害呼吸功能，严重者甚至危及生命。

（四）代谢性并发症

肠内营养治疗时因胃肠道具有缓冲作用而较少发生代谢性并发症。代谢方面的并发症主要包括输入水分过多、脱水、非酮性高渗性高血糖、电解质和微量元素异常等。

八、肠内营养支持的护理

（一）机械并发症的防治

1．选用管径合适、质地柔软的导管；

2．妥善固定喂养管，每天润滑和清洁鼻腔黏膜，避免喂养管扭曲、折叠和受压；

3．需用药丸制剂时，应彻底研碎后，溶在合适的溶剂中直接注入导管内；

4．在每次检查胃残留量后、给药前后，管饲结束后及连续管饲过程中每间隔 4h，都应用温开水或生理盐水冲洗管腔。

（二）减少胃肠道并发症的措施

1．控制营养液的输注量和速度，一般术后患者可先从 20ml/h 的速度开始，如果患者耐受良好，可以逐渐递增；

2．选择合适的营养液，注意营养液的渗透压和脂肪含量。应从低浓度、小剂量开始，根据胃肠道的适应情况逐步递增；

3．对同时应用抗生素治疗者，可给予乳酸杆菌以帮助肠道正常菌群的恢复；

4．避免营养液在配置和操作过程中受到污染，营养液最好现配现用，配好后如暂时不用应放入 4℃左右的冰箱内保存，放置时间一般不超过 24h；

5．低蛋白血症者，先使用要素膳或静脉输注清蛋白，等小肠吸收能力恢复后再开始管饲；

6．根据季节和个体耐受性调节营养液的温度，一般在 37～40℃。

（三）预防误吸的护理措施

1．选择合适的体位：滴注肠内营养液时患者应该采取坐位、半卧位或床头抬高 3°～45°，输注完毕后可继续保持该体位半小时；

2．连续输注肠内营养液者每间隔 4h，间断输注者在每次输注前抽吸并估计胃内残留量。若连续 2 次抽吸胃内残留量大于 100～150ml 时，应暂停输注，必要时加用胃动力药物；

3．原有呼吸道病变或误吸高危患者，可选用放置在幽门以下的喂养管或经空肠内输注；

4．及时做好病情观察，每 4h 检查一次喂养管位置，以便及时了解喂养管有无移位。如果出现呛咳或呼吸急促等现象，应该怀疑有误吸的可能；

5．如果患者在喂养过程中出现呛咳、伴有营养液样分泌物、心率加快、呼吸急促，要高度怀疑吸入性肺炎。应该立即停止输注肠内营养液、鼓励或刺激患者咳嗽、及时吸出气管内残留的液体，同时可遵医嘱使用抗生素防止肺部感染。

（四）及时发现及处理代谢并发症

可以通过密切监测检查，及时调整肠内营养方案、输注方式和喂养速度而得以预防。

（范旻　黄回）

第十二章　营养素的药理学研究与应用

药物与营养素的相互作用在20世纪70年代以后逐渐被认识。药物进入人体后，除发生一般的治疗作用和毒副作用以外，还可能对人体的营养状况发生某些作用。如妨碍或促进营养素的吸收、拮抗某些营养素的生物学功能，改变人体对营养素的需要量等。另一方面，人体的营养状况和膳食中的营养素也会对进入人体的药物发生某些作用。如影响药物的吸收和代谢，特殊情况下还可引起药物的毒性增大或使药物失效。这种营养素和药物在体内发生影响彼此的作用和效应的现象，称为营养素和药物的相互作用。药物之间的相互作用及由此产生的药物禁忌早已为人们所重视。

第一节　营养素和其他食物成分对药物的影响

一、营养素和其他食物成分对药物吸收的影响

膳食成分既可促进也可阻碍或减缓药物的吸收。如钙、镁、铁、锌等矿物质可与四环素类抗生素结合成不溶性物质，故服用土霉素、四环素、强力霉素等药物的病人若同时摄入富含钙的牛奶或富含上述元素的其他食物则可妨碍药物的吸收。膳食纤维也可与某些药物结合而阻碍其吸收。高纤维膳食还影响那些随胆汁分泌，并经肠肝循环的药物的重吸收。而膳食脂肪可促进脂溶性药物如灰黄霉素等的吸收。

阿司匹林、巴比妥、左旋多巴、四环素、青霉素、氨茶碱等多数药物在饭前服时吸收快、药效高；而呋喃妥因、普萘洛尔、肼屈嗪等在饭后服时吸收完全。这是因为左旋多巴和青霉素在胃内停留的时间越长，有效成分就破坏得越多；而肼屈嗪、普萘洛尔等药物在胃内停留的时间越长，溶解到胃液里的药物成分就越多，其生物利用率也就越高。消化液的酸度也影响药物的吸收。酸度较高时，可减少异烟肼和青霉素的吸收，但促进四环素的吸收。此外，阿司匹林、红霉素和青霉素等药物在酸性环境中易被破坏，故同时摄入柑橘、柠檬等酸性较强的食物可影响药效，甚至使之完全失效。茶叶中的鞣酸可与氯丙嗪、氨基比林、小檗碱、乳酶生、硫酸亚铁、四环素、红霉素等结合成不溶性物质而影响药物的吸收。洋地黄类药物在胃肠道内有食物存在时吸收减慢。

二、营养素对药物代谢的影响

肝和其他组织中的药物代谢主要经过两个阶段。第一阶段是氧化过程，第二阶段是结合过程。前一阶段可活化某些药物，也可灭活某些药物。后一阶段是将氧化后的药物与其他物质结合成水溶性复合物以便排出体外。膳食营养因素主要影响氧化反应，而对于结合反应的影响目前还所知甚少。

由微粒体混合功能氧化酶催化的药物代谢反应可被药物本身诱导加速，也可被蛋白质以及十字花科蔬菜如卷心菜、花茎甘蓝中的某些成分诱导加速。研究表明，高蛋白、低碳水化合物膳食可使血浆中氨基比林或氨茶碱的半衰期缩短约1/3，而进食含较多十字花科蔬菜的

膳食时，能加速非那西汀等药物的清除。反之，低蛋白、高碳水化合物膳食以及某些维生素和矿物质的不足都能降低药物代谢酶的活性，从而使药物代谢减慢，体内药物浓度的维持时间延长。因此在多数情况下，营养不足可使药物的作用增强。但用左旋多巴治疗震颤麻痹症时则相反，给高蛋白膳食可延迟药物的代谢，提高疗效。维生素 B_1 缺乏例外，可加快某些药物的代谢，如加快炔雌甲醚的脱甲基反应等。

在饥饿时，微粒体混合功能氧化酶活性受影响，对氯霉素和磺胺嘧啶的清除速率减慢。但饥饿不影响其他药物的代谢。

锂被用于治疗狂躁型抑郁症，而钠对锂的排泄有很大影响。膳食中限钠可使服用锂盐的病人产生锂的蓄积和中毒，而增加钠的摄入量则可增加尿中锂的排出。咖啡因通过对肾的作用也可使锂的排泄增加，服锂盐的病人如停止喝咖啡可导致锂排泄减少而毒性增大。尿液的酸度也影响药物的排泄，如阿司匹林在酸性尿中被重吸收，而苯异丙胺则在碱性尿中被重吸收。

洋地黄的强心作用与抑制钠—钾泵有关，膳食中钾摄入量低或长期腹泻失钾过多的病人容易发生洋地黄中毒。

三、饮酒对药物代谢的影响

饮酒对药物代谢的急性作用是酒精可抑制药物代谢酶的活性，如取代药物与细胞色素P-450 结合，降低 NADPH（还原型辅酶Ⅱ）的可利用程度以及干扰提供药物氧化内环境的生物膜等。长期饮酒对药物代谢的影响是增强药物的毒性和副作用。如镇痛药、麻醉药、抗血凝药、抗惊厥药、抗组胺药、抗微生物药、镇静剂等可因饮酒而增大毒副作用。事实上，任何药物的毒副作用都有可能因饮酒而被增强。

膳食对药物吸收和代谢的影响是多方面的。应尽量从有利于药物的吸收、药效的发挥以及减少毒副作用诸方面来考虑服药者的膳食。为安全起见，至少在服药期间不要饮酒。有些药物还应注意饭前或饭后服用的时间顺序。

第二节　药物对营养素的影响

药物常影响食欲，许多药物都可使食欲减退，也有一些药物可使食欲增强。药物还影响食物的消化吸收以及营养素的代谢和排泄等。

一、药物对食欲的影响

食欲的调控机制非常复杂，色、香、味的感觉，食物的需要程度都和食欲有关。体内的去甲肾上腺素、阿片样肽、胰腺多肽、生长激素释放因子、γ-氨基丁酸等能刺激食欲增加，而多巴胺、肾上腺素、5-羟色胺、神经紧张素、降钙素、促肾上腺皮质激素释放因子、缩胆囊肽、生长激素释放抑制因子、高血糖素等能抑制食欲。

对药物引起厌食的作用机理了解还较少。据研究，苯异丙胺、氟苯丙胺（食欲抑制剂）和盐酸去甲麻黄碱等药物可作用于中枢神经系统，使其释放一些使人产生饱腹感的神经递质，也有报道认为这些药物有降低体重固定平衡点的作用。利尿药乙氧苯唑胺等也有抑制食欲作用。动物实验发现这些药物能降低体重，但是用于人类减肥却有争议。一些研究认为这些药物有降低人体体重的作用，另一些研究认为不但无用，而且还有其他危害。例如长期使用盐酸去甲麻黄碱未见减肥效果，却有不少副作用，可引起头痛、恶心、高血压、中风等。目前有人研究用麻醉药拮抗剂如纳洛酮（抗吗啡中毒药）等来阻断脑组织中内啡肽的刺激食欲作用，但用于减肥的可能性尚在研究之中。

另一些药物则可增强食欲，如肾上腺皮质激素类药物、碳酸锂、利眠宁、安定等。

二、药物对营养素吸收的影响

一些药物对营养素的吸收有阻碍作用，其作用方式包括药物对肠道内营养素的直接作用；改变胃肠功能如胃肠内 pH、胆酸活性、胃肠道转运时间、肠道吸收机制；药源性肠病等。

氢氧化铝可与膳食中的磷酸根结合，形成不溶性的磷酸铝而使磷不能被吸收。过度使用含铝的抗酸药可造成体内磷酸盐耗竭综合征。碳酸氢钠等抗酸药可升高胃肠内 pH，从而影响膳食中非血红素铁的吸收。抗酸药还不利与硫胺素的稳定，长期服用时易导致硫胺素缺乏。消胆胺和降胆宁可阻止胆汁酸在肠道的重吸收，促进胆固醇向胆汁酸转化，从而降低血液胆固醇含量。这些药物同时也降低胆汁酸的活性，因而会引起脂肪、脂溶性维生素、维生素 B_{12} 及叶酸的吸收障碍。给断奶大鼠服消胆胺可使其体重增重减少，而同时补充维生素 A 的大鼠增重仍正常，提示消胆胺可造成维生素 A 缺乏。故给予消胆胺和降胆宁这类药物时，需补充这些维生素制剂。导泻药缩短食物在肠道内的停留时间，可影响碳水化合物、蛋白质、钙、钾等营养素的消化吸收。用于治疗痛风的秋水仙碱对肠道吸收转运机制有影响，可使氨基酸、脂肪酸、钠、钾吸收减少。而对氨基水杨酸等可阻碍维生素 B_{12} 的肠道转运。某些抗生素如新霉素等可损害肠黏膜并沉淀胆汁酸，也影响营养素的吸收。大量应用广谱抗生素会破坏肠道中产生维生素 K 的正常菌群，使可吸收的维生素 K 减少，从而引起维生素 K 的缺乏。

三、药物对营养素代谢的影响

抗癫痫药物巴比妥类或苯妥英钠（大仑丁）可激发酶系统，使维生素 D 的代谢加速而缩短其半衰期，引起儿童佝偻病和成人骨软化症。这些抗癫痫药还抑制维生素 K 的合成，干扰维生素 B_{12} 的代谢并可造成叶酸缺乏状态。孕妇服用苯妥英钠或巴比妥类药物可引起叶酸和维生素 K 的缺乏，导致新生儿先天畸形和发生凝血障碍。苯妥英钠引起的继发性骨软化症在补充维生素 D 的同时还需补充维生素 K，因为骨质中钙代谢所需要的某些蛋白质的合成有赖于维生素 K 的存在。氨甲蝶呤、氨苯蝶啶、乙氨嘧啶等药物是叶酸的拮抗剂，它们与二氢叶酸还原酶结合在一起，阻止四氢叶酸的合成，故也可造成叶酸的缺乏。抗凝药双香豆素，华法令等是维生素 K 的拮抗剂，有对抗维生素 K 的作用。异烟肼可与维生素 B_6 结合，使之失去活性，造成维生素 B_6 缺乏状态和周围神经炎。所以服用异烟肼者应同时补充维生素 B_6。肼屈嗪也是维生素 B_6 的拮抗剂，长期服用可造成周围神经炎。有些研究认为口服避孕药会降低血中维生素 B_6 和锌的水平，其机理和意义目前尚不清楚。长期接触麻醉剂氧化亚氮可引起巨红细胞症和脊神经病变，与典型的维生素 B_{12} 缺乏症相似，可能由于氧化亚氮与维生素 B_{12} 中的钴结合并使其失去活性所致。一些抗高血压药可干扰脂肪和糖的代谢，引起高脂血症，并使糖耐量降低。β 受体阻断剂能升高血中甘油三酯浓度，并降低高密度脂蛋白胆固醇浓度。噻嗪类利尿剂可降低葡萄糖耐量，升高血清低密度脂蛋白胆固醇浓度。安体舒通降低血清高密度脂蛋白胆固醇和血清胰岛素水平。

四、药物对某些特殊食物成分代谢的影响

1. 酪胺反应　单胺氧化酶抑制剂苯环丙胺、苯乙肼等药物可提高情绪，用来治疗忧郁症。正常情况下，肝、肠中的单胺氧化酶可将膳食中的酪胺、多巴胺等能使血管收缩、血压增高的物质转化成可溶性物质，经尿液排出体外。但服用单胺氧化酶抑制剂或具有阻断单胺氧化酶作用的抗肿瘤药甲基苄肼后，可使酪胺、多巴胺等未经脱氨就进入血液循环，从而诱发酪胺反应，表现为头痛、恶心、脸色苍白、严重高血压，甚至危及生命。因此，服用上述药物的病人应避免摄入富含酪胺、多巴胺的食物，如奶酪、啤酒、葡萄酒、香肠、咸鱼干、鸡肝、蚕豆、茄子、葡萄干、香蕉等。

2. 戒酒硫反应　戒酒硫可抑制乙醛脱氢酶，使酒精的代谢产物乙醛不能被氧化而引起恶心呕吐，这就是用戒酒硫治疗嗜酒的药理基础。服用戒酒硫后严禁饮酒，否则就会在15分钟内发生严重头痛、脸红、恶心呕吐、血压下降、视力模糊、全身无力等症状，称为戒酒硫反应，系由乙醛引起，又称乙醛综合征。服用灭滴灵、氯磺丙脲等药物后饮酒也可发生类似反应。

此外，服用氯磺丙脲等磺酰脲类降糖药后饮酒，还可诱发胰岛素快速释放，引起低血糖反应。

五、药物对营养素排泄的影响

肾上腺皮质激素和性激素类药物可增加尿中氮和锌的排出，延缓伤口的愈合。补充锌可改善此种情况。这些激素类药物还增加尿钾排出，引起肌肉无力等症状。

抗忧郁症的药物碳酸锂可促进钙的排泄而使骨钙减少。

许多药物和营养素是与血浆蛋白结合而转运的。阿司匹林可竞争性地置换与血浆白蛋白结合的叶酸，导致叶酸排泄增加。

抗结核病药环丝氨酸每日服用0.8g时维生素 B_6 排出量就会增加，更大的剂量还可引起搔痒、痉挛等反应，给予维生素 B_6 可纠正。

利尿药速尿等可增加尿中钙、镁、锌的排出，噻嗪类利尿剂可增加尿中钾、镁、锌和核黄素的排出，长期用药时，约有20%～25%的病人血清中钾低于正常值。安体舒通和氨苯蝶啶均作用于远曲肾小管，具有留钾排钠的作用。

一般而言，药物和营养素相互作用的临床表现是不明显的，多数情况下只有实验室检查才能发现。短期的药物治疗不易引起营养方面的问题，而用药时间越长，所用的药物越多，药物和营养之间相互作用所产生的影响也就越大。尤其是老年人、孕妇和儿童，对药物的毒副作用较为敏感，更应注意药物与营养素的相互作用及其所产生的可能危害。

近年来，随着临床营养学的发展以及对机体代谢过程认识的不断加深，发现临床上有许多疾病在采用常规的营养和代谢治疗方法后往往仍不能达到满意的临床效果，提出了根据各器官、组织不同的代谢特征进行营养治疗的概念，开始强调特殊营养物质及其营养效率、经济作用的重要性，认为可通过提供一些特殊营养物质，利用其药理学作用而达到治疗和调节机体的代谢和免疫功能的目的，即营养药理学（nutritionalpharmacology）或免疫营养学（im-munologicalnutrition）。

（邱燕云）

第二篇

各种疾病的营养治疗与护理

第十三章　危重病人的营养治疗与护理

严重创伤、感染、大手术后，并发器官功能衰竭等危重病人，伴有明显的代谢改变，进入高分解代谢状态、合成代谢受限、免疫功能低下，加上摄入热量及蛋白质量的不足，机体出现营养不良状态，如果得不到及时、足够的营养补充，就会出现不同程度的蛋白质消耗，影响器官的结构和功能，最终将会导致多器官功能衰竭，从而影响治愈，无疑会出现较高的病死率。随着近来对有关创伤、感染后高代谢反应的进一步认识，及其对危重病人临床、生理和代谢免疫关系的进一步了解，从而促进了临床营养治疗的发展，实施肠外营养，发展到有条件的危重病人首先肠内营养，或肠外营养加肠内营养，并且推荐尽早开始肠内营养，以及特殊营养物质如精氨酸、谷氨酰胺、核苷酸、ω-3脂肪酸、生长激素等对危重病人的特殊作用的认识和临床应用，从而改善了机体的营养状态、免疫功能，防止严重并发症如器官功能衰竭的发生，这对提高危重病人的治愈率，降低病死率起到了积极重要的作用。

第一节　危重病人的代谢改变

一、代谢改变的机制

危重病人在严重创伤、大手术、严重感染等情况下机体产生应激反应，中枢神经系统立即产生适应性反应，从而引起一系列神经内分泌效应。首先是交感神经高度兴奋，肾上腺髓质儿茶酚胺大量释放，从而引起一系列内分泌的改变，包括胰岛素、特别是胰高血糖素的释放增多，胰高血糖素 / 胰岛素的分子比率明显增高。其次是下丘脑一垂体轴的兴奋，促激素的分泌增多·血循环中糖皮质激素、醛固酮、生长激素、甲状腺素也均明显增高。上述激素可分成两类，一类为促分解代谢作用，有儿茶酚胺、糖皮质激素、胰高血糖素、甲状腺素；另一类是促合成代谢作用，有胰岛素、生长激素。在创伤、感染等情况下，促分解代谢的激素的分泌及其在血液循环中的水平都增高，占明显的优势，引起糖原迅速消耗，葡萄糖利用障碍，脂肪动员分解，蛋白质合成减慢、减少而分解加速、血糖增高。出现胰岛素阻抗现象使机体葡萄糖的分解氧化发生障碍。生长激素一般被认为是一种促合成激素，在应激状态下升高，但与血糖水平相反，在高血糖和葡萄糖不耐受时，生长激素受到抑制，生长激素的抑制可以增加血液中氨基酸的水平，以利于糖异生。

二、代谢改变的特征

在严重创伤性应激和严重感染时，机体的糖代谢、脂肪代谢和蛋白质代谢均发生了一系列的代谢反应和改变。处于高分解代谢状态，静息能量消耗（REE）增加。一般体温每增加1℃，基础代谢率将增加16%，同时氧耗增加，代谢加快，肌肉等周围组织由合成代谢进入分解代谢。

（一）糖代谢的改变

危重病人在创伤性应激和感染时，机体由于得不到足够的外源性能量供给，肝糖原被迅速分解消耗。一方面组织缺血缺氧，细菌毒素和炎症介质的作用，过度的神经内分泌反应，使肝细胞的有氧代谢障碍，出现了无氧糖酵解，丙酮酸不能进入三羧酸循环，使血中乳酸和丙酮酸升高。在葡萄糖有氧化障碍时，糖异生作用明显增强，这一改变与激素的调节改变有关。另一方面还与葡萄糖的酵解产物乳酸，脂肪动员形成的甘油及肌肉蛋白分解，释放的氨基酸特别是丙氨酸的增多有关。故在多系统器官衰竭（MSOF）早期血糖明显升高，而高糖血症又成为机体的应激反应，形成恶性循环。

（二）脂肪代谢改变

在创伤、感染的急性期，脂肪动员加速，脂肪的储存减少，游离脂肪酸的周转和氧化增加，机体外周组织可直接摄取游离脂肪酸作为燃料，血中三酰甘油的清除率也相应增加。而酮体生成则相对受抑，这与饥饿时酮症是一个明显的区别，其机制尚不清楚。

（三）蛋白质代谢改变

由于葡萄糖的无氧酵解，高胰岛素血症抑制游离脂肪酸释放和酮体的形成，故当能量需求增大时，病人将减少潜在性脂肪能的最大储存。由于脂肪和以肝糖原形式的糖类储存均有限，机体就加强糖的异生，但是葡萄糖不耐受，能量消耗就依靠肌肉蛋白及细胞结构蛋白的大量分解，机体必须把 1/3 的主要能量底物——蛋白质，“燃烧”于高代谢反应。体内蛋白质分解后，一方面丙氨酸等成糖氨基酸被血液循环运送到肝用于糖异生，形成肌肉与肝之间的燃料循环。其糖异生所利用的碳架结构是由瘦体群释放的氨基酸衍生而来，所以 Cerra 等把这种进行性过程描述为“败血性自身相食作用”。另一方面支链氨基酸（ BCAA）可直接被肌肉组织摄取氧化供能。在肝糖异生作用的同时，氨基酸脱氨基生成含氮的最终产物——尿素，合成增加，血中尿素水平增加，尿中尿素排出增多。当临床出现此现象，应首先想到内源性蛋白质处于分解代谢所致。并出现明显的负氮平衡，每日尿氮排出量可高达 15 ～ 20g。随着外周和内脏蛋白质分解增加，虽然肝的蛋白质合成在早期增加，主要是急性相蛋白（acute phase protein，APP），但总体的净蛋白质合成是降低的。在肝功能损害时，糖异生受抑制，肝合成蛋白质障碍，从肌肉释放出来的大量芳香族氨基酸（AAA）和含碳氨基酸的血浆浓度明显升高。支链氨基酸（BCAA）因肌肉蛋白分解释放增加，但又不断被外周组织摄取利用而消耗，其血浆水平正常或降低。BCAA/AAA 的比例明显下降，当组织释放和利用 BCAA 都出现抑制时，机体的能量代谢衰竭，病人即要死亡。

三、肝衰竭时的代谢改变

感染等导致肝损害，引起严重的代谢异常。肝葡萄糖生成减少，氨基酸的摄入减少，酮体生成和脂肪利用下降，蛋白质代谢也降低。

第二节　危重病人的代谢支持

随着对危重病人代谢变化的深入研究，发现高代谢是严重创伤、严重感染等危重病人伴随发生的代谢特点。由于儿茶酚胺、肾上腺皮质激素等分解激素分泌增加，机体很快就会继发严重的身体组织的分解与自身相食现象。脏器功能受损，出现生命器官功能的不全或衰竭。若不适当地提供过多或过少的营养物，将使脏器功能恶化。如输糖较多时，CO_2 生成增加，呼气通气负担加重，使呼吸衰竭更易发生或加重。肝脂肪变性、淤胆，导致肝功能不良。提供氮量不足，出现负氮平衡、尿氮排出增加，以及使组织修复和免疫功能受到抑制。

现在越来越认识到原来的营养治疗原则不适用于危重病人（代谢亢进病人及 MSOF 的病人）。

Cerra 等提出了代谢支持。其应用对象是代谢亢进（创伤、严重感染、脏器受损）的危重病人。为此，应该及时积极地对危重病人进行代谢支持治疗。它是营养治疗在代谢亢进病人具体应用中的发展，目的不仅是为了满足危重病人代谢过程中对能量、蛋白质、电解质、微量元素、维生素等的需求增加的需要，同时为了维持或增强危重病人的免疫能力及对抗感染的防御机制，促进组织的修复、维护器官的结构和功能。近来对营养物的生物化学、细胞生物学等进一步的研究和认识，从而指导临床工作，使代谢支持治疗更完善更合理，成为抢救危重病人的重要措施之一。应用原则包括：①强调由脂肪与碳水化合物混合提供能量，两者的能量比为 4 ∶ 6。②减少葡萄糖负荷，每日提供非蛋白质热量不超过 125 ～ 145kg/kg（30 ～ 35kcal/kg），每分钟输入葡萄糖不超过 5mg/kg。③将非蛋白质热量与氮的比例降至 418kJ（100kcal）：1g 氮以下，蛋白质量增至 2 ～ 3g/（kg・d）。④特殊物质如谷氨酰胺、精氨酸等的应用。

一、代谢支持途径

可经肠外（PIN）或肠内（EN）或肠外加肠内途径进行代谢支持治疗。根据病人的具体情况选择而定，如果肠道结构和功能完整，应该首选并尽量利用肠内营养。但是常见严重创伤和腹腔感染术后病人的胃肠功能常有功能减退，或食欲减退而进食量很少，或由于严重创伤及手术造成胃肠道的完整性和功能破坏等情况发生，病人不能进食，而禁食是一种治疗方法，目的是使消化道休息。又由于危重病人术后胃功能受损，临床多见胃排空延迟，如急性出血坏死性胰腺炎术后，胃潴留的发生率很高。有资料统计达 100%，潴留时间最长达 60 日。对于这类病人所提供的营养物质开始必须完全从胃肠道外途径给予（TPN），这样才能保证机体每日能得到足够的热量和氮量、电解质、微量元素、维生素等。但一旦这类病人的胃肠功能恢复，应尽早开始实施肠内营养，并逐步增加肠内营养的量，最后完全过渡到肠内营养。因为对于危重病人来讲，较长时间的 TPN，具有更多的风险，容易出现并发症，影响肠道免疫功能。文献报道，严重创伤病人肠外营养时，并发症的发病率较肠内营养时显著增高。经肠营养能逆转 TPN 引起的免疫抑制。食物团块刺激胃肠道，激活肠道神经内分泌免疫轴，有助于维持肠道免疫功能。长期 TPN 引起的肠道免疫抑制不是这种营养方式本身有特殊缺陷，而是可能与肠道缺乏食物营养和刺激致使肠黏膜屏障功能破坏的结果。如果早期恢复肠内营养，能维持肠道黏膜的屏障功能，预防细菌易位和内毒素吸收所导致的肠源性感染，对保护病人的防御功能是有益的。

（一）肠内营养（EN）

1．实施方法和时间　危重病人经口实施肠内营养有一定的困难，因此往往根据病人的不同情况，采取不同的方法，如经鼻胃管或胃造瘘管，滴注营养液。前者适用于昏迷病人等，后者适用于食管损伤、食管肿瘤者。对十二指肠、胃功能障碍者，可选用空肠造瘘置管，滴注肠内营养液。其他如十二指肠损伤，急性出血性坏死性胰腺炎术后，胰头癌根治术吻合口欠满意者，均可在手术结束前加做空肠造瘘术，主张术后早期肠功能恢复后即可开始实施肠内营养。小肠的活动和吸收功能在手术后一直存在，因此是安全、有效的。

2．肠内营养液的选用　危重病人选用的肠内营养液建议应用要素膳（ED），ED 能提供机体足够的热量、氮量、电解质、微量元素、维生素、纤维素等，并含有谷氨酰胺（Gln），它是肠黏膜细胞、淋巴细胞和纤维细胞的必需营养物质，可使肠黏膜细胞结构保持完整，并保护肠道黏膜的屏障，减少肠道细菌易位，减少肠源性感染的发生。另一方面，ED能在肠道不经过消化即被全部吸收，粪便量少。一般只要注意滴注的速度，营养液的温度（30℃左右）、浓度等，腹胀、腹痛、腹泻等并发症可以避免，危重病人一般能够接受，并可持续较长时间，空肠造瘘置管时间最长可达120日。在抢救危重病人中经空肠造瘘实施早期肠内营养对提高存活率起到积极作用。

3．肠道免疫营养的实施　近年来提出早期术后肠道免疫营养的实施。1997年Senkal报道这方面的研究，选择了外科重症监护室的164例病人进行免疫营养组和对照组的治疗效果比较。发现术后早期EN对多数病人是可以耐受的，免疫营养组的营养液中补充了精氨酸、食物核苷酸和ω-3脂肪酸，可以明显减少手术后的后期感染，包括肺炎、吻合口漏、尿路感染、导管败血症以及伤口感染的发生。Oraga和Lin等报告对严重创伤和大手术的危重病人给予富含精氨酸、核苷酸和ω-3脂肪酸的饮食，病人的免疫功能恢复明显优于标准肠内营养。

（二）肠外营养（PN）＋肠内营养（EN）

对于术后早期不宜EN或不能耐受EN的危重病人，应选用完全胃肠外营养（TPN），或PN+EN。近来认为对于TPN期间少量经肠营养是有益的。Lucas证实TPN期间少量饮食刺激即能使胃肠道激素达到生理水平，激活肠道神经内分泌轴对维持肠免疫功能有利。对急性出血坏死性胰炎、肠瘘、短肠综合征等一些长期需TPN的病例，经鼻十二指肠插入导管或空肠造瘘置管实施少量肠内营养，可给予肠道必要的肠内刺激，减少肠黏膜的萎缩和免疫抑制所致的肠屏障功能的下降，从而保护了肠黏膜的结构和健康，减少肠道细菌易位，减少细胞因子释放，维持肌肉体积，改善氮平衡。少量肠内营养能尽可能完善TPN，且能加速向全肠内营养转变。

（三）完全胃肠外营养

危重病人术后或并发消化道出血、肠梗阻、肠道完整结构受到损伤的情况下，不宜首选EN。首先采用TPN进行支持，此途径供给的水分、热量和氨基酸均可多于EN，并能补足及调整电解质的量。

1．能量的供给

（1）葡萄糖：危重病人的代谢支持与外科病人的饥饿性营养不良的营养治疗有区别。对后者的营养治疗原则是以高渗葡萄糖提供热量，以蛋白质或氨基酸提供氮源。每日供给蛋白质1.0～1.5g/kg体重，要求热氮比例为150∶1～300∶1。但此原则若用于代谢亢进的危重病人是不利的，会使病情加重恶化。因为上述原则所生成的CO_2增多，呼吸通气负担加重，可使得呼吸功能不全加重，肝出现淤胆，肝功能损害，脂肪肝，形成无结石性胆囊炎；高糖血症引致高渗性非酮性昏迷、糖尿。同时，应激程度升高，又增加了能量消耗需要量，负氮平衡得不到改善。但是当减少总热量和葡萄糖负荷时，临床表现即明显改善。此时要求增加脂肪和氨基酸负荷，减少葡萄糖负荷。

在代谢支持中，非蛋白质热量的供给必须适当，123～146kJ（30～35kcal）/（kg·d）为宜。

葡萄糖是常用的能量物质，应用葡萄糖需加外源性胰岛素。由于创伤和严重感染后糖代谢紊乱，有时虽给胰岛素也难控制高血糖。因此临床应用时必须随时根据血糖、尿糖浓度作胰岛素量的调整，以防高糖血症的发生。同时会产生电解质紊乱如低钾、低钠、低磷、低钙、代谢性酸中毒等情况。因此，治疗时应监测血电解质浓度。在一般情况下，机体代谢葡萄糖的最大速率是每分钟 22.20～33.31μmoL/kg (4～6mg/kg)，较好的耐受量是每分钟 11.10～16.65μmol/kg（2～3mg/kg）。目前认为高代谢危重病人输注的葡萄糖每分钟不超过 5mg/kg。所需热量的其他部分可用脂肪形式来供给。

果糖、木糖醇可替代部分葡萄糖，果糖和木糖醇在代谢初期可不需要加胰岛素，但在代谢后期仍需胰岛素的参与，同时还有产生乳酸与尿酸过高的副作用。

（2）脂肪：①用脂肪作为热源可使机体减少对葡萄糖的依赖，并且在创伤应激反应中，由于胰岛素分泌的下降，葡萄糖的节氮效应受到限制，而脂肪乳剂则避免了对胰岛素的依赖。实验表明输入脂肪乳剂后，应激状态下机体尿氮排泄量明显下降。这是因为脂肪乳剂提供了机体合成蛋白质所必需的 ATP。此外，脂肪乳剂还能促进氨基酸进入肌肉组织，尤其能促进内脏组织对氨基酸的摄取和内脏蛋白质的合成。在脂肪代谢过程中，甘油及脂肪酸裂解产生的乙酰辅酶 A 在进入三羧酸循环后所产生的一系列中间代谢产物，如酮戊二酸等都为机体合成非必需氨基酸提供原料。因此，脂肪乳剂除了供能外，还能促进机体蛋白质的合成，起到良好的节氮效应。②提供人体必需脂肪酸。亚油酸、亚麻酸、花生四烯酸等不饱和脂肪酸，是人体内不能合成的，必须由外源性供给。在创伤应激反应中，倘若只供给葡萄糖、氨基酸等进行营养治疗，势必造成体内必需脂肪酸缺乏，引起必需脂肪酸缺乏症（EFAD）。其结果引起机体免疫功能、血小板功能下降，皮肤、毛发及神经组织的正常生理功能遭到破坏。因此高分解代谢病人静脉营养配方中，必须提供脂肪乳剂。由于花生四烯酸可以由亚油酸在体内衍生而得，因此，尤以提供亚油酸更为重要。③没有 CO_2 负荷过重的副作用。④脂肪乳剂能加重感染病人的高三酰甘油和高非脂化脂肪酸血症。这种高三酰甘油血症能抑制网状内皮系统、肺和心肌功能。高浓度的血清非脂化脂肪酸还有潜在心律失常的可能。脂类可单独应用或与葡萄糖和氨基酸联合应用。如果摄入量超过氧化能力，这些脂类可能堆积并引起副作用。脂类作为非蛋白质能量的来源应占总能量的 30%～50%，当给予脂类大于总能量的 70% 时，可导致脂肪储存的增加，对保持氮平衡非但没有益处，反而可导致感染病人的病死率增加。

脂肪乳剂可经周围静脉输入，可与氨基酸、葡萄糖混合输入，无高糖引起的高渗性利尿等现象。但是单用脂肪乳剂无明显的节氮作用，而与葡萄糖合用能提供更多的能量与改善氮平衡。因为中枢神经系统的神经细胞与红细胞必须依赖葡萄糖供能 100～150g/d，若无葡萄糖供给则需消耗蛋白质进行糖异生作用供能。另一方面因为脂肪分解后的脂肪酸需要有一定量的乙酰乙酸，才能在三羧酸循环中被氧化利用。而乙酰乙酸由碳水化合物产生，因此必须同时供给葡萄糖。我国成年人应用脂肪乳剂的常用量为每日 1～1.5g/kg。在创伤高代谢状态可适当增加一些，所供应的热量一般不超过总热量的 50% 为宜。危重病人不能耐受过于积极的静脉输注脂肪，应该审慎地使用脂肪。监测血浆三酰甘油和游离脂肪酸水平。可以及时发现脂肪利用或清除障碍。

采用全营养混合液（TNA）方式在 24h 内均匀输注脂肪，并由小剂量开始逐渐增加到所需要的剂量，可改善机体对输入脂肪的廓清和代谢。一般剂量是从每日 0.5g/kg 开始，逐渐增加 2.5g/（kg·d）。同时监测血浆三酰甘油的水平，调整剂量和速度。脂肪乳剂所供给的热量占总热量的 30%～50% 为合适。近来认为中链三酰甘油在体内分解生成的中链脂肪酸（MCFA）由门静脉系统廓清，可保护肝巨噬细胞（库普弗细胞）的功能，比长链脂肪酸（LCFA）更为安全。因为 LCFA 由淋巴管清除，不持续方式输注时可损害肝的肝巨噬细胞，影响肝巨噬细胞的吞噬功能。

2. 蛋白质或氮的供给　因为机体无贮备的蛋白质，人体每日用于合成蛋白质的氨基酸（AA），1/3 依赖饮食供给。若无外源供给，只能靠分解自体血浆蛋白、肌肉蛋白和其他组织器官的蛋白质来提供氮源，以满足机体合成急需的蛋白质。因此危重病人的机体蛋白质丧失增加，如创伤后机体的蛋白质分解明显增加，氮丢失量可达 20～40g/d，最近认为蛋白质的供给量以每日 1.5～1.7g/kg 较为合适。

补充足够的能量能有效地阻止蛋白质的分解，有效地节省氮的消耗而改善氮平衡。但由于氮的缺乏，将会使负氮平衡不能纠正，因此氮的补充很重要，起到纠正负氮平衡，修复组织，合成蛋白质的作用。因此供给热量的同时必须供给氮源。补充的蛋白质一般都是以 AA 的形式摄入体内。

总之，因为饥饿与危重病人的高代谢所致病理改变有明显差别。所以危重病人的代谢支持不同于标准的营养治疗，其主要区别在于代谢支持的底物是由碳水化合物、脂肪、氨基酸混合组成，每日所供给的代谢底物中蛋白质增加到 2～3g/kg，热量与氮的比例则下降为 100：1，30%～40% 的非蛋白质热量由静脉输注的脂肪乳剂所供给。

3. 其他营养物质的供给

（1）维生素：严重腹腔感染创伤 MSOF 等危重病人，对各种维生素（水溶性、脂溶性维生素）的需要量均大为增加。这与病人的高代谢率有密切关系，由于细菌的生长繁殖亦从机体获得维生素，造成维生素的消耗增加。机体的组织修复时需要足够的维生素 C 用来产生正常的胶原。由于维生素 A、维生素 E 与创伤的愈合、内脏损伤的修复并与机体免疫功能有密切关系。维生素 E 是抗氧化剂，在严重创伤等应激状态下可清除体内自由基，降低脂质过氧化物。因此为提高病人抵抗力及术后机体的恢复，应保证补足维生素 A、维生素 E 的摄入量。我们认为在营养治疗的同时供给各种水溶性维生素、脂溶性维生素是不可忽视的物质。

（2）电解质和微量元素：严重感染病人术后早期，由于机体处于应激状态，胃肠道功能障碍，大量体液或消化液的丧失，机体往往存在低钾、低钠、低钙、低磷的现象，并发现低磷血症的发生率高，资料统计，严重创伤的病人的低磷血症的发生率为 76.5%，腹腔严重感染病人的低磷血症发生率为 61.5%。40 例死亡的危重病人中有 31 例存在低磷血症，占 77.5%。也有文献报道严重感染会造成血清锌、铁、铜代谢的改变。当全身性感染、炎症反应与内毒素侵入时，锌进入肝内致血清锌浓度的下降。铁大部分蕴藏在肝，一部分在网状内皮系统与骨髓之中。当有炎症时，血清铁浓度就下降。有学者认为铁的供应减少，会降低杀灭病原菌的能力，亦即营养性免疫的能力。低铁血症有利于细菌的繁殖，当血清铁下降，血清铜与铜蓝蛋白将增加。这些均说明在临床营养治疗除了供给足够的热量、氮量、维生素外，还需根据病人的具体情况，及时供给电解质。并根据电解质浓度的监测结果，及时进行调整供给电解质的量。并对于微量元素的补充也应引起重视，并应在微量元素的总储量未受到影响之前补充，而不应该在有明显的缺乏症时再去纠正。

二、代谢支持的时机

严重感染的初期，由于细菌、内毒素等的作用，神经内分泌紊乱，过多的分泌分解代谢激素，如儿茶酚胺、胰高糖素、促生长激素等。出现胰岛素 / 胰高糖素比例失调，骨骼肌蛋白质分解，血浆中游离氨基酸、脂肪酸增加，血糖浓度增高和糖耐量下降等现象，同时出现水和电解质的紊乱，酸碱平衡失调，易于潴水、潴钠，并发代谢性酸中毒。这一阶段不适当地进行营养治疗，非但不能达到营养治疗的目的，反会引起更多的代谢紊乱。因此，在感染病人的治疗初期，首先应积极纠正水、电解质紊乱和酸碱平衡，补充血容量，降低肾素血管紧张素一醛固酮的活性，潴留于体内的水分加速排出，恢复正常的胰岛素与胰高糖素的比例，并且要积极控制感染，及时手术，清除感染病灶和引流。对严重创伤、大手术后也应先积极纠正休克、补充血容量。然后争取尽早给予代谢支持。根据创伤感染的严重程度给予能量与蛋白质，从而防止机体的过度消耗。实施后再根据病人具体情况，调整能量与蛋白质的补充量，并选择合理的脂肪乳剂与氨基酸以及特殊营养物质的应用。

综上所述，危重病人营养治疗的途径和时间是决定治疗过程的重要因素。早期经肠营养及必要的营养素在缩短危重病人的高代谢期，促进合成代谢，促进机体恢复，维持肠免疫功能中起着重要的作用。当无法完全经肠营养来维持机体的营养需要时，需实施 TPN 或将肠外营养与肠内营养结合使用，每小时经肠道输注 10～20ml 营养液，不仅可维持肠道结构与功能的完整性，而且也避免了全肠外营养（TPN）可能引起的肠道细菌和毒素的易位，改善氮平衡，加速向 TEN 转变。

第三节　特殊营养物质在危重病人中的作用

长期以来已认识到营养是产生免疫反应的一个重要组成部分，并且营养物和免疫功能之间存在复杂的相互作用。在危重病人中，中、重度的蛋白质一热量缺乏性营养不良会引起细胞介导免疫、吞噬细胞功能，补体系统和黏膜抗体反应等的很大异常，而特殊营养物质对免疫活性的特殊方面产生不同程度的作用，同时在促进蛋白质的合成与降低蛋白质的分解方面也有一定的作用。近几年来对特殊营养物质在危重病人中的特殊作用并应用于临床已有许多实验和临床的研究。

一、精氨酸（arginine，Arg）

精氨酸是条件非必需氨基酸。但在危重病人高代谢状态下，精氨酸是必不可少的营养物质，成为必需氨基酸。因为肾在创伤、感染时对氨基酸，尤其是精氨酸、谷氨酰胺的再吸收能力下降，导致负氮平衡。

1．精氨酸可增加体内氮潴留，促进蛋白质合成，增强免疫反应　因为精氨酸具有刺激激素分泌的活性，包括刺激垂体释放生长激素和泌乳素；胰腺释放胰岛素和胰高糖素；肝和小肠释放胰岛素样生长因子（IGF-1）和肾上腺释放儿茶酚胺。通过其还能影响胸腺的作用，增强损伤后有丝分裂原刺激的 T 细胞增生。它也牵涉到蛋白质合成和伤口愈合，可能通过刺激产生生长激素而增加创伤后蛋白质的潴留。因此精氨酸可增加体内氮潴留、促进蛋白质合成、改善机体氮平衡。有研究表明，创伤后早期精氨酸的需要增加，给予正常浓度的精氨酸能增强组织的修复能力，增强代谢和免疫功能。在肠内与肠外营养制剂中，适当地强化精氨酸，能有效地发挥细胞免疫作用。

2．精氨酸能有效改善肠黏膜屏障，减少细菌易位　全肠外营养（TPN）引起肠黏膜屏障损伤，肠道细菌易位及肠源性脓毒血症已引起广泛重视。大量实验和临床研究证明，由于 TPN 的应用，常引起肠道黏膜“饥饿”，在 1 周内即可发生肠黏膜或绒毛萎缩症，从而导致肠黏膜的形态和功能发生改变；肠壁的通透性增高，增加了潜在的肠道致病菌易位的机会。

有资料显示易位的肠道内菌群主要为埃希杆菌、奇异变形杆菌；其次为念珠菌、表皮样肠球菌等。这些条件致病菌，内毒素和其他毒性混合物，可穿透肠黏膜溢出肠腔而进入腹腔，最终经淋巴管和血管播散到全身，导致肠源性菌血症或脓毒血症。而添加精氨酸的营养液对TPN并发症的预防和机体康复将起着重要作用。实验和临床研究证明精氨酸强化的营养液可以改善TPN的肠黏膜损伤状态和功能，增加肠黏膜的总厚度及小肠绒毛细胞计数，降低肠黏膜的通透性，减少肠道细菌易位。而且精氨酸具有改善T细胞的功能，促进T辅助细胞分泌白介素-2产生一氧化氮（NO），增强巨噬细胞的细胞内杀伤作用，促进多胺、胍氨酸、鸟氨酸。酮戊二酸等肠黏膜滋养因子合成，恢复肠黏膜结构完整性。因此精氨酸及其代谢产物是有效改善肠黏膜免疫障碍，减少细菌易位，是防止TPN并发症发生的保护剂。

3．精氨酸在免疫防御及免疫调节中的作用　严重创伤的病人因应激反应使蛋白质处于亢进的高代谢状态，而肾对氨基酸尤其是精氨酸、谷氨酸的再吸收能力下降，从而导致负氮平衡。创伤使大量的IL-1、IL-6、TNF释放，以及IL-2水平下降。若持续时间过长将导致细胞群的衰竭、损伤免疫功能，增加潜在并发症的发生机会。在多种动物实验中观察到，给予精氨酸后导致胸腺增大和细胞计数增多，促进植物凝集素（DHA）、刀豆蛋白A（Con-A）等有丝分裂原的产生，并且显著提高T淋巴细胞对有丝分裂原的反应性，从而刺激T淋巴细胞的增生，增强巨噬细胞的吞噬能力和天然杀伤细胞对肿瘤细胞的溶解作用；增加脾单核细胞对IL-2的分泌活性，以及IL-2受体的活性，显著降低前列腺素E（PGE2）的水平，进一步促进IL-2合成，最终产生以提高T淋巴细胞间接反应为中介的免疫防御与免疫调节的强力作用。精氨酸在肠内营养中的强化对严重创伤大型手术病人的营养状态和免疫功能的恢复以及免疫防御和免疫调节机制的正常运行发挥了重要作用。因此强化精氨酸的肠内营养治疗中，精氨酸的作用是：①可增加机体内氮潴留。②有效地发挥调节作用，控制蛋白质更新。③促进肌肉内蛋白质的合成。④有助于改善机体氮平衡，提高机体的免疫状态。

4．精氨酸及其体内代谢活性产物一氧化氮（NO）在腹腔严重感染对急性胰腺炎（AP）具有保护作用外源性Arg对急性胰腺炎的保护作用已有许多报道，在新近的研究中还发现存在NO的免疫调节机制。NO是体内多种组织及细胞产生的一种多功能的气态生物信使，而L-精氨酸是合成NO的唯一底物。L-精氨酸在两种NO合酶催化下经过氧化脱氨基作用生成NO，并同时生成L-胍氨酸。NO的活性高，不稳定，可迅速代谢为稳定的终末产物——硝酸盐及亚硝酸盐，并以硝酸盐的形式从尿中排出体外。目前认为NO对免疫系统的调节作用可能有几个方面：①NO抑制T淋巴结增生，抑制抗体应答反应，抑制肥大细胞反应性。②促进天然杀伤细胞活性，激活外周血中的单核细胞。③调节T淋巴细胞和巨噬细胞分泌细胞因子。④介导巨噬细胞的细胞凋亡。近来体外研究表明，精氨酸通过巨噬细胞和淋巴细胞对肿瘤和感染细胞发挥毒性的关键作用，是继于NO的产生和释放所致。在危重病人的营养治疗中有它特殊的作用。

二、谷氨酰胺(glutamine,Gln)

谷氨酰胺对许多器官、组织有特殊的营养作用。可作为肠黏膜细胞、免疫细胞等快速生长和分化细胞的主要能源及核酸合成的前体，用于维持肠道的结构和功能，促进免疫功能（包括肠道免疫和全身免疫功能）等，Gln已日益受到重视。以往认为谷氨酰胺是一种非必需氨基酸，但是在机体应激状态下，此时肠道黏膜上皮细胞、免疫细胞等对谷氨酰胺利用明显增加，血液和组织中谷氨酰胺浓度却急剧下降，因此在外科危重病人中谷氨酰胺可能是一种非常重要的必需氨基酸。

谷氨酰胺在外科危重病人治疗中有以下作用。

（1）降低危重病人机体的高代谢状态：大手术、创伤、脓毒症后机体处在高代谢状态，氮的丧失量可超过 2g/d。骨骼肌游离谷胺酰胺浓度的下降是蛋白质分解代谢中常见的现象。肌肉细胞谷氨酰胺含量的下降往往影响病人的生存率，而肌肉蛋白质合成率高低与谷氨酰胺含量的多少有关。临床研究表明，给予不含谷氨酰胺的标准 TPN 者，不能纠正肌肉谷氨酰胺含量的降低，而加入谷氨酰胺的 TPN 病人中骨骼肌内谷氨酰胺下降程度明显改善，证实了谷氨酰胺在减少肌肉游离谷氨酰胺浓度下降和促进蛋白质代谢中有积极作用。

（2）维持和恢复危重病人肠道屏障的结构和功能：危重病人中由于谷氨酰胺的缺乏可导致不同程度的肠黏膜萎缩，增加肠道的通透性，破坏肠道的屏障功能。

（3）改善机体的免疫功能：危重病人出现免疫功能受抑制伴有肌肉和血浆谷氨酰胺浓度的显著降低。谷氨酰胺对肠道免疫功能的改善已有报道。

在危重病人应激状态下，Gln 在各器官间的氮流动中起着极为重要的作用，是依赖 Gln 氧化供能的器官如肠道和组织细胞如血管内皮细胞、巨噬细胞、黏膜和肺泡上皮细胞、成纤维细胞等的重要营养底物和调节因子。提供外源性 Gln 既有利于改善体内平衡，纠正危重病人的代谢性酸中毒，增强免疫细胞和肠黏膜屏障功能，降低肠源性细菌和内毒素易位，又可有效地减轻缺血一再灌注损伤和内毒素介导的血管内皮细胞和黏膜上皮的损伤，促进各种免疫活性细胞的分化、增生，增强机体非特异性防御能力，并调节免疫活性细胞的各种介质、细胞毒素和免疫球蛋白的分泌和相互作用。因此认为在危重病人的抢救中，提供外源性 Gln 是很有益的。

三、脂肪酸

膳食中的脂类是必需脂肪酸和热量的来源，是脂溶性维生素如 A、D、E 和 K 的转运载体，而且调节机体的免疫功能方面有它重要的作用。它对特异性和非特异性免疫系统的一些免疫细胞、单核细胞、巨噬细胞、淋巴细胞和多形核细胞产生很大的作用。在创伤应激反应中，如果只给葡萄糖及氨基酸，必会造成必需脂肪酸的缺乏，从而引起必需脂肪酸缺乏症。其结果会引起机体免疫功能下降、血小板功能下降，皮肤、毛发及神经组织的正常生理功能遭到破坏。

四、生长激素

近年来许多研究证实适当地应用重组人生长激素（rhGH）能够逆转和改善危重病人机体的高代谢状态，对预后产生积极的作用。生长激素是垂体前叶分泌的一种蛋白质激素，其生物功能是直接的代谢作用和间接的促生长作用。主要表现为促进葡萄糖氧化，从而提高能量水平，促进脂肪分解和糖异生，改善蛋白质分解，促进蛋白质的合成。

临床应用方法：代谢支持治疗同时加用生长激素，一般采取低热量的肠外营养［63.68kJ/（kg・d），30～35kJ/（kg・d）］加生长激素。①剂量：多数学者主张 0.1～0. 2mg/(kg・d) 或 8～12IU/(kg・d)。②途径：1 次 /d 或 2～3 次 /d 皮下注射。③注意点：GH 能导致高血糖，故应掌握指征并严格监测血糖。孕妇及哺乳期妇女应慎用。避免身体同一部位反复多次用药。thGH 在应用过程中导致高血糖和胰岛素抵抗，而 IGF-1 具有合成代谢效应外尚有降低血糖作用，因此 thGH 与 IGF-1 的联合应用，合成代谢效应明显增强。

第四节　危重病人的营养护理

护理工作者在危重病人的急救及康复过程中，起着重要作用，营养护理就是其中一个重要组成部分。24 小时密切观察病情，发现问题，及时、慎重处理，是对每一名 ICU 护士最基本的要求。下面论述在营养护理中，护士应该如何观察病情，以及发现问题后如何正确处理：

一、危重病人营养支持的监测指标

1．体重

体重用以评价患者的营养状态，估算营养需要量。危重病患者由于存在水肿、水钠潴留等，使体重的变化较大。因此，这类患者在估算营养需要量时，应考虑理想体重和患病前体重，并动态测定。

2．能量消耗的测定

过低与过度营养均会给机体造成损害，尤其是对于代谢紊乱、能量消耗变异较大的危重患者，提供适量的营养底物非常重要。理想的营养支持应按照实际测量的能量消耗量供给营养底物。间接能量测定法使这成为现实。

$$REE = [(3.9\times VO_2)+(1.1\times VCO_2)]\times 1.44-(2.8\times UUN)$$

REE 静息能量消耗；VO_2 氧耗量（L/min）；VCO_2 CO_2 产生量（L/min），UUN 尿中尿素氮的量。

呼吸商（RQ）是营养物质净氧化的指标。呼吸商正常范围 0.7～1.0。呼吸商的价值在于反映营养物质的利用比例或混合的能量氧化。

$$RQ = VCO_2/VO_2$$

3．液体平衡

准确测量 24h 的出入量，包括尿量、胃肠引流液、腹泻、各种体腔引流及伤口渗出量等。根据丢失的液体来考虑需要补充的液体量。心功能不全及肾衰竭等严重限制液体人量的患者尤为重要。

4．血气分析检查

危重病患者常存在多重酸碱紊乱，营养支持，特别是肠外营养支持，又常影响体内的代谢状态，应监测血气。

5．内脏蛋白测定

内脏蛋白测定是常用的观察指标，反映体内蛋白质储存情况与代谢状态。监测内脏蛋白水平，可指导制定营养支持的方案以及判定营养支持的效果。

（1）C 反应蛋白　C 反应蛋白为急性相蛋白，应激反应时合成增加。C 反应蛋白浓度变化与血浆阴性蛋白及氮平衡无明显相关。

（2）白蛋白　白蛋白半寿期较长，代表体内较恒定的蛋白质含量。异常丢失时使血浆白蛋白迅速降低。白蛋白过低将影响营养底物转运与代谢、药物作用及血浆胶体渗透压等。

（3）快速转换蛋白　包括前白蛋白、转铁蛋白、纤连蛋白、视黄醇结合蛋白、铜蓝蛋白等。由于快速转换蛋白半寿期短，是评价蛋白质合成状况及营养支持效果的常用指标。

6. 免疫功能测定

（1）淋巴细胞计数　正常参考值 1.5～3.0×10^9/L，＜1.5×10^9/L 为营养不良；

（2）免疫球蛋白　在营养不良、感染、肿瘤等疾病状态下，可导致免疫球蛋白合成减少和（或）应答能力下降，导致机体对致病微生物的抗病能力下降；

（3）T 淋巴细胞亚群　营养不良、蛋白质丢失、应用皮质激素等，均可使 T 淋巴细胞受抑制，损害免疫功能。CD_4/CD_8 可作为评估机体细胞免疫状态的指标。细胞免疫受抑制时 CD_4/CD_8 下降。

7. 氮平衡测定

氮平衡系每日入氮量与排出量之差。氮平衡测定是估算营养支持效果的一种方法，也可用于了解机体代谢状态及体内蛋白质分解程度。氮平衡测定结果有 3 种可能：①摄入与排出氮量基本相等，称为总平衡，表示体内蛋白质的分解与合成代谢处于动态平衡之中；②摄入氮量＞排出氮量，称为正氮平衡，表明摄入氮或蛋白质除补偿组织的消耗外，尚有部分构成新的组织而被保留；③摄入氮量＜排出氮量，称为负氮平衡，表明体内蛋白质分解＞合成。创伤、感染等应激或营养供给不足时，表现为明显负氮平衡。

鉴于机体代谢过程产生的氮大部分（85%～90%）由尿排出，且尿中以尿素氮占大多数，经尿排出的其他含氮物约 2g/d，故氮的排出量可根据 24h 尿中尿素氮的量计算得出。

肠内营养时应计入每日粪便测定的含量。血制品系整蛋白，不计入氮平衡计算中。接受血滤和透析治疗的患者，排氮量中还应计入透析液与超滤液中氨基酸或氮含量。

8. 3- 甲基组氨酸

3- 甲基组氨酸是肌肉蛋白质分解代谢产物。严重创伤、烧伤和全身感染后，尿 3-MH 排泄增加；反之，代谢率降低时，其排泄量减少。动态观察可了解肌肉蛋白质的变化。

9. 并发症监测

（1）体温　注意营养支持中的体温变化以及时发现感染性并发症。

（2）血糖监测　应激状态下机体糖代谢常处于不稳定状态，严重感染、创伤、MODS 以及既往糖代谢异常的危重患者尤为明显。应加强血糖监测，调整葡萄糖供给及胰岛素使用。

（3）血浆渗透压　当怀疑有高渗情况时应作测定。无测定仪器的单位可按以下公式计算：血浆渗透压分子浓度（mmol/L）＝2（Na^++K^+）＋血糖＋BUN（各项单位为 mmol/L）。

（4）血清电解质　危重病患者容易出现电解质紊乱。应注意电解质的检测。

（5）血清微量元素与维生素　一般不列为常规检测。某些疾病，特别是危重时期，可诱发体内微量元素含量与分布变化，并影响机体代谢与生理功能，需要时应予检测。

（6）血常规　营养支持期间可每周检查 1～2 次。

（7）肝功能　一般情况要求每周测定 1～2 次，全肠外营养＜TPN，治疗 2～3 周后，尤应注意肝功能的监测。

（8）血脂测定　可每 1～2 周测定一次。输注脂肪乳剂的过程中，应监测血脂情况，即每日在脂肪乳剂输注完后 6h 取血标本，以评价输注的脂肪乳剂是否被利用。肝功能障碍、低白蛋白血症及胆红素代谢异常等情况下，应特别注意监测血脂。

（9）尿电解质检查　留取 24h 尿液，主要测定尿液中钾、钠的含量，每日 1 次。

（10）胆囊 B 超　检查胆囊容积、胆汁稠度、胆泥形成等，评价肝胆系统损害与淤胆情况。

（11）粪常规与细菌学检查　全肠外营养期间，特别时间较长，可发生肠道菌群失调，导致腹泻。肠内营养时亦可因营养液污染导致肠炎、腹泻。应注意粪常规与细菌学检查。

10. 肠黏膜通透性检测

测定肠黏膜通透性，可间接评价肠黏膜完整性及判断肠黏膜屏障功能。可测定尿乳果糖排泄率 / 甘露醇排泄率。肠黏膜缺血 / 再灌注损伤后，可导致黏膜细胞萎缩，吸收面积减少，同时细胞间紧密连接破坏，致乳果糖通过增加，乳果糖 / 甘露醇排泄比率增加。

二、危重病人营养支持的原则

营养支持是危重患者的重要治疗措施，应重视营养支持的时间、量与方法，否则加重代谢紊乱。

1. 营养支持的适应证

（1）既往存在营养不良，如慢性呼吸衰竭、肝疾病、心功能衰竭、或肾功能不全等导致营养不良，又合并了急性病变的患者；

（2）既往营养状况良好，因严重烧伤、严重创伤、全身性感染等高代谢疾病，使患者处于高度消耗状态；

（3）肠道因损伤或疾病不能进食或不宜进食超过 5 天以上的患者，如重症急性胰腺炎、肠梗阻、肠损伤并发肠瘘；

（4）胃肠功能减退，食欲差，胃肠道手术或损伤后，进食量不足或不能进食超过 1 周；

（5）接受机械通气治疗的患者，尤其是合并呼衰的患者，如营养状态不能得到改善或维持，将导致感染难以控制，呼吸肌萎缩及脱机困难甚至难以撤离。

2. 营养支持的时机

患者循环稳定，水、电解质与酸碱失衡得到初步纠正后，为了维持细胞代谢与器官功能，防止进一步的营养耗损，应及早给予营养支持。一般在初期治疗后 24 ～ 48h 可开始。应用营养支持前需进行代谢与营养状态的评估。

3. 能量与营养物质的供给

应用间接能量测定法或氧耗测定后，发现应激患者的代谢率增加较以往估计的要低。根据应激时的代谢特点及支持原则，一般认为危重患者的能量供给常规以 25 ～ 30kcal/（kg·d）为宜，亦可按实际测定的静息能量消耗（REE）×1.1 ～ 1.2 计算。非蛋白质热量中糖脂比为 6 ∶ 4 ～ 5 ∶ 5，葡萄糖供给量通常为 2.5 ～ 3.0mg/（kg·min）。但血糖应＜ 11mmol/L，8 ～ 10mmol/L 较为理想。脂肪供给按 1 ～ 1.5g/（kg·d），一般不会造成脂肪负荷过剩及脂肪代谢障碍。氮的供给在 0.2 ～ 0.35g/（kg·d）。

4. 营养支持的方式与选择

营养支持分为肠外营养与肠内营养两大类方法。肠外营养成为许多危重患者，尤其肠功能障碍患者主要的营养支持方式，起到保持机体的结构与功能，改善氮平衡与蛋白质合成等作用。肠内营养具有简单、并发症少、有助于促进肠道运动与释放胃肠激素、增加门脉血流等优点，并且更全面的提供营养素，维护肠黏膜屏障功能，提高营养的效价比等。

危重病人营养支持方式的选择，主要依赖于病情和疾病状态，特别是肠功能状态。原则上肠内营养应是首选，可通过鼻营养管、胃或空肠造瘘管。当患者存在肠功能障碍、腹腔内存在严重感染灶、循环不稳定，肠外营养便成为主要的营养供给途径。胃无张力时，应限制肠内营养量，以防胃滞留或误吸。肠外与肠内两大途径起着互补作用，需合理选择。部分肠外营养十肠内营养也许是一些危重患者更切实的营养支持模式，但应尽量争取肠内营养比例达到 25% 以上。

三、危重病人肠内营养的护理

临床上危重病人肠内营养治疗的原则是：只要有胃肠功能应尽早使用。但是使用中应遵循由少到多；由低浓度到高浓度；速度由慢到快循序渐进的原则；不要急于求成，不要公式化；要因人而异，选择不同的支持途径、不同方法、不同的营养素；在配制营养素时操作要规范；减少并发症的发生；同时要了解病人的心理状况，作好相应的工作；使肠内营养的治疗作用收到实效。

1．肠内营养的指证

胃肠道功能状态因疾病状态不同个体差异较大。相当部分危重患者由于肠道缺血 / 再灌注损伤、腹腔炎症使肠壁水肿、粘连等，以及手术、创伤使胃肠道吸收、分泌、消化能力与蠕动能力部分受到损害，难以达到理想的完全肠内营养，且易出现不耐受现象。近年来的研究证实了大手术、烧伤、创伤等应激后早期肠道营养的可行性与益处。只要危重患者肠功能状态允许，特别是小肠运动、吸收、消化功能允许，应该尽早考虑给予肠内营养。临床应用时应考虑以下因素：

（1）不能经口摄入正常固体食物以获得所需足够热量与营养物者。如机械通气的患者或经口摄食量＜ 2/3 需要量；

（2）可建立胃肠道喂养的通路以保证营养的供给；

（3）经过早期复苏与抗休克治疗，循环稳定，水、电解质与酸碱失衡纠正；

（4）严重低蛋白血症予以纠正，血浆白蛋白水平 28～30g/L。临床资料显示，血浆白蛋白＜ 25g/L 者，腹泻发生率较血浆白蛋白＞ 28g/L 者明显增高；

（5）胃液潴留量不多，24h ＜ 200～300ml，临床无腹胀存在，或可闻及肠鸣音。

2．肠内营养支持的禁忌证

某些危重患者或疾病的危重时期不宜选用肠内营养，主要包括：

（1）严重应激状态　血流动力学不稳定，水电酸碱失衡未纠正，应先处理全身情况，待内环境稳定后，再酌情考虑肠道喂养的时机；

（2）腹腔感染未予控制导致肠管运动障碍，出现明显腹胀，肠鸣音消失或腹腔大量炎性积液时，不能耐受肠道喂养；

（3）机械性完全性肠梗阻和麻痹性肠梗阻；

（4）肠瘘早期，腹腔感染较重且未局限；

（5）急性肠道炎症伴有持续腹泻、腹胀者，吸收功能差；

（6）较严重消化道出血及剧烈呕吐。

3．肠内营养支持的时机

近 10 年来，人们越来越认识到早期肠道喂养的重要意义。在维持营养代谢的同时，其重要的药理作用在于维护、支持了肠黏膜屏障与消化功能，改善于组织灌注，明显降低了感染性疾病与 MODS 的发病率等。“When the gut works，and can be used safely，use it．”。为此提出的“当肠道有功能，能安全使用时，使用它”的观点，并在临床实践中遵循这一原则。具体可参考几方面因素：

（1）危重患者早期肠道喂养建议在患病24～48h开始。前提是血流动力学基本稳定，腹腔感染灶清除或得到控制。

研究显示，严重烧伤患者早期出现的高代谢反应，而早期（48h内）肠内营养明显降低了肠源性高代谢反应，使能量消耗降低，同时维护了肠黏膜屏障功能，改善肠通透性；大手术、创伤后的危重患者早期肠内营养，可从手术后12～48h开始实施，但较理想的是24h内。术后早期的肠内营养有助于改善营养状态，促进伤口愈合，减少并发症等。

（2）全身性感染和MODS危重患者，病情往往较重，受累的器官多，相当部分患者存在不同程度的肠道功能障碍，肠内营养特别是早期肠内营养难以理想实现，腹胀、胃液储留以及误吸等并发症也较多。这类患者肠内营养的药理作用大于其营养作用，争取在适宜的时期开始肠道喂养，以肠外营养+肠内营养形式实现危重患者的营养支持，并使肠内营养比例超过20%。

4．肠内营养支持途径选择及建立

肠内营养置管类型包括鼻胃管、鼻肠管、胃造口或空肠造口置管。鼻胃管、鼻肠管可通过非手术方法置入，而胃造口或空肠造口置管则通过手术或内镜协助下完成。胃肠功能良好、神志清醒的患者，应放置鼻胃管，但存在反流，误吸等并发症，而且常常需要进行胃肠减压。因此，鼻胃管不宜首选。应选择放置鼻空肠导管，导管尖端应达到幽门以下。达屈氏韧带以下更为理想。急性胰腺炎患者导管顶端位置应更低，以减少对胰腺分泌的影响。鼻肠导管与胃或空肠造口置管是ICU患者常常选择的肠内营养通道。

（1）经鼻肠导管　合并吞咽困难或放置气管插管的患者，经鼻置管不易成功，或难以通过幽门，可采用经导丝置管或内镜协助下，将营养管送入食管以及通过幽门。此法成功率高，患者易于耐受，绝大多数患者置管过程中不需镇静。导管留置时间亦可延长。

（2）经空肠造口置管　空肠造口置管常与开腹手术同时进行，操作简单，置管确实、可靠。而空肠穿刺置管（NCJ）使这一方法更加简化，损伤小，简单易行，但管腔较细，要求肠内营养液溶解性更好。主要适应证：①手术时存在有营养不良；②较大上消化道手术；③手术后可能接受放射治疗或化疗；④严重创伤行开放手术。

（3）经皮内镜导管胃造口及空肠造口　经皮内镜导管胃造口术（PEG）和空肠造口术（PEJ）是在内镜协助下，经腹壁、胃壁造口置管的方法，床旁即可实行。经内镜引导下十二指肠或空肠造门术（PED和PEJ）的操作难度大，安全性方面不如PEG，主要的并发症是导管移位和穿刺部位外瘘。目前更多采用的方法是PEGJ，即通过PEG放置一较细的空肠营养管，由此施行肠道喂养，PEG导管可同时行胃肠减压。

一般来说，鼻肠导管与空肠造口导管更适用于危重患者。需要较长时间肠内营养支持者及经鼻置管困难者，可考虑空肠造口置管法。应强调导管顶端达幽门以下，屈氏韧带以下更理想，使得反流与吸入性肺炎等并发症的发生率明显降低。贲门功能不良、反流明显、颅脑损伤严重及意识障碍的危重患者更应如此。

5．肠内营养液的输注方式

营养支持投给方法，一般有分次推入法、间断重力滴注法、连续滴注法（可采用重力或输液泵）。采用任何投给方式取决于配方饮食的性质，喂养管的类型与大小，管端的位置及营养需要量。

（1）分次推入法（定时灌注）：将配好的液体饮食吸入注射器内，缓缓地注入胃内。每次200ml左右，每日6～8次。适用于胃肠运动良好、贲门功能正常、神志清醒的非机械通气支持的患者，适用于鼻胃管或胃造口管注入匀浆膳食，以及由肠内营养向口服饮食过渡的患者。部分病人对此种方式耐受性差，易引起恶心、呕吐、反流、腹胀、腹泻及腹部痉挛性疼痛，有的病人经过几天后可以耐受。但对于大多数危重期患者不宜采用此方法。

（2）间断重力滴注法：将配好的液体膳食或营养素放入管饲容器内，经输液管及莫非滴管与喂养管相连缓慢滴注，每次250～500ml，速率30ml/分，每次持续30～60分钟，每天4～6次。此方式适合鼻胃管和胃造口管，优点病人活动方便，缺点可能有胃排空缓慢。

（3）连续滴注法：与间断重力滴注法的装置相同，通过重力滴注或输液泵连续24小时输注。除输注匀浆膳外，采用营养素目前多主张此种方式，特别适合危重病患者，其优点在于腹胀、腹泻、腹痛的并发症减少。输入速度采用循序渐进的方法，从少到多，从低浓度到高浓度。温度常温或42℃左右。连续滴入从每分钟15滴开始，维持在50滴左右。也可以用泵维持开始每小时40ml，以后递增。但此法肺炎的患病率较高，因为胃液pH呈碱性，有助于肠道内细菌的定居，并进一步从胃移居至气管和咽部。

此外，可以间歇持续输注法：在持续匀速输注期间有一定的间歇期，如连续输注16～18h，停止输注8～6h，有助于保持胃液pH处于正常范围，抑制上消化道细菌的生长。

6．肠内营养的类型与选择

肠内营养制剂根据其组成分为要素饮食、整蛋白配方饮食、匀浆膳和管饲混合饮食等。危重患者较常应用要素饮食和整蛋白配方饮食。

要素饮食是指由氨基酸或水解蛋白（短肽）、葡萄糖、脂肪、电解质、微量元素、维生素制成的混合物。可提供人体所需的营养素与热量，不需胃液、胰液、胆汁等参与消化，直接吸收或稍加消化即可吸收；不含残渣或极少残渣，粪便形成少。要素饮食是早期肠内营养和危重患者施行肠道喂养时选择的膳食。根据其氮源的不同，要素饮食又分为水解蛋白为氮源的要素饮食和氨基酸为氮源的要素饮食。要素饮食配成液体后的热量密度一般为1.0～1.5kcal/ml。

随着营养支持的发展，根据不同疾病状态下机体对某些营养素的特殊需要，制成特殊配方要素饮食，如适用于危重患者的免疫增强配方的要素饮食等，使肠内营养支持更趋合理。

氨基酸要素饮食是危重病患者理想的肠内营养制剂。小肠黏膜细胞具有游离氨基酸以及二肽和三肽的转运吸收系统，如要素饮食所含为游离氨基酸和二肽及三肽的混合成分，氮的吸收成分将因此会增加，但较长的肽链将影响氮的吸收。对于某些氨基酸吸收障碍的疾病，短肽类要素饮食可被较好的吸收。

随着对早期肠内营养重要意义的认识，除上述配方要素饮食外，还增加了疾病状态下对组织细胞有特殊作用的营养素，如谷氨酰胺、精氨酸、中链脂肪酸、co-3脂肪酸（鱼油）、核苷酸、支链氨基酸、酪氨酸、牛磺酸，以及含有乳酸杆菌、双歧杆菌的生态免疫营养。被认为有免疫促进作用的营养因子还有维生素E、β-胡萝卜素和微量元素Zn、Se以及中草药中的人参皂苷和黄芪多糖等。在标准的肠内与肠外营养配方中加入某种或几种免疫营养因子，可以上调机体免疫机能。

膳食纤维的重要的作用近年来受到重视，特别是可溶性膳食纤维在结肠内酵解后形成短链脂肪酸（SCFA），进一步影响结肠、小肠的结构与功能。目前临床上应用的膳食纤维制品有含大豆多糖的液体肠内营养制剂、果胶。在补充膳食纤维时应注意水的补充。

7．肠内营养的并发症与处理

（1）反流、误吸与肺部感染

营养液和消化液的反流、误吸，导致吸入性肺炎。相关因素包括以下方面：

①肠内营养管移位与折返

②胃排空不良及腹胀　这类患者强调营养液肠内输注而不能胃内灌注，营养管尖端位于屈氏韧带以下较为安全。此外，可应用胃动力药物甲氧氯普胺、普瑞博斯等促进胃的排空及肠蠕动。同时注意监测患者胃或肠内营养液的潴留量或胃肠减压量与pH。

③胃液pH升高　胃液pH升高，导致肠道细菌移位、定殖。研究认为连续输注16～18h后间断8～6h，则有助于保持胃液的正常酸度，降低肠道菌的移位与口咽部定殖，从而有助于降低革兰阴性杆菌的肺部感染发生。

④意识障碍　宜将肠内营养管置于屈氏韧带以下空肠或幽门以下十二指肠，且在接受肠内营养治疗时将头及上半身抬高＞30°，需长时间接受肠内营养支持者可考虑行PEG或PEGJ。

⑤呼吸道防御能力降低　危重患者呼吸道自我防护能力下降。机械通气的肠内营养危重患者，十二指肠－胃反流较常发生，反流液碱化胃液，pH升高。防治方面亦应使肠内营养管达到足够深度，以保证营养液从小肠内输注，并注意监测胃内容物酸碱度及残留量。

（2）胃肠不良反应

1）肠内营养相关腹泻　腹泻是肠内营养较常见的并发症，肠内营养期间发生腹泻的相关因素包括：①配置营养液与开放容器时，造成肠内营养液被污染；②悬挂时间较长或存留有前期未输完的营养液；③营养不良；④低白蛋白血症；⑤全身性感染；⑥MODS；⑦存在感染灶：⑧发热或低温：⑨应用广谱、强力抗生素。

另外，腹泻发生还与输注速度过快、溶液渗透压较高及温度较低等有关。

对于腹泻的防治，应注意以下几方面：

①营养液的无菌配制，并置于封闭容器中，每日更换输注用品；

②血浆白蛋白＜25g/L者应先予补充纠正；

③适当控制体温，清除体内感染病灶；

④输注速度由慢逐渐增加；

⑤若腹泻与抗生素应用有关，则应停用抗生素，并补充肠道生态菌；

⑥注意输注过程中营养液的温度及浓度，以不同个体能够耐受为标准。

2）腹胀、便秘和腹痛　危重患者在肠道喂养时易出现不同程度的腹胀，重者使肠内营养无法继续。这类患者在开始肠道喂养时，更应注意减慢输注速度，降低浓度，配合胃肠动力药物及密切监测胃或肠内潴留量，如胃内潴留量＞100ml、小肠内潴留量＞200ml，应予注意减量或停用。便秘者可增加膳食纤维的补充。

3）恶心与呕吐　常常是肠内营养液应用不当所致，特别是采用间歇性一次性投给喂养方式。此外，胃肠排空障碍导致的胃、肠内液体潴留，也可导致呕吐。

4）倾倒综合征　放置空肠营养管的危重患者，可出现倾倒综合征，多因高渗溶液快速进入小肠所致。减慢输注速度，适当稀释营养液以降低渗透压，多可使症状缓解。

（3）机械性并发症

①肠内营养管堵塞　应用营养液均要输注前检查营养液的性状，每次营养液输注完及注射药物后均应用＞30ml盐水或温开水冲洗导管以确保无堵塞。

②鼻咽食管和胃黏膜损伤及炎症　留置时间长、管径粗、质地硬的导管，可造成鼻腔、咽部、食管黏膜受刺激及黏膜受损，并由此导致炎症。鼻黏膜炎症肿胀，可影响鼻窦分泌物引流而发生鼻窦炎，甚至进一步引发颅内感染。对于无症状发热的患者，应注意鼻窦区域的物理检查，必要时可行头颅CT检查。

留置鼻导管者注意鼻咽部分泌物清除，保持鼻窦开口通畅。长期留置营养管的患者可考虑行空肠造瘘。

③与 PEG/PEGJ 相关并发症　较严重的有腹壁下脓肿和筋膜坏死，其他有穿刺造口局部感染、胃液漏出或出血以及气性腹膜炎等。随着内镜技术的成熟与 PEG 材料及器械的不断改进，相关并发症已逐渐减少。

（4）代谢性并发症

随着临床营养支持的发展与对胃肠道重要地位的认识，危重患者营养支持的选择中越来越多的注重肠内营养的特殊作用与应用。但由于应激对胃肠结构与功能的影响，使患者对肠道喂养的耐受性与相关并发症的发生率均不同于一般患者，不恰当地使用加重肠功能紊乱，增加并发症。因此，肠内营养在应用时应注意以下几点：

1）符合肠内营养的基本条件：具有有功能的、可安全使用的肠道。

2）肠道喂养前确定营养管位置正确：营养管应达幽门以下，最好达屈氏韧带以下。

3）营养液输注速度与浓度：要素饮食的渗透压较高，需要适应过程。应掌握由低浓度、低速度开始逐渐增加。如出现不良反应，应减量甚至停药。某些肠功能状态较差或脆弱的患者，开始浓度可更低，甚至从温水 / 盐水开始。

4）营养膳食的选择：选择肠内营养素时应考虑病种、胃肠道消化和吸收主要营养素的能力、全部营养素的需要量、水电解质情况等。

①肠功能状态较好的，可选择整蛋白或肽类（或多聚物配方）肠内营养膳食。否则可选择短肽或结晶氨基酸为氮源的要素饮食；商品营养制剂其中有：如能全力、能全素、百普素、纽纤素、纽纯素、瑞素、瑞高、复方营养要素等。医院营养科配制的匀浆膳、混合奶：天然食物加食品营养制剂、天然食物加单一营养素；

②应激较重的危重患者，能量消耗增加，可适当增加配方中脂肪比例，添加支链氨基酸、谷氨酰胺等特需营养成分；

③重症胰腺炎及肠道炎症疾病者，可选择短肽或氨基酸为氮源的要素饮食以减少对胰腺分泌的刺激和肠道消化负担；

④小儿及肝、肾功能障碍者选择特殊配方的要素饮食。

5）胃排空状态评定：胃残留量被广泛用于评价胃的排空状况，但对于残留量多少来判断排空状态的标准尚不一致。多数学者认为胃残留量＞ 100ml 或小肠残留量＞ 200ml 时，应密切观察胃肠运动状态与排空功能。治疗可应予减量，加用促进胃排空药物，如仍不改善则应停输。空肠喂养同时留置胃引流管者，每日胃液引流应＜ 400ml 为宜。否则，应注意胃肠运动状态、引流液性状与 pH。

6）加强相关并发症的监测：鉴于危重患者胃肠功能减退及易出现不耐受情况，肠内营养期间应加强护理与反复定时的监测胃液 pH、残留量、肠鸣音、腹胀情况、排便次数等。

8．危重病人肠内营养的监测与护理

（1）常规进行口腔护理。

（2）观察使用 EN 后病人的胃肠道反应，有无腹胀，反流等不适。如果腹胀应减慢速度，为防止反流，给予推入方法时床头应抬高 45 度，并持续餐后 1 小时；

（3）注意营养液的温度、速度、浓度，给入时每小时从 40ml 开始，3 小时后 60ml；以后逐渐调整；一般可维持 100～120ml。控制输注速度，可用输液泵控制速度；

（4）监测病人的水、电解质变化、出入量、尿糖、血糖、肝功能变化，糖尿病或高血糖给予胰岛素；

（5）营养管及输注的管理：

①妥善固定管道，防止导管移位、脱出；

②胃造口及空肠造口处的敷料应每隔 2～3 日更换 1 次；

③为预防管道堵塞，定期冲洗管道：每次喂养后用无菌水（或温开水）冲洗管道，连续滴注时每更换液体时可滴入无菌水（或温开水）30～50ml、分次推入时应在每次推入前抽吸胃内容物大于 150ml 应暂停喂养、经营养管给药需在给药前后用温开水至少 30ml 冲洗营养管、每日输注完毕，应用冲洗管道；

④鼻饲瓶（袋）和接营养管的输注导管每 24 小时应更换；

⑤胃内输注时，病人应取头高 30°～45° 卧位，以减少误吸发生率。

（6）观察大小便并进行记录，对于有腹泻病人应分析情况，排除菌群失调或肠黏膜低蛋白水肿时，在给予药物治疗同时，可采用纤维型肠内营养制剂；

（7）对神志清醒的病人必须进行心理状况的了解，消除手术对其造成的心理紧张，讲解肠内营养的必要性和有效性，安全性，询问食物过敏史和口味，让其认识到肠内营养对其康复的重要作用，得到配合，必要时介绍成功的病例，增强病人的信心，长期肠内营养者，同时讲解使用方法，以便让病人参与实施管理。及时处理管饲过程中出现的问题，提高病人的安全感。

9．营养治疗室的条件和制度

由于 EN 营养有液体和粉状制剂之分，同时病人使用的浓度不一，因此需要专门的肠内营养治疗完成配置工作。

（1）治疗室的面积和设备要求：治疗室面积应在 30～60m^2 左右，分准备间和制作间，室内地面应水磨石或瓷砖，墙壁应瓷砖到顶，设施有上下水道、空调、照明和紫外线消毒设备、操作台。仪器包括电冰箱、微波炉、食物粉碎机、胶体磨、消毒柜、烘干机、药品储存柜、食品储存柜、秤、天平、电磁炉、蒸锅、玻璃量筒、漏斗、搅拌器、剪刀、无菌纱布等，器械应采用不锈钢材质的。有条件的要备干燥箱。

（2）治疗室规章制度

①室内应保持清洁干净；

②操作人员进入治疗室应 2 次更衣；

③严格按食品卫生要求，生熟食品必须分开存放要有明确的标示；

④营养制剂要单独存放；

⑤机械使用前须清洗；器皿每周消毒一次，3% 的 TD 浸泡 30 分钟，再用净水冲洗；

⑥每日操作后作好室内卫生，地面用 3% 来苏擦拭，紫外线照射 45 分钟；

⑦室内严禁存放与本室无关的物品；

⑧电冰箱定期除霜。

（3）配制营养液的操作步骤：

①操作者先将配制肠内营养制剂的台面用净水擦拭一遍，再用消毒液擦拭；

②配制前操作人员应用肥皂洗手，用纱布擦干，戴口罩和帽子；

③配制酒精擦拭营养制剂外包装，检查药品出厂日期和有效期；

④仔细核对营养制剂品名；

⑤用热水冲洗水龙头、器具和容器；

⑥将一天所需要的营养制剂到入无菌的不锈钢容器内，先用300ml左右的少许温开水（30～40℃）将营养制剂搅拌成糊状，再用量筒量好需要的水量到入营养制剂中搅均匀成混悬液，然后用无菌纱布过滤，放人无菌容器内，有条件的留10ml营养溶液进行定氮。

⑦在配制好的营养液容器上贴好病人的姓名，床号，配制日期。

⑧配好的营养液存放在冰箱内，在24h用完。

⑨清洁室内卫生、登记配制内容和病人姓名等情况。

（4）匀浆膳的制备

根据病情的营养治疗原则，采用不同种类的匀浆，按营养医嘱执行。操作前的准备工作同营养制剂的标准。

①粮谷类食物首先制熟，肉蛋类食品应按烹调原则制备。

②蔬菜根据病情挑选菜的品种，选好可食部，洗净，制熟，可直接食用的蔬菜应先消毒，再用清水冲洗，切碎备用。

③奶类豆类制品应制熟。

④其他配料按需要称重备用。

⑤按营养处方要求将各种食物混合投入粉碎机或胶体磨中（胶体磨先开机后投料，粉碎机先投料后启动机器。）

⑥制备后的匀浆按个体要求存放在250～500ml专用的玻璃瓶内。

⑦制备后的匀浆用蒸汽消毒，再贴好标识。

⑧清理好所用的所有器皿和机械，以备再用。

四、危重病人肠外营养的护理

肠外营养是指营养底物从肠外，如静脉、肌肉、皮下、腹腔内等途径供给。其中以静脉为主要途径。肠外营养亦可狭义地称为静脉营养。

1．营养途径选择

（1）经中心静脉肠外营养

适用于静脉置管时间长、营养液浓度较高者。对于代谢率明显增高的危重患者，能量、营养素以及液体量需求均较高，常选择中心静脉途径，同时可监测中心静脉压。

置管部位以上腔静脉系统为首选，因下腔静脉导管多经股静脉插入，易污染，同时肾静脉平面以下的腔静脉血流量较上腔静脉小，血栓形成、栓塞及损伤的危险性增加，故一般较少采用下腔静脉途径行肠外营养支持。

（2）经外周静脉肠外营养

对于代谢率中等度增加的患者，能量与氮量的需求不高，全营养混合液(TNA)的渗透压和总容量不是很大，逐渐由肠外营养十肠内营养向全肠内营养过渡，均可首选经外周静脉的肠外营养。

外周静脉穿刺操作简单，无中心静脉穿刺相关并发症。但由于营养液葡萄糖浓度与渗透压较高，pH低时，常常引起局部疼痛与不适，甚至静脉炎。营养液量较大时，患者多不耐受。外周静脉可耐受的渗透压最高为860mOsm/L，脂肪乳剂的渗透压与血浆相似，所以对外周血管无刺激性，而氨基酸液的渗透压多较高，复方微量元素注射液的渗透压为1 600mOsm/L。因此，应以TNA液的形式输注。外周静脉输注葡萄糖液的浓度应低于12%～15%。

外周静脉营养支持时应考虑以下问题：①采取 TNA 的形式输注；②每日更换输注静脉；③总疗程不宜太长，一般少于 10～14d；④患者总热量、氮量及液体的需要量不宜太高。

经外周静脉至中心静脉置管是近年来开展的一项穿刺置管技术，操作安全、简便，避免了中心静脉插管的并发症，也降低了导管相关性感染的发生率；并解决了经外周静脉输注营养液时对浓度与剂量的限制，导管保留时间延长。但液体的输注速度受到一定影响，在液体负荷较大及无输液泵控制的情况下较为突出。

2. 营养素的成分及需要量

常规的营养素成分包括碳水化合物、脂肪（包括必需脂肪酸）、氨基酸、电解质、维生素、微量元素和液体。

（1）碳水化合物

碳水化合物是当前非蛋白质热量的主要部分，临床常用的是葡萄糖，其他还有果糖、木糖和山梨糖醇等。

葡萄糖每日最低需要量为 100～150g/kg，以保证依赖葡萄糖氧化供能的细胞所需。在应激状况下，尽管胰岛素分泌增加，胰岛素的反应伴随血糖的升高而增强，但对葡萄糖的处理能力却受到抑制，葡萄糖的氧化代谢发生障碍，糖的利用受限制。补充过多将加重其代谢紊乱，并增加 CO_2 的产生，增加呼吸作功及肝代谢负担等。应激患者葡萄糖的供给一般低于 4mg/（kg · min），输注速度应限制在 2.0～2.5mg/（kg · min）。血糖升高者增加外源性胰岛素的补充。

果糖、山梨糖醇、乙醇等亦可作为能量来源，适用于不能耐受葡萄糖的应激患者。但果糖代谢后使血液中的乳酸浓度升高，甚至发生乳酸酸中毒；山梨糖醇在肝转化为果糖。木糖醇代谢亦不依赖胰岛素，但利用率不如葡萄糖，尿中排泄多。木糖醇、山梨糖醇、果糖输入量过大将发生高尿酸血症。在肝肾功能障碍及酸中毒时不宜使用。

（2）脂肪

脂肪乳剂是可供给较高的热量，并提供必需脂肪酸，代谢不依赖胰岛素。溶液 pH 值在 6.5 左右，可经外周静脉输入。脂肪乳剂本身并不产生渗透压，渗透压系由等张剂甘油产生。

以脂肪乳剂替代一部分葡萄糖提供非蛋白质热量，有利于减轻葡萄糖代谢障碍，保证热量供给及补充必需脂肪酸。其补充量可占非蛋白质热量的 30%～50%，脂肪乳剂与葡萄糖同时应用提供非蛋白质热量，有较好的节氮效应。脂肪提供量一般可在 1～3g/ (kg · d)。

目前临床常用的脂肪乳剂根据其碳链短分为含长链甘油三酯的脂肪乳剂和含中链甘油三酯的脂肪乳剂。MCT 在严重创伤、感染的危重患者及肝功能障碍、黄疸患者的营养支持中较 LCT 具有优势。目前使用的多是 MCT 与 LCT 各占 50% 物理混合乳剂。

结构甘油三酯是近年来研制的一种新型脂肪乳剂，被认为比物理混合 MCT/LCT 具有更小的毒性，并能改善脂肪的氧化与氮的利用，以及不影响网状内皮系统功能。

（3）氨基酸

现静脉输注的氨基酸液，含有各种必需氨基酸（EAA）及非必需氨基酸（NEAA）。EAA 与 NEAA 的比例为 1∶1～1∶3。提供热量为 4kcal/g。在危重患者的营养支持中，需要降低非蛋白质热量与氮量之比 (NPC ∶ N)，NPC：N 为 100kcal ∶ 1gN，氮的补充量可达到 0.25～0.35g/ （kg · d）。但应激状态下肝代谢功能下降，氨基酸代谢亦受影响，提高氮补充，常不能获得理想的代谢效应，并可加重肝代谢负担。应视病情选择不同的氨基酸液。一般营养支持治疗常选用平衡氨基酸液，不但含有各种必需氨基酸，也含有各种非必需氨基酸，且各种氨基酸间的比例适当。蛋白质代谢的效率与每种氨基酸含量有关。当氨基酸不平衡时，合成的蛋白不仅含量少，而且其组成也不合适。对于危重患者来说，绝大多数复方氨基酸制剂中缺乏其所需要的谷氨酰胺、酪氨酸、胱氨酸和牛磺酸。在危重患者的营养支持中，应根据需要，添加不同的氨基酸，达到营养、药理的双重作用。

①支链氨基酸　当患者处于应激状态或肝功能障碍时，血浆氨基酸谱发生改变，芳香族氨基酸在肝代谢下降，而且血浆浓度升高，支链氨基酸在骨骼肌等肝外组织氧化代谢，出现血浆支链氨基酸/芳香氨基酸比例失调，此时如不适当地补充复方氨基酸液可加重失衡，甚至导致血氨升高与脑病发生。增加支链氨基酸比例，既增加可利用的氨基酸，又能调整血浆支链氨基酸与芳香族氨基酸的比例，预防肝性脑病。

②精氨酸　精氨酸不足可产生高氨血症。精氨酸是应激状态下体内不可缺少的氨基酸，影响应激后的蛋白质代谢。药理剂量下的精氨酸能上调机体免疫功能，使机体对感染抵抗能力提高。此外，精氨酸还具有促进蛋白及胶原合成的作用。因此，危重患者营养支持应补充精氨酸。静脉补充量可占氮量的2%～30%，静脉补充量一般10～20g/d。

③谷氨酰胺　对蛋白质合成及机体免疫功能起调节与促进作用，是肠黏膜细胞、淋巴细胞、肾小管细胞等快速生长细胞的能量底物。在创伤、感染等应激状态下，需要量明显增加，被称为组织特殊营养素。但是谷氨酰胺在溶液中不稳定，现有的复方氨基酸液中不含谷氨酰胺。为增加谷氨酰胺的输入量，可用甘氨酰-谷氨酰胺或丙氨酰-谷胺酰胺等二肽，或谷胺酰胺前体物质鸟氨酸-α-酮戊二酸，输人体内后再分解出谷氨酰胺。谷氨酰胺的补充量宜达到氨基酸供氮的25%。

④牛磺酸　牛磺酸是分解代谢应激和尿毒症时不可缺少的营养素，牛磺酸结合物可增强牛磺酸的细胞内转移。

（4）电解质

①钾　肠外营养支持期间，钾的需要量一般在40～60mmol/d。危重患者内环境多不稳定，体液出入变化较大，尤在应用胰岛素及给予利尿等治疗时，钾的补充应根据血钾浓度的监测酌情考虑，防止低钾或高钾。

②磷　危重患者磷的需要量常常是增加的，且营养支持中的某些因素亦可加重低磷血症。低磷血症可导致红细胞、白细胞功能不良，代谢性酸中毒，骨软化，心肌收缩无力及呼吸肌收缩无力等。因此，在危重患者的营养支持时，注意磷的补充与监测。磷制剂有两种剂型，即无机磷注射液与有机磷制剂。前者可与全营养混合液（TNA）中的钙结合产生磷酸钙沉淀物，从而影响磷与钙的吸收。有机磷制剂避免了上述欠缺，输注后不形成钙磷沉淀。磷的需要量与疾病状态有关，严重分解代谢的患者需要量增加，可达0.5mmol/（kg·d）。脂肪乳剂中的磷脂亦可以提供部分磷。

③钠和氯　在出入量变化大，第三间隙积液及肾衰竭、颅脑损伤等患者更应注意监测。

④镁　危重病患者常存在严重低镁血症，诱发恶性心律失常，但易被临床医师忽视。每日需输入镁7.5～10mmol，在额外丢失增加的患者（利尿、肠瘘等）应适当增加补充。

⑤钙　一般情况下，每日应输入钙2～5mmol。

总之，危重患者电解质的补充量除按每日的需要量外，还应考虑额外丧失，以及心、肾功能和疾病状态。

（5）维生素与微量元素

维生素与微量元素在体内的含量低、需要量少，称为微量营养素，但同样具有重要生理作用。

目前已有分别供成人和小儿应用的、含有多种维生素的静脉注射剂（脂溶、水溶），一般情况下可以满足机体的日需要。但严重创伤后应适当增加维生素 C、B_1 及 B_2 的用量。维生素 C 参与蛋白和组织细胞间质的合成有利于减轻组织损伤及促进修复。维生素 B_1 的需要量与摄入能量成比例的增加，维生素 B_2 的排出量与氮排出量成正相关。近年来，维生素 C、E，β－胡萝卜素（维生素 A）的抗氧化特性日益受到重视，实验研究显示有助于氧自由基的清除及防治组织细胞的过氧化损伤等。

微量元素在体内的含量较少（＜ 0.01% 的体重）。一般情况下只需要若干微克即可维持体内的平衡，但应注意手术患者是否已伴有微量元素的代谢紊乱。微量元素的日需量有多种推荐量，应注意的是，非生理状态下的全肠外营养对于微量元素的补充有特殊要求，因为消化道对不同微量无素的吸收率差异很大。肠外营养如同消化道短路，使消化道对一些依赖其吸收或排泄的微量元素的生理调节作用丧失，而完全受静脉补充的控制，补充不当可使其在循环中的浓度过高甚至达到药理剂量产生毒副作用。必要时可根据其浓度测定结果进行调整。

3．静脉营养液的输注方法

（1）持续输注法

将 1 天内预定输入的液体量均匀地在 24h 内输入。由于氮和能量同时输入，输入的速度在一定的范围内变动时，不致出现低血糖或高血糖。可应用输液泵，使液体均匀输入。

（2）循环输注法

持续输入高糖全静脉营养液，使部分输入的能量未能进入代谢机制内，而以脂肪或糖原的形式贮存在体内。这一现象在肝特别明显，可导致脂肪肝或肝大。即使在输入的氮量超过排出的氮量呈正氮平衡时也是如此。24h 的输注过程中，可停输葡萄糖 8 ～ 12h，其间仅输入 3% 氨基酸或 3% 氨基酸加脂肪乳剂，以产生与胃肠道进食相似的吸收后期，将以脂肪形式储存的过多热量加以利用，使其更接近生理要求。

4．肠外营养的并发症

（1）导管相关并发症

①气胸、血胸和大血管损伤：锁骨下静脉穿刺的并发症发生率较高。

②空气栓塞：导管质量的提高与营养袋应用，已使这一并发症的发生率大大减少。一旦发生空气栓塞，应立即将患者左侧卧位头低脚高，必要时右心室穿刺抽气。

③导管栓塞与静脉栓塞：如发生导管栓塞应予拔管，亦可试用尿液酶溶解，但切不可采取加压注水的方法，以免血栓脱落而造成肺栓塞。

营养液多为高渗，长时间输注发生静脉炎及血栓形成。此外导管材料亦有影响，如聚乙烯导管发生静脉栓塞较其他材料多。临床表现为该静脉侧支增粗，其回流范围内可见皮下出血或淤斑。

④导管相关性感染。

（2）代谢并发症

1）糖代谢紊乱　主要表现为高血糖伴渗透性利尿。肠外营养支持，特别是初期，往往会使血糖升高更加严重。常见的原因包括：

①营养液输注速度过快或输注量过高；

②原发疾病影响胰岛素分泌及糖代谢；

③药物对血糖的影响。

防治措施：

①减少葡萄糖的输注量，适当提高脂肪乳剂在非蛋白质热量中的比例，以脂肪提供40%～50%的非蛋白质热量；

②逐步增加葡萄糖的输注量，使内源性胰岛素的分泌量逐渐增加以适应高浓度的葡萄糖的输注；

③补充外源性胰岛素，以调整血糖于满意范围。最好应用微量输液泵单独补充，以便随时调整用量及保证药物作用效果；

④营养液持续、匀速输注，避免血糖波动；

⑤输注过程中密切监测血糖浓度，同时亦应注意血钾及尿量改变。

长时间肠外营养支持，使内源性胰岛素持续分泌，如突然停止可出现低血糖，应逐渐降低用量及输液速度。

2）脂代谢异常　在严重应激的患者，可能会很快出现必需脂肪酸的缺乏，其原因：

①必需脂肪酸及维生素E补充不足；

②持续的葡萄糖输注，使血胰岛素水平升高或外源性补充大量胰岛素，从而使体内储存脂肪的动员受到抑制。

防治措施：每日输入20%Intralipid250ral可补充必需脂肪酸30g，补充维生素E与B，可增加亚麻酸的生理功能。

应用外源性脂肪时，应注意降低脂肪的补充量0.5～1g/（kg·d），并从1/3或半量开始，在血脂以及呼吸商的严密监测下，酌情调整用量，并减缓输注速度。

3）蛋白质和氨基酸代谢紊乱

①血清氨基酸不平衡：不适当的补充复方氨基酸液，将加重氨基酸失衡，甚至导致血氨升高与脑病发生。

②高氨血症：精氨酸以及天冬氨酸、谷氨酸不足可产生高氨血症。在肝硬化、肝移植等危重患者更应注意。

③血尿素氮升高：蛋白质、氨基酸补充过多还可导致肾前性氮质血症，血尿素氮升高。

4）电解质失衡

①低血钾与高血钾：治疗过程中注意监测。

②低镁血症：尿量增加及腹泻，使镁的排出增加；镁的补充不足；某些基础疾病易合并低镁血症。

防治措施：静脉补充，一般补充0.04mmol/（kg·d），在额外丢失患者增加补充量并及时测定镁浓度。

③低磷低钙：外科危重患者经常发生磷缺乏，应注意监测血磷浓度，及时补充。长时间卧床患者骨钙吸收增加，可导致低血钙，应注意监测与补充。

5）微量元素改变　消化道对不同微量元素的吸收率差异很大，肠外途径的不适当补充，均可使其循环浓度升高。相反，供给不足则使其血浓度降低。

6）维生素变化　与口服维生素剂量相比，静脉补充量常常是增加的，特别是水溶性维生素。但某些情况下，TNA中维生素在输入到患者体内之前已明显降解，严重时可降解一半以上。因此，必要时监测维生素血浓度予以调整。

（3）胆汁淤积

胆汁淤积和肝功能损害是长时间肠外营养的常见并发症。多发生在全肠外营养支持期间。临床表现为肝酶与胆红素升高，重者出现右上腹痛、发热、黄疸、胆囊肿大等症状。一般发生在较长时间肠外营养支持，特别是腹腔感染患者。

肝功能异常与胆汁淤积的防治：①降低非蛋白质热量，特别是葡萄糖的热量，并以脂肪替代部分葡萄糖，将有助于防治肝功能异常与淤胆；②及早地应用胃肠道将有助于肝功能恢复及黄疸减轻；③八肽缩胆囊素（CCR-OP）有一定效果；④感染的有效控制对于防治淤胆亦很重要。近年来有报道应用谷氨酰胺及牛磺酸亦可使淤胆减轻。

（4）感染

严重创伤、感染、休克等应激情况下，肠道的缺血与再灌注损伤，不仅影响胃肠道本身结构与功能，造成肠黏膜受损与细菌 / 毒素移位，并可进一步引发肠源性感染（全身性感染）及远隔器官的功能损害。

（范旻）

第十四章　消化系统疾病

第一节　消化性溃疡

消化性溃疡（peptic ulcer）是发生在胃和十二指肠球部的慢性溃疡病变，可分为胃溃疡（gastric ulcer）和十二指肠球部溃疡（duodenal ulcer）。

一、病因和发病机制

尚未完全明了，最常见、目前比较证实的原因有：

1．幽门螺杆菌感染，胃肠黏膜充血水肿。

2．药物引起，如阿司匹林、吲哚美辛，因其能干扰前列腺素分泌，使胃肠黏膜失去保护，胃肠屏障被破坏。

3．饮食因素吸烟、长期大量饮酒。

4．长期不稳定的精神情绪等。

5．遗传因素。

由于以上原因可引起胃肠黏膜和胃肠屏障功能的损害，使胃酸分泌过多，胃蛋白酶原被激活，发生胃内的自我消化和破坏作用，造成黏膜缺损可超过黏膜肌层而成溃疡。

二、临床主要表现

1．上腹部慢性反复发作性疼痛

胃溃疡疼痛的特点：在餐后0.5～1h发作，下次进餐前缓解。病人常叙述说进食则疼，因惧怕疼痛而不敢进食。

十二指肠球部溃疡疼痛的特点：餐后2～4h发作，疼痛有节律性，常在午夜发作。病人叙述说饥饿疼，常常自行携带饼干、馒头类食品缓解疼痛。

2．与季节和精神情绪有关。

3．伴随症状：嗳气、反酸、上腹部胀。

4．胃镜检查可确诊。

5．并发症：出血、穿孔、梗阻。

三、饮食因素与消化性溃疡的关系

1．脂肪：脂肪可强烈刺激胆囊收缩素的分泌，延长胃排空时间，食物刺激胃酸分泌的作用加大，增加胃酸对黏膜损伤；胆囊收缩素的分泌增加，易造成胆汁反流，加重对胃黏膜的腐蚀作用，不利黏膜修复。

2．蛋白质：虽是弱碱性食物，摄入过多反而增加胃酸分泌。

3．碳水化合物：对胃酸的分泌无明显影响，但单糖、双糖可刺激胃酸分泌。

4．酒：可刺激胃酸分泌增加，有文献报道，果酒和啤酒比高度酒刺激性更强。

5．牛奶：一直作为传统性治疗消化性溃疡的食物，现已证实：牛奶是强促胃酸分泌剂。

6．咖啡：溃疡病发作期，咖啡可加重溃疡病的消化不良症状和胃酸分泌。

7．食盐：过咸食物可增加胃酸分泌。

四、营养治疗与护理

（一）营养治疗的目的

消除病因、减少胃酸分泌、控制或缓解症状、促进溃疡愈合、预防复发和并发症。

（二）营养治疗的饮食原则

低脂、适量蛋白质、低膳食纤维软食。

（三）营养治疗要点

1．配膳遵守平衡膳食原则，纠正营养不良。

① 能量供给按 126kJ/（kg·d）[30kcal/（kg·d）]

② 蛋白质 1.0g/kg 理想体重为宜。

③ 脂肪：占总能量 20%～25%。

④ 碳水化合物约占总能量的 65～70%，在食物选择上宜用复合的碳水化合物，避免使用过多的精糖。

⑤ 关于餐次：餐次传统的治疗方法主张少食多餐，实际应用中不能缓解症状，反而增加胃酸分泌量。目前主张每日定时定量进正常三次食，勿过饥过饱，应细嚼慢咽以利消化，并在轻松愉快气氛中用食。急性活动期，仍主张少食多餐，一日 4 餐即可。

⑥ 食物的选择：强调个体适应，不必长期使用切碎制软的制备方法，但应避免患者不能耐受的食物。

2．无并发症时：

① 经制酸抗 HP 治疗，病情可迅速改善，对食物无需特殊限制，但须注意个体适应。

② 疼痛发作频繁者，选用低脂、适量蛋白质、低膳食纤维软食。

3．合并出血时：

① 当出血量大时，表现为疼痛加剧、黑便者，应暂禁食，使胃酸、胃蛋白酶的分泌及胃肠道蠕动减少；

② 一旦出血得到控制，则可进凉或微温的流食，一日 6～8 次。流食不宜过甜以免返酸，也可甜咸间隔；

③ 少量出血时，表现为大便外观基本正常，但大便隐血试验阳性，可进食少渣半流，然后选用少渣软饭；

④ 患者很容易出现缺铁性小细胞性贫血，应增加含铁丰富的食物：动物血、肝、肾、瘦肉、鱼禽等；

⑤ 维生素 C 可促进铁的吸收。

4．幽门梗阻

重度幽门梗阻，原则上应手术治疗。如由于幽门痉挛而造成的一时性部分梗阻，先将胃内容物洗净，然后给予热量充足、各种营养素配备齐全的配方流食，可口服也可持续胃内滴注。

5．溃疡穿孔

应禁食并接受手术治疗。

（四）营养护理要点

营养护理宣教开始前，做好以下准备：了解病史、病程、发作原因、疼痛和饮食关系、有否并发症、用药情况、饮食习惯等。

1．帮助患者找出不能耐受的食物，避免之。

2．叮嘱患者养成良好饮食习惯：细嚼慢咽、不暴饮暴食；生活规律、精神愉快；戒烟限酒。

3．叮嘱患者避免粗糙、刺激性食物：如蒜、辣椒、芥末、咖喱、陈醋、胡椒；粗纤维的蔬菜和加工粗糙的食品。

4．叮嘱患者选择适宜的烹调方法用蒸、煮、汆、热拌、爆炒方法，避免不适宜的烹调方法有煎炸、熏烤、腌制。

5．有合并症时，参见（三）描述。

第二节　胃　炎

一、急性胃炎(acute gastritis)

常称作急性糜烂性出血性胃炎。主要病理变化是胃黏膜充血水肿、糜烂和出血，病变位置可以是胃窦部，也可侵犯全胃。

（一）临床表现

1．轻型：可无症状或仅有上腹部疼痛。

2．典型症状：食欲差、腹部疼痛伴恶心、呕吐、脱水、不显性出血或黑便。

（二）常见病因

1．药物

如阿司匹林、铁剂、氯化钾、乙醇等对胃黏膜刺激性强或抑制前列腺素分泌的药物如吲哚美辛。

2．全身性急性应激反应疾病

如重度烧伤、严重脏器损伤等。

3．幽门螺杆菌感染。

4．反流性胆汁性胃炎。

5．急性食物中毒（细菌性、化学性）。

（三）营养治疗

1．营养治疗目的

减轻胃负担、帮助胃黏膜修复、补充水和电解质。

2．营养治疗要点

急性胃炎首先应去除病因，一般在24～48h内禁食，症状减轻后可进流食，逐步过渡到半流食及软饭。

（1）急性期

①胃镜显示明显糜烂、出血者，或腹痛明显、呕吐频繁者，应禁食，卧床休息，给予静脉补液，防止脱水和酸中毒，中度以上营养不良者可采用胃肠外营养。

②胃镜显示胃黏膜充血水肿者，或病情较轻者，应给予清流质或流质饮食，持续1～3天。

③食物选择：可选米汤、藕粉、米糊、蒸鸡蛋白羹、脱脂牛奶等。忌肉汤、肉羹、甜食、刺激性汤羹。

④餐次：5～7餐，每餐约200～300ml。每日流质总量1200～1800ml，以避免增加胃的负荷和对胃黏膜的刺激。

（2）缓解期

①疼痛和呕吐缓解后，可选择清淡少渣半流食，并逐渐过渡到软食、普食。

②食物选择：可选龙须面汤、清蒸嫩茄子、热拌土豆泥、蒸蛋羹、米粥、热拌嫩豆腐、发面馒头等。忌粗杂粮和高纤维蔬菜、刺激性调味品、未发酵的面食、烟酒、甜食。

③伴肠炎腹泻者，不宜采用易胀气物质，如蔗糖、牛奶、豆奶及相关产品。

（四）营养护理要点

（1）去除病因，对症治疗是首要任务。一般急性胃炎病因比较明确，症状典型，一旦确诊，应及时帮助病人去除病因，做必要的对因对症治疗。

（2）症状严重的需要禁食，禁食期一般不长，所以肠外营养没有必要，但是静脉补液应当及时。

（3）胃是一个重要的消化器官，急性胃炎期间食物的选择，叮嘱病人以易消化为主要原则，至于利于黏膜修复的高蛋白食物根据病情而定，不必过分强调，症状消失再补一般也不迟。

二、慢性胃炎

慢性胃炎（chronic gastritis）是由多种病因引起的胃黏膜的慢性炎症性疾病，临床多见，随年龄增加发病率而增高。胃镜检出率80%～90%，男性高于女性。按病理变化分为浅表性胃炎和萎缩性胃炎。

（一）病理变化

黏膜表浅层的炎性细胞浸润，使胃腺部分破坏或萎缩，轻型黏膜充血水肿，胃酸分泌增多，一般不发生糜烂。加重时，黏膜和胃腺萎缩，变薄，胃液分泌减少，进而腺体化生、增生，以致恶性变。其病变进展过程主要在胃窦部，逐渐波及胃体，甚至向十二指肠发展。

（二）常见病因

1．幽门螺杆菌感染。

2．胆汁反流。

3．长期烟酒刺激，有长期饮用浓咖啡、浓茶的习惯。

4．药物，如阿司匹林、吲哚美辛（消炎痛）。

5．自身免疫反应。

（三）主要临床表现

1．慢性浅表性胃炎，大多数平时无特殊症状，可表现为餐后上腹部不适或腹胀，有时消化不良，伴轻度恶心、反酸、暖气。

2．无规律的上腹部隐痛。

3．萎缩性胃炎可厌食、食欲差，慢性进行性消瘦，贫血，舌萎缩等。

4．症状轻重与疾病严重程度似无联系。

（四）营养治疗要点

1．去除病因：彻底治疗急性胃炎，戒烟酒，养成良好的饮食习惯，避免对胃黏膜有损害作用的食物和药物。积极治疗口腔、鼻腔、咽喉部的慢性炎症等。

2．现对长期采用“温和膳食”表示怀疑，应根据病情注意个体适应，症状消失即可用正常饮食，但要避免一些患者感到不适的食物。

3．摄取平衡膳食，蛋白质、维生素及铁等微量元素应充足。

4．浅表性胃炎

（1）发作期：

①少食多餐；

②给予少渣半流或软食：禁用粗纤维的，坚硬的，多肌腱的及油煎炸食物；

③减少胃酸分泌：脂肪占总能量在20%～25%。应减少食盐用量。避免饮用肉汤、甜饮料、甜点和刺激性成酸食物。可适量增加发酵加碱的食品。

（2）缓解期：

①一日三餐。

②根据自身情况进食平衡饮食。

③根据胃酸分泌情况，确定是否需要避免成酸食品。

5．萎缩性胃炎

（1）按平衡膳食原则配制饮食：能量供给按126～146kJ/（kg·d），30～35kcal/(kg·d)，蛋白质1～1.5g/(kg·d)，脂肪占总能量25%。

（2）食欲不振者，注意少食多餐。

（3）刺激胃酸分泌：饮用适量去油肉汤、鸡汤，可适当增加糖醋类成酸食品。

（4）注意预防和纠正营养不良：

①对于体重不足者，应设法提高热量和蛋白质的供给，以达到增重目的。

②增加含铁丰富的食品，预防缺铁性贫血。

③重视可能出现的维生素B_{12}缺乏：定期检查血常规，一旦出现大细胞贫血趋势，应及时肌注维生素B_{12}纠正。

（五）营养护理要点

1．帮助患者寻找可能的病因，并去除。

2．提醒患者进行胃镜确诊分型，以便营养治疗。一般浅表性胃炎应限制成酸性食品，萎缩性胃炎恰与之相反。

3．叮嘱患者发作期采取温和饮食，以利恢复。

4．叮嘱患者缓解期采取平衡饮食，注意预防和纠正营养不良。

第三节　肝疾病

肝是人体最大的腺体，有着极重要而复杂的功能，肝是人体新陈代谢最旺盛的器官，肝是机体中代谢来自门静脉的部分营养素和清除体内有毒物质的重要器官，在肝细胞内进行合成、分解、转化、储存。因此，肝疾病时可使体内代谢发生异常。肝作为参与物质代谢最活跃的器官，对营养的要求也很高，肝疾病时有必要在营养供给上作相应调整，以促进治疗。

肝还是强大的免疫器官，肝内有丰富的巨噬细胞，能吞噬和清除血液中的异物和肠道吸收来的毒物、细菌、残留药物的解毒等，肝还有潜在的造血功能。

一、急性病毒性肝炎

急性病毒性肝炎（acute viral hepatitis）是由多种肝炎病毒引起的传染病，传染性强，传播途径复杂，流行面广，我国发病率高。主要病毒有甲型肝炎病毒、乙型肝炎病毒、丙型肝炎病毒、丁型肝炎病毒、戊型肝炎病毒和庚型肝炎病毒等等。主要传播途径有病人排泄物、食物、水源、血液及制品、乳汁等。甲型肝炎以儿童发病率高，乙型肝炎以青壮年发病率高。

（一）病理变化

肝炎病毒侵入人体后，首先侵犯肝细胞，在肝细胞内复制繁殖，从肝细胞中逸出，在血液内释放肝炎病毒的抗原物质攻击肝细胞，引起肝细胞充血、水肿、坏死，肝大、阻塞胆汁分泌和排泄，严重损害肝正常功能。

（二）临床表现

1．一般表现

低热、食欲减退、恶心、呕吐、腹胀、便秘或腹泻。

2．体征

黄疸、水肿、肝大、肝区疼痛、肝功能异常等。

3．急性肝炎常引起全身性病理性变化

肾功能、消化器官功能、呼吸功能等下降和水电解质紊乱。严重时，可因肝功能衰竭而死亡。

（三）急性肝炎对营养代谢的影响

1．对蛋白质代谢的影响

急性肝炎由于大量肝细胞坏死或水肿，合成蛋白质的能力下降，肝功能下降引起脾功能亢进，白蛋白合成降低，球蛋白相对升高；是导致水肿、贫血的主要原因。

2．对脂肪代谢的影响

急性肝炎时，胆汁淤积，胆固醇合成障碍，可引起高密度脂蛋白降低。

3．对碳水化合物代谢的影响

利用率下降，糖原储存减少，糖原异生增强，肝内脂肪积聚，易发生脂肪肝。

4．维生素、微量元素吸收利用率下降，最容易缺乏的是维生素A、维生素C、维生素E、维生素D，微量元素主要是铁、锌和硒。

（四）营养治疗

1．营养治疗目的

减轻肝负担，减少肝细胞损害，增强肝细胞再生，保护肝功能，提高机体免疫力。

2．营养治疗要点

（1）急性期

1）早期常有厌食、纳差，消化、吸收障碍，此时不宜过分强调高蛋白、进食量。给予易消化、低脂饮食。如进食量过少，无法满足生理需要，可以通过静脉补充液体、葡萄糖、维生素、电解质等。

2）蛋白质40—50g/d，脂肪25～30g/d。如病情加重，出现血氨升高或有肝性脑病的先兆时，应减少蛋白质的摄入量，限制在20g/d以下（供给产氨低的蛋白质食物），或短期内给予无蛋白饮食。

3）膳食安排：

①少量多餐，清淡，易消化，干稀搭配。

②适当增加绿叶蔬菜、水果摄入量。

③多饮水和果汁，促进黄疸消退。

④禁止食用刺激性食物和调味品。

⑤绝对禁烟酒。

（2）缓解期

1）高蛋白高维生素软食。

①热量：一般卧床病人84～105kJ/（kg·d）[（20～25kcal/（kg·d））]，轻、中度活动者分别需要126～147kJ/（kg·d）[（30～35kcal/（kg·d））]，147～185kJ/（kg·d）[（35～45kcal/（kg·d）]。

②蛋白质：现认为1.5～2.0g/（kg·d）效果较好。由于患肝病时，肝解毒能力下降，过多的蛋白质会加重肝细胞负担，出现血氨增高。宜选用优质蛋白质，如奶制品、鱼、瘦肉等。动植物蛋白混用，可充分发挥其互补作用。如有并发症，蛋白质应作相应的调整。

③脂肪占总能量25%。

④碳水化合物：占总热能的60%～70%，总量约为300～400g/d。最好来源于主、副食的复杂碳水化合物，以免影响食欲，妨碍其他营养物质的摄取，或引起胃肠胀气。在病人纳差或热量摄入不足时，可适量摄入一些葡萄糖、麦芽糖等作为补充。

⑤维生素：肝病影响脂溶性、水溶性维生素的吸收和利用，应及时补充。

2）膳食安排：

①少量多餐，清淡，易消化，干稀搭配。

②适当增加绿叶蔬菜、水果摄入量。

③多饮水和果汁，促进黄疸消退。

④禁止食用油炸、刺激性食物和调味品、霉变食品。

⑤绝对禁烟酒。

⑥慎用药物：许多药物需要肝内代谢。

⑦腹胀时，少喝牛奶、豆浆及其他产气食物，以免影响病人的食欲，导致摄食量减少。

（五）营养护理要点

1．急性期

（1）早期患者厌食、纳差，消化、吸收障碍，此时不宜过分强调高蛋白、进食量。如进食量过少，可以通过静脉补充。

（2）注意观察血氨及肝性脑病的先兆，以便及时调整蛋白质的摄入量。

2．缓解期

（1）叮嘱病人进食量根据活动量调整，以维持理想体重为宜。

（2）叮嘱增加优质蛋白质如奶制品、鱼、瘦肉等摄入，动植物蛋白混用，可充分发挥其互补作用。减少油脂摄入。

二、乙型肝炎

（一）营养治疗目的

乙肝是由乙肝病毒引起的，是一种传染病，也是一种免疫性疾病。病人和乙型肝炎表面抗原携带者是本病的传染源。乙型肝炎易转为慢性肝炎，慢性活动性肝炎症状明显，肝大而质硬，脾大，转氨酶反复或持续升高，有的病例反复出现黄疸，一般健康状况下降。慢性迁延性肝炎，肝组织仍保持完整结构，肝细胞坏死不显著，肝功能轻度受损。因此，乙肝营养治疗的目的是为了避免肝的负担与伤害，促进肝组织的再生，以防止肝发生永久性、弥漫性病变，促进肝功能恢复。

（二）营养治疗原则

在慢性肝炎发展恶化时，病人常感倦怠、厌食、纳差、脂肪吸收障碍，此时不可强迫进食．饮食供应须量少、质稀、易消化，尽可能照顾病人口味，并考虑其吸收利用情况，如病人恶心、拒食或进食量太少，无法满足其生理需要，可由静脉输入葡萄糖、维生素和电解质，以维持基本营养和保持水和电解质平衡。慢性肝炎病人的饮食，基本是平衡膳食，其具体要求如下：

1．热能　热能供给应适当，适当的能量有利于肝组织修复及肝功能恢复。过分强调高热能饮食不但增加肝负担，加重消化功能障碍且容易引起肥胖，使肝细胞内脂肪含量增多，甚至发展为脂肪肝。而热能不足可增加身体组织蛋白消耗，不利于肝细胞的修复与再生，因此热能的供给须与其体重、病情、活动情况相适应，尽可能保持热能收支平衡，维持理想体重。如无发热等合并症，一般成人每天的能量摄入以8.4～10.5MJ（2000～2500kcal）为宜，肥胖者应适当限制。

2．蛋白质　肝炎时，肝内蛋白分解加强，重症肝炎常有蛋白质代谢紊乱、酶活性异常、机体免疫功能降低、凝血系统功能障碍等生理生化代谢紊乱。饮食蛋白质供给不足，可引起血浆蛋白下降。供给足量优质蛋白可提高酶的活性，改善机体免疫功能，增加肝糖原贮存，改善肝细胞脂肪变性，有利于肝细胞修复和肝功能恢复。每日蛋白质摄入量按1.5～2.0g/kg，应当占总能量的15%左右。可选用优质蛋白质如大豆及其制品和牛奶、瘦肉、鸡、鱼、蛋等动物性食品。

3．脂肪　每日脂肪的摄入量占总热能的20%左右。肝炎病人厌油腻，脂肪过多延长胃排空时间，而影响食欲，过少影响食物口感。应选择富含必需脂肪酸的花生油、豆油等植物油，必需脂肪酸有利于肝组织的修复。膳食中含有适量的脂肪有利于脂溶性维生素的吸收，并增加膳食的风味，刺激食欲。对伴有脂肪肝或高脂血症者应限制脂肪。

4．碳水化合物　适量的碳水化合物可使肝有足够的肝糖原储存，以维持肝功能及保护肝。但过分强调高糖饮食，过多地吃葡萄糖、果糖、蔗糖等，不但无益反而有害。碳水化合物的摄入量以占总能量的60%～65%为宜，而且应以谷类为主。因吃糖过多会加重胃肠胀气，影响食欲及其他营养素的摄取，同时易引起体内脂肪聚积，反而加重病情，不利肝恢复。

5．维生素、矿物质　维生素与肝病有密切关系，多种维生素储存于肝内，且直接参与肝内生理生化代谢。严重肝病时，维生素吸收障碍，可引起维生素C、B_1、B_2、K、E、A等缺乏。增加维生素的供给量，有利于肝细胞的修复，增强解毒功能，提高机体免疫力。维生素C、E和K联合使用治疗肝炎，可改善肝炎患者的症状和促进肝功能好转。应多食绿叶蔬菜、番茄、胡萝卜、豆类、动物肝、乳类和水果，以供给机体丰富的各种维生素和矿物质。

6．膳食安排

（1）急性发作期选择清淡、易消化的半流质饮食、软饭，恢复期可用普食。

（2）少量多餐，食物供给要做到量少、质精，以减轻肝负担。

（3）严禁暴饮暴食及饮酒。酒类为纯热能饮料，不含任何营养素，且主要经肝代谢，饮酒可加重肝负担。对一些辛辣或有强烈刺激性的调味品要不用或慎用。禁用产气、油煎油炸食品。

（三）营养护理要点

1．患者厌食、纳差时，不宜过分强调高蛋白、进食量。少量多餐，选择清淡、易消化的半流质饮食、软饭。如进食量过少，可以通过静脉补充。

2．叮嘱病人进食量根据活动量调整，以维持理想体重为宜。

3．叮嘱增加优质蛋白质如奶制品、鱼、瘦肉等摄入，动植物蛋白混用，可充分发挥其互补作用。多食绿叶蔬菜、番茄、胡萝卜、豆类、动物肝、乳类和水果，以供给机体丰富的各种维生素和矿物质。

4．禁止一些损伤肝的饮食及行为：如暴饮暴食及饮酒、油煎油炸食品、含有毒或变质物质的食品。慎用辛辣、刺激性、产气的食品。用药在医生的指导下。

三、脂肪肝

肝是脂类合成、运转和利用的场所，但并不大量储存脂肪。正常人肝脂类总量约占肝湿重的3%～5%。当肝内脂肪的分解与合成失去平衡或运出发生障碍，脂肪就会在肝实质细胞内过量聚积。如其总量超过常量的一倍，或在组织学上肝实质脂肪浸润超过30%～50%时称为脂肪肝。

（一）促进脂肪肝形成的因素

较多见的由肥胖、糖尿病、高脂血症、酒精和肝炎等引起的脂肪肝，其他类型有乙醇性脂肪肝、妊娠性脂肪肝、药物中毒脂肪肝及营养不良脂肪肝，但较少见。

促进脂肪肝形成的有关因素为：

1．进入肝的脂肪酸较多 ①长期高脂肪膳食，摄入脂肪过多引起高脂血症，大量脂肪进入肝，超出它的处理能力，促使脂肪肝的形成；②摄入碳水化合物太少或代谢障碍，利用不良，皮质激素分泌增加和交感神经活动增加，机体内脂肪动员增多，大量进入肝，促进形成脂肪肝。

2．肝内形成甘油三酯增多或氧化减少 ①长期摄入过多的糖类，在代谢过程中形成的。磷酸甘油和乙酰辅酶A增多，促进肝内甘油三酯的合成；②肝内脂肪酸氧化减少和酯化作用增强，使肝内甘油三酯增多。

3．脂蛋白合成减少或释放障碍 甘油三酯主要是与载脂蛋白结合以脂蛋白的形式输送至血液。肝细胞合成载脂蛋白需要ATP和核糖体。

下述原因造成脂蛋白合成减少，甘油三酯不能有效输出，形成脂肪肝。①由于ATP水平下降以及肝细胞粗面内质网损伤，载脂蛋白合成减少；②机体缺乏必需脂肪酸和胆碱，使肝内磷脂的合成减少，影响脂蛋白合成；③肝细胞功能减退，引起甘油三酯与载脂蛋白的结合发生障碍。

（二）营养治疗要点

1．热能脂肪肝患者的热能摄入不宜过高。从事轻度活动者供给126～147kJ/（kg·d）[（30～35kcal/（kg·d））]，以防止发胖和避免脂肪沉积加重；对于超重和肥胖者84～105kJ/（kg·d）[（20～25kcal/（kg·d）]，以控制和减轻体重。

2. 蛋白质　适当提高蛋白质摄入量，每日蛋白质供给量可达1.5～1.8g/kg，以避免体内蛋白质的消耗，利于肝细胞的修复和再生。保持氨基酸的平衡很重要，蛋白质中的蛋氨酸、胱氨酸、色氨酸、苏氨酸和赖氨酸等有抗脂肪肝作用。

3. 脂肪　应控制脂肪和胆固醇的摄入量。脂肪摄入太高，热能难以控制，对减轻体重不利。脂肪肝病人每日脂肪总量（包括食物和烹调用油）不宜大于20g，控制含胆固醇高的食物。植物油不含胆固醇，所含的谷固醇或豆固醇和必需脂肪酸有较好的促进脂肪代谢的作用，可阻止或消除肝细胞的脂肪变性，对治疗脂肪肝是有益的。

4. 碳水化合物　碳水化合物能刺激肝内脂肪酸合成。过多的碳水化合物可转变成脂肪，导致肥胖，促进肝内脂肪的形成。脂肪肝患者低碳水化合物以粮谷类为主，不用精制糖类。

5. 维生素、矿物质和膳食纤维　供给充足的维生素和矿物质，特别是富含叶酸、尼克酸、维生素E、C、B_{12}，钾、锌、镁等的食物和制剂。对肝功能明显障碍，伴有腹水或水肿者应限制钠盐的摄入。

6. 膳食安排

（1）优先保证优质蛋白质食物及新鲜绿叶蔬菜：高蛋白质食品包括豆制品、鸡蛋、精瘦肉、鱼、虾及脱脂牛奶等。新鲜蔬菜可适量多食。

（2）主食应粗细粮搭配．多食新鲜蔬菜、水果和藻类，以增加维生素、矿物质和膳食纤维的供应。

（3）适当选用含甲硫氨基酸高的食物，如小米、莜麦面、芝麻、油菜、菠菜、菜花、甜菜头、海米、干贝、淡菜等食品可促进体内磷脂合成，协助肝细胞内脂肪的转变。

（4）适量饮水，以促进机体代谢及代谢废物的排泄。

（5）忌暴饮暴食，严禁饮酒和含酒精的饮料。

（6）控制精制糖类，如蔗糖、果糖、蜂蜜、蜜饯等甜食和甜点心。

（7）限制动物内脏、脑等含胆固醇量高的食物。

（8）为保证低脂肪，烹调方法亦应讲究，少用煎、炒、炸，以蒸、煮、炖、拌为主。少吃或不吃煎炸等油类含量高的食品。

（9）忌辛辣和刺激性食物，如洋葱、蒜、姜、辣椒、胡椒、咖喱等。

7. 同时还应坚持体育锻炼，可适当进行一些慢步跑、快步走、骑自行车、上下楼梯、游泳等运动，以消耗体内热量，控制体重增长。

（三）营养护理要点

1. 帮助患者分析形成脂肪肝的因素，尽量去除，如戒酒，控制好血脂、血糖、肝炎等。

2. 根据患者体型、运动量等因素，帮助患者调整进食量，循序渐进，以达到标准体重为最终目标。

四、肝硬化

肝硬化是一种有不同病因引起的肝结构的慢性、弥漫性病变，肝细胞广泛变性和坏死，纤维组织弥漫性增生，并有再生小节形成，肝逐渐变形、变硬。常见的病因为病毒性肝炎，乙醇和化学性（药物）中毒、营养不良、代谢障碍等，肝硬化晚期肝功能失去代偿，引起许多系统的功能紊乱。

（一）肝硬化的代谢障碍

1. 蛋白质代谢障碍

（1）蛋白质合成障碍，人体白蛋白、凝血因子和多种氨基酸都是有肝合成，并加以贮存、运转。肝硬化病人由于肝合成蛋白质功能减退，血浆中许多蛋白质参数发生变化(表14-5-1）。

表 14-5-1　肝硬化的血液中一些蛋白质指标变化

指标	正常	肝硬化病人
白蛋白（g/I）	35 ～ 50	18 ～ 27
凝血因子Ⅱ（%）	75 ～ 100	18 ～ 49
凝血因子Ⅴ（%）	75 ～ 100	23 ～ 56
铜蓝蛋白（mg/I）	200 ～ 450	50 ～ 180
胆碱酯酶（ku/l）	4.5 ～ 7.9	0.5 ～ 2.5
结合珠蛋白（mg/I）	700 ～ 2200	0 ～ 400

肝硬化时损伤的肝细胞可作为抗原，刺激淋巴细胞制造大量球蛋白。因此，血清中白蛋白降低而球蛋白升高，白蛋白与球蛋白的比例降低或倒置。

（2）凝血障碍

①凝血因子合成减少：体内 13 种凝血因子除凝血因子Ⅲ、Ⅳ及少数合成部位不明的凝血因子Ⅵ、Ⅶ、Ⅷ外，均由肝合成。肝硬化时，首先合成减少的是维生素 K 依赖因子（凝血因子Ⅱ、Ⅸ、Ⅹ），引起凝血酶原时间延长，在肝损害严重时，凝血因子Ⅰ、Ⅴ也明显减少。

②凝血因子消耗过多：肝硬化时，产生播散性血管内凝血，使凝血因子消耗增加。

③原发性纤维蛋白溶解：肝合成纤溶蛋白酶原和抗纤溶蛋白酶，并有清除纤溶酶活化素的作用，肝硬化、肝功能失代偿时，可发生纤溶蛋白溶解。

④血小板质和量改变：肝硬化门脉高压症时，脾淤血肿大，脾功能亢进，使血小板大量破坏，血小板下降。纤溶蛋白的降解产物能干扰血小板的聚集。

（3）氨基酸代谢紊乱，除亮氨酸、异亮氨酸和缬氨酸外，必需氨基酸的主要代谢在肝进行。肝硬化、肝功能不全，可使血中芳香族氨基酸的浓度明显增高。过多的芳香族氨基酸进入脑部，使假性神经递质形成增多，而干扰正常神经递质的合成及神经细胞的正常功能。

2. 碳水化合物代谢障碍　由于内源性胰岛素被灭活，其他激素在肝硬化时的代谢紊乱，大部分肝硬化病人的糖耐量曲线呈病理性改变。

3. 脂类代谢紊乱　肝硬化时内源性胆固醇合成减少，胆固醇在血浆中半衰期缩短，酯化作用减弱，血胆固醇浓度降低，甘油三酯的转化时间延长，血中廓洁率降低而使甘油三酯升高。

4. 胆汁酸代谢障碍　肝硬化时胆汁酸合成与排泄障碍。肝细胞内胆固醇 7，α－羟化酶及 12，α－羟化酶活力降低，胆酸合成明显减少，肝排泄胆酸功能障碍，使胆汁酸从血中的清除速率减慢。导致血中胆汁酸浓度升高。体内胆汁酸盐不足，影响脂类和脂溶性维生素吸收代谢。

5. 贫血

肝硬化使脾脏淤血，大量红细胞长期淤滞在脾窦发生溶血；脾功能亢进及脂肪代谢紊乱产生异常类脂质引起溶血；维生素 B12、叶酸等的摄入不足，吸收不良和代谢障碍以及铁利用障碍和机体红细胞生成的抑制，使肝硬化病人常有轻重不等的贫血。

6. 电解质紊乱肝硬化病人发生低钠血症、低钾血症、低氯血症，往往导致代谢性碱中毒，血磷，血钙均有所降低，一些肝硬化病人铁的吸收正常，但肝内可有大量铁沉积。

（二）肝硬化的营养治疗

1. 热能：一般 105～126kJ/（kg·d）[（25～30kcal/（kg·d））]。

2. 蛋白质：根据病情变化及时调整蛋白质的供给量。对于那些血浆蛋白质过低，伴有水肿及腹水者高蛋白饮食尤为重要。蛋白质的供给量以维持正氮平衡，并能促进肝细胞再生，而又不致引起肝性脑病为度。如出现肝昏迷先兆，则需将蛋白质供给量降低到 25～30g/d，以免血氨升高，加重病情。发生肝昏迷时，则应暂时不给蛋白质，采用无蛋白质流质或其他营养支持措施。

肝硬化病人开始可试用含蛋白质 50g/d 的饮食，一周后若无不良反应，每周可递增 10～15g 蛋白质，65～75g/d 蛋白质可维持其正氮平衡。对于顽固性腹水，食欲减退时，可以采用要素饮食或补充以肠外营养。

3. 碳水化合物：充足的糖原储备有利于肝功能的恢复，所以尽可能摄入高复合碳水化合物量为 300～450g/d。主食摄入量少时，可适量补充一些甜食，也可口服或静脉注射葡萄糖。

4. 脂类：由于肝硬化病人的脂肪吸收和代谢异常明显，所以患者的脂肪摄取量不宜太高，过多的脂肪沉积于肝内，会影响肝糖原的合成，使肝功能进一步受损，但过少会影响食物烹饪的味道，使病人食欲下降。供给量以占总热量的 25% 为宜，通常 40 ～ 50g/d。如病人发生脂肪痢，则应限制脂肪摄入量，改用低脂膳食。有研究表明，中链甘油三酯（MCT）能使肝硬化病人肝脂成分变化，促进肝功能恢复。用 MCT 的食用油脂替代一些长链甘油三酯可能有效。若使用 MCT 而不用其他食物中的脂类，为避免脂肪酸不足，每日应补充亚油酸 4～7g，间断使用乳制品中的脂肪效果会较好。对于胆汁淤积的肝硬化应予以低脂肪、低胆固醇膳食。

5. 维生素与微量元素：

（1）脂溶性维生素：对于肝硬化的病人，饮食少、胆盐分泌少和胰腺功能异常，均为导致脂溶性维生素减少的原因。

①维生素 A：对于非酒精性肝硬化患者，建议每日增加维生素 A5000～15000IU。而对于酒精性肝硬化患者，由于微粒体受诱导，易增加此种维生素的毒性。

②维生素 D：饮食中补充维生素 D 可以减缓或终止骨软化或骨质疏松的进展。有骨痛的主诉或有病理性骨折的患者，额外补充 25-OH $D_3$40～120μg/d。补充维生素 E 对此种婴儿或儿童会有帮助，但成年肝损伤者药效不肯定。

③维生素 E：在有胆道梗阻和胆汁淤积的儿童中，维生素 E 缺乏多伴神经症状。

④维生素 K：其缺乏会导致病人有出血倾向，增加食道曲张静脉出血的危险。若凝血时间延长，静脉补充维生素 K（10mg/d，连续 3 天），有助于鉴别是维生素 K 还是肝衰凝血因子合成障碍导致的凝血时间延长。若异常凝血时间得以纠正，原因是前者而不是后者。

（2）水溶性维生素：在酒精引起的进行性肝病中，很可能出现水溶性维生素缺乏，所有 B 族维生素均应补充。

给予大量叶酸和锌可增强组织的修复能力，有利于肝细胞的再生，维生素 C 可促进糖原合成及叶酸、铁的利用，对氨基酸和脂质代谢都有特殊意义。肝硬化病人常有不同程度的贫血，膳食中注意铁和维生素 B_2、B_{12}、叶酸的补充。

（3）微量元素：Wilson 病或某些淤胆性肝病（如原发性胆汁性肝硬化）患者，肝内有铜蓄积。尽管青霉胺可螯合铜，也可结合食物中的这类矿物质，此类患者应禁食富含铜的食物，如巧克力、贝类、肝等。

6．无机盐和水：肝硬化伴有腹水者，应严格限制钠和水的摄入。根据限盐或限钠程度，大致可分为少盐、低盐、无盐、低钠四种。

7．膳食安排

（1）选择新鲜食物：肝硬化者肝解毒能力下降，对含食物添加剂和农药残留的食物要加以注意。膳食中制作过程中不应加入防腐剂、香料、着色剂等。

（2）选择易消化、吸收的食物。

（3）禁食脂肪含量过高的食物。

（4）饮食质地要细、软，避免生、硬、粗糙的食物。对伴有食道静脉曲张的病人，可供应软饭、半流质和流质。

（三）肝硬化的营养护理要点

肝硬化是由不同病因引起，多系统损害，涉及多种营养物质代谢障碍，临床表现复杂的一种疾病。营养护理要求注意密切观察病情，宣教一定要在切实了解病情的前提下，有针对性的进行。病情不同的情况下，有时应用的营养原则完全相反。

一般的，少吃糖类食物，摄入脂肪不可过多，给予足够的维生素，多食新鲜蔬菜和水果，病人病情稳定时补充优质蛋白，如：鱼、鸡、牛奶，以提高血浆蛋白浓度。如有肝昏迷先兆者应限制蛋白质的摄入量。饮食细软，易于消化。有食道静脉曲张的患者应予低渣饮食，少食多餐，慢嚼细咽，切忌硬、粗、干的食品。有腹水的患者应限制钠水的摄入量。对肝硬化的病人来说，低血钾易诱发肝昏迷，宜食含钾丰富的水果和蔬菜。

第四节　急性重症胰腺炎

急性重症胰腺炎约占所有急性胰腺炎的 20% 左右，是指具有明显腹膜炎、腹胀等体征和（或）伴有器官功能障碍者，胰腺（及胰周）多有坏死。当前总的治疗趋势是采用非手术的监护治疗，重点是液体复苏、纠正内稳态失调、维护器官功能、抑制胰腺外分泌和预防胰腺坏死合并感染。不管是或不是胆源性的，可配合使用鼻胆（胰）管引流治疗。根据临床征象或胰腺组织细针抽吸微生物检查，一旦诊断胰腺坏死合并感染，可考虑手术治疗，行坏死组织清除、感染灶引流术。在急性重症胰腺炎的整个病程中，营养治疗具有十分重要的地位。

一、急性重症胰腺炎对机体的影响

急性重症胰腺炎时可发生代谢紊乱、胃肠功能障碍以及全身多个器官系统功能损害。急性重症胰腺炎的代谢改变具有脓毒症时代谢亢进（亦称高代谢）或高分解代谢的特征，代谢率显著增加，糖的利用障碍，糖异生增加，出现葡萄糖不耐受或胰岛素拮抗，血糖明显增高，出现糖尿。脂肪动员加速，部分病人出现脂肪分解或氧化障碍，因而出现高脂血症。蛋白质分解增加，特别是骨骼肌等肌肉组织出现明显的消耗现象，并且软弱无力，尿中尿素氮、肌酐等蛋白质分解的含氮产物排泄明显增多，出现明显的负氮平衡。肝清蛋白的合成受抑，急性相蛋白合成增加，血中清蛋白浓度因肝合成减少、体内分布异常、丢失增加、营养底物补充不足等迅速下降，C- 反应蛋白等浓度显著增加。这些代谢改变与急性胰腺炎时的应激水平密切相关。

急性重症胰腺炎时的胃肠道症状多见而且较重。由于解剖、内分泌和循环方面的因素，胰腺与胃肠道关系密切。当胰腺出现肿胀、出血、坏死、渗出，且常累及胰腺周围组织，甚至出现感染，坏死组织可产生大量血管活性物质，如多肽、缓激肽、组胺、5- 羟色胺、前列腺素等，后腹膜、肠系膜、肠管、腹膜、腹壁等可出现明显的炎症反应，胃肠道功能发生明显障碍。临床上有恶心、呕吐、腹痛、腹胀、腹膜炎、胃潴留甚至胃瘫、麻痹性肠梗阻等表现。这也是我们常常见到的胃肠道消化、吸收与动力障碍。

20 世纪 80 年代以来，人们越来越认识到胃肠道功能不只是局限于营养物质的消化和吸收，还有屏障功能，包括黏膜机械屏障、免疫屏障和生物屏障。急性重症胰腺炎时常发生胃肠道血流不足导致缺血缺氧、不能经口摄食或因治疗而禁食所出现的腔内营养物质的缺乏，减少对胰腺外分泌的刺激，甚至应用一些药物抑制胰腺的外分泌是急性重症胰腺炎的治疗措施之一，即通常所说的让“胰腺休息”。禁食、通过胃管减压使胃排空，特别是引流胃酸是基本措施，应用 H2 受体拮抗剂等抑制胃酸分泌的药物也是经常的，现在更是有生长抑素。营养治疗对胰腺外分泌的影响也是令人非常关心的。

二、营养治疗

（一）营养治疗原则

在急性重症胰腺炎早期、胰腺坏死合并感染或出现（多）器官功能障碍 / 衰竭时，机体发生应激反应和高分解代谢。这种代谢状态与单纯性饥饿时很不相同。导致这一状态的发生与缺氧、微血管损伤、组织水肿、线粒体等细胞器损伤等因素有关。此时，按初期的概念进行营养治疗不但不能达到改善营养状态的目的，而且还增加了肺、肝、肾等重要器官功能的负担。20 世纪 80 年代提出了代谢支持的概念，即在补充营养的基础上，进一步调整营养液配方或营养素的比例，即降低非蛋白热量和葡萄糖负荷，适当增加脂肪的比例和氮量的供给以适应机体不同的或改变了的代谢状态，推进代谢通路，保持和维护细胞、组织和器官的结构和功能。至少，不能因为不适当的营养治疗而对机体产生损害，避免代谢负担过重或”过度营养”的并发症。一旦应激状态消退、感染得到控制、器官功能恢复，为了扩充营养或改善营养状态，可以适当增加能量物质等营养底物的供给，促进营养物质在机体内的储存，此时适用的即是所谓传统意义上的营养治疗原则。

（二）营养治疗需要量

营养治疗中的主要营养素是能量物质和氮源。目前已普遍由糖和脂肪供给能量，以复方氨基酸作为蛋白质（氮源）。能量供给依据：按体重粗略估算，代谢支持时，83.6～125. 4kJ（20～30kcal）/（kg·d）；营养治疗时，125. 4～146. 3kJ （30～35kcal）/（kg·d）。脂肪乳剂提供的比例一般在 30%～50%。蛋白质（氮量）供给依据：①按 418～502kJ（100～120kcal）：1g 氮给予。②按体重供给蛋白质：1～2g/（kg·d）。电解质的供给，除按日常需要量外，必须强调及时监测和调整供给量。低钙血症常见，也是急性胰腺炎重症和预后指标之一，必须及时纠正，但不宜补充过多。维生素（尤其是 B 族）、微量元素的供给量尚无准确判断，特别是在应激状态时需要量明显增加，故应注意充分补充。

（三）营养治疗途径

1．肠外营养（PN） 在急性重症胰腺炎早期，病人需要禁食、胃肠减压、应用抑制胰腺分泌药物，PN除达到营养治疗效果外对胰腺外分泌也有一定的抑制作用。营养液的配制应以全营养混合液（TNA）方式，通过外周静脉（PV）或中心静脉（CV）途径持续均匀输注。既往认为PN时间平均为4周左右。近年来，鉴于标准完全胃肠外营养缺乏肠黏膜特别需要的营养素——谷氨酰胺（Gln）以及长时间禁食状态导致肠黏膜萎缩、肠道屏障功能障碍、肠道细菌易位，故应尽可能缩短PN时间，可缩短至2周左右。但个体病人的具体时间仍应综合考虑，一看胰腺坏死及炎症渗出是否稳定、局限或有无明显吸收；二看胃肠道功能恢复状况，有无胃排空功能障碍、胃潴留、肠麻痹；三看转向肠内营养时有无进入空肠近端的进路。必须强调的是，过早口服饮食或肠内营养（特别是胃／十二指肠内喂养）易招致病情反复，胰腺分泌增加，不利于胰腺炎症消退、坏死范围局限或渗出液的吸收，在胰腺坏死合并感染时更不利于感染状况的控制。PN还在急性胰腺炎并发胰瘘、胃肠道瘘以胃肠道梗阻和出血等并发症的治疗中发挥重要作用。

2．肠内营养（EN） EN符合生理、护理简单、并发症少、费用低廉。但在急性重症胰腺炎病人应用时，需要注意开始时机、进路和制剂选择。经过动态CT扫描等检查明确胰腺坏死灶局限、炎症减轻、渗出消退、无继发感染、胃肠功能恢复、全身状况稳定的条件下可开始EN。可通过鼻胃管，特别是鼻十二指肠／空肠管，必要时可通过胃十二指肠镜协助或X线荧光屏监视下推送肠内营养管人十二指肠或到达空肠近端。在因胰腺及胰周广泛坏死和全身及腹部征象难以控制或胰腺坏死合并感染而进行手术治疗时，务必术中行胃、空肠造口，可以在胃减压的同时仍能实行经空肠造口管的EN。在一小部分病人病情稳定、无明显腹腔炎症或感染时，还可考虑经内镜胃造口、空肠造口解决EN进路。必要时可经胃造口减压和经空肠造口营养同时并举。EN初期应选择以结晶氨基酸或短链肽类作为氮源、脂肪比例较低的要素饮食 (ED) 配方。

选择应用这些预先经过工厂“消化”的或单体组成的ED，可以减轻胰酶分泌和消化，营养素可以直接被肠道吸收。有研究表明，经空肠应用ED的EN可保持胰腺的相对“静止”或“休息”状态。随着时间的推移，可将EN配方逐渐转变或过渡成以整蛋白作为氮源的EN制剂，并逐步过渡为口服饮食。

近年来，越来越重视在急性重症胰腺炎病人开展早期EN。此时，必须借助内镜或X线荧光屏监视下将鼻饲管送人屈氏韧带以远的空肠近端。EN制剂选用ED。但必须注意病人的耐受性和以循序渐进的方法进行。已有文献报告早期EN在个别病例可致病情难以控制，直至死亡。必要时，可EN＋PN。

三、营养护理要点

急性重症胰腺炎是病程凶险、漫长的危重症，不论急性期的抢救，还是稳定后的康复，都需要医护人员、营养师的严密观察、密切配合，谨慎处理。急性重症胰腺炎的营养治疗，近年来学术界研究比较热门，有些东西仍有争议，营养护理时应注意以下问题：

1．发病初期应禁食：纠正水电解质紊乱、酸碱平衡，支持治疗，维持有效血容量，保护各脏器的功能，防止并发症，为进一步预防和纠正全身营养代谢的异常打下基础。

2．在上述治疗处理的基础上，若患者发生低蛋白血症，碱缺乏或某些脏器功能受损如成人呼吸窘迫综合征、血性腹水、氮质血症等情况时，应尽早开始肠外营养支持，以便尽快地抑制胰腺的分泌功能，使它处于完全“休息”状态，减少肠胰反射活动，减少或抑制肠道激素的释放，减少吸收的营养物质对胰腺的直接刺激作用。

3．鉴于急性重症胰腺炎的病人有胰岛素拮抗现象，所以提供足够的热量和氮量时，应随时调整胰岛素的用量，维持血糖和尿糖在允许范围内。肠外营养时，应防止过多用葡萄糖，以免产生过多的 CO_2 加重代谢的紊乱，故可以用部分脂肪乳补充热量。静脉输入脂肪乳时，应随时检测血脂，因部分急性重症胰腺炎的病人本身会有高血脂的情况。只要脂肪乳能在体内充分利用，允许在输液中加入，一般提供的热量不要超过总能量的50%。若肝肾功能有障碍时，输入的氮源应有相应的选择，如肝功能异常时，则应加入支链氨基酸，以防昏迷的发生，减少肌肉的分解；肾功能异常时，则应输入高热卡、低氮为主，氮源中注意必需氨基酸的供给，少输入非必需氨基酸。

4．在病情相对稳定及肠功能恢复后，应争取进行肠内营养。除能充分满足病人所需的营养素外，还能提高病人的免疫功能，进一步稳定病人的内环境，间接降低肠道细菌移位，减少发生肠源性感染，降低病死率。一般在胰腺炎急性发作后2周或手术后2周开始试行肠内营养。正式开始肠内营养之前，应向肠道内滴人生理盐水及葡萄糖液，使肠道有一个适应过程，肠内营养液的浓度、剂量、速度应缓慢地增加，直至患者能适应。

5．肠外营养过渡到肠内营养，一般至少需要2周，若急性重症胰腺炎已进行过手术，并作了空肠造瘘，则通常在腹腔炎症稳定后，胃肠功能恢复后，应经空肠造瘘，进行肠内营养支持。在选用肠内营养液时，一般应选用低脂肪的要素饮食，一方面维持病人的热量和氮源，同时减少胰腺的分泌，让胰腺仍然处于相对“休息”状态。然后，视病情的稳定情况可逐步过渡到整蛋白配方或多聚体固定配方，为今后逐步过渡到口服自然事物打下基础。一般这一过程需1个月左右，过早进入自然膳食，往往容易引起急性胰腺炎的复发。通常当患者能适应全蛋白营养液后，体重多能维持或有所增加，伤口能愈合。

（王黎）

第十五章　循环系统疾病

第一节　冠心病

冠心病是冠状动脉粥样硬化性心脏病的简称，指由于冠状动脉硬化使管腔狭窄或阻塞导致心肌缺血，缺氧而引起的心脏病。导致冠心病的原因主要是相应冠状动脉分支的动脉粥样硬化或动脉痉挛。

一、冠心病的预防

近年来一些大型临床试验证实，积极开展有效预防工作可以改善病人预后，降低发病率，甚至可以使病变逆转，所以冠心病的预防已成为临床研究的热点问题。

（一）一级预防

1．概念：一级预防是指对于尚未发生冠心病的人群，采取防治性措施以预防冠心病的发生。其目的在于降低冠心病的患病率。

2．类型：冠心病的一级预防可分为三种类型：①高危者一级预防，以绝对危险性高但尚未出现冠心病表现者为目标；②中度危险者一级预防，以危险相对高，但近期内尚无发生冠心病危险者为对象；③终身预防，包括除了上述两类以外的其余人群。

（1）高危者一级预防：高危是指 LDL 水平明显增高，或 LDL 水平中等度增高并伴其他冠心病危险因素（表 15-1-1）。此类患者的一级预防措施包括：

①降低血胆固醇水平：降低 LDL 水平应达到如下目标：若患者有少于 2 种（0～1 种）危险因素，LDL 应<160mg/dL；若有≥ 2 种危险因素，则 LDL 应＜ 130mg/dL。还应使 HDL ＞ 35mg/dL, TG ＜ 200mg/dL。

②其他预防措施：1997 年美国心脏学会降低危险专题小组告医务人员书中提出了心血管病一级预防的指导原则。在指导原则中，除降低胆固醇外，还要求戒烟、控制血压、体力活动和减轻体重（表 15-1-2）。

表 15-1-1　与动脉粥样硬化的形成有关的危险因素

致动脉粥样硬化的危险因素包括：
高胆固醇血症
高密度脂蛋白胆固醇（HDL-C）水平过（＜ 35mg/dL0. 9mmol/L）
低密度脂蛋白胆固醇（LDL-C）水平过高
高血压
吸烟
糖尿病
男性＞ 45 岁
女性＞ 55 岁或提前绝经未用雌激素替代治疗的
早发性冠心病家族史

表 15-1-2　降胆固醇治疗以外的其他一级预防措施

危险干预	建议
吸烟： 目标：完全戒烟	常规检查中询问吸烟，巩固不吸烟者鼓励坚持下去，大力鼓励病人及家属戒烟，提供咨询，尼古丁替代疗法，适当地开展正规的戒烟规划
控制血压： 目标：≤ 140/90mmHg	凡成年人至少每隔 2.5 年量血压一次，促进改变生活方式，控制体重、体力活动、中度饮酒、中度限盐 若改变生活方式 3 个月，血压≥ 140/90mmHg 或开始时血压＞ 160/100mmHg，根据病人其他需要和特点，因人而异地服抗高血压药
体力活动 目标：增加量，规律地运动每周 3 ～ 4 次，每次 30 分钟	常规危险评估时应询问体力活动情况及运动习惯。体力不活动者鼓励每周有 3 ～ 4 次中等强度的运动，每次 30 分钟，增加日常生活中的体力活动，鼓励规律的运动，使健康达最佳水平，功能低下和 / 或兼患其他疾病者，建议参加某些在医学监护下的训练，促进有益于健康的活动（如步行）
处理体重： 日标：达到及保持所企求的体重 (BMI21 ～ 25kg/m^2)	每次常规危险评估时量体重、身高、计算 BMI 及腰一髋比例，适当地处理体重及体力活动，所企求的 BMI 范围为 21 ～ 25kg/m^2 BMI 为 25 kg/m2 相当于企求体重的 110%，企求的腰一髋比例，男子＜ 0. 9，中老年妇女＜ 0.8
雌激素	绝经妇女考虑雌激素替代治疗，尤其是有高 LDL 等多种 CHD 危险因子者，根据其他的健康危险因子，因人而异地提出建议

（2）中度危险的一级预防：这一人群比高危亚组大得多，多数为青年或中年男女，无其他危险因素，近期（10 年内）无发生冠心病的危险性，但 LDL 高，动脉粥样硬化的发展速度较低危者快，故在他们晚年发生冠心病的危险性增高。这一亚组的预防对策是延缓动脉粥样硬化病变的进展。一级预防的措施如下：

①检出血胆固醇异常，并使之降低，且降低得越早越好，对冠心病的影响也越大。有人认为动脉粥样硬化到了晚期才开始降胆固醇，冠心病的危险仍能降至基线水平，这是不确切的。降低血清 LDL 水平能够稳定冠脉斑块，并减少心肌梗死（MI）危险。但研究已证实，高危者即使给予十分强有力的降胆固醇治疗，冠心病的发生率仍很高；晚期冠脉粥样化患者尽管给予各种稳定斑块治疗，急性冠脉事件的发生率也很高，因此，中度危险者若要减少晚年冠心病发生率，其一级预防应尽早开始。

②有指导的改善膳食习惯和增加体力活动。有人认为改变人群的生活习惯，难以做到，以此种方式轻度降低胆固醇水平无大益处，这种意见是不可取的。事实上，美国的年龄标化冠心病发生率降低与胆固醇及饱和脂肪摄入量逐渐减少，从而使平均血清胆固醇水平降低密切相关。有人推测，40 岁的人，TC 水平降低 10% 并维持终生，冠心病危险降低 50%；若 50 岁时开始 TC 降低 10%，则冠心病危险降低 39%； 60 岁开始 TC 有同等程度降低，冠心病危险仅降低 27%。显然，中年人轻度降低胆固醇并终生维持，是十分有效的降低冠心病危险的预防措施。

③雌激素替代疗法。绝经后妇女冠心病的发生率显著增加。雌激素替代治疗是否能够安全有效地降低冠心病危险，仍有争议。但目前多数专家，包括 AHA 和 ACC 的指导原则，主张绝经的高胆固醇血症妇女采用雌激素。最近正在进行的一项研究，有可能对此疗法的疗效和安全性作出进一步评价。

④其他业已提出一些适用于中度危险者的一级预防措施。大量摄入蔬菜和水果可能有助于减少心血管病危险，但尚无临床试验资料足以证实流行病学的提示性结果。抗氧化剂亦可能有益，但膳食补充抗氧化剂的作用，亦缺乏大型临床试验资料的证实。应用叶酸降低高半胱氨酸浓度的效果，也有待更深入的研究。长期应用小剂量他汀类药物问题，目前倾向于否定的意见，因为需要做长期随访高危患者，才能证实长期应用的安全性。

（3）终身预防：终身预防的目标是预防危险因子的发生，包括减少吸烟、控制体重、减少摄入胆固醇和饱和脂肪，有规律地参加体育活动或体力活动，以及降低血清胆固醇等措施。如果从儿童期（或青少年期）开始有效的预防，在他们成为老年人时冠心病的患病率就有可能大大降低。

（二）二级预防

1．概念：冠心病的二级预防指的是已有冠心病和（或）其他动脉硬化患者，积极治疗危险因子，防止复发性冠心病事件，减低冠心病死亡率。

2．方法：

（1）降低 LDL 水平：目前的几个临床试验将降低 LDL 水平作为二级预防的首要任务。美国国家胆固醇教育规划（NCEP）要求二级预防 LDL 降低的目标为 2.60mmol/L（100mg/dl）。

（2）改变其他脂蛋白，包括降低甘油三酯和提高 HDL 水平。许多流行病学研究已证实甘油三酯和冠心病有直接关系。将 HDL 水平和 LDL 水平作综合考虑，甘油三酯便是冠心病危险的一项独立的预测指标。

低水平 HDL（＜ 0.9mmol/L，即 35 mg/dl）是冠心病的主要危险因素，而 HDL ≥ 1.6mmol/L 即 60mg/dl 则是冠心病的负向危险因素，有保护性作用。对 HDL 水平较低的患者，应采取体育锻炼、戒烟、减肥等措施，也可考虑作用可升高 HDL 的药物。

（3）稳定易破斑块和预防斑块破裂。近来研究上取得的一个极其重要的进展是发现急性冠心病症候群的发生是由斑块的破裂而导致形成血栓。传统的冠脉逐渐变窄直至完全闭塞而发生心肌梗死的概念已被淘汰。下列措施有助于稳定粥样硬化斑块。

1）降低 LDL 水平。

2）戒烟研究表明，戒烟后短时间内新的冠脉事件明显减少，其降低再发事件的作用与降低 LDL 治疗相同。

3）血管紧张素转化酶抑制剂（ACEI）的应用。适用于下列情况：①心肌梗死后早期用于高危者．如前壁 MI、既往有过 MI、Killip 分类为Ⅱ级（有 S3 奔马律、肺部Ⅰ罗音、X 线上有充血性心衰征象）。②所有的伴左心室功能障碍者 (LVEF ≤ 0.40) 或有心衰症状。③伴高血压需加以控制者。

（4）β 受体阻滞剂的应用。适用于：① MI 后的高危者，包括有心律失常、左心室功能障碍、可诱发的心肌缺血等，在 MI 后 5 ～ 28 天开始应用，至少维持 6 个月。②伴有需治疗的心绞痛或高血压。

（5）抗血小板剂或抗凝剂应用 MI 后如无禁忌证，每天服用阿司匹林 80～325mg；如不能服用阿司匹林，则可用华法林并使国际标准化比值（INR）维持于 2.5～3.5。

（6）控制高血压。

（7）减轻体重 超过理想体重 120% 的患者应开始严格的饮食控制和增加体力活动，伴高血压、高甘油酯或高血糖者尤需减肥。

（8）增加体力活动至少每周 3～4 次，每次 30 分钟。

（9）适当的介入性治疗 NCEP、AHA（美国心脏学会）和 ACC（美国心脏学院）均已充分肯定介入治疗的作用，有利于血运重建，减少左室重构，它与开展二级预防并无矛盾。

（10）早期检出冠心病许多急性冠心病事件发生之前常有心绞痛。早期检出临床冠心病，可在最有效的治疗时间内开展二级预防，从而有可能大大减少 MI 和冠心病死亡。

二、营养治疗

（一）营养治疗的原则

1．热量：以维持理想体重为宜，保持能量摄入与消耗的平衡，控制总热量，增加运动，防治超重和肥胖。一般每日每公斤体重摄入热能为 25～35kcal，由于许多冠心病患者常合并有肥胖或超重，故应通过限制食物中热能的摄入，或增加消耗使体重控制在理想的体重范围，每日 30kcal/kg 左右，合并有高脂血症者应限制在每日 20～25kcal/kg，每餐以八分饱控制自己的食量。

2．脂类：膳食脂肪的数量和质量都很重要。脂肪摄入量占总热能的 20%，最多不应超过 25%。膳食脂肪中的饱和脂肪酸（SFA）可以显著升高血浆 TC 和 LDL -C 的水平，降低膳食中 SFA 早已形成共识。最近美国膳食推荐量建议，SFA 应占 7%～8% 总能量。我国营养学会推荐 SFA ＜ 10% 总能量。用单不饱和脂肪酸（MUFA）代替 SFA 可降低血浆 LDL-C、TG，并且不会降低 HDL-C。摄入高胆固醇膳食是引起血清 TC 生高的主要决定因素，并使心脑血管疾病发病的危险性增加。但是膳食胆固醇诱发高 TC 血症的敏感性在不同的种族和人群中有差异。人体中胆固醇 30%～40% 来源于外源性，即直接来源于食物，其余在肝内合成。膳食胆固醇对血清 TC 水平的影响是复杂的。尽管如此，由于含胆固醇高的动物性食品，其饱和脂肪酸含量也高，因此限制膳食胆固醇有利于防止高胆固醇血症。每日胆固醇摄入量限制在 300mg 以下。一个鸡蛋中的胆固醇接近于 300mg，当患有冠心病时，应控制鸡蛋的摄入，应每日半个鸡蛋或每两日一个鸡蛋。不可一日吃数个鸡蛋。要限制动物的内脏、脑等。

3．蛋白质：蛋白质需要量与健康人相同，占总热能 10%～14%。应适当增加植物蛋白，尤其是大豆蛋白。其中优质蛋白占 40%～50%，优质蛋白中，动物性蛋白和植物性蛋白各占 1/2。增加大豆蛋白的摄入，可降低血胆固醇和预防动脉粥样硬化的作用。因豆类含植物固醇较多，有利于胆酸排出，有阻断胆固醇肝肠循环的作用，肠道胆固醇重吸收减少，胆固醇合成随之减少。选用牛奶、酸奶、鱼类和豆制品，对防治冠心病有利。每周可吃 2～3 个整鸡蛋，鱼类每周可吃 2～3 次，每次 150g 左右。

4．碳水化合物：碳水化合物应占总热量 60%～65%。膳食中碳水化合物的种类和数量对血脂水平有较大的影响。进食大量能量密度高、缺乏维生素的双糖或单糖类，使糖代谢加强，细胞内三磷酸腺苷（ATP）增加，脂肪合成增加。膳食碳水化合物摄入量占总摄入量的百分比与血清 HDL-C 水平负相关，高碳水化合物的膳食，只要不伴随体重的降低，都有降低血 HDL-C 和升高 TG 的作用。这种现象对有胰岛素抵抗的人作用明显，因为这些人血脂紊乱，常以 HDL-C 降低和 TG 升高为表现。此外低脂肪高碳水化合物的膳食可使 2 型糖尿病人和健康女性的血糖和胰岛素水平增加。尤其是合并有肥胖或高脂血症的患者更应注意。宜选用多糖类食物，因食物中含有食物纤维、谷固醇、果胶等可以降低胆固醇；肥胖者主食应该限制，可多吃些粗粮、蔬菜、水果等含食物纤维高的食品，对防治高脂血症、糖尿病等均有益。膳食纤维每日摄入 20～25g 为宜。采用复合碳水化合物，控制单糖和双糖的摄入。碳水化合物主要来源应以米、面、杂粮等含淀粉类食物为主。应尽量少吃纯糖食物及其制品。

5．维生素：从食物或补充剂中摄入大剂量的维生素 E 有预防动脉粥样硬化或延缓其病理进展的作用。增加维生素 E 摄入量可降低心血管疾病的危险性。维生素 C 也具有抗氧化作用，它还能参与体内胆固醇的代谢，能促进胆固醇转变为胆汁酸而降低血中胆固醇的含量。尼克酸在药用剂量下有降低血清胆固醇和甘油三酯，升高 HDL，促进末梢血管扩张等作用。

6．矿物质：膳食中应注意多吃含钾、镁、铬、锌、钙、硒元素的食品。膳食中的钙含量增加，可预防高血压及高脂膳食引起的高胆固醇血症。镁对心肌的结构，功能和代谢有重要作用，能改善脂质代谢和抗血凝。缺镁易发生血管硬化和心肌损害，软水地区居民心血管疾病发病率高于硬水地区，可能与软水中含镁较少有关。铬是葡萄糖耐量因子的组成成分，铬的缺乏可引起糖代谢和脂类代谢的紊乱，增加动脉粥样硬化的危险性。而补充铬可降低血清胆固醇和 LDL，提高 HDL 的含量，防止粥样硬化斑块的形成。铜缺乏也可使血胆固醇含量升高，并影响弹性蛋白和胶原蛋白的交联而引起心血管损伤。科学家认为锌铜比值可影响血清胆固醇的含量。此外，碘可减少胆固醇在动脉壁的沉着，减缓或阻止动脉发生粥样硬化。补硒能够抗动脉粥样硬化、降低全血粘度、血浆粘度，增加冠脉血流量，减少心肌的损伤程度。氯化钠（食盐）与高血压病的发生有一定关系，而高血压是冠心病的致病因素，故冠心病患者应少用食盐，每日膳食中含盐量以不超过 4g 为宜。

7．膳食安排

（1）提倡完全的平衡膳食：做到每日摄入的各种营养素符合供给量标准，避免摄入过多和过少，步人成年以后，根据年龄的增长逐渐减少碳水化合物和脂肪的摄入，适当增加无机盐和维生素的摄入，加强体育锻炼。

（2）食物多样化：

①多选用谷类、薯类、豆类及豆类制品。如豆浆，豆腐脑，豆腐丝，豆腐干等。大豆含有丰富的异黄酮、精氨酸等，多吃大豆制品可对血脂产生有利的影响，具有降血清 TC 和抗动脉粥样硬化作用，每日摄入 25g 以上含有异黄酮的大豆，可降低心血管疾病的危险性。

②多吃蔬菜、水果。蔬菜水果中含大量维生素、矿物质、膳食纤维等，每日摄入 400～500g 新鲜蔬菜水果有助于降低冠心病、高血压、脑卒中的危险。增加叶酸、维生素 B_6、B_{12} 摄入量可降低血清同型半胱氨酸的水平，有利于降低冠心病的发病率和死亡率。凡绿色蔬菜或黄色蔬果中含有较多的胡萝卜素，它具有抗氧化的作用，维生素 C 能够影响心肌代谢，增加血管韧性，使血管弹性增加，大剂量维生素 C 可使胆固醇氧化为胆酸而排出体外。蔬菜、水果富含膳食纤维，膳食纤维不被人类胃肠道的酶所消化，不提供能量，但在胃肠道所占体积增加，总能量因而减少。由于有些水溶性维生素和木质素能与胆固醇结合，能使胆固醇的排出增加，血脂及血清胆固醇水平因而降低。

③多吃一些保护性食品：如洋葱、大蒜、紫花、苜蓿、木耳、海带、香菇、紫菜等。研究人员发现大蒜和洋葱含有精油，主要成分是烯丙基二硫化物和二烯丙二硫化物，是防治动脉粥样硬化的有效成分。如果按每公斤体重 1 克的标准吃生大蒜，或者每公斤体重 2 克的标准吃生洋葱，就可以起到预防冠心病的作用。适量饮茶可防治冠心病。茶叶具有抗凝血和促进纤维蛋白溶解的作用。茶叶中的茶多酚，可改善微血管壁的渗透性，能有效地增强心肌和

血管壁的弹性和抵抗力，减轻动脉粥样硬化的程度。茶叶中的咖啡因和茶碱，可直接兴奋心脏，扩张冠状动脉，增强心肌功能。是否可以饮浓茶仍有争议。

含镁丰富的食品：小米、玉米、豆类及豆制品、枸杞、桂圆、蘑菇、虾米、芝麻酱等。

含铬丰富的食品：如酵母、牛肉、肝、全谷类、干酪、红糖等。

含锌较多的食品：肉、牡蛎、蛋、奶。

含钙丰富的食品：奶类、豆制品，海产品如虾皮等。

含硒较多的食物：牡蛎、鲜贝、虾皮、海虾、巴鱼等。

含丰富维生素 C 的食物：猕猴桃、山楂、柑橘、柠檬和紫皮茄子。

含碘丰富的食物：食盐、海带、紫菜、鱼虾、海参等。

（3）少量多餐，切忌暴饮暴食，避免吃得过多、过饱。最好每日 4～5 餐，每餐八分饱。

（4）饮食宜清淡：对合并高血压者尤为重要，食盐的摄入量每天控制在 3 克以下。可随季节活动量适当增减。例如：夏季出汗较多，户外活动多，可适当增加盐的摄入量。冬季时，出汗少，活动量相应减少，应控制盐的摄入。忌用一切辛辣调味品。不吃过油腻的食物。

（5）限制含单糖和双糖高的食品，如甜点心、各种糖果、冰淇淋、巧克力、蜂蜜等。

（6）烹调菜肴时应尽量不用含饱和脂肪酸高的动物油，如肥猪肉、肥牛肉、肥羊肉、全脂乳、猪油、牛油、羊油、肝、内脏、黄油、奶油、椰子油等。最好用芝麻油、花生油、豆油等含有不饱和脂肪酸的植物油。可适量选用禽、蛋、瘦肉、海鱼、脱脂奶、禁用含胆固醇的食物，如动物的肝、肾、脑、蛋黄、鱼子、松花蛋、墨斗鱼等。

（7）应当戒烟限酒，当合并高脂血症时，应避免饮酒。应该让吸烟者知道，如果继续吸烟，则会导致冠心病、周围血管病、脑中风、癌症和肺部慢性退行性疾病的发病危险增高。即使吸烟时间很长，戒烟后这些危险因素也会有明显降低。

8．积极参加体育锻炼。有充分的流行病学证据证明，体力活动能够降低冠心病的发病危险。运动量达到每周几小时即可有较明显效果。一个中等运动量的人，每周通过锻炼消耗 2000～3000kcal 热能，与每周能量消耗低于 500kcal 的人相比，其发生冠心病的危险低 2～3 倍。一个正常体重的男性以 9km/h 的速度慢跑半小时，能消耗 300kcal 的热量。考虑到中老年人的体力条件，提倡老年人以长期坚持慢走（每天至少 20 分钟）、长距离的慢速游泳等形式提高心肺功能。“散步时步伐的频率和步幅应比平日加大一些，最好能达到身体微微见汗的程度。时间太短，负荷太小，则效果不很明显。”一般来说，要提高心血管功能，运动时的心率达到“180—年龄”这个水平是比较合适的，当然心血管疾病患者应科学利用这个公式，需要得到医生的指导。

（二）心肌梗死的营养治疗原则

冠心病急性发作期的营养治疗需要紧随病情变化，以严重的急性心肌梗死为例介绍如下：

1．急性期：为发病后 3 天内，必须绝对卧床休息。起病后 1～3 天，以流质饮食为主，可予少量菜水、去油肉汤、红枣泥汤、米汤、稀粥、果汁、藕粉、口服补液等。避免摄入胀气或带刺激性的流食，如豆浆、牛奶、浓茶、咖啡等。补液总量约 1000～1500ml/24h，分 5～6 次喂服。每天热量 500～800kcal 为宜。少量多餐可避免膈肌抬高，从而减轻心脏负担。避免过热过冷，以免引起心律失常。食物中的钠、钾、镁，必须加以注意。一般建议低盐饮食，尤其是合并有心力衰竭的患者。但由于急性心肌梗死发作后，小便中常见钠的丢失，故若过分限制钠盐，也可诱发休克。因此，必须根据病情适当予以调整。此外，对于不能口服的患者或者根据病情需要，尚可补充胃肠外营养。对急性心肌梗死的患者，因其不能活动，消化功能亦必受影响，故食物必须细软易消化。

2．缓解期：发病4天～4周内。随着病情好转，可逐步改为半流食，但仍应少量多餐。急性后期总热能可增加至4200～5040千焦(1000～1200kcal)。膳食宜清淡、富有营养且易消化。允许进食粥、麦片、淡奶、瘦肉、鱼类、家禽、面条、馄饨、瘦肉末、碎菜和水果。食物不宜过热、过冷，并应少吃多餐，仍应少量多餐，保持大便通畅，大便时勿过分用力，以防加重病情。

3～4周后，随着病人逐渐恢复活动，饮食的限制也可逐渐放宽，可进展到软食，如软米饭、馒头、包子、清蒸鱼、烩鸡丝、肉丸子、豆腐、粗硬纤维较少的蔬菜以及去皮煮的水果等。但脂肪和胆固醇的摄入仍应控制，对伴有高血压或慢性心力衰竭患者仍应限钠。肥胖者应减食。饱餐（特别是进食多量脂肪时）应当避免，因它可引起心肌梗死再发作，这可能与餐后血脂增高，血液黏度增高引起局部血流缓慢，血小板易于凝集而致血栓形成有关。另一方面，饮食也不应限制过分，以免造成营养不良和增加病人的精神负担，影响患者早日康复。

3．恢复期：发病4周后，病情稳定后，随其活动量的增加。一般每天热量可保持在1000～1200kcal左右。足量的优质蛋白和维生素则有利于病损部位的修复。乳类蛋白、瘦肉、鱼类、蔬菜、水果等均可食用，特别是绿叶蔬菜和水果是富含维生素C的食物，具有加强血管的弹性、韧性，既有防止出血的作用，又可促进创面愈合。含维生素C丰富的食物主要是新鲜蔬菜和水果，尤其是鲜枣、甜椒、小白菜、柑橘、猕猴桃等。每天的饮食中还要含有一定量的粗纤维素，以保持大便通畅，以免排便费力。

此外，恢复期后，应防止复发，其膳食原则还应包括维持理想体重，避免饱餐，在休息条件下，每天供给热量以25～30kcal/kg体重为宜。控制脂肪和胆固醇摄入，预防血液粘度增高和血小板凝集。含胆固醇多的食物如肝、肾、脑、蛋黄、鱼子、松花蛋、墨斗鱼、鲤鱼，以及含饱和脂肪酸高的食物如肥猪肉、肥牛羊肉、牛油、羊油、黄油、冰淇淋等均宜少用。低脂饮食应以花生油、豆油、菜子油、玉米油等植物油作烹调用油。避免食用过多的动物性脂肪，每天胆固醇总摄入量应控制在300mg以内。可以多吃些豆制品。戒烟、酒，如伴有高血压和慢性心力衰竭者应限钠，每天摄入食盐量应少于3克。其他含钠多的食物如咸菜、香肠、豆酱等以不吃为佳。食物细软、少食多餐应尽量吃半流质饮食，如豆腐脑、酸奶、小米红枣粥、馄饨、面条、软米饭及面包等。同时每餐进食量不宜过多，避免加重病情，甚至引起猝死。另外，患者应忌烟酒和辛辣等刺激性食物。

4．注意水和电解质平衡。食物中水的含量应与饮水及输液量一并考虑，使适应心脏的负荷能力。如患者伴有高血压或心力衰竭，应限制钠盐，但临床上亦观察到急性心肌梗死发生后，尿中有钠的丢失，故应根据血液生化指标予以调整。有人研究缺血心肌的营养代谢，认为镁对缺血性心肌病有良好的保护作用，膳食中含一定量的镁，可能有助于降低心肌梗死的发病率与死亡率。成人镁的需要量为300～400mg/日，食物来源为有色蔬菜、小米、面粉、肉、海产品、豆类、香菇、桂圆等。已知钾对心肌的兴奋性、传导性等均有影响，低钾血症易发生心律失常，故应注意如有低钾血症出现，饮食上应予调整，多吃些含钾丰富的食物，如玉米面、甘薯、土豆、藕、小白菜、油菜、香菇、木耳、柚子、杏、香蕉、红枣等。

5．急性心肌梗死伴心功能不全时，常有胃肠功能紊乱，饮食更应注意。发病开始的1～

2天，仅给热水果汁、米汤、蜂蜜水、藕粉等清淡、流质饮食。每日6～7次，每次100～150毫升。若患者的心律失常有所好转，疼痛减轻后，可逐渐增加一些瘦肉、蒸鸡蛋白、稀米粥等饮食。随着病情的恢复，病后6周可采用冠心病的饮食，但饮食仍需柔软，易于消化。

6. 注意高发季节的饮食调配，深秋和冬季是心肌梗死的好发季节，除了保暖防寒外，还应多吃性温和具有活血化瘀功能和营养丰富的食物，尤以各种药粥最为适宜。陈旧性心肌梗死病人的饮食，可按一般冠心病的饮食安排。

7. 膳食安排

(1) 避免暴饮暴食和刺激性饮料，暴饮暴食会加重心肌耗氧，加重或诱发心肌梗死。特别是高脂饮食后，还易引起血脂增高，血液黏稠度增高，局部血流缓慢，血小板易于聚集凝血，而诱发心肌梗死；

(2) 少食易产生胀气的食物，如豆类、土豆、葱、蒜及过甜食物；

(3) 禁食辛辣刺激性食物，如浓茶、白酒、辣椒、可可粉、咖啡等以免心肌受到不良刺激；

(三) 介入治疗后的营养治疗

冠心病介入治疗属于微创方法，身体恢复很快，但是为了保持较好的远期治疗效果，需要在饮食和生活制度上加以注意：

1. 为了预防术后低血压和心排出量过低，不可长时间禁食，因为术前通常已经禁食超过4小时，所以一般在术后即可予以流质饮食。

2. 不要暴饮暴食，或进食过饱。

3. 适当补充抗氧化营养素维生素C、A、E，如术后应用阿司匹林会引起维生素C的耗竭，故需适当补充，青椒、芥蓝、鲜枣、柑橘等果蔬都含有较多的维生素C。

4. 适当补充维生素K，介入治疗后常规应用抗凝药物，这会造成药物性的维生素K缺乏，所以需要注意补充，适当安排豆类、牛奶、绿色蔬菜和鱼类食物能增加维生素K的摄入。

5. 少量饮酒，有助于延缓动脉粥样硬化进展，降低冠心病介入治疗后心脏事件发生率，所谓少量饮酒是指每周饮酒的次数不超过3次，每次饮用红酒不超过75毫升（或啤酒不超过200毫升）。

(四) 冠状动脉手术治疗后的营养治疗

冠脉搭桥术实际上是一种自体血管移植术，损伤较大，并且许多接受手术的人合并有高血压、高血脂、高血糖等情况，不利于手术恢复，故术后营养支持非常重要，营养治疗的关键在于减轻循环负担、避免营养不良。

1. 术后早期病人无法经口进食，可以采取静脉输液的方式给予起码的营养补充，以补充循环血容量、能量和一些维生素、微量元素，保持电解质平衡。

2. 恢复进食后，限制食物中的脂肪，特别是来自动物性食物的饱和脂肪是首要的原则，还应该注意补充充足的蛋白质，含高蛋白又符合低脂肪原则的食物有脱脂奶制品、豆制品、一些飞禽和鱼肉。粮谷制成的半流质食物（粥、汤、藕粉等）适合作为能量的主要来源。

3. 预防药物引起的营养缺乏，一些利尿药对体内钾、钠、镁、钙等电解质平衡的影响很大，抗凝药物会引起胃肠道黏膜损伤，使得铁、钙、维生素等的吸收减少，流失增加，所以冠脉手术后适当补充维生素C、K、E，叶酸、铁剂是必要的，如果原有糖尿病在使用胰岛素，可能还需补充促进能量代谢的维生素 B 族和钾。

4. 保健食品的应用，善用深海鱼油（含 DHA、EPA）可以调节血脂，保障手术的远期效果，不过高纯度、大剂量的不合理应用能带来许多负面的影响，如增加脂质过氧化的危险、增加体内自由基的生成。魔芋、大豆低聚糖等水溶性膳食纤维对于冠脉手术后的病人也是适用的，可以防治手术应激引起的胃肠道功能紊乱，预防便秘。

三、营养护理

冠心病属于生活方式病，戒烟、有氧运动、合理饮食称为“治疗性生活方式的改变”。只有通过改变患者的健康观念，从而改变生活习惯，接受积极的营养干预以及适当的药物、手术、心理等治疗，才能达到防止病变发展、争取逆转，并防止病情恶化和延长病人寿命的目的。

1. 冠心病的一级预防：必须从幼年开始，其预防内容包括：

①控制血压。

②合理饮食结构及热量摄入，避免超重。

对于正处于发育阶段的儿童，需要有足够的营养物质保证，但无限度的饮食又会成为动脉硬化的诱因，因此，儿童营养供给应遵循：优质、适量、多品种的原则，饮食结构应包括低饱和脂肪酸和低盐饮食、高纤维素和高复合碳水化合物饮食。

营养学家将日常摄取的食物分成七个组群，在为儿童配餐时，最好涉及所有的组群，按着每天所需热量来确定品种和数量，最理想的配备至少应有二十个品种。这样有利于维护营养平衡。各组群的划分如下：

A 群：鱼、肉、蛋及豆制品。

B 群：牛乳、乳制品，连骨带肉都可吃的各种杂鱼及其他水产品。

C 群：各种绿黄色蔬菜。

D 群：其他各类蔬菜及水果。

E 群：主食米饭、面食、杂粮及薯类。

F 群：油类。

G 群：各种调料。

③防治高脂血症，降低人群血脂水平。

④积极治疗糖尿病。

⑤饮用硬水。软水地区需补钙、镁。

⑥避免长期精神紧张及过分激动。

⑦积极参加体育锻炼，每人可根据自己本人的特点选择一至两项有益的体育锻炼项目，每周坚持剧烈运动至少 5 次，每次运动应坚持至少 30 分钟，运动量要达到出汗和气短。

⑧严禁吸烟。

2. 冠心病的二级预防：要做到“三早”，即早发现、早处理、早治疗。一级预防的所有措施，对于二级预防都十分重要。同时应避免冠心病发作的诱因，如饱餐、大量饮酒、过度劳累、精神紧张、情绪激动、突然的寒冷刺激等。例如，不要在饱餐或饥饿的情况下洗澡。水温最好与体温相当，水温太高可使皮肤血管明显扩张，大量血液流向体表，可造成心脑缺血。洗澡时间不宜过长，洗澡间一般闷热且不通风，在这样环境中人的代谢水平较高，极易缺氧、疲劳，老年冠心病病人更是如此。冠心病较严重的病人应在他人帮助下进行洗澡。要注意气候变化。在严寒或强冷空气的影响下，冠状动脉可发生痉挛并继发血栓而引起急性心肌梗死。气候急剧变化、气压低时，冠心病病人会感到明显有不适。国内资料表明，低温、大风、阴雨是急性心肌梗死的诱因之一。所以每遇气候恶劣时，冠心病病人要注意保暖，或适当加服扩冠药物进行保护。

二级预防应遵守 ABCDE 五大原则：

A 是指长期服用阿司匹林（aspirin）。

B 是指应用 β-肾上腺素能阻滞剂（β-adrenolytic agent）及严格控制血压（blood pressure）：目前认为是心肌梗死后二级预防的有效药物。它可以降低心率而降低心肌耗氧量，预防心肌缺血及预防猝死。

C 是指坚持使用立普妥等他汀类药物降低坏胆固醇（cholesterol）密度并戒烟（cigarettes)：力劝吸烟者戒烟。吸烟可能诱发冠状动脉痉挛、血小板聚集，减低冠状动脉及侧支循环的储备能力，这些可使冠状动脉病变加重，易诱发再梗死。

D 是指控制饮食（diet）和糖尿病（diabetes）：合理膳食以降低总脂肪、饱和性脂肪和胆固醇摄入，体重超重者要限制总热量，如血脂水平明显异常，可选用血脂调节剂。

E 是指适当锻炼（exercise）身体：放松精神，愉快生活保持心境平和，对任何事情要能泰然处之；参加适当的体育活动但应避免竞争激烈的比赛，即使比赛也应以锻炼身体增加乐趣为目的，不以输赢论高低。一般来说，要达到锻炼的目的，每周至少要有 3 次认真的体育锻炼，每次不少于 20 分钟，但也不宜超过 50 分钟。开始时要先活动一下身体，锻炼结束时要做一些放松活动，不应立即停止活动，更不应锻炼后马上上床休息。绝对不搬抬过重的物品。搬抬重物时必然要弯腰屏气，其生理效应与用力屏气大便类似，是老年冠心病人诱发心肌梗死的常见原因。

3. 所谓冠心病的三级预防是对冠心病患者在服药治疗中防治药源性疾病，防止药物的不良作用，尤其防止肝、肾损伤，防止心肌梗死，防止猝死。老年患者用药应少而精，防止多用与乱用药物。

4. 急性心肌梗死病人饮食应注意以下问题：

①在病起之时不强调营养补充是否充足，只给清淡流质，并且需要控制液体的摄入量，以免加重循环负担。

② 1～2 日后，当症状缓解，病人情况有所好转，方可以提供清淡易消化的软食，要求含有较少的脂肪、胆固醇和盐（每天不超过 3 克），这个时候能量和各种营养素的摄入比以前明显增加了，适合以少食多餐的方式来增加营养摄入，避免一餐过饱。缺血性心肌还需要充足的镁，故应在病人的饮食中适当安排有色蔬菜、小米、海产品、豆制品。

③处于急性心梗缓解期的冠心病患者仍然需要在饮食上做到控制脂肪和盐分，以减轻心脏负担，延缓心力衰竭的发展，改善心脏疾病的预后。有研究认为有规律地食用植物黄酮类食品的人，死于心肌梗死的可能性较小。富含于红茶、洋葱、绿叶菜、西红柿、苹果、葡萄、山楂等饮食中，日常可以山楂煎水代茶饮。

④陈旧性的心梗饮食安排参见冠心病营养治疗一般原则。

第二节　高血压病

1999 年 2 月世界卫生组织 / 国际高血压学会（Word Health Organization / International

Society of Hypertension，WHO/ISH）高血压治疗指南及 1999 年 10 月中国高血压防治指南均将高血压定义为在未服用抗高血压药物的情况下，收缩压（SBP）≥ 140 mmHg 和 /（或）舒张压（DBP）≥ 90mmHg，1mmHg=0.133kPa。测量 3 次非同日血压均符合上述标准，即可诊断为高血压。患者既往有高血压史，目前正服抗高血压药，血压虽已低于 140mmHg/90mmHg，也应诊断为高血压。

一、常见症状

高血压病的症状，往往因人、因病期而异。早期多无症状或症状不明显，偶于体格检查或由于其他原因测血压时发现。常见的症状有：

1．头晕：头晕为高血压最多见的症状。有些是一过性的，常在突然下蹲或起立时出现，有些是持续性的。头晕是病人的主要痛苦所在，其头部有持续性的沉闷不适感，严重的妨碍思考、影响工作，对周围事物失去兴趣，当出现高血压危象或椎一基底动脉供血不足时，可出现与内耳眩晕症相类似症状。

2．头痛：头痛亦是高血压常见症状，多为持续性钝痛或搏动性胀痛，甚至有炸裂样剧痛。常在早晨睡醒时发生、起床活动及饭后逐渐减轻。疼痛部位多在额部两旁的太阳穴和后脑勺。

3．烦躁、心悸、失眠：高血压病患者性情多较急躁、遇事敏感，易激动。心悸、失眠较常见，失眠多为人睡困难或早醒、睡眠不实、噩梦纷纭、易惊醒。这与大脑皮层功能紊乱及自主神经功能失调有关。

二、预防

世界高血压联盟提出，合理膳食、适量运动、戒烟限酒、心理健康为人类心脏健康的“四大基石”，并强调防治高血压，要加强自我保健。平时应注意以下几方面：

（1）减轻体重。超重 10% 以上的高血压病人，体重减少 5 千克就能明显降低血压，同时对减少血脂升高、糖尿病等危险因素有益。

（2）限制食盐。建议每天食盐量小于 6 克。

（3）戒烟。

（4）限制饮酒。提倡不饮酒，有饮酒习惯的高血压病人应限制饮酒量，饮酒可能引起血压升高。

（5）合理膳食。热量适当、必需的蛋白质、低盐高钾钙镁、丰富的维生素和纤维素，避免过多的动物脂肪和高胆固醇。

（6）适当运动。

（7）松弛训练。如松弛默想、练气功、打太极拳等。

（8）心理健康。生活规律、保持良好的心境和情绪稳定。

三、营养与高血压病

1．钠：食盐摄入与高血压病显著相关，食盐摄入量高的地区，高血压发病率也高，限制食盐摄入可改善高血压症状。爱斯基摩人淡食，食盐 4g/d，患高血压病少；日本北部居民食盐 26g/d，高血压发病率为 40%。过多的钠进入机体，刺激“肾素—血管紧张素—醛固酮系统激素”分泌增加，引起细小动脉痉挛，血压升高。同时，由于钠盐吸附水分，大量钠盐进入体内，在肾的保钠排钾功能作用下可导致水钠潴留。肾性高血压可因钠的影响而恶化，减少钠摄入可改善症状。高血压病死者，动脉壁钠和水明显增高。妊娠毒血症若不限钠，病情迅速恶化，给低盐饮食症状改善、血压降低，均说明钠是引起高血压病的主要因素。

2．热能：肥胖者高血压发病率比正常体重者显著增高，临床上多数高血压病人合并有超重或肥胖，两者之间有明显的正相关关系。超重及肥胖的人患高血压的危险性高于体重正常者。而限制热能摄取，使体重减轻后，血压就会有一定程度降低。

3．蛋白质：摄入量在总热量的15%水平或以上，可以降低胆固醇水平、降低血压。不同来源蛋白质对血压的影响不同，蛋白质代谢产生的有害物质，可引起血压波动，某些蛋白可使高血压病和脑卒中的发病率降低，酪氨酸有降低血压的功效；大豆蛋白虽无降压功能，但也有预防脑卒中发生的作用。

4．脂肪和胆固醇：脂肪摄入过多，可引起肥胖症和高血压病，高血压病是冠心病的主要患病因素之一。高脂肪高胆固醇饮食容易致动脉粥样硬化，故摄入过多的动物脂肪和胆固醇对高血压病防治不利。

5．其他营养素：维生素C和B族维生素，可改善脂质代谢，保护血管结构与功能。

6．烟、酒和茶：卷烟中尼古丁刺激心脏，心跳加快，血管收缩，血压升高；促使钙盐、胆固醇等在血管壁上沉积，加速动脉粥样硬化的形成。传统医药认为少量饮酒可扩张血管，活血通脉，助药力，增食欲，消疲劳。饮酒与高血压之间有明显相关性。与不饮酒的人群相比，持续饮酒的男性在4年内发生高血压的危险性增加40%。重度饮酒者（相当于每天饮65g酒精）高血压发病率是不饮酒者的两倍。长期饮酒者体内的升压物质含量较多。同时酒精还能影响细胞膜的通透性，使细胞内游离钙浓度增高，引起外周小动脉收缩，导致血压升高。所以高血压患者以不饮酒为宜。一时难于戒酒者，每天饮酒量应控制在少于20克（每日红葡萄酒50～100ml，或白酒25毫克，或啤酒300毫克左右）。茶叶中的茶碱和黄嘌呤等多种成分对防治高血压病的有效，其中以绿茶为好。

7．营养素与药物相互作用

治疗高血压病时，常用单胺氧化酶抑制剂如优降宁等治疗，用药期间病人不宜食用含酪胺高的食物，如扁豆、蘑菇、腌肉、腌鱼、干酪、酸牛奶、香蕉、葡萄干、啤酒、红葡萄酒等食物。酪胺可促使去甲肾上腺素大量释放，使血压急剧升高而发生高血压危象。

另外降压治疗时，病人不宜服用天然甘草或含甘草的药物，如甘链片；因甘草酸可引起低钾血症和钠潴留。

用利尿药时易起电解紊乱，应注意调整食物中钠、钾、镁含量。

茶叶易和药物结合沉淀，降低药物效果，故服降压药时忌用茶水送服。

四、营养治疗的原则

营养治疗要适量控制热能及食盐量，降低脂肪和胆固醇的摄入水平，控制体重，防止或纠正肥胖，利尿排钠，调节血容量，保护心、脑、肾血管功能。采用低脂低胆固醇、低钠、高维生素、适量蛋白质和热能饮食。

1．限制总热能：控制体重在标准体重范围内，供能可按20～25kcal/kg·d。另外每餐不要过饱，因为饱餐可使高血压患者的血管舒张调节功能降低，从而引起血压的显著波动。

2．适量蛋白质：调配饮食时应考虑蛋白质生理作用，应选高生物价优质蛋白，按1g/kg

补给，其中植物蛋白质可占 50%，可多选食豆腐及豆制品、脱脂牛奶、酸奶、鱼虾、鸡肉、牛肉、鸡蛋白、猪瘦肉等。

3．限制脂类：减少脂肪，限制胆固醇；脂肪供给＜总能量的 25%（或 40～50g/d），（S＜总能量的 10%，P 占 10%，M 占 10%），烹调多选用植物油（除椰子油外），豆油、菜油、花生油、芝麻油、玉米油、红花油等植物油均含维生素 E 和较多亚油酸，对预防血管破裂有一定作用。可多吃一些鱼，海鱼含有不饱和脂肪酸，能使胆固醇氧化，从而降低血浆胆固醇，还可延长血小板的凝聚，抑制血栓形成，预防中风，还含有较多的亚油酸，对增加微血管的弹性，预防血管破裂，防止高血压并发症有一定作用。同时患高脂血症及冠心病者，更应限制动物脂肪摄入。如长期食用高胆固醇食物，如动物内脏、脑髓、蛋黄、肥肉、贝类、乌贼鱼、动物脂肪等，可引起高脂蛋白血症，促使脂质沉积，加重高血压病，故饮食胆固醇应在 300～400mg/d。

4．进食多碳水化合物：宜占总能量的 50%～60%，主食除米面外，鼓励多吃各种杂粮及豆类，如小米、玉米面、燕麦片、高粱米、芸豆、红豆、绿豆等，它们含有丰富的膳食纤维，能促进肠道蠕动，有利于胆固醇的排出。葡萄糖，果糖及蔗糖及各类甜点心、含糖饮料等，均有升高血脂之忧，故应少用。

5．矿物质和微量元素

（1）钠：食盐含大量钠离子，人群普查和动物试验都证明，吃盐越多，高血压病患病率越高，每天吃 10g 盐，发病率为 10%，而 20g/d 则为 20%，限制食盐后血压降低。低钠饮食时，全天钠应保持 500mg，维持机体代谢，防止低钠血症。我国人食盐摄入量较高，平均每人每天约 12～16g 以上，但不同的地区也有差异，世界卫生组织建议每人每天食盐摄入量以低于 5g 为宜。我国膳食中的钠 80% 来自烹饪时的调味品和含盐高的腌制品，包括食盐、酱油、味精、辣椒酱、腌熏食品（如咸菜、咸肉、咸鱼、酱菜）等。因此限盐首先要减少烹调用调料，少食各种腌制品。对轻度高血压或有高血压家族史者，每日食盐量 3～5g。中度高血压，每日 1～2g 食盐（折合酱油 5～10ml）。重度高血压，应给予无盐膳食。限制钠盐的摄入，可使许多病人血压降低，并且可减少对降压药的需求。

（2）钾：限钠应注意补钾，钾钠比至少 1.5：1；有些利尿药可使钾大量从尿中排出，故应供给含钾丰富食物或钾制剂。含钾高食物有紫菜、龙须菜、菠菜、豌豆苗、多叶青菜、莴笋、芹菜、丝瓜、茄子、香蕉、西红柿、柿子、橘子、桃、橙、葡萄干、西瓜、大豆、马铃薯、玉米。每天吃两个西红柿和两棵菠菜就能补充大约 1 克的钾，满足人体的需要。

（3）钙：钙治疗高血压病有一定疗效，1000mg/d，连用 8 周可使血压下降；部分人不给降压药，亦可使血压恢复正常。奶和奶制品是钙的主要来源，其钙含量丰富，吸收率也高。发酵的酸奶更有利于钙的吸收。虾皮、鱼、海带、芝麻酱中也含有丰富的钙。

（4）镁：高血压患者使用某些利尿剂，可使镁的排泄增加。国外学者推荐，对这类患者可按每公斤体重每日给予 8mg 镁剂补充，以防止低镁。镁含量较高的食物有：粗粮、豆制品、坚果类、绿叶蔬菜、肉类、海产品等；

（5）碘含量较高的食物多见于牡蛎、瘦牛肉、瘦羊肉、瘦猪肉、黄鱼、海带、紫菜、花生、燕麦杏仁、榛子、荔枝等，故高血压病人可适当摄食上述食物。

6．维生素及膳食纤维：

多吃绿叶蔬菜和新鲜水果，它们富含多种维生素及膳食纤维，有助于高血压病的防治。美国波士顿大学医学院等研究每日 500mg 维生素 C，一个月后，高压低压都降低了 9%，病人的高压从 155 降到 142，低压从 87 降到 79。大剂量维生素 C 可使胆固醇氧化为胆酸排出体外，改善心脏功能和血液循环。橘子、大枣、番茄、芹菜叶、油菜、小白菜、莴笋叶等食物中，均含有丰富的维生素 C。

7．膳食安排：

（1）以谷类为主：根据不同年龄、性别和体力活动强度，其食用量掌握在 300～500 克左右。同时注意粗细搭配，多吃一些粗粮、杂粮（包括薯类）。

（2）多吃新鲜蔬菜和水果：保证每天食用新鲜蔬菜 400～500 克，水果 100～200 克，以增加膳食中有益于心血管健康的维生素 C，胡萝卜素，膳食纤维，钾等营养素的摄取量。

（3）豆类及豆制品：可以提供优质蛋白，并补钙，大豆蛋白虽无降压作用，但也有报告有防止脑卒中与降低血胆固醇的作用。平均每日可食用 50 ～ 100 克。

（4）奶类：每天 250 克牛奶或一瓶酸奶，以增加钙的摄入。

（5）肉、禽类：每天 50～100 克，应以含优质蛋白的瘦肉和禽类为主，动物内脏是高胆固醇食物，应少吃或不吃。

（6）蛋类：可提供优质蛋白，但胆固醇含量较多（一个鸡蛋含 300 毫克胆固醇），因此，每天食用不超过 1 个，合并冠心病患者，每周不超过 3 个。

（7）鱼类：鱼类中所含的优质蛋白和多不饱和脂肪酸有利于心血管防治，近年来临床着重研究鱼油的多不饱和脂肪酸，尤其是二十碳五烯酸（EPA）与二十二碳六烯酸（DHA）对改善血液凝固的良好作用。有人报告摄食富含 EPA 与 DHA 的沙丁鱼油和青花鱼油等可使血小板凝集和血液粘度降低。认为鱼油的这些作用对防止动脉硬化、冠心病和血栓形成有好处。血脂分析表明，食用鱼油者血胆固醇含量降低，而磷脂 / 胆固醇比值却明显增高。可多吃一些，如每周 1～2 次，每次食用 150～200 克。近年来还发现某些水产品，尤其是甲壳类动物的壳中含有一种降低血胆固醇的有效成分一甲壳素。动物实验表明，若于饲料中加入 2%～5% 甲壳素，则可引起血胆固醇和甘油三酯明显下降，其调节血脂的作用甚至可与有效降脂药物消胆胺相比。甲壳素无明显副作用。

（8）食用油：每天 25 克，应选用饱和脂肪少的植物油，少用或不用动物油。

（9）糖果和糕点：不宜多吃。进食太多甜食容易引起肥胖。

（10）合理分配三餐：注意定时定量，不暴饮暴食，避免过饱。一般早、中、晚的能量分别占总能量的 30%、40%、30%。

（11）膳食宜清淡：主张氽、煮、炖、清蒸、凉拌等烹调方式。忌食兴奋神经系统的食物：浓茶、咖啡以及辛辣的刺激性食物。忌食油炸食物。

（12）少盐多醋：可在菜肴烹调好后再放入盐或酱油，以达到调味的目的。也可以先炒好菜，再醮盐或酱油食用。在注意减少钠盐的同时，应注意食物中的含钠量，例如挂面含钠较多。蒸馒头时，避免用碱，应改用酵母发面。可用食盐代用品如无盐酱油等，都有利于高血压病患者。醋：患高血压和动脉硬化的人，每天喝适量的醋，可减少血液流动的阻塞。

（13）应饮茶戒烟，最好忌酒。

（14）多吃能保护血管和有降血压及降血脂作用的食物：

①能降压的食物有芹菜、荠菜、胡萝卜、番茄、荸荠、黄瓜、木耳、香蕉等。

②降脂食物有山楂、香菇、大葱、大蒜、洋葱、海鱼、绿豆、海带、豆腐及豆制品等。此外草菇、香菇、平菇、蘑菇、黑木耳、银耳等蕈类食物营养丰富，味道鲜美，对防治高血压病、脑出血、脑血栓均有较好效果。

8．高血压合并症营养治疗：参见相应章节。

五、营养护理

1．重视高血压的预防宣教，提高知晓率：可以“人类心脏健康的四大基石：合理膳食、适量运动、戒烟限酒、心理健康”为主要内容。

2．高血压患者的营养护理宣教可侧重以下几点：

（1）适量控制热能，防止或纠正肥胖。

（2）减少食盐量。

（3）降低脂肪和胆固醇的摄入水平。

（4）戒烟限酒。

（5）具体膳食安排参见营养治疗部分。

第三节　心力衰竭

心力衰竭取决于基本病因及受累的部位，如心肌、瓣膜或传导系统。可分为急性、慢性、代偿性和失代偿性心功能不全等不同表现。慢性心力衰竭（充血性心力衰竭）进展缓慢而伴有水、钠潴留。其常见病因为冠心病、高血压性心脏病、心肌炎、心瓣膜病、肺心病、风湿性心脏病、肾炎和先天性心脏病等。本病的治疗除控制病因外，主要在于减轻心脏负荷，增加心肌收缩力和减少钠潴留。合理营养和饮食措施对本病的治疗和康复有重要意义。

一、营养代谢

以往一直认为心脏不易受饥饿和营养不良的危害，这种错误的看法延续了近一个世纪。实际上，心脏和其他器官一样，在营养供给不足时，也会出现萎缩、纤维化、软弱无力等症状。心力衰竭时，营养代谢非常重要，足够的营养对心脏的功能犹如汽油和发动机的关系一样密切。

心力衰竭患者钠和水代谢的功能不足，临床上难以判断体液平衡，如果发生液体超负荷，就很容易导致充血性心力衰竭。对这类患者进行营养治疗有一定的难度。在心输出量极低的病例，应用高渗糖溶液静脉营养易发生高血糖症。原因是 α－肾上腺素刺激周围血管收缩，目的是保证冠状动脉与脑循环有适量的血流，这样就降低了内脏和肌肉的血流量。如输液速率稳定后，突然出现高血糖与尿糖，且无其他原因可究，提示心输出量继续降低，应及时减慢输液速率，并使用胰岛素。心力衰竭的营养治疗，常因其他主要问题，如疾病本身、呼吸系统、肾、中枢神经系统功能障碍的治疗而被掩盖，没有引起重视，可导致不同程度的营养不足或蛋白质一热能营养不良。在无急性应激状态时患者能勉强维持生存。如存在应激、促进伤口愈合或抗感染时，需要进行营养治疗。

慢性心力衰竭是一种预后较差的临床综合征，随着病程的进展，患者逐渐出现消瘦、乏力、运动耐量下降，呈现恶病质状态，称之为心力衰竭恶病质综合征。恶病质是心力衰竭患者死亡的强力的独立预测因子，心力衰竭恶病质患者的自然死亡率及术前死亡率均较单纯心力衰竭患者高。充血性心力衰竭的研究表明，随着人口的老龄化，在 80 岁以上的人群中心力衰竭的患病率达到了 30%～50% 的心衰患者有不同程度的营养不良。对慢性心衰住院病人的营养调查表明，恶病质的发生率高达 50%～68%。对于心力衰竭恶病质综合征简述如下：

1．心力衰竭恶病质综合征的认识

对慢性心力衰竭患者体重的减轻，临床医师早已观察到，但始终未引起足够重视，人们对从心力衰竭发展到心力衰竭恶病质的机制了解很少。恶病质这个术语包括了两个方面的含义，即炎症和摄食不足所致分解代谢状态。近年来较为广泛接受的定义是：心力衰竭病程超过 6 个月，体重较原体重减轻 7.5%，同时需除外恶性肿瘤、甲状腺疾病以及严重的肝疾病。

2．心衰恶病质综合征的发病机制

心力衰竭恶病质综合征的基本原因为营养摄入和消耗之间的不平衡，但发病机制目前尚不很清楚，其发病机理很难用单一因素来解释。

3．治疗措施

（1）营养支持疗法：尽管营养支持可增加氧耗量，但对心衰恶病质患者给予营养支持治疗是十分安全的，并能增加肌肉组织量。对无营养不良的稳定性心衰患者给予营养支持并不能改善症状。但对那些必须接受手术治疗患者，手术前后给予营养支持是十分重要的。

（2）锻炼：心衰患者劳累性疲乏是由于周围血流减少、代谢异常及骨骼肌萎缩所致。康复性锻炼可使其缓解，并可提高运动能力及无氧代谢阈值。中等强度锻炼对于心功能Ⅰ级～Ⅲ级的心衰恶病质患者。

（3）药物：对脓毒血症及风湿性关节炎研究表明，非特异药物（可的松、Pentox-fyuine、硫酸肼屈嗪）及特异药物（单克隆抗体、TNFA 受体及 IL-1 受体拮抗剂）能降低细胞因子水平并部分抑制其生物活性。

二、营养治疗

（一）营养治疗原则

在减轻心脏负荷的同时，供给心肌充足的营养，维护心肌的功能：主要是少食多餐，食物应容易消化吸收，限制钠盐，防止水肿，保护心脏。

（二）营养治疗要求

1．急性心力衰竭：

（1）2～3 天内以流质饮食为主，每天总能量 2.09～3.35MJ（500～800kcal），液体量约 1000ml。

（2）应少食多餐，避免一次量过多，餐次，每日 4～5 餐，以防引起心律失常。

（3）可进食藕粉、米汤、菜水、去油过筛肉汤、淡茶水、红枣泥汤等。

（4）不宜食用胀气、刺激性的流质：豆浆、牛奶、浓茶、咖啡。

（5）还应结合血中电解质及病情变化，调整饮食中钾、钠供给。

（6）随着病情稳定，逐渐过渡到半流质饮食，然后进软食。参见慢性心力衰竭部分。

2．慢性心力衰竭：

（1）适当限制热能的摄入：心力衰竭症状明显时，能量 2.5MJ（600kcal），逐渐加至 4.2～6.3MJ（1000～1500kcal）能量。已知肥胖不论对循环或呼吸都是不利的，特别是当心力衰竭发生时，由于它可引起膈肌的抬高，肺容积的减少及心脏位置的变化，因而成为一个更加严重的因素。此外，肥胖还将加重心脏本身的负担，因此宜采用低热能饮食，以使患者的净体重维持在正常或略低于正常的水平，而且，低热量饮食将减少身体的氧消耗，从而也减轻心脏的工作负荷。

（2）限制钠盐：根据充血性心力衰竭的病情轻重，选用低盐、无盐、低钠饮食。

低盐：即全日供钠量应＜2000mg（食盐含钠391mg/g，相当于食盐5g），忌一切咸食，烹调时可用食盐2～3g/d，或相当于酱油10～15ml。对于轻度心力衰竭，无水肿患者适用。

无盐：即烹调时不添加食盐及酱油，全天主副食中含钠量＜1000mg，对于中度心力衰竭，水肿不能消退者适用。

低钠：即除烹调时不添加食盐及酱油外，应用含钠在100mg%以下的食物，全天主副食含钠量＜500mg，对于重度心力衰竭，水肿和肺充血仍未控制者适用。

大量利尿时应适当增加食盐的量以预防低钠综合征。

（3）限制水分：充血性心力衰竭中水的潴留主要继发于钠的潴留。身体内潴留7g氯化钠的同时，必须潴留1升水，才能维持体内渗透压的平衡，故在采取低钠饮食时，可不必严格限制进水量。事实上，摄入液体反可促进排尿而使皮下水肿减轻。国外学者认为，在严格限制钠盐摄入的同时，每日摄入2000～3000ml水分，则钠和水的净排出量可较每日摄入量1500ml时为高，但超过3000ml时则不能使钠和水的净排出量有所增加，考虑到这种情况，加上过多的液体摄入可加重循环负担，故国内学者主张对一般患者的液体摄入量限为每日1000～1500ml（夏季可为2000～3000ml），但应根据病情及个体的习惯而有所不同。对于严重心力衰竭，尤其是伴有肾功能减退的患者，由于排水能力减低，故在采取低钠饮食的同时，必须适当控制水分的摄入，否则可能引起稀释性低钠血症，这为顽固性心力衰竭的重要诱因之一。一旦发生此种情况，宜将液体摄入量限制为500～1000ml，并采用药物治疗。

（4）适当限制蛋白质：一般说来，对蛋白质的摄入量不必限制过严，每天每公斤体重1g，每天50～70g，但当心衰严重时，则宜减少蛋白质的供给，可给予蛋白质25～30g，逐渐加至40～50g，病情稳定后，每天每公斤体重0.8g。蛋白质的特殊动力学作用可能增加心脏额外的能量要求和增加机体的代谢率，故应给予不同程度的限制。

（5）碳水化合物的摄入：供给按（300～350g）/d，因其易于消化，在胃中停留时间短，排空快，可减少心脏受胃膨胀的压迫。宜选食含淀粉及多糖类食物，避免过多蔗糖及甜点心等，以预防胀气、肥胖及甘油三酯升高。

（6）限制脂肪：肥胖者应注意控制脂肪的摄入量，宜按（40～60g）/d。因脂肪产热能高，不利于消化，在胃内停留时间较长，使胃饱胀不适；过多的脂肪能抑制胃酸分泌，影响消化；并可能包绕心脏、压迫心肌；或腹部脂肪过多使横膈上升，压迫心脏感到闷胀不适。

（7）补充维生素：充血性心力衰竭患者一般胃纳较差，加上低钠饮食缺乏味道，故膳食应注意富含多种维生素，如鲜嫩蔬菜、绿叶菜汁、山楂、鲜枣、草莓、香蕉、橘子等，应给予充足的维生素，特别是维生素C和B族维生素，以保护心肌。维生素B_1缺乏可招致脚气性心脏病，并诱发高排血量型的充血性心衰竭。叶酸缺乏可引起心脏增大伴充血性心力衰竭。

（8）补充矿物质：

①钾：充血性心力衰竭中最常见的电解质紊乱之一为钾的平衡失调。成人每日约需钾3～4g，临床中最常遇到的为缺钾，主要发生于摄入不足（如营养不良、食欲缺少和吸收不良等）；额外丢失（如呕吐、腹泻、吸收不良综合征）；肾丢失（如肾病、肾上腺皮质功能亢进、代谢性碱中毒、利尿剂治疗）以及其他情况（如胃肠外营养、透析等）。出现低钾血症，引起肠麻痹、心律失常，呼吸麻痹等，并易诱发洋地黄中毒等，这时应摄食含钾高的食物，

如干蘑菇、紫菜、荸荠、红枣、香菜、香椿、菠菜、苋菜、香蕉、橘子、番木瓜及谷类等。如因肾功能减退，出现高钾血症时，则应选择含钾低的食物。

②钙：与心肌的收缩性密切相关。给予适量的钙以维持正常的心肌活动，每日需钙600～800mg。高钙可引起期外收缩及室性异位收缩，低钙又可使心肌收缩性减弱，故保持钙的平衡在治疗中有积极意义。轻度患者对控制饮食中钾和钠以及停用保钾利尿剂反应良好，中度或重度高钾血症宜立即采用药物治疗。

③镁：能帮助心肌细胞解除心脏的毒性物质，能帮助维持正常节律，在充血性心力衰竭中可因摄入不足、利尿剂等药物导致排出过高或吸收不良，均能使镁浓度降低，如不及时纠正，可进一步加重心力衰竭至诱发洋地黄中毒。增加镁的摄入对治疗有利。

（9）膳食安排

1）可选用的食物　因心功能不全时，肝及消化道淤血，消化能力减弱，病人所用膳食应以半流质和软饭为主，宜选用体积小且易消化的食物，如：①粮谷类：大米、面粉、小米、玉米、高粱等；②豆制品：豆腐、豆浆等，豇豆、鲜豌豆也可吃；③蔬菜类：除含钠高的芹菜、青萝卜、油菜心、空心菜、茼蒿、菠菜、卷心菜等外，其他蔬菜均可食；④水果：除含安息香酸钠的罐头、果汁制品，其他均可食；⑤猪肉、鸡肉、牛肉、淡水鱼肉中含钠量中等，每日摄入量控制在120g以内；⑥鸡蛋、鸭蛋每日或隔日可吃一个；⑦牛奶每日不超过250g（含钠125mg），最好用豆浆代替牛奶；⑧油脂类：以植物油为主；⑨饮料：淡茶；⑩调料：醋、糖、胡椒、葱、姜、咖喱。

2）禁用食物　A．含钠较多的食物：①食盐、苏打、发酵粉、石碱制成的馒头、饼干、面包、挂面等，有碱的馒头120g含钠量相当于食盐约1g；②含食盐及安息香酸的灌头、肉松、香肠、火腿、腊肉、咸肉、松花蛋等；③咸鱼、熏鱼及含钠高的海鱼；④腐乳、豆腐干等；⑤乳酪、奶油；⑥各种含钠饮料（汽水、啤酒等）及调味品（酱油、番茄酱、味精、豆瓣酱）；⑦糖果（多数糖果含食盐）如葡萄干、巧克力、果仁含钠量均高；⑧咸菜、酱菜、榨菜及部分含钠高的蔬菜。B. 刺激性大、产气性强、含嘌呤多的食物：如浓茶、烈酒、干豆、葱、蒜、辣椒、鱼肉之浓汁等。此外，戊巴比妥钠、溴化钠、谷氨酸钠、乳酸钠、碳酸氢钠等药物中也含一定的钠，应予主意。

3）烹调要求　由于食盐的限制，烹调时可适当添加糖醋、无盐酱油、代盐、少钠酱等。代盐、无盐酱油含较多的钾，不能过量使用，以免发生高血钾症。

少钠酱制法：黄豆加水煮烂．不断搅拌使成粥状，冷后加面粉制成团状物，置于通风处发酵，逐渐长出绿毛，经20天左右，称重，每市斤加水1000ml、氯化钾75g、氯化氨15g，置20℃左右室温下一周后，移至日光下曝晒，时晒时搅。应用时，先用食油炒透，以增进色、香、味，此品每100g含钠0.75g，每日若用50g，摄钠仅380mg，符合心脏病人的要求。

4）餐次安排　应少量多餐，每日5餐，避免过饱引起胃肠道过度充盈，使膈肌升高，增加心脏负担，诱发心律失常或心绞痛。

三、营养护理

对于已确诊为心衰的病人，除应坚持药物的终身治疗外，病人的行为和生活方式需要做一系列的调整和改变，应重视健康教育在营养护理中的作用，既不能加重病人心脏负担，又不能过分限食造成营养不良，甚至恶病质。

1. 急性心力衰竭2～3天内以流质饮食为主，随着病情稳定，逐渐过渡到半流质饮食然后进软食。

2. 为减轻心脏负荷，避免一次进食过饱。

3. 为保证充足的营养，少食多餐。

4. 为防止水肿，要低盐、控制水分的摄入。

5. 适当运动，心理平衡，保证充足的睡眠。

6. 戒烟限酒，以减轻心脏不必要的负担。

（宋玉兰　邹凌燕）

第十六章　泌尿系统疾病

第一节　肾　炎

一、急性肾小球肾炎

急性肾小球肾炎（acute glomerulonephritis），简称急性肾炎，是机体对某些致病因素（常见为溶血性链球菌）产生免疫反应后，形成抗原抗体复合物，沉积在肾小球所引起的一系列反应。它造成肾小球病变，滤过膜的质（通透性）和量（面积）都受到损害，而肾小管功能基本正常，致使肾小球滤过率急剧下降，而远端肾小管对钠及水的重吸收相对正常，起病急骤，临床表现为眼睑或全身紧张性水肿、血尿（肉眼或镜下血尿）及高血压，约 20% 的患者可出现大量蛋白尿。少数重症病人可出现循环充血（肺水肿或心力衰竭）、高血压脑病及急性肾衰竭。好发于儿童或青少年。儿童预后良好，仅约 2% 可能转为慢性。由于该病常并发一些蛋白质代谢的紊乱，及时配合临床进行饮食控制可有效缓解病情发展。

（一）营养治疗的目的

1．减轻肾负担，减轻因蛋白质分解而引起的血清尿素氮水平升高，消除水钠潴留引起的水肿，使升高的血压下降。

2．纠正电解质紊乱。

3．维持机体的营养需要。

（二）营养治疗的原则

1．轻型

患者膳食中蛋白质和食盐稍加限制即可。每日蛋白质在 0. 8g/kg，食盐摄量 4g/d，可根据水肿和高血压情况适当调整。

2．中度和重度

中度和重度型病人由于体内氮质潴留，膳食控制比较严格。

（1）总能量：因患者必须卧床休息，每日热能不宜过高。总能量按 0.10～0.13MJ（25～30kcal）/（kg・d）为宜，全日约 6.69～8.37MJ（1600～2000kcal)/d 能量。食物中碳水化合物和脂肪为主要能量的来源，大约占总热能的 90% 左右，充足的碳水化合物既可防止热能不足，又能保证蛋白质在有限数量内充分用于组织的修复，每日可供给 300 ～ 400g，宜增加甜点心以及富含淀粉的粉皮、凉粉等。脂肪总量虽然不必严格限制，但由于急性肾小球肾炎常伴高血压，并且患者需卧床休息，消化功能差，故须少给富动物油脂食品及油煎油炸食品。一般每日供给 50 ～ 60g。

（2）蛋白质：应严格限制。若尿素氮超过 60mg%，每日供给蛋白质按 0.3 ～ 0.5g/kg（标准体重）计，应控制在 20～40g/d，相当于内生性代谢氮，以减轻肾负担。低蛋白质膳食不宜长期采用，一旦血中尿素氮正常，肌酐清除率也接近正常，无论有或无蛋白尿，蛋白质的供给量应逐步增加，但最好不要＞ 0.8g/（kg・d），以利肾功能的恢复。待病人情况稳定 2 ～ 3 个月后，才可逐渐恢复正常量。

在限量范围内应设法选食优质蛋白质食品（优质蛋白＞60%），如鸡蛋、牛奶、瘦肉、鱼等富含必需氨基酸且非必需氨基酸少的食物。是否可以选用豆类及其制品，目前仍有争议。

（3）水分：应视每日的尿量多少而控制人液量。在少尿期应严格记录出入液量。一般掌握的方法是除了补充前一天排出的尿量以外，再额外摄入 500 ～ 1000ml。凡尿量过少伴有水肿者，每日入液量就应小于 1000ml。但当患者有发烧或呕吐时，应酌加饮水量，并可供给橘子水、柠檬水等利于治疗。尿闭者按急性肾衰竭处理。

（4）钠盐：病人若出现水肿及高血压就应当采用低盐、无盐甚至低钠膳食。

（5）矿物质：增加钙、锌、铁的摄入量，提高钙的摄入量为 1000 ～ 1500mg/d。由于奶类液体量大，摄入不能太多，故可以钙制剂供给。少尿、无尿或血钾升高时，钾的排出发生障碍，应限制钾的摄入，避免食用含钾高的食物，如蔬菜类、动物内脏及水果类。尿量在 1000ml 时，可用无盐酱油调味，尿少时不宜用，防止高血钾。多尿（或用利尿剂）补钾。

（6）充分供给各种富含维生素的食品，尤其富含维生素 B、C 的食物，维生素 C 可以对抗过敏反应，利于肾恢复及预防贫血，每天可多吃些新鲜的水果蔬菜。

（7）膳食安排：

①如有恶心、呕吐和食欲差，可增加餐次。

②食物烹制要清淡、注意色、香味、形，注意食谱的顺应性。例如，醋熘卷心菜、西红柿炒鸡蛋、炒胡萝卜丝等。

③多食用蔬菜水果乳类等成碱性食物。急性肾炎时尿液偏酸，供给成碱性食物也可使尿液近中性，有利于治疗。成碱性食物参见表 18-2-1。恢复期宜选用消肿利水食物：如山药、红枣、赤小豆、苡仁、茯苓粥、鲤鱼、莲子、绿豆、甲鱼、鸭、鲫鱼、冬瓜等，可加速健康的恢复。

④少用或忌用过咸及辛辣刺激食物，如酒、葱、姜、虾米、海腥食物等。

⑤限制食用的食物：（a）成酸性食物：参见表 16-1-2。（b）富钠食物：参见表 16-1-3。（c）富钾食物：参见表 16-1-4。（d）富嘌呤食物：参见表 18-2-1。

⑥急性肾小球肾炎病人低蛋白食谱举例参见（表 16-1-5）。

表 16-1-1　成碱性食物

大豆＋2.2	萝卜＋9.3	藕＋3.4	牛奶＋0.3	豆腐＋0.2
胡萝卜＋8.3	葱头＋2.4	柿子＋6.2	扁豆＋5.2	南瓜＋3.8
黄瓜＋4.6	土豆＋5.2	海带＋14.6	苹果＋8.2	香蕉＋8.4
草莓＋7.8	西瓜＋9.4	梨＋8.4	茶＋8.9	

表 16-1-2　成酸性食物

牛肉—5.2	猪肉—5.6	鸡肉—7.6	蛋类—18.8	鲤鱼—6.4
鳗鱼—6.6	牡蛎—10.4	干鱿鱼—4.8	虾—1.8	啤酒—4.3
芦笋—0.2	紫菜—0.6	大米—11.7	面粉—6.5	糙米—10.6
花生—3.0	大麦—2.5	面包—0.8		

表 16-1-3　食物中钠的含量（mg%）

西瓜	2.6	丝瓜	19	藻儿菜	44	芹菜	120
花生	5.0	芋头	19	红枣	44	紫菜头	130
白葡萄	8.1	猪肝	20	黄豆芽	47	干香菌	130
倭瓜	8.2	对虾	20	牛奶	51	葡萄干	133
龙须菜	8.4	菜瓜	20	香椿	53	高粱	140
甜柿椒	9.4	藕粉	21	大白菜	55	生菜	140
西葫芦	9.5	牛肝	22	生菜（团菜）	57	白萝卜	140
桃	9.8	菜花	22	稻米（次）	58	绿苋菜	160
鸭梨	10	荸荠	22	北豆腐	59	油菜	170
柠檬	10	橘子	23	可可	59	洋白菜	170
蔛子	10	核桃	23	心里美萝卜	59	胡萝卜	170
番茄	10	杏	24	精白面	60	菠菜	200
牛肉	11	大葱	25	青甜瓜	61	甘蓝菜	200
猪肉	11	黄瓜	26	杏干	62	红苋菜	220
南瓜	11	茄子	26	萝卜	68	空心菜	240
鸡	12	苤蓝	27	梅	69	香菜	260
紫葡萄	12	黄金瓜	28	鸡蛋	73	萝卜缨	260
柿子	13	杏仁	29	金花菜	73	干酸枣	260
鲜香菇	13	冬菇	31	稻米（高）	78	蒿子杆	270
苹果	14	白薯	31	小白菜	80	黄豆	310
珍珠笋	14	藕	32	嘎嘎菜	81	雪里红（咸）	360
冬瓜	14	紫菜苔	33	鸭蛋	82	紫菜	670
莴笋	14	土豆	34	盖菜	83	松花蛋	740
菠萝	14	慈菇	34	扁豆	81	五香介菜头	3340
山药	15	豇豆	36	塌棵菜	100	稀酱油	3880
角瓜	16	韭菜	36	黄玉米	110		
豌豆	18	鲜蚕豆	36	小米（细）	120		
绿豆芽	19	黄花菜	43	南豆腐	120		

表 16-1-4 食物中钾的含量（mg%）

含钾量低的食物				含钾量高的食物			
菜瓜	88	绿豆芽	160	牛肉	330	春笋	480
南瓜	69	青菜	130	猪肉	330	百合	490
藕粉	0	米	90	鸡肉	340	紫萝卜头	440
鸡蛋	60	面条	11	菠菜	350	干红枣	430
鸭蛋	60	面粉	120	黄豆芽	330	鲜蘑菇	280
皮蛋	70	挂面	46	韭菜	380	杏子	370
团粉（干）	15	干菜	100	青蒜	300	藕	350
白薯	110	梨	110	红苋菜	320	红高粱	440
芝麻酱	140	白葡萄	71	绿苋菜	410	玉米（黄）	270
空心菜	150	紫葡萄	42	芹菜	370	豇豆	210
冬瓜	170	西瓜	22	油菜	430	扁豆	200
夜开花	180	橙子	160	太古菜	450	番茄	250
白萝卜	170	柿子	170	菜花	390	丝瓜	220
嫩豆腐	84			荠菜	470	苦瓜	200
蒜头	130			香椿	400	干蘑菇	4660
蒜苗	150			香菜	570	冬菇	1320
				黄花菜	380	紫菜	1640
				洋芋	590	榨菜	1260
				荸荠	370	川冬菜	1240
				冬笋	490	干玉兰片	2260

表 16-1-5 急性肾小球炎病人低蛋白食谱举例

餐别	名称	食物	重量（g 或 ml）
早餐	冲藕粉	藕粉	25
	糖包	面粉	50
		白糖	20
	卤牛肉	牛肉	30
早点心	苹果	苹果	100
午餐	米饭	大米	50
	炒西葫芦	西葫芦	200
	糖拌西红柿	西红柿	200
		白糖	20
午点心	酸牛奶	酸牛奶	100

续表

餐别	名称	食物	重量（g 或 ml）
		白糖	20
晚餐	麦淀粉面条	麦淀粉	100
	冬瓜鸡丁	冬瓜	200
		鸡脯肉	50
	全日烹调油	色拉油	20
蛋白质 31.53g	脂肪 25.93g	碳水化物 290.96g	热量 1447kcal
钙 308.80mg	磷 490.05mg	钾 1314.25mg	钠 109.49mg

（三）营养护理要点

①急性肾小球肾炎营养护理应因人而异，应在了解病情的前提下，具体指导。

②蛋白质供给量，根据患者蛋白尿的程度及肾功能状况而定。

③水、电解质供给量，应同时兼顾患者的水肿程度、高血压、尿量等情况。

二、慢性肾小球肾炎

慢性肾小球肾炎是一种多病因引起的肾小球免疫性炎症，肾损害的基本表现是不同程度的血尿、蛋白尿、管型尿。多数潜伏起病，少数由急性肾炎迁延不愈而致。临床表现为不同程度的蛋白尿、镜下血尿、水肿、高血压、肾功能损害。

本病有不同程度的肾功能损害，好发于成人，小儿较少见。

（一）营养治疗的目的

1. 降低机体蛋白质的分解代谢，减少体内氮质潴留以减轻其对肾造成的负担，维持水、电解质平衡。

2. 消除水肿，控制高血压，改善贫血，提高血浆蛋白的水平。

3. 改善全身营养状况，使病情得以恢复，增强机体抵抗力，预防感染，减少反复发作的诱因，预防病情恶化。

（二）营养治疗

慢性肾小球肾炎是肾小球疾病的一个转归阶段，其发展方向不定，临床表现交叉复杂，故应根据病情的动态变化决定营养治疗方案：主要根据病人蛋白尿的程度及肾功能来确定，也要兼顾病人的水肿、高血压等情况综合考虑。一般地，稳定期的营养治疗基本按急性肾炎恢复期进行，氮质血症期则按慢性肾衰竭进行营养治疗。

1. 急性发作期：可按急性肾炎饮食治疗原则，有肾病综合征者参考该节饮食治疗。

2. 病情稳定期：

1）判断指征：无水肿或轻度、血压正常、尿蛋白无或少量（±）～(＋)（＜1～2g / d)、肾功能正常；

2）营养治疗原则：

①适当限盐：＜ 4g/d。

②蛋白质：0.8～1.0g/（kg・d），全日约 50～80g。优质蛋白质 60%，不可集中食用。

③能量：以 0.13～0.15MJ（30～35kcal）/kg・d 计算，每日能量摄入在 8.37～

9. 21MJ（2000～2200kcal）。以碳水化合物和脂肪为能量的主要来源。脂肪总量不必严格限制，一般每日供给60～70g。

④水：不限。

⑤餐次：食欲好者一日三餐；食欲差者可一日4～5餐。

⑥食谱举例参见（表16-1-6）。

表16-1-6　慢性肾小球肾炎病人饮食举例

餐别	名称	食物	重量（g或ml）
早餐	牛奶	牛奶	250
	糖包	面粉	50
		白糖	20
早点心	酸奶	酸奶	100
午餐	米饭	大米	100
	清蒸鱼	鲤鱼	100
	炒山药	山药	100
午点心	水果	西瓜	200
晚餐	馄饨	面粉	100
		羊肉	100
		大白菜	200
	全日烹调油	色拉油	20
蛋白质76.35g	脂肪39.35g	碳水化物260.28g	热量1958kcal
钙654.50mg	磷1070.10mg	钾1847.64mg	钠391.73mg

（三）营养护理要点

①慢性肾小球肾炎营养护理应因人而异，应在了解病情的前提下，具体指导，动态调整。

②蛋白质供给量，根据患者蛋白尿的程度及肾功能状况而定。

③水、电解质供给量，应同时兼顾患者的水肿程度、高血压、尿量等情况。

第二节　肾病综合征

肾病综合征（nephrotic syndrome）是由不同病因引起的临床综合征，分为原发性及继发性两大类。原发性肾病综合征多见于儿童，其病理类型80%左右为微小病变型，成人则以膜性，肾病、膜增生性肾小球肾炎为主，预后较差。继发性者可见于狼疮肾炎、过敏性紫癜性肾炎及某些药物如青霉胺、三甲双酮引起的肾炎，虽病因、发病机制可有所不同，其共同损害是肾小球基底膜通透性增高，蛋白质的滤出增加，可有下列表现：①大量蛋白尿，定性（+++）—（++++），成人尿蛋白测定>3.5g/24小时尿，小儿＞50～100mg/（kg·24h尿）；②低蛋白血症，白蛋白＜25g/L；③高脂血症，胆固醇＞6.4mmol/L（250mg/d）；④出现高度水肿，可有胸水、腹水、阴囊水肿，水肿为凹陷性，与低蛋白血症、血醛固酮，抗利尿激素分泌增加有关。

一、营养治疗的目的

1. 降低蛋白尿，保护肾功能，改善患者的营养不良状态。

2. 限制钠摄入量，减轻水肿，纠正体内水、电解质及微量元素的紊乱。

3. 防止高胆固醇血症及三酰甘油（甘油三酯）的升高。

二、营养治疗原则

以往的肾病综合征的营养治疗是针对其“三高一低”的症状，采取的对症措施，但随着研究的深入，有些措施远期效果如何，引起学术界的异议，目前，尚无针对肾病综合征病人的统一而科学的营养素摄入标准，以下原则可能对病人有益，仅供参考：

（一）能量

每日应供给足够能量，按 0.13～0.15MJ（30～35kcal）/（kg・d）计算，能量总量为 8.37～10.46MJ（2000～2500kcal）/d，以保证蛋白质的充分利用。

（二）蛋白质

供给蛋白质量尚有争议。有人主张，每天给予高蛋白 2.5g/kg 除补充丢失的蛋白质外，再加人体所需的蛋白质供给量。但近来研究表明，高蛋白饮食 1.6g/（kg・d），虽蛋白质合成有所增加，但尿液中丢失也相应增加，且能加重肾小球系膜细胞负担，有促进肾小球硬化之潜在威胁，因而目前主张限蛋白饮食对肾病综合征病人有益。

目前，肾病综合征的病人每日蛋白摄入量可按如下公式计算：

每日蛋白摄入量 =0.8～1.0g /（kg・d）＋24h 尿蛋白丢失量（g）

同时必须满足以下两个条件：

1. 高生物价优质蛋白质，其数量应占总蛋白质的 2/3 以上；

2. 能量摄入充分，氮热比（N∶C）应保持在 1 ∶ 200 以上。

在控制蛋白质摄入量的同时，应特别注意监测患者的肾功能及机体的蛋白质状况。如果出现轻或中度肾功能不全时，蛋白质摄入量可适当降低，但是不应小于 50g/d。如果蛋白质营养不良进一步发展，可提高蛋白质摄入量，但能否纠正上述营养不良并不肯定。

由于近年来对大豆异黄酮有益肾功能的研究增加，大豆蛋白不再像前些年那样要求严格禁忌，但也没有必要矫枉过正，毕竟其中的非必需氨基酸含量很高。

（三）脂肪

肾病综合征患者脂肪代谢最显著的特点是高血脂症。其中，总胆固醇、甘油三酯、低密度脂蛋白（LDL）和极低密度脂蛋白（VLDL）均升高，高密度脂蛋白（HDL）总量正常或降低。HDL/LDL 比值降低。LDL、VLDL 和 HDL 的胆固醇与载脂蛋白的比值亦均升高。持续的高脂血症及高脂蛋白血症，可导致动脉粥样硬化等心血管病变。同时，LDL 及 VLDL 可促使肾小球系膜细胞增殖及基质增加，从而加快肾小球硬化进程。因而对高脂血症应予积极治疗，如积极纠正低蛋白血症，即脂肪供能比≤ 30% 总的热量，饱和、单不饱和及多不饱和脂肪酸之比（S ∶ M ∶ P）＝1 ∶ 1 ∶ 1，胆固醇摄入量应＜ 300mg/d，食物含胆固醇量可参阅表 16-2-1。碳水化合物以多糖为主，减少单、双糖的摄入，适当给予降脂药物。但目前肾病综合征病人高血脂症与动脉粥样硬化的关系尚不清楚，而且，降脂对改善预后的作用还不能肯定。

表 16-2-1　每 100g 食物含胆固醇（mg）

食物名称	胆固醇（mg）	食物名称	胆固醇（mg）	食物名称	胆固醇（mg）	食物名称	胆固醇（mg）
蛋白	0	鲫鱼	93	猪肚	150～159	蟹黄	466
海参	0	鲢鱼	97	螺肉	161	鱼肝油	500
奶酪	11	带鱼	97	猪肉松	163	鸭肝	515
酸牛奶	12	火腿	100	奶油	168	虾米	608
牛奶	13～24	牛舌	102	蛋糕	172	鸭蛋	634
海蜇皮	16～24	干酪	104～140	羊肉（肥）	173	松花蛋	649
脱脂奶粉	28	全脂奶粉	104	牛肉松	178	鸡蛋	450～680
羊奶	34	排骨	105	青蛤	180	小虾米	738
炼乳	39	鸡油（炼）	107	鸭肫	180	咸鸭蛋	742
冰淇淋（1 杯）	51	猪肉（肥）	107～126	鳗鱼	186	虾子	896
牛奶冰棍（1 支）	53	鸽	110	猪肠	150	蟹子	985
麻蛤	55	羊肉（炼）	110	牛肚	150	鸭蛋黄	1522
鸭油（炼）	55	猪舌	116	牛肉（肥）	194	鸡蛋黄	1705～2000
小肚	58	黄鳝	117	鸡肫	229	羊脑	2099
鸡	60～90	鸡	60～117	牛肺	234	牛脑	2300～2670
蒜肠	61	鲳鱼	120	河蟹	235	猪脑	3100
牛肉（瘦）	63～106	广东香肠	123～150	鱼松	240	鹌鹑蛋	3640
羊肉（瘦）	65～100	羊肚	124	牛肝	257～376		
大腊肠	72	牛心	125～145	鱿鱼	265		
猪肉（瘦）	77	梭鱼	128	墨鱼	275		
甲鱼	77	沙丁鱼	130	黄油	227～295		
大黄鱼	79～98	羊心	140	猪肺	314		
鸭	80～101	羊舌	143	羊肝	323		
草鱼	81	鸡血	149	羊肾	354		
鲤鱼	83	对虾	150	猪肝	368～420		
兔肉	65～83	青虾	158	牛肾	400		
猪油（炼）	85～110	猪心	158	猪肾	380～405		
鲑鱼	86			鸡肝	429		
比目鱼	87			蚬	454		
牛油（炼）	89			鲫鱼子	460		
青鱼	90						

（四）钠和水分

低钠膳食以控制水肿和高血压，以1～2g/d为宜。若有严重水肿，则钠的供给量应限制在500mg以内。必要时可给予利尿剂，如速尿或丁尿胺等。

限制水分的摄入，水的摄入量一般为前日尿量加500ml。

（五）无机盐和维生素

已观察到很多患者伴发低钙血症，一般认为这是低蛋白血症导致白蛋白与钙结合减少。但有研究发现，肾病综合征病人人体中滤过的钙甚至比其他原因导致的低蛋白血症时滤过的钙高。长期大量尿蛋白排出情况下，易致钙缺乏而导致骨质疏松，钙的摄入应大于800mg，必要时补充钙剂及维生素D制剂。

肾病综合征病人出现低钾或高血钾。血钾≤3.6mmol/L者，应及时补充钾制剂，如口服KCl等。高钾血症者应注意避免富含钾的食物的摄入。

此外，饮食中要增加维生素A、维生素B_2、维生素C及铁剂的补充。多食用绿叶蔬菜、胡萝卜等。

（六）肾病综合征食谱举例

参见表16-2-2。

表16-2-2 肾病综合征食谱举例

餐别	名称	食物	重量（g或ml）
早餐	牛奶	牛奶	200
	果酱面包	面包	50
		苹果酱	30
早点心	水果	苹果	100
午餐	馒头	面粉	100
	牛肉炖粉条	牛肉	50
		粉条	100
		大白菜	100
午点心	酸奶	酸奶	200
晚餐	米饭	大米	100
		羊肉	50
		胡萝卜	200
	全日烹调油	色拉油	20
蛋白质60.15g	脂肪35.48g	碳水化物351.90g	热量1941 kcal
钙671.10mg	磷797.40mg	钾1075.30mg	钠435.20mg

三、营养护理要点

目前，临床肾病综合征的营养护理可从以下几点着手：

1．能量摄入以达到并维持理想体重为宜。

2．根据肾功能、尿蛋白丢失量，确定蛋白质的摄入量，保证优质蛋白的摄入比例。

3．适当限制脂肪。

4．根据水肿和高血压情况确定，钠和水分供给量。

5．注意补充钙剂及维生素 D 制剂，预防和治疗低钙血症、骨质疏松。

6．根据血钾情况，调节钾供给量。

第三节　肾衰竭

一、急性肾衰竭

= 急性肾衰竭（ARF），是由各种原因引起肾排泄功能急剧减退、机体内环境出现严重紊乱的临床综合征。其病死率很高，达 49% ～ 70%。当并发感染，心肺功能衰竭等多器官衰竭时，死亡率更高。其预后与 ARF 患者的全身免疫和代谢状况密切相关，ARF 常常引起氧化应激和炎症状态，营养不良可加重这些反应。此外，有些患者发病前已存在的营养不良或医院获得性的营养不良均被认为是导致急性肾衰竭患者死亡率持续增高的重要因素。因此，掌握其代谢特点，给予合理的营养支持对疾病的预后至关重要。

临床上分为三个期。①少尿期：持续数天到三周以上，尿量＜ 400ml/d 或无尿，尿量＜ 100ml/d，同时伴有氮质血症、代谢性酸中毒及电解质紊乱，如威胁生命的高血钾；还可出现低血钠，低血钙，高血镁；此阶段可出现水钠潴留而致急性心衰，肺水肿，脑水肿，高血压，全身水肿，也可出现急性尿毒症的各系统症状。②多尿期：病人经过少尿期后，当尿量增加到 600ml/d 以上，提示开始进入多尿期，当每日尿量超过 1500ml/d，正式进入多尿期，尿量可逐渐成倍增加，有时可达 3000 ～ 5000ml/d。此阶段水肿好转，肾功能与其代谢紊乱也开始恢复，但由于多尿，钠、钾从尿中排出，也可出现低钾、低钠及脱水一应及时适当补充。多尿期约持续数天到 2 周，尿量逐渐恢复正常。③恢复期：多尿期后，肾功能逐渐改善，到恢复正常约需 3 ～ 12 个月，此时水、电解质均已恢复正常，血尿素氮已不高，但肾小管浓缩功能恢复较慢（约 1 年内恢复），少数病人可转变为慢性肾功能不全。但因前两期组织中蛋白质被大量破坏，故表现为乏力、消瘦及肌肉萎缩等。

（一）营养治疗

1．营养治疗的目的

①配合治疗原发病，促进肾功能恢复。

②维持体内酸碱平衡，水、电解质平衡和矿物质平衡。

③纠正或防止尿毒症，减少代谢废物如尿素、肌酐、肌酸等产生，以减轻肾负担。

2．营养治疗的原则

ARF 患者营养需求的适合剂量主要受 ARF 原发病、分解代谢程度、类型以及肾替代治疗频率的影响，受 ARF 本身的影响较小。ARF 患者不同的个体在疾病的不同阶段对营养的需求也明显的不同。

（1）严密监测水和电解质的平衡：ARF 尤在少尿期应遵循“量人为出，宁少勿多”原则。每日液体摄入量 = 尿量 +400ml。按需补充钾、钠、磷等电解质。

（2）根据蛋白分解代谢程度或者原发病的严重程度来决定 ARF 患者饮食的需求量。

轻度分解代谢：是没有过度分解代谢的患者。ARF 通常由肾毒素引起。这些患者很少出现严重的营养问题，大多数能口服进食并且预后很好。

中度分解代谢：是中度高分解代谢的患者常有合并症如感染和腹膜炎等。需要肠道内营养或静脉内营养，必须透析或CRRT治疗。

重度分解代谢：是指ARF患者发生在严重创伤，烧伤或脓毒血症相关的多器官衰竭综合征中。其治疗复杂，包括肠道内和肠道外静脉营养，血液透析或CRRT，升压药和机械通气支持治疗。这类患者预后不良，主要是由于严重的原发病所致，而ARF也是重要的独立影响因素。

（3）优先考虑饮食治疗，若病人摄食不足，可经管饲提供肠内营养，胃肠道功能障碍者给予肠外营养支持。

3. 饮食治疗：

急性肾衰竭，病情轻者，在专业人员指导下，进行饮食治疗，能获得满意效果。

（1）少尿期：

少尿期营养治疗的三大要素：①足够的能量；②严格限制蛋白质的摄入量，采用质高量低的蛋白饮食；③严格控制水盐平衡。

1）能量

急性肾衰竭少尿期有足够的能量可以提高蛋白质的利用率，否则加剧负氮平衡。总能量按性别、年龄、体重、原发病、并发症等多方面考虑。

足够的热量可以提高蛋白质的利用率，当分解代谢旺盛时，每日每kg体重可按0.145～0.167MJ（35～40kcal）或全天8.368～12.552MJ（2000～3000kcal）供给，但少尿期病人食欲较差，经口饮食很难满足这样高的热量要求。若患者病情不重，分解代谢不剧烈，一般卧床休息时，热能供给量以维持在4.2～6.3MJ（1000～1500kcal）为宜。能量供应以易消化的碳水化合物为主，可采用麦片、麦淀粉、面条、饼干、米汤、稀粥、水果，也可采用部分含糖分多的食品，如冰激凌等，适当配以脂肪与蛋白质。为期3～6天，减少蛋白质及非必需氨基酸的摄入，以减轻肾负担和防止氮滞留加重。同时足够的碳水化合物可防止或减轻酮症，减轻钾自细胞内释出而增高血钾。

2）蛋白质

一方面必须严格限制蛋白质的供给量，以避免大量氮质滞留和酸性物质的积聚，另一方面，又要维持机体蛋白质的代谢。若无条件透析，则蛋白质摄入量一般0.3～0.5g/(kg·d)。发病初期可仅给予少量优质蛋白质（15～20g/d），这样既照顾了病人肾功能不全时的排泄能力，又酌量维持病人营养需要。在饥饿情况下，70kg体重病人每日分解自身蛋白质约70g，而6.25g蛋白质分解代谢生成1g尿素氮，释出2.5～3.0mmol钾离子。因此，暂时减低蛋白质摄入量和体内蛋白质的分解，可减轻氮质血症及高钾血症；若每日供给4200kJ（1000kcal）热量，并给以100g葡萄糖可使体内蛋白质分解减少50%，给以150g葡萄糖则可使体内蛋白质分解减少到最低限度。主要给予高生物价的优质蛋白质。

3）水与钠

根据不同水肿程度、排尿程度、血压情况及血钠测定，分别采用少盐、无盐或少钠饮食。水肿明显或高血压严重时，应给予低钠膳食，每日钠供给量约500mg。若有失钠性缺钠，则参考血、尿钠值，酌情补给。但原则上宁少勿多，如有持续性呕吐或腹泻，以致水和盐丢失过多时，在可由静脉输液来补充。

应正确记录每日的出入水量，严格限制各种水分摄入，以防急性肺水肿及稀释性低钠血症。每日补充液体量为基础需水量（即不显性失水一内生水）加上显性失水。成人一天一般不显性失水约每日 0.5ml/kg，每日约 700 ～ 800ml；食物中含水量及其氧化所生的水应计算在内，三大物质代谢产生的内生水：1g 蛋白质生水 0.43ml，1g 脂肪生水 1.07ml，1g 碳水化合物生水 0.55ml，总计约为 400ml。每日补充液体量＝ 800 － 400+ 尿量（显性失水），一般每日以供给 500ml/ 日为宜。但若有高热、感染、呕吐或腹泻，可酌情增加饮水量，不能口服时，可由静脉输液来补充；严重心衰，肺水肿，高血压时水分要适当减少。

4）钾盐

急性肾衰竭少尿时，尿钾排出减少，应采用低钾饮食，饮食中的钾宜限制在 600 ～ 2000mg 以内。视有无高血钾症，钾盐的摄入量应加调节，以免外源性摄入钾过多而致高钾血症。有高钾血症时，除选用含钾量低的食物，如南瓜、西葫芦、冬瓜、丝瓜、芹菜等，也可以用加水浸泡、冷冻或弃去汤汁以减少食物中钾的含量。

5）磷：一般限制在 8 ～ 15mg/(kg・d)。

6）维生素的供给

少尿期，还应注意补充维生素 B 族及维生素 C。

（2）多尿期：

多尿早期的营养治疗基本原则与少尿期相同，当病情逐步好转、尿量增多，血尿素氮下降、食欲日渐好转，适当增加营养可加速机体修复。此阶段因患者多尿常可因补液不足而失水；补盐不足而致低钾、低钠；或因补液过多而使多尿期延长，因此营养治疗应以纠正水、电解质平衡失调为主。

在多尿期最初时，由于肾小管的选择性重吸收功能尚未迅速恢复，尿中排钾多，尿素少，因此蛋白质仍应按每日 20g 供给。进入多尿期 5 ～ 7 天后，血尿素氮及肌酐逐渐下降，由于氮质血症有好转，每日供给蛋白质可提高至 45g，其中优质蛋白应占 50% 以上。高生物价蛋白以选牛奶、鸡蛋等为宜，但为避免饮食单调，可适当选用其他动物蛋白，以便长期坚持。

钾盐的补充应根据血钾水平而调整，一般当尿量在 1500～3000ml/d 时，由于钾的丢失较多，除多吃富含钾的水果、蔬菜外，最好口服氯化钾。氯化钾 1 日 3 次，每次 1g。当尿量 >3000ml/d 时，钾的补充还可适当增加。

多尿期 ARF 水潴留可导致稀释性低钠，低钠可引起细胞水肿，因此不建议严格限制钠的摄入。一般每日可摄入 1 ～ 3g。每排出 1000ml 尿，应给食盐 2g，或碳酸氢钠 2g。

多尿初期，水的供给量可增至 1200ml/d，若尿量过多，补液总量应少于尿量，每日入水量可按排尿量的 2/3 供给，尿量恢复正常后，入液量可达 1500 ～ 2000ml/d。

（3）恢复期：

病人因卧床，热能不宜过高。总能量约为 6.69 ～ 8.37MJ（1600～2000kcal），当排尿量渐趋正常，临床症状有所缓解，病情稳定一段时期后可恢复正常饮食。每日蛋白质摄入量可随血液非蛋白氮下降而逐渐提高，由 0.5g/kg，逐渐增加为 1g/kg，以生物价高的优质蛋白质为主，占总蛋白的 1/2 ～ 1/3，而亮氨酸、异亮氨酸、缬氨酸三个支链氨酸应占必需氨基酸中的 40%～50%，以有利于肌肉蛋白的合成。急性肾衰竭恢复期食谱举例，参见表 16-3-1。

表 16-3-1　急性肾衰竭恢复期食谱举例

餐别	名称	食物	重量（g 或 ml）
早餐	米粥	大米	25
	果酱面包	面包	50
		苹果酱	30
早点心	酸奶	酸奶	100
午餐	鸡蛋粉条汤	粉条	100
		西红柿	100
		鸡蛋	500
午点心	水果	鲜橙	100
晚餐	馄饨	面粉	100
		鸡肉	50
		西葫芦	150
	全日烹调油	色拉油	20
蛋白质 39.22g	脂肪 33.13g	碳水化合物 255.32g	热量 1487 kcal
钙 312.35mg	磷 578.40mg	钾 1140.85mg	钠 252.25mg

4．肠内营养

具有高分解代谢的患者，首选肠内营养。只要患者能够耐受就应该使用肠内营养，但对于无高分解代谢的患者应限制使用。当血尿素氮低于 35.7mmol/L 时，开始可给予 400g/d 优质蛋白 0.6g/（kg·d），随后逐渐增加到 0.8g/（kg·d）。对于血液透析或腹膜透析治疗的患者，蛋白摄入应该增加至 1.0～1.4g/（kg·d）。有人建议要同时补充水溶性的维生素。

5．肠外营养

急性肾衰竭，病情较重者，自主经口摄食往往不足，可考虑通过管饲等肠内营养方式提供营养物质。但由于 ARF 病人往往伴有严重的胃肠道症状，限制了肠内营养的应用，故对于高分解代谢型病人肠外营养支持显得十分必要。单纯肠内营养不能满足需求的 ARF 重症患者，可同时行肠内和肠外营养。1969 年 Willmore 和 Dudrick 首先报道了应用含高渗葡萄糖和必需氨基酸液的 TPN 治疗急性肾衰竭，此研究为 TPN 应用于急性肾衰奠定了基础。

（1）肠外营养液的配方

①葡萄糖：葡萄糖作为主要的能量底物。一般推荐摄入量为 3～5g/（kg·d），摄入过多不能提供能量反而促进了脂肪合成、肝脂肪浸润、体温升高、能量消耗增多、二氧化碳产生过多和免疫活性受损等不良反应。由于 ARF 时糖耐量减低，故应常规监测血糖或加用胰岛素以避免高血糖。

②脂肪乳：脂质代谢相关的 ARF 可以使用脂肪乳。为防止必需脂肪酸的缺乏，TPN 5 天以上应补充脂肪乳剂。ARF 时，清除外源性脂肪乳能力延迟。输入量应该根据患者利用脂质的耐受量来调整。有研究报道，在 8～12h 内输注 50g 脂肪乳，可损伤网织内皮系统，血脂升高。一般推荐摄入量为 1g/（kg·d），输注时间至少 12h，宜配制成“全营养混合液”缓慢输注，否则可导致血浆中甘油三酯水平增加。为了减轻前炎症反应的副作用应该优先考虑使用低容量的多不饱和脂肪酸的脂肪乳。

③氨基酸：ARF 患者的肠外营养可以使用下列 3 种氨基酸溶液：必需氨基酸溶液、必

需氨基酸溶液十非必需氨基酸溶液、部分必需氨基酸十特定非必需氨基酸组成的“肾”溶液；CRF 患者的肠外营养，应使用必需氨基酸溶液。由于单纯的必需氨基酸溶液组成不合理，各种配方不平衡，缺少某些非必需氨基酸，有些非必需氨基酸如组氨酸，精氨酸，酪氨酸，丝氨酸和半光氨酸对 ARF 患者来说是必不可少。因此，单纯的必需氨基酸溶液已经不再使用，而正常比例的必需氨基酸溶液十非必需氨基酸溶液或含有二肽酪氨酸（如甘氨酰基－酪氨酸）新型的肾溶液将用于 ARF 患者。有人提出，谷氨酰胺在分解代谢的患者中发挥了重要的代谢功能。谷氨酰胺有促于维持正常的肾功能和改善危重患者的存活率。由于游离的谷氨酰胺在水溶液中不稳定，在肠外营养中，一般应以谷氨酰胺二肽形式加以补充。

（2）ARF 的液体管理

现有的单袋液体是含有氨基酸、葡萄糖和脂质的标准液体（“全合一”液体，表 16-3-2）。根据需要，可以在这些溶液中加入维生素、微量元素和电解质。为了保证最大的营养利用和避免代谢紊乱，输入速度必须以较低的速度开始（提供约 50% 需要量），几天后可以逐渐增加输入速度。

表 16-3-2　ARF 的肠外营养：肾衰竭液体（全合一液体）

成分	用量	说明
葡萄糖，40.0% ～ 70.0%	500ml	出现严重的胰岛素抵抗
脂肪乳，10.0%—20.0%	500ml	开始用 10%，如果甘油三酯 <350mg/dl 则改为 20%
氨基酸，6.5% ～ 10.0%	500ml	一般或特殊“肾”氨基酸溶液包括必需氨基酸和非必需氨基酸
水溶性维生素＋	推荐饮食	限制维生素 C 的摄入量＜ 250mg/d
脂溶性维生素＋	推荐饮食	
微量元素＋	推荐饮食	毒性作用
电解质	根据需要	全肠外营养开始后，低磷酸血症或低钾血症
胰岛素	根据需要	直接加入液体中或单独给

（二）营养护理要点

急性肾衰竭的营养护理应针对临床各期的不同表现来调节不同的营养成分，对病人及家属给予必要的营养指导，鼓励病人进食以达到治疗目的：

1. 少尿期：

①足够的能量；

②严格限制蛋白质的摄入量，采用质高量低的蛋白饮食；

③严格控制水盐平衡。

2. 多尿期：

①纠正水、电解质平衡失调为主。

②能量、蛋白质在少尿期的基础上适当添加。

③病情稳定一段时期后可恢复正常饮食。

3. 不能充分进食者，需要肠内或肠外营养。

二、慢性肾衰竭

慢性肾衰竭是发生在各种慢性肾疾病后期的一种临床综合征。它以肾功能减退，代谢产物、毒物的潴留，水、电解质、酸碱平衡失调，以及某些内分泌功能异常为主要表现。肾单位毁损，肾小球滤过率降低，磷的滤过和排出减少，导致血磷增高。

(一) 营养治疗的目的

1. 控制症状，增强机体的抵抗力。

2. 维持电解质平衡，减轻氮质血症及酸中毒等并发症。

3. 降低机体分解代谢，减缓病情发展，延长生命，提高生命质量。

(二) 营养治疗的原则

根据病人的临床症状、水肿及高血压程度以及内生肌酐清除率或尿素氮及肌酐在血中水平，调整膳食营养素供给量。近年来，随着临床研究的深入，有部分问题有了比较一致的结论，有些问题仍有较大争议。

1. 能量

能量摄入应充足，来源要合理，以防止组织蛋白分解代谢，提高蛋白质利用率。热量供给取决于病人的身高、体重、年龄、性别及活动情况，凡病情严重及卧床休息者，由于其食欲差，热能摄入量往往低于 8.368MJ（2000kcal）。一般成人需能量 125.5～146.4kJ/kg·d（30～35kcal/kg·d），碳水化合物与脂肪之比应为 3∶1。应当以摄入碳水化合物为主，同时保证一定的脂肪。

2. 蛋白质及必需氨基酸/α-酮酸

1）根据症状和肾功能损害程度，决定膳食中蛋白质的量。2005 年国内肾病专家共识（表 16-3-3）可供参考，但须结合病情及患者的个体差异进行调整。尤其对进行性肾衰竭者，每日蛋白质供给量按每 kg 体重计必须低于 0.38g，才能使尿毒症减轻或消失。还应测定 24 小时尿蛋白的丢失量，其丢失量必须给予补充。

表 16-3-3　慢性肾病的营养治疗方案（2005 年专家共识）

<table>
<tr><th rowspan="2">类型</th><th colspan="2">慢性肾病的分期</th><th colspan="4">供给推荐量</th></tr>
<tr><th>分期</th><th>GFR（ml/min/1.73m²）</th><th>蛋白（g/（kg·d））</th><th>α-酮酸（g/（kg·d）</th><th>热量（kcal/kg/d）</th><th>其他元素</th></tr>
<tr><td rowspan="5">透析前非糖尿病肾病</td><td>1 期</td><td>正常：＞90</td><td>0.8</td><td>*</td><td rowspan="5">30～35</td><td rowspan="7">维生素
叶酸
磷
＜800mg/d</td></tr>
<tr><td>2 期</td><td>轻度下降：60～89</td><td></td><td></td></tr>
<tr><td>3 期</td><td>中度下降：30～59</td><td>0.6</td><td>0.12</td></tr>
<tr><td>4 期</td><td>严重下降：15～29</td><td>0.4</td><td>0.2</td></tr>
<tr><td>5 期</td><td>肾衰竭：＜15</td><td colspan="2">透析或移植</td></tr>
<tr><td rowspan="2">透析前糖尿病肾病</td><td></td><td>显性蛋白尿</td><td>0.8</td><td>*</td><td rowspan="2">30～35
（2 型 DM 肥胖者适当减少）</td></tr>
<tr><td></td><td>GFR 开始下降</td><td>0.6</td><td>0.12</td></tr>
<tr><td rowspan="2">透析后</td><td></td><td>维持性血液透析</td><td>1.2</td><td rowspan="2">0.075～0.12</td><td rowspan="2">30～35</td><td rowspan="2">维生素、叶酸、铁</td></tr>
<tr><td></td><td>维持性腹膜透析</td><td>1.2～1.3</td></tr>
</table>

2）低蛋白饮食时，应注意选用含必需氨基酸多、非必需氨基酸少生物价值高的蛋白质如鸡蛋、牛奶等。但亦可适当给予瘦肉、鱼、禽、虾等动物蛋白质以调换口味，增进食欲。如米、面、豆类等植物性食物中的蛋白质虽含一定量的必需氨基酸，但非必需氨基酸含量较高，故对氮质血症的病人宜适当控制。在主食的选择上最好以麦淀粉为主，尽量少吃米、面。

3）必需氨基酸饮食疗法

近十年来尿毒症营养治疗的一个进展是当肾功能恶化单采用高生物价低蛋白饮食已不能保持适当的尿素氮水平时，必需再降低蛋白质的摄入量，同时加入必需氨基酸制剂。常用的剂型有粉剂、片剂、糖浆等，尚可静脉补给。粉剂可以和麦、玉米淀粉做成各种点心进食。饮食中蛋白质，必需氨基酸的量和比例一般为：

每日非选择性蛋白质 0.3g/kg ＋必需氨基酸 2～3Rose 单位＋足够热量。

慢性肾功能不全患者血浆必需氨基酸比例低而非必需氨基酸高。有些学者发现上述饮食利用好．易于获得氮平衡。Furst 认为口服必需氨基酸能促进肝蛋白合成，静脉注射则促进肌肉合成。采用必需氨基酸，蛋白质摄入量比高生物价低蛋白饮食更低，既能满足体内必需氨基酸的需要，容易获得氮平衡，又能减少氮代谢产物；同时可减少磷的摄入量，故能减轻钙质沉积对肾单位的损害。此外，蛋白质的选择不限于高生物价蛋白，这样有利于调节病人口味，使患者更易于接受。

口服必需氨基酸配方一般举例如下：L- 异亮氨酸 0. 43g，L- 亮氨酸 0.72g，L- 赖氨酸 0. 92g，L- 蛋氨酸 0.72g，L- 苯丙氨酸 0. 39g，L- 苏氨酸 0. 33g，L- 色氨酸 0. 46g，L- 缬氨酸 0. 52g。将上述氨基酸溶于 100ml 水中，加糖 7.25g 和适量水果汁及香料后饮用，每天给予 3 次，相当于补充 2g 氨基氮。

目前国产肾病氨基酸注射液体的配方参见表 16-3-4，表 16-3-5。

表 16-3-4　每瓶国产肾用必需氨基酸注射液配方中氨基酸含量（250ml）

氨基酸名称	数量（g）	氨基酸名称	数量（g）
L- 异亮氨酸	1.45	L- 亮氨酸	2.20
L- 赖氨酸	1.60	L- 蛋氨酸	2.20
L- 苯丙氨酸	2.20	L- 苏氨酸	1.00
L- 色 氨 酸	0.50	L- 缬氨酸	1.63
L- 组 氨 酸	1.10		

表 16-3-5　每瓶国产肾用必需氨基酸注射液中电解质及微量元素含量

名称	数量	名称	数量
钾	0. 2mmol/L	镁	29. 62μmol/L
钠	20mmol/L	铝	0. 36μmol/L
氯	77mmol/L	pH	5. 8 ～ 6. 2
铜	1. 89μmol/L		
锌	24. 5μmol/L	渗透压	430moSm/L

3．碳水化合物的供给

碳水化合物是慢性肾衰病人的主要热能来源，为防止体内蛋白质和氨基酸的分解，碳水化合物应与膳食蛋白质同时食用，著作为增补食品，应在食入蛋白质的 4h 内摄入碳水化合物，如能量不足可增加各种糖类如蔗糖，麦芽糖和葡萄糖等。

麦淀粉是从小麦中提取了面筋后剩余下的淀粉。每次 100g 麦淀粉中含蛋白质 0.4～0. 6g，比日常用的面粉每百克中所含 9.4g 低得多，因此在供给等量蛋白质的前提下，可提高优质蛋白质的比例。可用麦淀粉制作面包、松糕、小饼、布丁、薄烤饼等。一片 40g 重的由麦淀粉制成的低蛋白面包大约可供给 0. 2g 蛋白质和 0.481MJ(115kcal) 的热量，而常用的一片 25g 重的普通面包，却可供给 2g 蛋白质和 0. 285MJ 热量。

4．脂肪的供给

可适当地增加植物油供给量，以提高热量。猪油及肥肉等的动物脂肪总量，视有无高血脂及高血压而定，但总量不宜过多，一般多不饱和脂肪酸（PUFA）/饱和脂肪酸（SFA）＞1.0～1.5。

5．无机盐的供给

及时纠正代谢性酸中毒，保持水和各种电解质（钠、钾、氯、钙、磷、镁等）的平衡，是慢性肾衰竭治疗中的主要内容之一。

1）钙磷：患者常有低钙、高磷，肾功降低可使体内 1，25-（OH）-D 合成减少，导致钙、磷代谢异常，易产生甲状腺功能亢进而发生低血钙症，宜补充多种维生素，必要时需补充 1，25-（OH）-D 制剂，同时应选用含钙高的食品，如牛奶、虾皮、海带、绿叶蔬菜、芝麻酱等。这对儿童患者尤为重要。当病人出现血钙过低而引起症状时，可口服葡萄糖酸钙、乳酸钙、碳酸钙以提高血钙水平。

尿毒症患者常有高血磷，磷摄入量一般为 500～700mg/d。所以应摄入含磷少的食物如蛋清、淀粉以及反复漂洗与煮沸加工的食品，此外，口服氢氧化铝或碳酸铝乳胶可促使磷酸盐在肠道内与之结合，减少肠道内磷的吸收，以降低血清磷水平。

2）钠盐：钠的摄入量因人而异，供给应根据肾重吸收与排泄，以及水肿和高血压有无或程度而定。由肾小球肾炎引起的肾衰，一般都有水肿及高血压，钠应限制在 1000～2000mg/d，有严重水肿和高血压时应限制在 500mg/d；由间质性肾炎、多囊肾、慢性肾盂肾炎和双侧肾盂积水等引起的慢性肾衰，多无水肿，血压正常或低血压，一般钠供给量＞2000mg/d；肾小管重吸收损伤时（如失盐性肾炎）尿钠损失很多，应增加至 5～10g/d，或根据尿钠丧失量补充，同时要密切注意患者的血压、体重、肾功能，以便及时调整钠的供给量。

3）尿毒症患者常伴微量元素铁、锌等的不足，故饮食中要增加含铁量高的食物如黑鲤鱼、黑木耳、海带、芝麻；含锌的食物如牡蛎、肝、胰腺、鱼类、牛奶等。病人维生素 D 活化过程障碍，应补充维生素 D 以利钙的吸收、利用；病人常有缺铁性贫血，故应供给富含铁质的食物和维生素 C，但维生素 C 应适量以免加重酸中毒。

4）高血钾并不是慢性肾衰常见的严重表现，故不必常规给予低钾饮食。限钾与否应取决于血钾量，一般每日 1500mg 左右。对肾功能严重损害的病人，钾摄入量一般为 400～800mg/d，当患者合并高血钾症状时应限制含钾过高的食物，如水果、蔬菜中的橘子、香蕉、柠檬、土豆、蘑菇、干果等。各种食物均含有钾，由于钾存在于细胞中，故不易从食物中除去。蔬菜中的钾，可通过用水预煮或浸泡的方法使之减少，若将蔬菜去皮切成小片，浸泡于水中 4 ～ 5h，可去掉钾含量的一半，如生土豆浸泡水中 30 分钟，可以减少 75% 的钾；肉类食品煮后如弃去汤汁，也可减少钾的含量。罐头食品（蔬菜与水果）中钾含量也略低些，供给患者时须弃去汤汁；经过精细研磨加工的米、面含钾量也可降低很多。茶与咖啡是钾的重要来源，不宜饮用。此外，应注意饮水中钾的含量。

6．维生素的供给

注意补充多种维生素。补充量可为维生素 B_1 1.5mg，B_2 5～10mg，B_6 3μg，维生素 C 50～100mg、叶酸 1mg、烟酸 20mg、泛酸 5mg、维生素 E 15mg。有研究补充维生素，如 B_6（10～100mg/d）、B_{12}（500mg/d）、叶酸（5 ～ 15mg/d）等，可显著改善高同型半胱氨酸血症，降低发生心血管病的危险因素。

类维生素 L- 肉碱（L- 卡尼汀）：对透析患者来说，L- 肉碱缺乏较为普遍，是需要解决的突出问题之一，主要与摄入不足、透析液丢失等原因有关。L- 肉碱的作用主要为改善脂代谢、肌肉代谢、心肌代谢、贫血等。故应重视补充 L- 肉碱，及时纠正低肉碱血症，使有关临床症状，如乏力、纳差、贫血等缓解。各阶段慢性肾衰竭患者都应当重视进食肉类（食品中 L- 肉碱的主要来源）。对进食差、或单靠进食难以纠正肉碱缺乏的患者来说，多选择静脉补充 L- 卡尼汀，其总量一般为 3g/ 周（1.5～5.0g/ 周）。

7．水分的供给

慢性肾衰时尿浓缩功能丧失，将有大量尿排出，每日约 2000 ～ 2500ml，除有心力衰竭者，对液体可不加限制。一般在补充每日水分排出量（包括呼吸、皮肤、消化道和尿液）以外，再给予 400～600ml。病情缓解后人液量可维持在每日 1200ml。

8．外源性激素或生长因子的补充

补充红细胞生成素（ rHuEPO）、活性维生素 D_3[1，25 （OH）$_2D_3$ 或 12AOH$_2D_3$]，有利于改善营养治疗的效果。应用 rHuEPO 治疗后，不仅肾性贫血显著好转，而且营养状况改善，其原因可能与体内瘦素水平降低、食欲和消化功能改善有关。

（三）营养治疗实施的监测

在实施低蛋白饮食治疗时，一定要注意防止营养不良发生，关键预防措施是制订合理的低蛋白饮食治疗方案，并对病人的营养状态进行密切监测。

1．患者营养治疗顺应性的监测

（1）蛋白入量监测：

①氮表现率蛋白相当量（PNA）或蛋白分解代谢率（PCR）是反映慢性肾病患者总的蛋白质分解和蛋白质摄入情况的临床指标。

②测定病人 24 小时尿素排泄量，腹膜透析病人还应测 24 小时腹透液尿素排泄量，然后计算 PNA 或 PCR，在氮平衡情况下，其值是应与蛋白入量相等的临床指标。

（2）热量摄入监测：根据病人 3 日饮食记录，来计算病人实际摄入热量。

2．营养状态的评估

（1）2002 年 K/DOQI 指出，慢性肾病病人从 GFR ＜ 60ml/min 起即易发生营养不良，故应从此开始监测；

（2）病人实施低蛋白饮食治疗后，更应规律地密切监测：2003 年罗马会议专家共识建议：治疗头 3 个月或存在营养不良时推荐每月监测 1 次，而后每 2～3 个月监测 1 次。

（3）常用的营养状态监测指标：多种检测方法的结合可使营养不良的判断更具有敏感性和特异性。

①人体测量：包括体重指数（BMI）、肱三头肌皮褶厚度和上臂肌围等。

②生化指标：包括血清白蛋白、转铁蛋白、前白蛋白及血清胆固醇、胰岛素样生长因子等。

③主观综合营养评估（SGA）。

④计算热量：根据3日食谱计算。

⑤计算蛋白摄入量：测定24小时尿尿素氮计算。

⑥蛋白分解率（PCR）=（10.7+24小时尿尿素氮/0.14）g/d+尿蛋白排泄量g/d

蛋白摄入量（IP）=6.25×氮摄入量（IN）

IN=尿素氮生成率(UNA)+24小时尿非尿素氮排除量（NUN）

=24小时尿尿素氮排除量（UUN）+0.031gX体重。

注：①氮平衡状态下病人蛋白质入量与PCR相等，②NUN=0.031g×体重。

（四）营养护理要点

慢性肾衰竭病情复杂，病人的营养问题往往比较突出，但由于患者多顺应性差，解决起来比较棘手，这也给营养护理工作带来了挑战。总结临床工作经验，营养护理可侧重以下几个方面：

1. 做好尿毒症的预防宣教，防患于未然：

（1）尿毒症大致有以下原因，应尽量控制或去除：

①长期的心脏病，糖尿病，高血压，引起肾病变：日常生活中最好能做到“三少三多”（即：饮食少盐、少糖及少油，多吃蔬果、多吃鱼和多喝水），预防糖尿病、高血压和高脂血症等疾病的发生。

②感冒引起的感染，而并发肾发炎甚至肾衰竭。

③痛风关节炎，长期服用止痛药或类固醇荷尔蒙，造成的肾损害，提醒爱自行服用中草药、爱吃补药的人们，千万不要乱服用不明来历的中草药，以防发生药物性肾损害。

④遗传性肾病变，如多囊肾。

⑤肾结石处理不当，引起肾感染发炎，甚至肾衰竭。

（2）有学者以“泡水高屏见”的简易口诀，表达肾病变的早期征候，提醒人们审慎因应肾病变：“泡”是指小便泡沫多；“水”是水肿；“高”是高血压；“屏”是贫血；“见”则是倦怠。一旦有上述情形，一定要去医院接受进一步检测及治疗，赶在肾病严重恶化前，即予阻断。

2. 密切观察肾功能变化，准确、及时地做好营养评价，一般的，非DN病人GFR降至50ml/min左右，DN病人GFR开始下降，即应实施LPD治疗。

3. 及时与经治医生、营养师、病人、家属沟通，防止营养不良发生。

4. 制订合理、顺应性饮食计划，发挥LPD疗效，避免营养不良，大致要求：

①适量蛋白人量（0.6g/kg/d），开同0.10g/kg/d。

②足量热卡（30～35kcal/kg/d）。

③各种必需营养素（如维生素和铁）。

5. 对于未作透析病人，采取低蛋白、低磷麦淀粉饮食.低蛋白的具体标准及制作方法参见上述。

6. 在给予蛋白质标准较低时，为防止营养不良，同时给予必需氨基酸或/和α-酮酸制剂。

7. 根据临床症状、体征、化验结果，适当供给水电解质。

第四节　透析患者

透析疗法（dialysis therapy）是以弥散概念为基础，通过膜平衡作用使物质进行交换，从而达到治疗目的。临床上使用肠透析、腹膜透析及血液透析，分别利用肠黏膜、腹膜及化学透析膜达到清除毒性物质的作用。目前应用最广的是腹膜及血液透析，主要适应证是急、慢性肾衰竭及某些中毒的治疗。

一、维持性透析治疗的营养状态

（一）蛋白质热能营养不良

蛋白质热能营养不良是慢性肾衰竭的常见并发症，是预测透析患者预后不良的重要因素。

营养不良与维持性透析的死亡率密切相关，并且影响病人的康复和生活质量。蛋白质能量营养不良也是维持性透析感染和败血症的危险因素。

蛋白质能量营养不良常常是多种因素综合作用的结果，包括：蛋白质及能量代谢紊乱，激素水平异常，感染与炎症，尿毒症所致的厌食、恶心和呕吐引起的摄入减少，代谢性酸中毒，医源性因素等。

如何评估透析患者的营养状态是近年来透析研究的热点之一，营养不良的诊断包括：

1. 饮食记录：对于透析者营养状态的评价还应该结合饮食记录，因为每日蛋白质摄入会影响透析充分性的评价，如果蛋白质摄入减少，尽管透析剂量没有改变，血浆尿素氮也可能会下降，使医生在诊断上造成困难。能量的摄入也应仔细监测，因为它的减少与肾功能下降有关，而且有证据表明能量摄入不足可引起血液透析患者负氮平衡。饮食回顾和记录是反映患者每日蛋白质和能量摄入情况的简单易行的方法。这种方法要求患者定期进行 3 天的饮食记录，然后由一个在饮食回顾和计算营养物质摄入方面受过专门训练的医师计算出患者的各营养成分的摄入量。

2. 人体测量法：人体测量指标，包括体重、身高、体重指数（BMI）、骨架大小、皮折厚度（标志身体脂肪）、中臂肌围（标志肌肉含量）、中臂肌直径和面积，以及身体脂肪百分比、标准体重百分比和体积指数。人体测量指标受体内容量状态的影响较大，不过其在评估营养状态的动态变化时有一定价值。

3. 主观综合性营养评估（SGA）：SGA 是一个可重复的、有效的评价患者营养状态的指标。SGA 包括最近体重和营养摄入的变化、胃肠道症状、水肿情况、皮下脂肪和肌肉消耗程度、功能活动情况等。根据 SGA 可将患者的营养状况分为营养正常（A）、轻度（B）和中重度（C）营养不良三种情况。

4. 生化指标：血清白蛋白可能是应用最广泛、最易测量的一种营养指标。透析患者血清白蛋白水平与死亡危险度相关，但是它受多种非营养因素（如炎症、脱水或水肿、腹透液或尿液丢失蛋白质、酸中毒等）的影响，所以血清白蛋白反映营养状态的变化欠敏感。低蛋白血症更多反映的是系统疾病，而不是蛋白储存的情况。

营养不良通常是以低白蛋白血症和负氮平衡作为评价指标。作为工作在第一线的护理人员，应该密切关注患者的营养状态，包括皮肤弹性、体重、精神、体重指数、腰围 / 臀围，上臂肌围和肱三头肌皮褶厚度等，还可以结合血清白蛋白和血浆转铁蛋白等实验室指标来及时发现营养不良的发生。

5. 综合性营养评估的方法

表 16-4-1　综合性营养评估法标准（简称 GNA）

指标	0	0.5	1	2
实验室				
白蛋白	≥ 35	0	30 ~ 40	< 30
前白蛋白	≥ 450	0	300 ~ 450	< 300
胆固醇	≥ 6.2	0	5.1 ~ 6.2	< 5.1
尿素氮	≥ 23	0	< 23	
肌酐	≥ 1000	0	< 1000	
分解	≥ 1.2	0	1.0 ~ 1.2	< 1.0
入量	≥ 1.2	0	1.0 ~ 1.2	< 1.0
主观综合性	SGA 评分法			
消化道症状	无	偶尔	经常有	持续有
肌肉消耗程度	无	轻度	中度	重度
水肿	无	踝部	胫前	全身
皮下脂肪降低（%）	0 ~ 10	10 ~ 20	20 ~ 40	≥ 40

利用综合性评估的方法，进行评分。

< 7.5 分为轻营养不良；

7.5 ~ 15 分为中度营养不良；

> 15 分为重度营养不良。

（二）透析间期体重增加过多

慢性透析患者的透析间期体重（IDWG）增加过多是一个相当普遍的问题。美国一项调查报告显示，大约有 17% 的患者在 2 ~ 3 天的透析间期中体重增加了 3kg，此相当于干体重的 4.5%，国内报道，透析期间的 IDWG 增加过多者在 30% ~ 50%，由此造成下一次透析前血容量负荷过重，甚至因急性肺水肿需急诊透析。体重增加过多尚可引起血压增高，降低患者的生存率，同时因需要排除过多的水分而增加超滤，造成透析时低血压、肌肉痛性痉挛等表现。IDWG 增长过多对患者生命构成极大威胁。1995 年日本透析治疗学会分析了 10 万例血液透析患者，发现透析超滤大于 2% 时死亡率增高，当体重减轻大于 6% 时，死亡率有明显上升趋势 ($P < 0.0001$)。

引起 IDWG 增加过多的主要原因为食物中水分、饮水、代谢生成水分在体内存积，而由尿、汗、呼吸、粪便等排出减少所致。有研究发现尿液的排泄并不能明显影响 IDWG，对仍有大量尿液的患者，并不能放宽液体摄入量。由于体内内生水量和肾外排泄水量变化不大，故认为 IDWG 增加主要原因为水分摄入过多。

1. 口渴：口渴是 IDWG 增加的主要原因。研究发现 86% 的透析患者有明显的口渴感，且口渴的程度直接与IGWG相关。虽然慢性肾衰竭患者对高张盐水造成的口渴反应与正常人相差不大，但因有些患者口渴的阈值较低，口渴中枢功能紊乱而造成IDWG增加。

①透析患者口渴的主要原因是由于进食过多的盐所致血渗量增高，刺激口渴中枢。为维持正常的血钠水平而大量饮水，致使IDWG增加。

②透析患者IDWG与透析液钠浓度有直接关系，透析液高钠浓度可导致IDWG增加，对透析中出现肌肉痛性痉挛的患者治疗发现，输入高张盐水比用同渗量的糖水更易引起IDWG增加。原因为糖在体内能很快代谢，患者不至于大量饮水，而高渗盐水在透析中不能及时清除，血钠浓度过高，刺激口渴中枢，患者大量饮水，导致IDWG增加。

③透析间期血尿素氨水平的升高也促使IDWG增加。虽然尿素可弥散人细胞内，但速度较慢，细胞内外尿素氮浓度梯度造成细胞脱水，刺激口渴中枢增加饮水。低蛋白饮食可引起低钾，当摄入的钾进入细胞内，可使水由细胞外转入细胞内，致使细胞外液钠浓度升高。因此，在保证足够热量情况下，给予低蛋白饮食，可降低透析前血尿素氮水平，减少钠的需要量，从而减少IDWG。

2．随意性液体摄入：对液体的摄入很多情况下并非因口渴所致。因进食、服药便于吞咽而饮水，为享受液体的美味而饮用，为缓解精神压力饮咖啡等，加强随意性液体摄入的控制对血液透析患者减轻IDWG很重要。

3．其他因素：多数学者认为人口统计学与社会心理因素影响患者的行为，造成IDWG增加。老年人对高张钠刺激所引起的口渴及饮水反应比年轻人低，故老年人IDWG增加较年轻人少。IDWG与性别、经济收入、教育水平等因素无关。

（三）营养治疗的目的

1．适当增加蛋白质及能量摄入，减轻低蛋白血症。

2．维持体内酸碱平衡，水、电解质平衡和矿物质平衡。

3．减轻脂质代谢紊乱。

（四）营养治疗

血液透析患者的饮食基本接近正常人水平，有些患者在接受血液透析治疗后，认为透析可以把体内各种有害及多余的物质清除掉，因而放松了饮食限制，其实这是一种错误的认识。透析毕竟是一个不完全的替代治疗手段，患者仍然不能随意进食，因此，要加强患者的饮食指导，使患者合理调配饮食。

营养治疗原则是提供足量蛋白质、热能和维生素，支持病人，使其渡过难关，并作进一步治疗，如为肾移植做准备。饮食的调整主要取决于残存肾功能，尿量和血透频率。少尿、无尿型或透析间歇期越长的患者，如饮食不当，容易引起高钾血症和水钠潴留，会对生命造成威胁。

1．供给足量优质蛋白质：HD病人要维持氮平衡或轻度正氮平衡大约需0.75g/（kg·d）的高生物价蛋白质。然而，新近研究表明该剂量的蛋白摄入仍然不足。在许多良好康复的维持性血透患者，进食蛋白质为1g/（kg·d），仍有营养不良的症状。维持性HD患者应给予蛋白质1.2 g/（kg·d）。应用尿素表现率估计蛋白质分解率（PCR）可反映病人代谢稳定状态的蛋白摄入，PCR ＞ 1.0时死亡率低，维持足够PCR的最低蛋白质摄入量为0.8g/（kg·d）。慢性透析患者蛋白质摄取量可以放宽，每周三次时氮质血症可得到充分纠正，原则上无限制蛋白的必要。每周两次甚至频率更低的患者慎重饮食，成人供给量为1.0～1.2g/（kg·d），其中2/3以上为高生物价蛋白质，临床避免进食植物蛋白质如花生、豆制品、硬果类等，以动物蛋白质为主如鸡蛋、牛奶、瘦肉、鸡肉、鲜鱼、河虾等加以补充，早餐可由一个鸡蛋和200ml纯牛奶或两个鸡蛋（少吃一个蛋黄）和100ml牛奶相当于12～15g优质蛋白组成，其余可由瘦肉和鱼补充，应当注意的是高蛋白饮食往往是高钾高磷饮食，所以不可妄补，一些汤汁、菜汁尽量控制食用。

2. 足够的热量的供给：热量因人而异，取决于营养状态、血脂浓度和劳动强度，与正常人相似，以满足机体活动及治疗本身的需要，达到维持体重，亦可避免蛋白质作为热源质分解而产生更多的代谢产物，引起病情加剧。大约需35kcal/（kg·d）；60岁以上者30kcal/（kg·d）。患者轻度活动状态下，能量供给为35～40kcal/kg·d。在合并严重感染、创伤、烧伤时患者处于分解代谢亢进状态，能量供应应达到45kcal/(kg·d)。热量主要来自碳水化合物和脂肪。组成上，碳水化合物占60%～65%，约5～6g/kg，脂肪占35%～40%，约1.3～1.7g/kg。碳水化合物应以多糖为主，限制单糖及双糖的摄入，如：果酱、蜂蜜、果冻、糖果、白糖等以避免产生或加重高三酰甘油血症。

3. 少油低胆固醇饮食：因透析者常伴高脂血症，血透患者最大的死亡原因为心血管疾病，故应适当控制饮食中脂肪及胆固醇摄入量，以免加重动脉硬化。脂肪摄取量约为1.3～1.7g/kg/日，其中植物油为20～30ml，多不饱和脂肪酸与饱和脂肪酸应保持1.5：1.0左右。摄取过多容易导致高脂血症，建议血脂高的患者胆固醇每日摄入量<300mg，避免食用动物脂肪、内脏、肥鹅、填鸭、奶油、全脂牛奶、奶酪、虾、蜗牛、贝类动物、蛋黄、椰子油、橄榄油、花生油等。避免油炸、煎、炒，多用烫、蒸、微波、凉拌等方式。多食鱼油可降低血脂。肉类以去皮为宜。减少炒面、韭菜合子、巧克力、冰激凌、鲜奶制品，少食干果类食物，减少食用调味料，尽量少喝汤。

4. 水、钠和钾：这三种物质摄入量取决于残余肾功能及透析方式。

（1）水：原则上是量出为入，保持平衡。出量包括尿量、吐泻量、不显性失水量（400～600ral/24h）及透析脱水量。入量包括每日饮水量、食物、药物中的含水量及体内新陈代谢产生的内生水量的总和。判断体内水液平衡最简单的方法是测量体重，透析患者应每日称体重，以每日增加体重0.5kg为宜，要求透析期间体重增加保持在1～1.5kg以内，短时间内体重的改变都是体内水液变化的结果。如果水量控制欠佳，引起容量负荷过重，对心脏和血压有很大不良影响，以及超滤过多在透析中会产生合并症。

一般来说，每周透析一次的患者，每天饮水量为100ml加上24小时的尿量之和，无尿患者每日饮水量不超过100ml；每周透析2次的患者，每天饮水量为300ml加上24h尿量之和，无尿患者饮水量不超过300ml；每周透析3次者，每天饮水量为500ml加上尿量，无尿患者每日饮水量不超过500ml。透析患者不能依靠增加超滤来改善日常的进水量，因为在血透中大量快速的超滤水分会引起血压下降、痉挛、头痛等各种症状，且慢性水负荷过重可增加心血管负荷，后果是不良的。

另外，喝热水比喝冷水解渴，水中加几滴柠檬汁或口含冰块均是控制饮水量的好方法。

以下介绍食物中的大致含水量：

90%～100%含水量的食物：如水、饮料、牛奶、汤、液体调味品。

75%含水量的食物：如熟菜、土豆泥、凝乳、牛奶麦片粥。

50%含水量的食物：如米饭、面条、熟土豆、稠的牛奶麦片粥。

25%含水量的食物：如炸土豆，稍加烘烤的面食。

含水量无或微量的食物：如无汤的肉、鱼、蛋、干酪、黄油、蜂蜜、饼干。

（2）钠：饮食中适当限钠，可以避免口渴，从而减少饮水量，对防止水潴留、高血压、心衰和透析中的并发症是必要的，在尿少、水肿、血压增高时，应控制盐的摄入量，代用盐亦不可滥用。无尿的患者，采用血透方式，钠应控制在 1 ～ 2g/d；尿量减少时，或 2 次 / 周透析者应减少，钠通常为 3g/d 左右；若仍有残余肾功能，排尿较多，（＞ 1500ml）时，或 3 次 / 周者钠可放宽为 4g/d，应避免高盐食物，如咸鱼、咸菜、咸肉、咸蛋、酱、各种腌制食物、罐头食品、冷藏食品、加工的肉类如火腿、腊肉、熏肠及冷切食品、像烤土豆片等含钠高的零食、餐馆和外卖的食物、鸡精、牛肉精、肉汤、快餐汤等汤类制品。一般市面上的低盐、无盐酱油，是以钾代钠，不宜使用。长期接受透析的患者，能否提高生活质量，很重要的一点是能否管理好水、盐的摄入。

由于烹调时不能加足量盐、味精及酱油，常会让人觉得食物淡而无味，可用以下方法改变食物味道，增进食欲：

①用葱、姜、蒜爆香后再炒，增加菜式的香味。

②用糖、白醋、胡椒、辣椒、八角、肉桂、五香、香菜、柠檬汁等做调味。

③可采用炒饭、炒面增加变化。

（3）钾：慢性肾功能不全的患者，尤其是少尿时，血钾往往偏高，严重的高钾血症往往危及患者的生命安全，因此，必须严格限制钾的摄入。每日尿量达 1000ml 者可排出 1g 钾；每日尿量在 500ml 者最多可排出 0.6g 钾。即使每周透析 3 次者，每日钾摄入量仍应限制在 0. 6g 左右。如有呕吐、腹泻等丢钾的情况，应在检查血清钾水平之后确定补钾量。在糖尿病肾病患者进行透析治疗时，更要慎重控制钾摄入量。

尿毒症期患者大部分存在高钾血症的风险，控制欠佳可能导致肌肉无力、心律失常等，甚至心脏骤停。蔬菜、紫菜、银耳、黄花菜，香蕉、橘子等水果，干红枣、莲子、桂圆等坚果类、薯类、蘑菇、卷心菜、榨菜、茶、可可、巧克力、速溶咖啡等含钾多，应限制过多含钾食物，高汤、浓汤、生菜等含钾高亦应少食。有一些中药含钾量较高，需经过专业医师给予处方及建议。建议患者在透析前半小时或透析时可进食高钾食物。

通过烹调的方法可以去钾，可用浸润、煮滤、超低温冰冻（冻出冰水弃去）等方法除去钾，如：①土豆：切成小块，用水浸泡 1 日，要不断更换水，这种方法可减少钾的含量 1/2 ～ 2/3。②蔬菜：切碎放入水中煮熟，弃水食菜，可减少钾 1/2 ～ 2/3。③水果：加糖水煮后弃水，食果肉，可减少钾 1/2。④罐头食品中的水果、蔬菜含量低，但不能食用其汁。⑤超低温冷藏食品比新鲜食品含量少 1/3。

5. 钙与磷：尿毒症患者常合并低血钙、高血磷。

（1）钙：透析病人的血钙水平容易随着酸碱变化而变化，一般低血钙比较常见，尿毒症患者钙的需要量为 1000 ～ 2000mg/d，除膳食中的钙摄入外，治疗主要以药物补充，因胃肠道不易吸收，故应长期间断补充，一般选用含钙高的碳酸钙，空腹时服用（餐前或餐中服用：分解后的钙离子与食物中的磷结合，形成不能吸收的物质而随粪便排出体外，这种服药方法用于降低血磷。）最好间断补充能促进钙吸收的药物，如维生素 D_3 或罗钙醛等，但其使用比较复杂，应该在医生指导下进行。如血磷过多应先降低血磷，以避免因为血磷过多导致钙磷乘积过大，从而增加转移性钙化的危险性。

（2）磷：高磷血症可引起继发甲状旁腺功能亢进，引起代谢性骨病、顽固性瘙痒等并发症。摄入量最好控制在 800～1000mg，血磷升高还可抑制 25-OHD_3 向 1.25-$(OH)_2D_3$ 转化作用，使维生素 D 缺乏加重。如果病人血磷已经升高，可服用氢氧化铝凝胶。高蛋白饮食往往是高磷饮食，含磷高的食物有：奶制品、内脏类（蛋黄、鱼卵、猪肝、猪心），全壳类（全麦、糙米、燕麦、小麦胚芽）以及干果类（花生、杏仁、腰果、瓜子、核桃）。同时少食骨类食物，如小鱼干、小虾米、鱼子等；菜汤中含有溶解的磷，应少喝为佳，但过度控制磷的摄入，可能引起低蛋白血症，夺走许多美味的食品，建议患者适当摄入，不可盲目过度偏食。

每100g食物中磷的含量在100mg的有米饭、面条、面包、牛奶、酸奶、鱼饼、鱼丸、干贝、田鸡肉；磷含量在100～200mg的食物有豆类及豆制品、鱼贝类、乌贼、章鱼、螃蟹、咸肉。磷含量在200～300mg的食物有蚕豆、鸡蛋、沙丁鱼、青色、金枪鱼、大马哈鱼、比目鱼、虾、鸡肉、火腿、香肠、核桃。磷含量在300～400mg的食物有鳝鱼、海胆、（猪、牛、鸡）肝、花生。磷含量在400mg以上的食物有精制干酪、脱脂奶粉、鱼干、海带等。血透患者应选择含磷量低的食物。

6. 适当补充维生素：透析时水溶性维生素严重丢失，必须补充B族维生素等，也可口服Vit $B_1$30～40mg、Vit $B_2$10～15mg、及叶酸0.5～1mg。但在饮食正常的情况下，一般不予补充维生素C，以避免引起高草酸血症；其他脂溶性维生素A、D及K不经透析而丢失，饮食正常情况下不予补充，避免蓄积中毒。

7. 其他矿物质

（1）锌：虽然透析不丢失锌，但蛋白摄入不足往往导致锌的缺乏，故补充一定的锌很有必要。

（2）铁：补充铁质，提高血色素：可多食牛羊猪肉、肝、猪血等。必要时补充铁剂。常用的口服铁剂，如福乃得是一种控释铁与维生素的复合制剂，除含有较高的铁元素外，还有叶酸、维生素C和维生素B_{12}，不仅有利于的吸收，还补充了其他造血所需的原料。

8. 补充必需氨基酸、α-酮酸制剂

低蛋白饮食虽然可以保护残余肾功能，但有引起氨基酸特别是必需氨基酸缺乏的危险，因此在临床上慢性肾衰竭患者限制低蛋白饮食的同时，还应补充足够的氨基酸。

9. 重组人类促红细胞生成素（rhEPO）、重组人类生长激素（rhGH）的应用

thEPO纠正贫血，改善营养状况。thEPO给药方法有两种，一种是静脉注射，一种是皮下注射。静脉给予重组人类促红细胞生成素-β的半衰期为4～12h，分布容积相当于1～2倍血浆容积。在慢性肾衰竭、尿毒症患者给药方法皮下注射优于静脉给药。

10. 肠内与肠外营养

透析患者通过饮食摄入不能改善营养状况时，可给予肠内或肠外营养。肠内营养包括口服蛋白质、氨基酸和能量营养素。当肠内营养效果不佳或患者不能接受时可采用肠外营养治疗，如静脉给予血浆白蛋白、氨基酸及脂肪乳制剂等。单纯肠外营养支持治疗，易导致机体代谢紊乱，长期应用可使肠黏膜萎缩，肠屏障功能损害，肠菌群失调及毒素人血，导致肠原性感染。静脉给予大量蛋白质、氨基酸，可抑制肝合成蛋白的能力。因此现在认为，肠外营养仅能作为改善营养状况的辅助治疗措施。

11. 胃肠动力药及碱性药物的应用

胃肠动力药能促进胃排空及胃肠蠕动，对一些有胃轻瘫、胃排空迟缓的患者有一定疗效。透析间期口服碳酸氢钠，能纠正酸中毒，减少高分解代谢，有利于营养不良的防治。

12. 调整透析剂、保证充分透析

透析患者达到透析充分是改善尿毒症症状的前提，对营养不良的治疗至关重要。充分透

析有助于改善胃肠道症状，纠正酸中毒及减轻胰岛素抵抗，因而减少蛋白分解代谢。

（五）营养护理要点

透析病人在漫长的治疗中，可产生营养不良，在透析病人中合理的营养饮食甚为重要。透析护士在透析治疗中一直处于重要的地位，而对于血液透析患者，护士应该积极参与饮食方案的制订，与临床医生、营养师合作，指导患者合理安排饮食，提高患者透析期间生活质量，减少血液透析近期和远期的并发症的发生。要做好透析病人的营养护理，应注意以下几点：

1．取得患者的信任，增强患者的生活信心，使患者能遵医嘱，改善患者对饮食的顺应性，并定期追踪。

2．健康教育针对不同情况灵活实施。如对年龄小或年龄过大的接受能力较差的患者，可采取多次反复的方法；对血透时间较长的患者则针对其不足之处进一步宣教；对文化程度较高的患者则可介绍一些专业医学知识，而从根本上认识饮食不当的危害；对刚透析不久的患者则要重点宣教，尽快帮助其由非透析疗法至透析疗法营养观念的转变。

3．制定个体化营养计划：根据患者的体重、每周透析次数、确定个体化的膳食饮食标准。同时，列出各类疾病不宜吃、少吃及建议多吃的食物，如原发病为糖尿病肾病或痛风性肾病的患者，应提醒患者在增加摄入量的同时，注意控制含糖、嘌呤高的食物。

（1）钾、钠、饮水量：量出为入，尿少、水肿者应严格限制饮水量，并教会病人及家属记录出入水量、称量体重，以供观察和治疗时参考。

（2）蛋白质：长期透析者，应注意补充蛋白质，如奶、蛋、瘦肉、鱼等富含必需氨基酸的动物蛋白质。

（3）维生素：透析时水溶性维生素可被透出，故要常规补充。

（4）矿物质：补充钙、铁、锌等。

4．采取各种具体的措施使计划落到实处。如教会患者将家中各种容器如茶杯、碗标记刻度；参考食物成分表制订简易量表，使其了解常用食物的成分、膳食摄入的计算；准备体重计以随时了解体重；分类列举哪些食物是高蛋白食物或含有优质蛋白或含钾高等，使每项计划都能够量化评价。

5．要患者根据个人的膳食要求、口味，自行设计食谱，并提供示范菜单，供患者参考。

6．教会患者食品交换法。患者可在原示范菜单的基础上，通过简单的替换达到丰富食品种类的目的。如“5ml 酱油可替换 1g 食盐，25g 大米可替换 35g 馒头或 100g 马铃薯，500g 大白菜可替换 400g 茭白，200g 苹果可替换 300g 草莓”等，使膳食计算简单化。

7．针对问题制定相应的措施。对厌食的患者，在排除器质性病变和透析不充分的情况下，鼓励少量多餐，并改进烹饪方式，如食物中添加醋、葱等。

二、腹膜透析

腹膜透析（peritoneal dialysis；PD）是利用人体自身腹膜作为透析膜，通过向腹腔灌注腹膜透析液与腹膜毛细血管腔内血浆借助溶质浓度梯度和渗透压梯度作用，经弥散、对流和超滤等方式清除体内代谢废物和多余的水分，同时通过透析液补充机体所必需的电解质、碱基等物质，从而达到治疗目的的治疗手段。腹膜透析方法包括以下几种：

1．间歇性腹膜透析（lntermittent peritoneal dialysis，IPD）：是最早经典的 PD 方式，目前基本不用于维持性治疗的病人，标准的 IPD 是在病人卧床条件下进行，腹腔每次灌人透析液 1000～2000ml，保留弥散 30～45min 后全部排出（一个透析周期约需 lh），重复进行。每天 8～10 次，每周透析 4～5 天（或 7 天）。透析间歇期，腹腔内不保留透析液（即干腹）。适用于 ARF 的短期透析，CRF 腹膜置管术后的 2 周内。

2. 持续性非卧床腹膜透析（Continuous ambulatory peritoneal dialysis，CAPD）：标准 CAPD 方案是腹腔每次灌入透析液 1500～2000ml，白天保留弥散 4～5h，夜间保留 10～12h，排出透析液后随即灌入新的透析液，循环进行。每周透析 7 天。腹腔内 24h 有透析液与血液进行透析交换。除透析液更换期间，病人自由安排作息时间，可从事日常工作。调节透析液渗透压来满足病人对超滤量的需要。适用于 CRF 维持透析。

3. 持续循环腹膜透析（Continuous cycling peritoneal dialysis，CCPD）：CCPD 是自动腹膜透析（APD）的主要形式，借助腹膜透析机完成透析液交换。标准 CCPD 方案是：每次灌人透析液 2～3L，夜间保留 2.5～3h．每晚交换 3～4 次，用腹膜透析机自动完成；白天保留 12～16h．病人可自由活动。CCPD 珂以看做是用腹膜透析机自动完成的 CAPD。适应证与 CAPD 相同，主要用于白天工作的病人以及需要帮助的腹膜透析病人，如老年人、盲人、儿童等，CAPD 反复发生腹膜炎时，可考虑 CCPD 治疗。

（1）潮式腹膜透析（Tidal peritoneal dialysis，TPD）：TPD 是 APD 的一种形式，利用腹膜透析机自动完成。透析开始时，腹腔首次灌人（总灌人量）2～3L 透析液，然后周期性地只引流部分透析液（25%～50%），用等量新鲜透析液替换，使腹膜始终与大量透析液接触，直到透析结束后将全部透析液引出（干腹或湿腹）。

（2）夜间间歇性腹膜透析（Nocturnal intermittent peritoneal dialysis，NIPD）：NIPD 是 APD 的一种形式，是利用自动腹膜透析机在夜间完成的 IPD．其临床适应证与 IPD 相似。与 IPD 不同点是：白天腹腔可以保留循环（湿腹），目前临床较少使用。

（3）足量腹膜透析（Quantum PDTM）：是在 CAPD 基础上改进而来，白天进行常规 CAPD，夜间 3Am 增加一次 2.5L 的透析液交换（可用自动腹膜透析机完成），白天也可使用 2. 5L 的透析液灌人，Quantum PDTM 特点：明显提高透析的清除率。

（4）加强腹膜透析（PD-PlusTM）：是在 CCPD 基础上改进而来，夜间进行常规 CCPD，白天腹腔小量留置透析液，中午增加一次透析液交换，PD-PlusTM 特点：

①透析液流量增加，提高了透析清除率。

②白天小容量透析液留置，减少了与腹内高压相关的并发症发生。

③与 CAPD 比较有更高的经济效价比。

（一）腹透病人的营养代谢特点

据统计，腹膜透析病人营养不良的发生率很高，占 18%～56%，主要表现为蛋白质性营养不良。还有许多病人有亚临床状态的营养不良，如肌肉碱溶解性蛋白含量下降、体内总氮含量下降、血浆和肌肉氨基酸成分异常。营养不良的发生不仅与患者的死亡率增高有关，也是影响患者预后的重要因素。营养不良又可以导致患者免疫功能低下，频发感染，而感染本身是慢性肾衰患者死亡的重要因素。

透析前营养不良的发生，主要与尿毒症毒素有关。而进入透析阶段后，虽然透析治疗本身能降低尿毒症毒素的浓度，改善患者的生活质量，在进入透析阶段的初期能够改善部分病人的营养状态，但往往随着透析的进行甚至会加速营养状况的恶化。因此，透析病人的营养管理显得尤为重要。正确评价透析患者的营养状态，早期发现并纠正营养不良对降低死亡率、提高患者生活质量有重要的意义。

成人腹膜的面积达 2.0～2.2m^2，以公斤体重计算小儿腹膜面积为 383cm^2/kg，比成人大 177cm^2/kg，故小儿使用腹膜透析机会较多，应用更广。腹膜是一种半透析膜，除具有扩散，渗透作用外，还具有分泌及吸收功能。腹膜透析治疗尿毒症时，清除中分子物质优于血清透析，但清除尿毒及肌酐逊于血液透析，仅为血液透析的 1/4～1/3。连续性非卧床腹膜透析术（CAPD）是治疗慢性肾衰竭最常用的一种方法。慢性肾衰竭经此方法治疗，尿素氮平均每日清除量为 6. 43±2. 45mg，肌酐清除量为 1.48 土 0.60mg。透析加重营养不良，进行腹膜透析者，以 131 碘标记的白蛋白进行测定，当透析超过 48 小时约丢失白蛋白 25～35g；如有腹膜感染，则丢失蛋白质更多。使用血液透析者，因透析膜孔小于肾小球毛细血管内皮层微孔“未去离子”，丢失蛋白较少，但也丢失氨基酸及水溶性维生素。

腹膜透析病人营养不良的临床表现有以下几个特点：①疲劳：可以引起病人对各种活动兴趣下降，记忆力下降、全身无力。②消瘦：可以引起皮下脂肪萎缩，皮肤松弛、肌肉萎缩。③水肿：可以引起胸腔或腹腔腹水及全身水肿。④消化道：消化道不良可以加重病人营养不良，⑤代谢紊乱：基础代谢下降会造成体温降低。⑥可致多种并发症：如贫血、感染循环系统障碍、甚至出现神经系统的并发症。⑦其他：如女病人可出现月经紊乱，周期延长、闭经。

（二）CAPD 患者的营养治疗与护理

在对营养状况进行密切监测的基础上，要鼓励患者摄入足够的能量和蛋白质，纠正可能存在的酸中毒，鼓励患者多参加体力锻炼，积极治疗并发疾病，预防腹膜炎与其他感染并发症：腹膜透析的饮食治疗基本可按血液透析原则。

1. 足够蛋白质与能量摄入

一般一个透析日的透析过程中蛋白质丧失平均为 1g・／L，若进行连续卧床透析每日丧失蛋白质 10g 左右，若有腹腔感染或透析液中葡萄糖浓度提高，则蛋白质丢失更多，可达 10～30g/d，在漏出的蛋白中，主要是白蛋白和免疫球蛋白，并有氨基酸的丧失，因此需供给足量的蛋白质，维持性腹膜透析病人推荐蛋白人量为 1. 2～1. 3g/kg・d。小儿 CAPD 则每天需 2. 4g/kg。50% 饮食蛋白应为高生物价蛋白，即食物中应富含必需氨基酸（通常为奶制品、蛋类与肉类中的动物蛋白）。同时可补充复方 α－酮酸制剂 0. 075～0. 12g/kg・d。

热量摄入依体力活动程度而定，推荐 CAPD 患者的热卡摄入 35kcal/kg-d・60 岁以上，活动量较少，营养状态良好者，可减少至 30～35kcal/kg・d。通常建议脂肪供给 35% 的热卡，以不饱和脂肪酸为主。肥胖患者建议低热卡摄入并限制应用高张透析液，以免使糖耐量进一步降低和加重脂质代谢异常。除口服摄入能量外，腹膜转运功能正常的 CAPD 患者每天大约吸收 60% 的透析液中的葡萄糖 (约 100～200g/d)。尽管如此，许多 CAPD 患者的总能量摄入仍较低。此外对糖尿病性肾病患者，除在透析液中加胰岛素预防血糖过高外，尚要按糖尿病饮食原则处理。

2. 维生素和微量矿物质

饮食中摄入不足、尿毒症代谢改变、透析液中维生素丢失可以导致机体维生素缺乏常见，特别在腹膜透析病人中水溶性维生素缺乏。某些研究报道透析病人血清 Vit C、Vit B_1、Vit B_6 与叶酸水平较低。由于 Vit B_6 聚合酶在氨基酸利用方面起关键作用，因此在蛋白质和氨基酸摄入限制时供给 Vit B_6 特别关键。脂溶性维生素 A、D、E、K 不需要常规补充。Vit D 及它的活性成分的供给应根据患者骨代谢状态评估及高磷血症与高钙血症的危险性决定。

由于腹膜透析液不含钾，所以当病人食欲不好时很容易出现低血钾。部分糖尿病人伴有明显的恶心、呕吐、腹泻等胃肠道症状，使钾的摄入减少，胰岛素的使用又进一步降低血钾，因此低钾血症在糖尿病人中更为常见。低钾血症引起的乏力、四肢发沉、腹胀等不适症状会加重病情，降低食欲和自信心。腹膜透析病人的低血钾是比较容易纠正的，通常经过饮食调整就能缓解。

磷：尽管腹膜透析对磷的清除比血液透析好，但高磷血症在腹膜透析的病人中也很常见。

钠：新鲜的腹膜透析液中钠的浓度较高，因此每次透析清除的钠量是有限的。如果饮食中的盐分太高，就会引起口渴，从而使饮人过量的液体，加剧了水钠的潴留。

3．充分透析

对营养摄入太低的患者应该考虑增加透析剂量。残余肾功能是CAPD患者小分子溶质清除的主要决定因素。由于大多数腹膜透析患者随着时间推移残余肾功能逐渐下降，故监测残余肾功能与适时增加透析剂量显得尤为重要。透析剂量增加的作用常常被残余肾功能自发性下降所抵消，导致溶质清除无改变，因此，有时虽然透析剂量已经增加，但营养不良并未能得到显著改善。

要求病人3个月做一次腹膜透析平衡试验（简称PET），PET是一种判断腹膜功能状态的标准技术，它主要用于检测腹膜运转物质的能力和特性，是选择腹透方式和制定腹透处方的重要参数。观察病人的腹膜透析的充分性，及时纠正贫血的问题，必要时给予静脉补充白蛋白。

4．氨基酸透析液

短期研究显示，含有氨基酸的腹膜透析液可以补充葡萄糖透析液应用时过多的氨基酸丢失。虽然相同浓度的渗透性物质的有效超滤期稍短，但氨基酸溶液产生相似于标准葡萄糖溶液一样的超滤。

5．生长因子治疗

部分病人应用重组人类生长激素，IGF-1和促红细胞生成素（EPO）后营养状态会有所改善。

表16-4-2　CAPD患者每天推荐营养成分摄入量

蛋白质	≥ 1.2 ～ 1.3g/kg · d
能量	≥ 35kcal/kg · d（包括透析液中吸收的糖）
脂肪	总能量的35%（含不饱和脂肪酸）
水与钠	依体液平衡而定
钾	40 ～ 80mmol/L
钙	800 ～ 1000mg（根据需要而定）
磷	8 ～ 17mg/kg（常需磷结合剂）
镁	200 ～ 300mg
铁	10 ～ 15mg（根据需要而定）

续表

锌	15mg（根据需要而定）
维生素	
B_6	10mg
B_1	2mg
叶酸	1mg
维生素A与K	无需
维生素D	个体化
维生素C	100mg

6．膳食安排：

（1）首先吃高蛋白质食物，然后再吃米面等其他食物。在进餐结束的时候才摄入液体，以免液体引起饱胀感而影响摄食。

（2）少食多餐，特别是在开始腹膜透析时，以后慢慢增加每次进食的量。

（3）可多吃的食品：

①优质动物蛋白；

②富含B族维生素和维生素C的食物；

③含丰富纤维素的食物。如：全麦面包；

④糙米，粗面面条和高纤维的麦片。这样可以避免便秘，而便秘在腹膜透析时可引起感染。

（4）应该少吃的食品：

①避免食用高磷、高钾的食品；

②限制盐的摄入，防止液体负荷过重；

③限制甜食和脂肪的摄入。

第五节　泌尿系统结石

泌尿系统结石（urolithiasis）绝大部分发生在肾，多见于成年男性。肾结石左、右侧发病率差不多，双侧肾结石发病率约7%～10%，结石的位置常见于肾盂内，约占80%。肾结石可分为含钙肾结石、尿酸结石、感染性结石等。含钙肾结石以草酸钙和磷酸钙为主，占全部尿结石的80%～84%。尿路结石可以引起绞痛、血尿、继发性尿路感染，如发生梗阻，可引起肾、输尿管积水，影响肾功能。

肾结石的临床表现个别差异很大，决定于结石的病因、成分、大小、数目、位置、活动度、有无梗阻感染以及肾实质病理损害的程度。肾结石可能长期存在而无症状，特别是较大的结石。较小的结石活动范围大，当结石嵌顿在肾盂输尿管交界部或输尿管内下降时，可出现肾绞痛，为突然发作的阵发性刀割样疼痛，疼痛剧烈难忍，病人辗转不安，疼痛从腰部或侧腹部向下放射至膀胱区，外阴部及大腿内侧，有时有大汗、恶心呕吐。由于结石对黏膜损伤较重，故常有肉眼血尿。疼痛和血尿常在病人活动较多时诱发。

一、营养因素

引起结石的原因颇为复杂，内源性原因（代谢紊乱）多于外源性原因（来源于食物），与营养有关的因素如下：

1. 高钙血症：原发性甲状旁腺功能亢进、甲状旁腺分泌大量 PTH 引起血钙升高，尿中排钙量增多，PTH 减少肾小管对磷酸盐的重吸收，促进磷酸排，形成磷酸钙结石。维生素 D 中毒症可使钙在肾内沉积，恶性肿瘤骨转移或甲状旁腺激素分泌过多可引起高血钙。

2. 高尿酸血症：原发性高尿酸血症，尿中尿酸排出过多而形成尿酸结石。患者如不节制高嘌呤饮食，则更容易形成结石。

3. 胃肠病变：小肠切除或做短路手术后、慢性肠炎可形成草酸钙结石，溃疡病大量服用牛奶和碱性药物也可引起草酸钙结石。

4. 饮食因素：已证实动物蛋白质与含钙的肾结石发生有关。吃过多的糖也能促进肾结石形成：如果气候干燥、日照时间长，加上饮水少，可使尿液浓缩，也易发生结石。加上慢性尿路感染、远端肾小管酸化功能障碍造成尿液碱化及长期卧床等因素，更容易形成肾结石。

二、营养治疗

（一）营养治疗目的

1. 调整饮食结构，减少结石成分来源。

2. 防止并发症，减少对肾功能的影响。

（二）营养治疗原则

1. 大量饮水　不论何种结石，病人每天饮水量应在 2000ml 以上，最好 3000～4000ml，以利于小结石的排出并且保持一定的夜间尿量，要求睡前饮水 500ml，夜间起床排尿后再饮水 200ml。病人每天尿量应在 2000ml 以上。

2. 含钙结石：避免过多饮用高钙饮料及食用高钙食物，如奶类及制品。低钠饮食可减少尿钙排泄，低维生素 D 饮食可减少钙的吸收。

3. 调节尿液酸碱度：

（1）酸化尿液：

①可减少磷酸盐及碳酸盐结石的发生。

②每天可服用维生素 C 2g，氯化铵或枸橼酸 3～9g。

③ 10% 盐酸每次 6～60 滴口服，每天 3 次。

④乌梅 5 枚沸水冲泡后代茶饮。

（2）碱化尿液：

①可减少尿酸及胱氨酸结石的发生。

②每天可服用醋酸钾或枸橼酸钾 4～12g、碳酸氢钠 2~8g。

③枸橼酸合剂 20～30ml，每天 3 次。

④乙酰唑胺 0.25g，每晚 1 次。

4. 不同结石的饮食结构

治疗原则参见表 16-5-1，具体分述如下：

（1）草酸钙结石

饮食治疗较难奏效，尿中的草酸盐多为内源性，也可因肠道内细菌作用于碳水化合物形成，其中 33% ～ 50% 的草酸由甘氨酸转变而来。凡 24h 尿中草酸含量超过 40mg 者，即应采取低草酸饮食，忌服大量的维生素 C。镁能与钙竞争草酸而形成溶解度较大的草酸镁，以阻止尿石的生成，当维生素 B_6 缺乏时可导致草酸及其前体生成增多可出现高草酸尿症和形成草酸钙结石。每天可口服叶酸 5mg、维生素 $B_6$10mg，限制维生素 D 摄入，防止甘氨酸转变为草酸盐，大量饮水。要少吃菠菜、青蒜、洋葱头、茭白、芦笋、芹菜、荸荠、苋菜、甜菜、浓茶、可可以及各种笋类、笋干等。尿 pH 值对草酸结石虽不是主要影响因素，但常在碱性尿液中形成，故酸化尿液可减少其核心磷酸氢钙的沉淀。

（2）磷酸钙或磷酸镁铵结石

①低钙、低磷饮食：每天供给钙 700mg、磷 1300mg 以下。含钙丰富的食品，如牛奶、黄豆、豆腐、绿叶蔬菜等。含磷高的食物有包括动物蛋白、蛋类、动物内脏、动物脑髓、鱼卵、沙丁鱼、黄豆及花生等。

②提供产酸饮食，以酸化尿液（表 16-1-2），如粮食制品、面条、面包等。

③同时可服用酸性磷酸盐、氯化铵等药物使尿液酸化，以减少磷在肠内的吸收。可配合利尿、解痉药物，促进小结石排出。结石小、健康状况良好者，可采用体育运动，弯腰叩击身躯，或跳绳，可以促进结石的排出。

（3）尿酸结石

体内尿酸来源有 2 种。内源性尿酸来自机体内嘌呤代谢异常，血尿酸偏高，不易控制。外源性尿酸来自于摄入的食物，采用低嘌呤饮食。如痛风症饮食治疗时，采用低嘌呤饮食以控制临床症状。

①限制蛋白质：每天蛋白质总量应按 0.8～1.0g/kg 供给。

②增加新鲜蔬菜和水果：蔬菜和水果含有丰富的 B 族维生素和维生素 C 以及矿物质，在体内的代谢产物呈碱性，由尿中排出。尿酸结石在碱性尿液中易于溶解，故有利于治疗。最好每隔 1～2 天食用一次由生水果、果汁及生蔬菜组成的清凉饮食。

③低热能：因患者多为肥胖体型，体重超重，应限制热能供给。

④宜食食品：谷类以细粮为主，因粗粮可生成较多的嘌呤。肉类少量食用，每天 100g 以内，可吃鱼类、肉类、虾类、鸡肉等，每周一次。青菜、水果可任意选用，鸡蛋和牛奶可适量食用。

⑤忌食食品：禁食高嘌呤食品，肉类包括猪肉、牛肉及肝、脑、肾等动物内脏，各种肉汤、沙丁鱼、蛤、蟹等。蔬菜类包括豌豆、扁豆及其他豆类、菜花、龙须菜及蕈类等。酒类及含酒精的饮料、浓茶、咖啡、可可，以及强烈的香料及调味品等。

（4）胱氨酸结石：

有胱氨酸尿时，可采用低蛋氨酸饮食。限制动物类成酸食品，多食植物性成碱性食物，使尿略呈碱性。大量饮水，使尿量维持在 2000～3000ml 以上。

表 16-3-1　肾结石饮食治疗原则

结石种类	饮食治疗原则	尿液 pH
草酸钙、磷酸钙		
钙	低钙饮食< 150mg/d 低钙试验饮食< 150mg/d	成酸性饮食
磷	低磷饮食< 500mg/d	
草酸	低草酸饮食< 50mg/d	
尿酸结石	低嘌呤饮食< 150mg/d	成碱性饮食
胱氨酸结石	低蛋氨酸饮食（低含硫氨基酸的蛋白质，限制牛奶、鸡蛋，控制肉类）	成碱性饮食

三、营养护理要点

引起结石的原因颇为复杂，饮食调整，对预防结石再发和消除成石因素有一定的积极作用，营养护理应掌握的几条大原则：

1. 大量饮水病人每天饮水量应在 2000ml 以上，最好 3000～4000ml，每天尿量应在 2000ml 以上。

2. 含钙结石：应低钙、低钠、低维生素 D 饮食。

3. 根据不同结石性质调节尿液酸碱度。

4. 根据不同结石性质调节饮食结构：参见治疗部分。

（李缨）

第十七章　呼吸系统疾病

第一节　概　述

一、营养不良对呼吸系统结构和功能的影响

慢性呼吸系统疾病常伴程度不同的营养不良，营养不良可导致呼吸结构和功能不全，呼吸通气调节反射减弱，以及肺免疫防御功能减弱，并影响肺组织损伤的修复和肺表面活性物质合成。

（一）对呼吸肌结构和功能的影响

呼吸肌足够的收缩力和耐力是保证正常通气必需的条件。人的呼吸肌群主要由膈肌、肋间肌和腹肌组成，肌纤维的成分与骨骼肌一样，有慢收缩抗疲劳的红肌纤维和快速收缩的白肌纤维，后者又可分为快收缩耐疲劳肌纤维和快收缩快疲劳肌纤维。营养不良主要是影响白肌纤维，因其在呼吸运动中肌纤维分解比红肌纤维快。呼吸肌中对通气功能发挥作用最大的是膈肌，因消耗做功最多、消耗最大。

营养不良导致呼吸肌（尤其膈肌）萎缩和呼吸肌力减弱，并最终发展为呼吸肌疲劳和呼吸肌衰竭。呼吸系统疾病对呼吸肌的影响包括两方面：①呼吸肌负荷增加，如慢性阻塞性肺病等引起气道阻力增加或弥漫性间质性肺病等引起肺顺应性降低；②呼吸肌缺氧，呼吸道疾病导致急慢性低氧血症，如急性呼吸窘迫综合征、严重肺炎等、慢性阻塞性肺疾病、支气管哮喘、特发性肺纤维化等。

（二）呼吸通气调节反射减弱

营养不良引起中枢性（中枢神经驱动不足）和周围性（呼吸肌力不足）呼吸肌疲劳和衰竭，对缺氧的反应能力下降，难以迅速调节呼吸以适应机体对氧的需求，导致缺氧和二氧化碳潴留的进一步加重。因此充足的能量和全面的营养支持对保持呼吸通气调节至关重要。

（三）肺结构改变

营养不良影响肺发育和肺功能的完善，低体重新生儿在产后第 5 周与正常体重新生儿相比，肺功能较差，第 1 秒用力呼气肺活量（FEVl）与出生时体重呈正相关。机体蛋白质和能量摄入不足导致肺抗氧化酶形成减少和对氧自由基抑制和清除作用减弱，加重有害物质（如烟雾等）对肺组织的损伤。

（四）肺免疫防御功能减弱

营养不良者全身和呼吸道免疫防御功能减弱，以细胞性免疫降低最明显。呼吸道感染发生率增高，蛋白质一能量营养不良者肺泡灌洗液中巨噬细胞吞噬功能减弱，且数量减少，下呼吸道革兰阴性菌黏附和寄殖增加，呼吸道黏液纤毛清除功能减弱，导致呼吸道感染的发生。

营养不良使肺表面活性物质减少，易发生黏膜修复不良、肺萎缩、肺不张等，影响疾病的预后。

（五）营养物质对呼吸功能的影响

1．碳水化合物

肌纤维的动力物质是肌糖原，呼吸功能不全时不能以呼出的二氧化碳量来评价碳水化合物的需要量，因为呼吸衰竭病人体内二氧化碳的产出量大于氧气消耗量，如果碳水化合物摄入过多，其呼吸商＞1（脂肪 0.7，蛋白质 0.8），必然产生二氧化碳多，要排除过多二氧化碳必然要增加通气和呼吸频率，呼吸衰竭病人只能增加呼吸频率，再度加重肺功能的负担，加速呼吸肌疲劳或衰竭。

危重的呼吸衰竭病人常输注葡萄糖，输注葡萄糖的量和速度均影响呼吸功能。快速输注只能满足合成 ATP 和脂肪利用，同时产生更多二氧化碳，比较适宜的速度是 5mg（kg·min）。但碳水化合物摄入过少易发生酮症，也不利蛋白质和脂肪的利用。

2．蛋白质

呼吸功能不全病人常发生能量蛋白质营养不良，适当增加蛋白质的摄入量可改善呼吸肌的收缩力，增加通气功能，降低体内二氧化碳。

危重病人应采用胃肠外营养，输注含支链氨基酸丰富的复合氨基酸，支链氨基酸与色氨酸竞争性进入大脑，可降低衰竭病人大脑中 5-羟色胺的浓度，改善呼吸中枢的调节功能。

3．脂肪

脂肪可提供较多的能量，其呼吸商最低，较少增加呼吸负担，对改善肺组织结构以及免疫功能有益。

4．矿物质

由于呼吸肌作功负担加重，能量消耗大，磷和镁的消耗增加，呼吸肌疲劳．易发生低磷血症和低镁血症，磷是合成 ATP 的重要成分。低钙血症和低钾血症都影响膈肌的力量。

5．维生素

维生素 A 缺乏引起上皮细胞角化，对呼吸系统的组织结构有影响，尤其是儿童，呼吸道感染与免疫功能低下是维生素 A 缺乏对视觉影响外的主要表现。

（六）呼吸功能不全合并营养不良的危害

患慢性肺部疾病合并营养不良的病人因呼吸肌力下降、通气驱动不足和免疫功能受损等，造成的临床后遗症主要是突发高碳酸血症性呼吸衰竭，加重感染。特别是医院内获得性感染，病人因全身性代谢和多脏器功能衰竭而死亡。

二、肺部疾患的一般营养原则

1．热量

正常人体热量需要可根据 Harris - Benedict 公式计算：

男：66. 473 ＋（13. 7516× 体重 kg）＋（5.0033× 身高 cm）－（4. 6756× 年龄）

女：665. 095 ＋（9.5634× 体重 kg）＋（1.8496× 身高 cm）－（4. 6756× 年龄）

呼吸衰竭患者体能消耗增高，应乘上校正系数 C(男 1. 16，女 1.19)

正确地估计热量供给十分重要，尤其对肺部损害的患者，因为过高的热量会引起机体的糖代谢异常、肝的脂肪浸润等。

在疾病还在发展的情况下，维持平衡是主要目标，不应像康复期那样，要求丢失了的营养物质与组织的复原。

2．蛋白质、脂肪与碳水化合物的构成

体内 CO_2 主要来自营养物质的氧化，从脂肪到糖 CO_2 的产生量为 70%～100%，如果摄入营养过高且以糖类为主，将导致大量 CO_2 产生，而正常生理状况下肺排泄 CO_2 的能力约为 12000mmol/d，超过此限即可造成 CO_2 储留。

故食物中蛋白质、脂肪与碳水化合物的构成要视患者肺功能而定，如病人有急或慢性呼吸衰竭，其呼吸贮备低时，碳水化合物在氧化中会比蛋白质与脂肪产生更多的二氧化碳，增加呼吸负荷。

尽管临床证明，较高水平的蛋白质摄入可增加呼吸功，导致呼吸肌疲劳。但蛋白质摄入不足会导致体内蛋白水平的缺乏，不利于疾病的康复，实际中推荐供给量维持在 1g/（kg·d）。

实验证明，对肺部疾病患者用较高的脂肪代替糖供给热量更稳妥些，故食物中脂肪可占总热量的 30%～50%。

3．另外需注意补充电解质如钙、磷等以及维生素 C、尼克酸等。

对于肺脏疾患的营养干预是一个新的课题，事实上，这类患者大都处于营养不良的状态，绝大多数观察都提示营养干预是必要和有利的，但许多细节还有待于进一步研究。

三、应注意的问题

1．及时进行营养评价。

2．降低碳水化合物摄入量，一般不超过总能量的 55%，减少二氧化碳的产生，减轻呼吸肌疲劳。

3．营养治疗方案的个体化。

4．根据病情变化、综合分析各项检查指标，灵活调整营养支持方法。

5．正确选择营养支持途径和做好治疗方法的过渡。

6．注意和经治医生、病人和家属沟通，以利配合营养治疗。

第二节　慢性阻塞性肺疾病

慢性阻塞性肺疾病（chronic obstructive pulmonary disease，COPD）是一种以气道气流受限为特征的呼吸道疾病，慢性阻塞性肺疾病防治全球倡议（GOLD）和美国胸科学会 / 欧洲呼吸学会（ATS/ERS）的关于 COPD 的指南，都采用 1 秒钟用力呼气容积 / 功能残气量（FEV_1/FVC）低于 70% 来定义气流受限，而不是采用低于人群正常值的低限（LLN）进行定义的。气流受限不完全可逆，并呈进行性发展，与肺部对有害颗粒物质或有害气体引起的异常炎症反应有关。COPD 包括慢性支气管炎和肺气肿，通常慢性支气管炎指每年咳嗽、咳痰 3 个月以上，并连续 2 年以上，且能排除慢性咳嗽的其他病因者。肺气肿则指气道远端的气腔到终末细支气管出现异常，持久的扩张，并伴有肺泡壁和细支气管的破坏，而无明显纤维化。当慢性支气管炎、肺气肿患者肺功能检查出现气流受限，并且不能完全可逆时，即能诊断为 COPD。

一、COPD 患者的营养代谢变化

1．机体能量消耗增加：COPD 患者由于气道阻力增加和胸肺有效顺应性减低，使呼吸功和氧耗量（VO_2）增加，并且由于肺脏过度充气，使膈肌收缩效率降低。

COPD 患者每日用于呼吸的耗能为 1799～3012kJ (430～720kcal)，较正常人高 10 倍，尤其以肺功能严重障碍者更为明显，死亡率高。Sridhar 等观察到 VO_2 的增加与气道阻塞程度即一秒钟用力呼气容积（FEVl）呈负相关（r=－0. 83）。提示 COPD 患者在确定热卡需要时，应充分考虑到静息能量消耗（REE）的增加。

感染增加能量消耗，多种炎症因子增加蛋白质分解，免疫功能低下，造成恶性循环。COPD 患者在长期病程中易发生并发症，如急性呼吸道感染，甚至发生呼吸衰竭。

2．胃肠道消化吸收功能障碍：由于长期缺氧、高碳酸血症和心功能不全，胃肠道淤血，以及长期使用广谱抗生素，胃肠道正常菌群失调，导致消化和吸收功能障碍。易发生多种营养素缺乏病。

3．营养物质摄入减少：部分患者可由于心肺功能严重不全或进食活动受限，限制了营养物质和必需营养素的摄入。抗生素和茶碱等药物对胃黏膜的刺激也影响患者的进食。

4．机体分解代谢增加：由于感染、细菌毒素、炎性介质、缺氧、焦虑、恐惧等因素引起机体内分泌紊乱，使之处于严重的应激和高分解状态，能量消耗和尿氮排出量显著增加。COPD 患者的大量排痰也是氮丢失的一个途径。有作者观察到机械通气患者排痰中氮量为 0.4±0. 2g/d，最多者达 0.7g/d，相当于蛋白质 4.3g/d。

COPD 的药物治疗常用皮质激素类控制感染和减轻症状，激素对蛋白质合成有抑制作用，也加速呼吸肌的萎缩和降低肌肉的耐力。

高代谢、高消耗、负氮平衡、体重进行性下降。严重营养不良发生率达 20%～60%，根本原因是高代谢状态下能量消耗大于摄入能量，病情越严重基础能量消耗越高，体重下降速度越快。呼吸肌能量储备减少，肌肉萎缩，组织缺氧，呼吸功能衰竭。另一方面 COPD 患者因肺部慢性炎症，蛋白分解加速，导致蛋白质一能量营养不良，并且 COPD 患者营养不良呈持续发展。

二、营养治疗

COPD 时合并营养不良可损害患者的呼吸肌结构和功能，引起通气功能障碍，还可加重患者原有的肺气肿程度；且营养不良可致患者全身和呼吸系统局部免疫防御机能降低，易诱发肺部感染，加重呼吸衰竭，形成恶性循环，成为 COPD 呼吸衰竭患者死亡的重要原因。正确评价 COPD 患者的营养状态，并给予相应的营养支持疗法，对降低此类患者的病死率，延长其生存期和改善生活质量，具有十分重要的意义。

（一）目的

维持理想体重，恢复或保存机体的瘦体组织，防止过多丢失，维持患者呼吸肌的力量和质量，维持有效呼吸通气功能，增强机体免疫力，预防和减少急性并发症。

对急性期患者，营养支持治疗目标为尽量维持良好营养状态，提高机体免疫力，以利渡过急性呼吸道感染期，而在急性发作后期则使体力尽早得到恢复。

COPD 患者一般病程长，食欲差。慢性缺氧使消化道淤血，影响食欲及食物的消化吸收，形成恶性循环。所以对营养不良患者进行早期评价及相应的营养治疗，打断恶性循环，可望改善其呼吸肌功能和肺功能。

（二）营养治疗

1．饮食医嘱是高蛋白、高脂肪、低碳水化合物饮食。

2．确定每日的总热量供给：通常采用 Harris-Benedict 公式先计算出的热量为休息状态下所需的BEE。

能量消耗计算公式：

每日能量一基础能量消耗（BEE）× 活动系数 × 体温系数 × 应激系数 × 校正系数

活动系数：卧床1.2，下床轻度活动1. 25，正常活动1.3（中度活动为1.5；剧烈活动为>1.75）。

体温系数：38℃取1. 1，39℃取1. 2，40℃取1. 3，41℃取1. 4。

应激系数：体温正常1. 0，发热1. 3。

校正系数：男性1. 16，女性1.19。

为使患者降低的体重得以纠正，应再增加10%的BEE。因此，对合并营养不良的COPD患者，每日的热量供给应为：上值×1.1。

3. 确定热量供给的分配比例

（1） COPD稳定期营养不良患者营养支持的能量分配为碳水化合物占50%～55%，脂肪占30%～35%，蛋白质占15%～20%，即蛋白质至少1g/ (kg·d)。

（2）如果患者处于应激状态，分解代谢增强，蛋白质供给量需增加至20%～50%。如果仅以碳水化合物作为单一的能量来源，必定要产生大量的CO_2和消耗大量的O_2，对通气储备功能较差的COPD患者来说，势必会增加通气负担，过多补充可能会加重呼吸衰竭患者的高碳酸血症（营养性高碳酸血症）。对于严重肺部感染患者，大量使用高碳水化合物能增加CO_2产量和呼吸商，导致通气功增加，恰当使用脂肪乳剂、氨基酸可改善肺的血管张力，影响炎症过程，能补充人体必需脂肪酸、必需氨基酸。而支链氨基酸是肌细胞的重要能源，提供外源性氨基酸，可补充肌细胞所丢失的氨基酸。营养支持治疗增加患者内脏蛋白合成，有利于机体渡过应激期。

对COPD急性加重期患者，尤其是合并呼吸衰竭行机械通气者，在早期治疗中给予合理、有效、足量的PN支持是减少并发症，及早撤离呼吸机，降低死亡率的关键手段之一。但营养成分的选择应恰当，避免高热量、高糖、过高蛋白质，脂肪乳剂宜选用MCT/LCT，以免进一步加重患者的呼吸功能损害。

已有专门用于COPD病人的肠内营养配方，这些配方通常含有较低的碳水化合物（27%～39%）和较高的脂肪能量(41%～55%)。例如肺疾患专用肠内营养制剂Pulmocare中，碳水化合物的产热比为28%，脂肪产热比为55%，蛋白质产热比为17%，非蛋白热量/氮为125：1。

4. 注意电解质和微量元素的补充：特别是影响呼吸肌功能的电解质如磷、钾、镁等。Fiaccadori等发现COPD患者呼吸肌和外周骨骼肌磷含量明显减低，肌肉磷耗竭可见于50%的COPD患者。

COPD患者病情严重时可出现高碳酸血症，组织细胞缺氧，抑制肾小管排酸，泌H^+下降，促进大量阳离子K^+、Na^+、Ca^{2+}、Mg^{2+}等从尿中排出，血液中的含量相对减少，并且由于使用支气管扩张药如B受体激动药、茶碱药和抗胆碱能药以及糖皮质激素等，造成血清K^+、Na^+、Cl^-、p^{3-}、Ca^{2+}、Mg^{2+}等电解质代谢紊乱。K^+能营养肌肉组织，缺乏时使神经肌肉应激性降低，肌肉无力，如肋间肌、横膈肌无力，出现呼吸困难、缺氧、窒息。Mg^{2+}除能舒张血管平滑肌外，还能舒张气管平滑肌。Ca^{2+}是构成骨骼肌和牙齿的主要成分，起支持和保护作用，并与K^+、Na^+、Mg^{2+}等离子保持一定的比例，使组织保持适当的应激性。及时纠正COPD患者的低K^+血症、低Mg^{2+}血症和低Ca^{2+}血症，可减少代谢性碱中毒的发生机会。

每日进食维生素C100mg、维生素A5000国际单位，利于增强支气管黏膜上皮的防御能力，维持正常的支气管黏液分泌和纤毛活动，改善呼吸道感染症状，促进支气管黏膜修复。

5. 少量多餐，因疲乏、呼吸困难及胃肠功能障碍（恶心、饱胀、便秘）等影响食欲及食物的消化吸收。COPD有明显缺氧的患者，可在餐前或餐后作吸氧治疗。危重COPD病人，如使用面罩或人工气道辅助机械通气者，可鼻饲或肠外营养支持。

6. 营养支持途径

（1）对缓解期和轻症病人的COPD患者多主张采用经胃肠道营养治疗或使用短期静脉营养支持治疗续贯以口服补充治疗。经口饮食不能或受限时采用肠内营养，肠内营养输入途径：输入以鼻肠管为主，必要时可行胃造口或空肠造口。

1）经胃肠道营养治疗：患者需要营养补充时，应首先推荐经口胃肠道营养。

其优点是符合正常生理要求：

①口腔咀嚼分泌唾液可促进胃肠等消化腺的分泌，有助于消化和吸收；

②可直接提供肠黏膜所需的营养物质，维护其功能；

③在重症患者可减少应激性溃疡和胃肠道出血的发生。不能经口进食者，可采用鼻饲，但进食的内容和量将受到限制。

2）短期静脉营养支持治疗：胃肠道营养补充不足时，可由外周静脉补充，但要注意输入的内容及其效价。同时输注脂肪和氨基酸可达到节氮效应，保持氮平衡。

（2）危重病人、重度营养不良和机械辅助通气者采用短期胃肠外营养，根据病情调整营养支持的途径。

慢性阻塞性肺疾病（COPD）患者常合并营养不良，尤其在粉喘型（PP）者更为明显，严重者可表现为肺恶液质综合征（ pulmonary cathexia syndrome）。其原因在于：①患者处于应激状态，体内分解代谢亢进、消耗增加；②气道阻力增加，使呼吸功显著增加；③长期缺氧致胃肠功能紊乱，摄入不足。据统计，我国COPD患者营养不良发生率高达60%。此类患者在急性加重期合并呼吸衰竭、施行人工通气时，营养不良将进一步加重。营养不良势必影响机体免疫功能，易发生严重感染和多脏器衰竭，同时也是呼吸肌衰竭的高危因素，对生存率和预后均有严重的影响，长时间机械通气者能否撤机也与患者的营养状况密切相关。故积极进行合理的营养支持已成为这类患者综合治疗中的重要组成部分。因此，当COPD患者经口摄食不能满足每日需要量的50%时，可合并应用肠内、肠外营养，尽快纠正患者的负氮平衡及电解质紊乱，提高COPD患者的生活质量。但目前PN运用于呼吸衰竭患者仍存在争议，如PN后出现的高碳酸血症、脂肪诱导的肺功能变化等。

7. 营养补充时应注意的问题

（1）加重通气负担：进食或输注过多的碳水化合物可产生大量的CO_2，呼吸商增大，加重通气负担。

（2）胃肠功能障碍：经消化道过多的补充可引起腹胀、腹泻、恶心，呕吐。腹泻的原因是乳酸缺乏和脂肪吸收不良。此时应立即停止肠道营养1～2天，待腹泻停止后，再缓慢恢复肠道营养。

（3）在静脉营养治疗特别是过量葡萄糖输入可引起胰岛素分泌和释放增加，使葡萄糖和磷酸结合而进入骨骼肌和肝，出现或加重低磷血症，导致呼吸肌无力和疲劳。过多的葡萄糖摄入超过肝细胞的氧化量，可引起肝脂肪变性。

（4）饮食应注意：①选择清淡利于排痰的食物。②避免食用过冷、过热、生硬食物，凶其可刺激气管引起阵发性咳嗽。③茶碱类药物易引起胃肠道副反应，应注意避免饮用咖啡、茶和可口可乐等饮料。

（三）营养护理要点

1．缓解期及轻症患者：一般需要给予胃肠营养，合理的饮食搭配及供给可以为病人提供足够的营养。

①碳水化合物摄入一般＜60%，因碳水化合物可增加二氧化碳生成量，加重呼吸肌负荷；避免进食含糖量高的饮食，以免引起痰液黏稠；

②蛋白质摄入量为1.0～1.5g/（kg·d），并保证优质蛋白质的摄入；

③可适当增加摄入含游离脂肪酸较丰富的食物，如植物油、海产和鱼类食品；

④限制钠盐摄入，以免引起钠水潴留；

⑤进食高纤维素、易消化饮食，防止便秘、腹胀而加重呼吸困难；

⑥少食多餐，减少用餐时的疲劳；

⑦进食前后漱口，保持口腔清洁，促进食欲。

2．重症患者：从肠外、肠内营养逐渐向口服自然饮食过渡。

3．做好电解质、营养状况监测，避免电解质紊乱与营养不良的发生。

4．现举例说明COPD患者的营养配方：一男性COPD患者，68岁，身高174cm，实际体重57kg。因Ⅱ型呼吸衰竭给予机械通气治疗。

男性每日能量需求为30kcal/kg·d，体重是指理想体重和实际体重的均值即（174-105+57）/2＝63kg，故TEE＝63×30＝1890kcal.

脂肪产热比为55%，即1040kcal；

碳水化合物产热比为28%，即529kcal；

蛋白质产热比为17%，即321kcal；相当于80.3g蛋白质（13g氮）。

该营养配方的非蛋白热量/氮＝（1890－321）/13=120∶1。

第三节　急性呼吸窘迫综合征

急性呼吸窘迫综合征（acute respiratory distress syndrome，ARDS）是由心源性以外的各种肺内外致病因素引起的急性进行性缺氧性呼吸衰竭。病理基础是由多种炎症细胞（巨噬细胞、中性粒细胞和淋巴细胞等）介导的肺脏局部炎症反应和炎症反应失控所致的肺毛细血管损伤。其主要病理特征为由肺微血管通透性增高而导致的肺泡通气功能下降，可伴有肺间质纤维化。临床表现为呼吸频数和呼吸窘迫、顽固性低氧血症，胸部X线显示双肺弥漫性浸润影，肺部病变的早期阶段称为急性肺损伤，而急性呼吸窘迫综合征是急性肺损伤进一步发展的严重阶段，后期常并发多器官功能衰竭。

一、营养代谢变化

1．急性呼吸窘迫综合征患者营养状态受基础疾病和急性肺损伤炎症程度的影响，亦受饮食和营养支持治疗措施的影响。急性呼吸窘迫综合征病情重、病程长，尤其人住重症监护病室（ICU）者常伴有严重营养不良，由于呼吸肌萎缩、功能减弱，往往导致呼吸机撤离困难，而且并发症发生率和死亡率均高。

严重应激状态下的危重患者，其代谢率显著升高，并将进一步扰乱患者的营养状态，这一过程称为“应激反应”（stress response）。应激反应中最标志性的代谢改变是蛋白质分解代谢（catabolism）显著增强。在饥饿状态下，机体每天可丢失 75g 肌肉蛋白质，相当于 200～300g 肌肉组织；而在应激状态下的患者每天可丢失蛋白质 250g，相当于 750～1000g 肌肉组织。随着蛋白质分解代谢增强，能量的需求通过氨基酸的脱氨基作用和糖原异生来满足，而骨骼肌是随时可以被肝动员最主要的氨基酸库；当骨骼肌蛋白质的分解代谢大于合成代谢时，肌肉组织就不断萎缩。应激反应高代谢状态下的另一个代谢特征是血糖增高（应激性高血糖），它受多种内分泌激素和炎症因子调节。这时胰高血糖素、糖皮质激素、生长激素、儿茶酚胺释放增加，均可导致血糖增高。脂肪是应激病人的重要能源，脂肪组织的脂解作用可减少糖异生作用，对应激病人有利。但大脑的能量来源几乎全部依赖于葡萄糖，这些氧化的葡萄糖大部分来自骨骼肌分解。

2. 急性呼吸窘迫综合征患者处于全身炎症性反应状态，蛋白质代谢呈高分解状态，各种炎症介质（前列腺素类和白介素）及细胞因子的作用导致高能量消耗，以及患者因进食困难能量摄入不足，使机体处于负平衡状态。尽管 ARDS 患者在病程的任何阶段都处于高代谢状态，而当 ARDS 表现为多脏器功能衰竭（MSOF）的一部分时，高代谢状态更是显而易见。如果 ARDS 的诱因解除并且没有出现其他合并症，高代谢状态通常在 7～10 天内开始缓解。

3. 急性呼吸衰竭患者碳水化合物代谢异常，表现为肝糖原异生增强，若饮食或营养支持治疗中补充过量碳水化合物，尤其使用糖皮质激素类药物，会出现高血糖症，并导致体内 CO_2 产生过多，加重呼吸负荷和相应呼吸困难症状。

4. 急性呼吸衰竭时脂肪代谢成为主要来源，营养支持一般补充多量脂肪类物质，患者处于多脏器衰竭或休克状态，则脂肪不能充分利用而在体内堆积形成脂肪肝和易发生酮症等。

5. 营养代谢特点：因胰岛素相对不足，升糖激素活跃，组织利用葡萄糖能力下降而血糖升高；脂肪利用率低，蛋白质分解加速；营养支持途径最好采用胃肠外营养。

实际上在加速分解代谢期间，维持或增加体内蛋白质的含量是极为困难的。

二、临床表现

呼吸道症状多在发病后 12～72 小时出现，起病多急剧。表现为深大频数呼吸，呼吸窘迫，心率增速，烦躁不安，随病情加重发绀亦明显，且吸氧难以纠正。严重病例有多脏器衰竭表现。

三、营养治疗

急性呼吸窘迫综合征是一种以进行性呼吸困难和顽固性低氧血症为特征的急性呼吸衰竭，治疗上以纠正缺氧、机械通气和基础疾病治疗为主，机械通气病人因气管插管、气管切开或病情危重、神志不清等，均不能经口自动进食，营养支持及加强护理对预后的影响十分重要。

（一）治疗目的

预防和纠正营养不良发生，改善肺功能，减少并发症，提高生存率。

营养治疗的总目标是达到和维持能量平衡和氮平衡：

1．保持机体的瘦肉（肌肉）组织：足够但不多余的能量（热卡）补充，维持正氮平衡。

2．足够的维生素、．矿物质、脂肪补充。

3．足够的液体补充。

ARDS 患者处于高分解代谢状态，尽管起先没有营养不良，也应尽快开始营养支持治疗。需要强调的是，对这类患者进行营养支持的目的并非仅是扭转营养不良状态，更重要的是降低和对抗蛋白质的分解代谢，尽量避免营养不良的副作用，同时给予与机体机能相适应的营养要素。

（二）治疗措施

1．营养支持治疗的途径

营养支持的途径包括全胃肠外营养（TPN）和肠内营养（EN）。从生理角度说，经口进食是最佳途径（if the gut works，use it）。早期肠内营养可防止胃肠黏膜萎缩，肠道细菌移位，因此肠内营养应为首选。仅在胃肠道不能利用或某些特殊疾病中才选用经中心静脉途径的肠外营养支持。

2．能量 能量计算公式同慢性阻塞性肺疾病。

每日能量一基础能量消耗（BEE）× 活动系数 × 体温系数 × 应激系数 × 校正系数

活动系数：卧床 1.2，下床轻度活动 1. 25，正常活动 1.3。

体温系数：38℃取 1.1，39℃取 1.2，40℃取 1.3，41℃取 1.4。

应激系数：体温正常 1.0，发热 1.3。

校正系数：男 1. 16．女 1.19。

因病情复杂，感染、休克、心肺和肾衰竭、机械通气的损伤等使额外消耗增加，有资料提示，可增加基础能量消耗的 50% 以上。实际应用时，不能将计算能量值作为唯一的依据，应根据病情、营养评价指标等调整营养治疗方案。

营养不良而不伴高代谢状态的病人对营养支持的反应性要优于处于高代谢状态下的应激病人，他们较易获得正氮平衡。美国肠内肠外营养学会（ASPEN）推荐：在不能测定能量消耗的情况下，提供 2000kcal/d 或 30kcal/（kg・d）给卧床的营养不良病人，热卡：氮一100：1。而对于高代谢状态下的感染、创伤病人，ASPEN 推荐：在不能测定能量消耗的情况下提供 2800kcal/d 或 40kcal/（kg・d）给卧床病人，热卡：氮＝150：1。

上述能量估计水平对呼吸危重病人略显“过量”。现代医学提出的预计水平比以前降低，因为能量支持过量可导致 CO_2 产生增加，血糖增高和能量消耗增加。提倡机械通气患者的能量需求估计为：男性 25 ～ 30kcal/（kg・d），女性 20 ～ 25kcal/（kg・d）。其中“体重”是指理想体重和实际体重的均值，对于肥胖病人则是指理想体重的 1.2 倍。国内学者普遍认为机械通气患者每日能量供给不应少于 2000kcal，蛋白质 1.2 ～ 1. 8g/（kg・d）。

3．能量分配 碳水化合物约占 45%，蛋白质占 20%，脂肪占 35%，蛋白质摄入过多会因食物特殊动力作用而增加耗氧量，促进呼吸衰竭。实验研究发现饮食适量补充脂肪、不饱和脂肪酸有利于肺表面活性物质的生成、有减少高糖的负荷，可节省蛋白质，有利于脂溶性维生素吸收利用。但若营养支持中脂肪比例过高或肠道外营养静脉滴速过快，会引起高脂血症、血黏度增高、红细胞膜被脂肪覆盖，甚至脂肪栓形成，影响气体弥散及运输，以及形成肺动脉高压。

4．同时注意纠正水、电解质平衡，防治低钾、低钙和低磷所致呼吸肌力减退，并注意补充维生素和微量元素。此外，抗氧化剂（维生素 C、硒等）具有抑制急性呼吸窘迫综合征肺部炎症反应作用，亦可适量补充。

5. 全肠外营养时输注速度宜维持在5mg/（kg·min），输注速度过快会加重呼吸困难症状。脂肪的摄入量为1.0～1.5g/（kg·d），蛋白质摄入量为1.2～1.5mg/（kg·d），若有明显肝肾功能障碍者，氨基酸摄入量宜降至0.4～0.6mg/(kg·d)，并注意随访监测和调节。

6. 营养治疗过程中的监测

在营养支持过程中应持续监测患者的营养状况，根据患者病情变化及时调整营养支持配方。即要满足患者每日能量需要，也要保证正氮平衡。在没有应用利尿剂情况下，患者继续体重减轻（表现为消瘦）则强烈提示每日能量供给不足。

氮平衡的评价应至少每周进行一次。

氮平衡＝摄入氮（g）－排出氮（g）

　　　＝摄入蛋白质（g）/6.25－排出氮（g）

通常每日尿素氮占每日尿氮排出量的80%，通过测定24小时尿素氮即可计算排出氮（g）。若氮平衡为正说明机体处于正氮平衡，否则处于负氮平衡。若给予的蛋白质量已经足够，但仍不能达到正氮平衡，往往是由于非蛋白质能量供给不足，可以按氮卡比中能量的比例补充非蛋白能量。

需要再次强调的是，ARDS处于严重分解代谢状态的应激患者，即使严密调节了营养支持配方，血浆蛋白在病程初始的很长一段时间内都难以恢复正常，处于负氮平衡。这往往提示预后不良。所以在这段时期，血浆蛋白水平降低与营养不良并无直接关系，而和疾病严重程度和预后密切相关。

7. 2003年的非典型肺炎（SARS）就是一种传染性的重症急性呼吸系统综合征。在SARS的治疗过程中，营养支持可增强患者的抗病能力。SARS患者常常伴有维生素及微量元素缺乏、缺铁性贫血和低钙血症等，特别是应用激素治疗的患者极易出现蛋白质缺乏性营养不良，造成机体免疫力低下，易出现菌群紊乱，继发细菌感染，甚至诱发或加重MODS。有报道，当时对每位SARS患者从人院开始，营养支持即成为综合治疗中必须完成的一部分，每日补充维生素B_1 60mg，维生素B_2 60mg，维生素AD_1粒，叶酸30mg，同时给予肠道菌群调整剂，有效地延缓了二重感染的发生。

第四节　呼吸系统其他疾病

呼吸系统疾病是一大类疾病，严重影响人们的日常生活和工作。随着临床医师认识的不断提高，营养治疗在呼吸系统疾病的治疗中越来越引起人们的重视和关注，下面简要介绍其他一些呼吸疾病的营养治疗与护理。

一、哮喘

（一）哮喘与营养相关的因素

1. 营养与过敏

哮喘最重要的激发因素是变应原，许多食物可以成为哮喘的变应原，如奶制品中的β－球蛋白，鸡蛋清中的类卵粘蛋白和果仁等。

2. n-3多不饱和脂肪酸

哮喘患者给予鱼油，可以降低脂类介质的作用和抑制迟发反应。

3．维生素C与镁

维生素C可降低哮喘患者气道对运动或乙酰胆碱吸入的反应，减少或减轻哮喘发作。镁可以轻微扩张支气管，对哮喘发作有一定的缓解作用。

（二）哮喘对营养代谢的影响

1．直接影响进食。

2．哮喘患者常处于焦虑、恐惧和高度应激状态，长时间处于此状态可引起机体内分泌紊乱，能量消耗增多、尿氮排出增加。

3．低氧血症所导致的电解质紊乱和消化功能紊乱可影响机体对营养物质吸收、氧化和利用。

4．治疗过程中用药如皮质激素、茶碱类或抗生素类药物产生的副作用。

①影响骨代谢，导致骨质疏松高发。

②刺激胃肠道黏膜，产生胃肠不适。

③导致菌群失调。

（三）哮喘的营养干预

1．确定食物致敏原

营养人员有责任协助临床确定食物致敏原。实际中可采用排除膳食、激发试验或过敏原皮试来进行食物筛选。

2．口服脱敏疗法。

（四）哮喘的营养治疗原则

1．热量：不低于30kcal/kg·d。

2．碳水化合物、蛋白质、脂肪的构成：高碳水化合物的膳食会提高呼吸商，使呼吸系统负荷加重，故在哮喘发作时，适当减少碳水化合物供能比例会相应减少CO_2的生成，其供能比例不宜超过50%。

蛋白质也会增加氧的消耗，主要是因为蛋白质较高的食物特殊动力作用，可增加瞬间的通气量，增加对高CO_2血症的反应，因而，应在膳食中减少效价低的劣质蛋白质摄入，适量应用优质蛋白以维持平衡，可将15%～20%作为蛋白质的供能比例。高脂膳食是减少CO_2的生成，提高脂肪的供能比例是哮喘营养支持的一个特点。注意电解质的缺乏和维生素的补充。

二、慢性呼吸衰竭

（一）呼吸衰竭营养不良的病因

1．胃肠道功能复损：缺氧和二氧化碳潴留是最基本的影响因素，胃肠道黏膜的缺氧及二氧化碳的刺激可引起严重的胃肠功能障碍。

2．摄入不足：病人食欲不佳，进食减少。此外，10%的病人进食时血氧饱和度下降，加重了呼吸困难，也导致进食减少。

3．适应机制：在呼吸衰竭时，机体通过降低体重来减少耗氧量，以适应受损的肺功能和低氧血症。

4．能量需要增加（或高代谢状态）：据报道，呼吸衰竭病人用于呼吸的能量消耗为1806～3024kJ/d（430～720kcal/d），较正常人151～302kJ/d（36～72kcal/d）高10倍，此外，亦有些患者因发热而处于高代谢、分解状态，其对营养需求更高，更易出现营养不良。

5．其他因素：情绪不佳、吸烟、营养知识不足、饮食与生活安排不当、经济条件及家庭条件的限制等也能成为营养不良的原因之一。

（二）呼吸衰竭者的营养支持

1．基本原则：热量计算可参考 Havvis-Benedict 方程。

2．碳水化合物为总热量的 50%，脂肪占 20%～30%，蛋白质不少于 1g/（kg·d）。大部分学者倾向于给予高脂肪、低碳水化合物及适宜优质蛋白食物，同时应注意补充影响呼吸肌功能的电解质如钾、磷、镁等。

（三）营养支持的并发症及注意事项

1．营养支持不当可产生一些并发症。据报道并发症发生率约 10% 以上，有些并发症可导致严重后果：

①过多的补充碳水化合物可产生大量的二氧化碳，从而增加呼吸负荷；

②肠道外给予脂类物质过多可影响肺泡的气体交换；

③可引起水电解质紊乱；

④引起腹胀、腹泻；

⑤中心静脉插管还可引起心律失常、血栓形成、感染等。

2．注意事项：

①注意胃肠道功能的改善；

②补充量应适当；

③营养必要合理，不宜过多补充碳水化合物；

④合理的补充方式：原则上应尽量从肠道给予，既符合生理要求，还可减少胃肠道出血。

三、乳糜胸

（一）营养原则

以低脂、低钠、高蛋白及高碳水化合物饮食为主，可食用短、中链脂肪酸（如椰子油等）以代替长链的脂肪酸，从而减少乳糜液，重症者可禁食并给予静脉营养。

（二）中链甘油三酯（MCT）膳食特点

1．适应证：乳糜胸、乳糜尿、乳糜性腹水、高乳糜微粒血症、小肠大部切除、胆盐和胰脂酶缺乏以及肠源性脂肪代谢障碍。

2．原则和要求

①用中链甘油三酯取代长链甘油三酯作为热量的来源。中链甘油三酯提供的热量至少占总热量的 20%，或占脂肪热量的 65%。

②中链甘油三酯可用来烹调鱼、肉、禽等食品。

③进食时要慢一些，采用少食多餐的办法，或用中链甘油三酯制备的食品作为加餐。可避免腹胀、恶心、腹泻等不良反应。

④ MCT 能迅速氧化成酮体，应补充双糖，避免酮症。

3．可用和忌用的食物

①可用的食物：包括未加油脂的主食及点心、去脂牛奶、咖啡、茶、果汁饮料、水果、蔬菜、豆制品、蛋清、蛋黄（每周不超过三个）、精瘦肉、鱼、禽类（用量每日不超过

150g），烹调油在规定数量之内使用，采用中链甘油三酯取代。

②忌用或少用食油：包括全脂乳、如油、肥肉、鹅、鸭、市售加了油脂的高脂食品。

四、阻塞性睡眠呼吸暂停综合征

睡眠呼吸暂停综合征作为一种常见病、多发病，正日益受到重视。SAHS 分为三型：阻塞型（OSAS）、中枢型（CSAS）、混合型。

对于阻塞性睡眠呼吸暂停，一般经验是当体重减轻 5%～10% 以上时，对改善夜间呼吸暂停，提高血氧饱和度、改善症状有肯定疗效，故饮食应采用减体重膳食。

1．控制热能摄入，使之低于消耗：减少热能摄入量可采取循序渐进方式，根据肥胖程度，每日热能摄入比正常减少 500～1000kcal，热能减少不宜过速、过猛，以防影响健康。

2．做到营养平衡：在限制热能的范围内，合理安排蛋白质、脂肪和碳水化合物的进量，保证无机盐和维生素的供给充足。蛋白质供给量应充足，约占总热能比值的 15%～20% 或每日每公斤体重（标准体重）1g 以上，50% 以上为优质蛋白质。脂肪进量必须降低。约占总热能的 20%～25%，不要超过 30%，除限制食物中的脂肪外，尚需限制烹调油用量，控制在每日 10～20g 左右。碳水化合物进量适当减少，约占总热能的 45%～60%，主食宜控制在 150～250g。新鲜蔬菜和水果应充足，必要时还可补充多种维生素和钙片。

3．注意烹调方法：以食、煮、炖、拌方法为主，减少食物中油脂含量。

4．养成良好的饮食习惯：一日三餐定时定量，少吃零食及甜点，细嚼慢咽。

5．在向肥胖病人宣教时，要特别强调体育锻炼的重要性，每日坚持 30 分钟以上，使热能消耗达 300 千卡左右，1 周可减体重 500g 左右。

五、肺结核

营养治疗原则为高热量，高蛋白质，充足维生素、矿物质饮食。

1．供给充足的高蛋白质和足够的热能，以补充消耗。

2．脂肪摄入不宜过高，每公斤体重 1～2 克，荤素搭配适当，不要过于油腻，以免影响消化。

3．膳食应具有丰富的无机盐和维生素。有利于病灶的钙化、病体的康复。

4．有咯血的患者，应增加铁的摄入。

5．长期低烧的患者，可多食牛奶、鸡蛋、瘦肉、鱼、豆腐等，补充蛋白质代谢的消耗。

6．供给大量含 A、D、C 及 B 族维生素，以增强身体抵抗力。据报道，约半数以上的结核病人血清维生素 D 水平低。研究认为，这可能与病人饮食中维生素 D 不足，接受阳光照射少，使体内合成维生素 D 不足，以及抗结核药物（如异烟肼、利福平）引起血清维生素 D 含量下降等因素有关。

7．注意膳食纤维素的供给量，保持大便通畅。多吃新鲜的蔬菜、水果、粗粮。

8．对消化功能较差的患者，饮食以清淡爽口，多样化为好。可用高蛋白少油半流食，以提高病人的营养和增进食欲。

（王勇　范旻）

第十八章　营养代谢性疾病

第一节　糖尿病

糖尿病（diabetes mellitus）是由多基因遗传因素与环境因素长期共同作用而导致的一种慢性、全身性、代谢性疾病。是由于胰岛素生物效应降低或胰岛素分泌绝对不足而引起的碳水化合物、蛋白质、脂肪、水及电解质的代谢紊乱。血糖控制不满意，可并发心脑血管、肾、眼部及神经病变。

一、糖尿病分型、诊断及临床症状

（一）糖尿病分型

1997 年美国糖尿病协会（ADA）和世界卫生组织将糖尿病分为四型：①胰岛素依赖型（1DDM，I 型）。②非胰岛素依赖型（NIDDM，Ⅱ型）。③妊娠糖尿病。④异型糖尿病。

（二）糖尿病诊断

1998 年中华糖尿病协会制定诊断的标准见表 18-1-1。

表 18-1-1　糖尿病诊断标准

项目	静脉血糖	
	空腹（mmol/L）	餐后 2h（mmol/L）
正常	＜6.1	＜7.8
糖尿病	≥7.0	≥11.1
糖耐量低减	＜7.0	7.8～11.1

（三）临床症状

糖尿病最典型的临床症状为三多一少，即多尿、多饮、多食及消瘦、乏力。血糖升高大量的葡萄糖、水溶性维生素、无机盐随尿排出，葡萄糖的滤出量超过肾回收葡萄糖的能力，出现尿糖。尿中葡萄糖的增加有渗透性利尿作用，尿量明显增加，尤以夜尿增多明显。同时机体的体液丢失，出现口渴、多饮，饮水量在 3000～4000ml/d。胰岛素的缺乏，摄入的蛋白质、脂肪、糖类不能转化为机体组织，加之营养物质丢失增加，患者感到乏力、体重逐渐下降。但是半数以上Ⅱ型糖尿病症状不明显，常在就医或健康体检中被检出。

二、糖尿病与营养物质代谢紊乱

胰岛素的主要生理功能是促进合成代谢，抑制分解代谢。一旦胰岛素缺乏，物质代谢即发生紊乱，严重时出现酮症酸中毒、甚至昏迷死亡。

三、糖尿病的营养治疗

（一）历史回顾

1. 1921 年前，“完全饥饿疗法”是糖尿病营养治疗的基本方法，但导致低血糖和酮症及蛋白质热量营养不良。

2. 1921–1950 年代，采用“单纯主食控制法”，限制糖类摄入，脂肪供能比升至 70%，但因饱和脂肪酸摄入过高，患心血管病的危险性随之增加。

3. 1950–1990 年初，逐步提高糖类供能比至 60%～65%，脂肪降至 25%～30%，但未解决饱和脂肪酸摄入过高问题，单不饱和脂肪酸和多不饱和脂肪酸的适宜比例亦未明确。同时，因注意到高糖摄入对诱导血浆甘油三酯增高和造成高血糖症可能有潜在的负面影响，加之缺乏足够的证据，提高糖类供能比来改善血糖和提高胰岛素敏感性的理论受到怀疑。

4. 1994–2000 年，美国糖尿病学会和美国国立卫生研究院提出新的糖尿病营养治疗目标和营养素供给量标准。强调通过改变生活方式，摄取适宜的热量，调整宏量营养素的类型及构成比，适量补充膳食纤维等手段，来达到控制血糖、血脂和血压的目的。

5. 2002 年，引入循证医学的概念指导糖尿病营养治疗。

（二）营养治疗的目的

1. 纠正代谢紊乱。糖尿病的代谢紊乱，可通过摄入有针对性合理的饮食，达到控制血糖、血脂、血压、补偿蛋白质及其他营养成分缺乏的目的。

2. 减轻胰岛负荷。糖尿病病人都存在不同程度的胰岛功能障碍，合理的饮食可以使胰岛细胞得到休息，部分功能得以恢复。

3. 改善整体的健康水平。在确保正常的生长发育的前提下，提高消耗大于摄取者的营养，促进青少年的生长发育，满足妊娠、哺乳妇女代谢增加的需要。并保证一般糖尿病人充沛的体力。

4. 降低餐后高血糖。合理进食富含膳食纤维的食物，降低餐后高血糖，反馈减轻对胰岛的刺激，有利于胰岛功能的恢复。

5. 有利于减肥。肥胖是糖尿病的危险因素，低热量膳食可以促进自身消耗，减少过剩的脂肪，有利于增强胰岛素敏感性和降低血脂。

6. 有利于防治并发症。由于血糖控制改善，血脂降低等而有利于防治糖尿病并发症。

表 18-1-2　糖尿病营养治疗目标（美国糖尿病协会 ADA，2000）

1. 实现热量及营养素摄入、锻炼水平和药物治疗（包括胰岛素或 / 和口服降糖药）三者的平衡，由此达到并维持接近正常的血糖水平；
2. 达到并维持理想的血脂和血压；
3. 通过调整热量摄入及构成比例，达到并维持理想体重 (IBW) 或合理体重（RW）；
4. 预防并治疗各类急、慢性并发症；
5. 通过合理的营养干预，改善总体健康状况，并提高生活质量（QOL）。

表 18-1-3　糖尿病控制参考指标

	缩写	单位	理想	尚可	差
血糖（空腹）	FBS	mmol/L	4.4～6.1	≤7.0	＞7.0
血糖（餐后 2 小时）	2hPBS	mmol/L	4.4～8.0	≤10.0	＞10.0
糖化血红蛋白	HbAlc	%	＜6.5	6.5～7.5	＞7.5
尿糖	GLU	mg/dL	0	0～500	＞500
甘油三酯	TC	mmol/L	＜1.5	1.5～2.2	≥2.2
总胆固醇	TG	mmol/L	＜5.2	＜5.2	≥5.2
高密度脂蛋白	HDL－C	mmol/L	＞1.1	1.1～0.9	＜0.9
低密度脂蛋白	LDL－C	mmol/L	＜3.0	2.5～4.0	＞4.0
血压	BP	mmHg	＜130/80～＜140/90	＞130/80～<140/90	≥140/90
体重指数（男）	BMI	kg/m^2	＜25	＜27	≥27
体重指数（女）	BMI		＜24	＜26	≥26

（三）营养治疗的基本原则

1. 合理控制总热能，热能摄入量以达到或维持理想体重为宜。减少总热能降低体重后往往可以改善血糖，减轻胰岛素抵抗。消瘦者对疾病的抵抗力降低，影响健康，也不利于治疗。孕妇、乳母和儿童要增加热量摄入以维持其特殊的生理需要和正常的生长发育。

糖尿病患者的每日供给量应结合患者的体形（肥胖、消瘦或正常）、体力活动、病情等参考表 18-1-4 进行计算。

表 18-1-4　成人糖尿病患者每日能量供给量（kcal/kg 标准体重）

劳动（活动）强度	消瘦	正常（理想）	肥胖
重体力活动（如搬运工）	45	40	35
中体力活动（如电工安装）	40	35	30
轻体力活动（如坐式工作）	35	30	20～25
休息状态（如卧床）	30	25	20

2. 平衡膳食，选择多样化、营养合理的食物。每日应均匀摄入谷薯类，蔬菜水果类，动物性食品类（肉、禽、鱼、乳、蛋、豆等）和油脂类共 4 大类食品，不绝对偏食哪一种食物，搭配合理。应做到粗细搭配，荤素搭配。

3. 限制脂肪摄入量、适量选择优质蛋白质：脂肪常常容易被糖尿病患者忽略并超量选食。每克脂肪产热 9kcal，应使之占饮食总热量的 25%～30% 甚至更低。脂肪按照其不饱和键的有无分为饱和脂肪酸和不饱和脂肪酸，应控制饱和脂肪酸的摄入，使其不超过总脂肪量的 10%。胆固醇人量应控制在每日 300mg 以下。蛋白质是生命的物质基础。糖尿病患者每日蛋白质摄入标准：肾功能正常的成年患者约为 1g/kg 体重 / 日，孕妇、乳母为 1.5g/kg 体重 / 日，儿童为 2～3g/kg 体重 / 日。要求蛋白质占总热能的 12%～20%，其中至少 1/3 为优质蛋白。

4．放宽对主食类食物的限制，减少或禁忌单糖及双糖的食物：在合理控制总热能的基础上适当提高碳水化合物的进量，对提高胰岛素的敏感性和改善葡萄糖耐量均有益处。碳水化合物是我国膳食中能量的主要来源，碳水化合物的供给量应占总热能的50%～55%。主食类食品富含淀粉多糖、膳食纤维、维生素和矿物质。合理选用可以很好地控制糖尿病，并且由于它们体积大，饱腹感强，可能对控制体重有利。但糖尿病患者应减少或禁忌单糖和双糖的摄入。如果喜欢甜食可以适当选用一些蛋白糖、糖精、甜菊糖等甜味剂食品。

5．无机盐、维生素、膳食纤维要合理充足：对于病情控制不好的病人，糖异生作用旺盛，应补充糖异生过程消耗的B族维生素。应限制钠盐的摄入，每日食盐6g以下。病程长的老年患者应注意钙的供给充足，保证每日1000～1200mg摄入，防治骨质疏松。提倡糖尿病患者的饮食中增加膳食纤维量，每日30～35g，供给方式以进食天然食物为佳，并应与含高碳水化合物的食物同时食用。供给充足的铬、锌、锰等微量元素对于糖尿病的治疗有一定帮助。

6．餐次安排要合理：采用少量多餐原则，三次正餐之间增加2～3次加餐。

（四）糖尿病患者的食物选择

1．谷类食物：碳水化合物的主要来源，其他淀粉类食物如土豆、山药、芋头、粉条、凉粉等含有的碳水化合物也较多，选用时应注意其所含热量。提倡多选用粗杂粮，如玉米面、荞麦、燕麦等代替部分米面。富含植物纤维的藻类和豆类食品食后吸收慢，血糖升高缓慢。粗粮、酵母中含铬较多。

2．鸡、鸭、鱼、虾、猪、牛、羊肉、蛋、豆及豆制品等：富含蛋白质食品，应按照规定量选用精瘦肉和豆制品，少选肥肉和内脏等富含饱和脂肪酸、胆固醇的食品。牛奶及奶制品含有较多的钙和维生素B_2，有条件的病人最好每日选用250～500ml。

3．蔬菜：富含无机盐、维生素、膳食纤维，除了胡萝卜、蒜苗、豌豆、毛豆等含热量较高的蔬菜之外，常见的叶类、茎类、瓜类蔬菜可以任意食用。

4．水果：按照每150～200g带皮橘子、梨、苹果等可以换成25g主食适当选用。但如果食后血糖升高，则最好将血糖控制好以后在适量选用。红枣、香蕉、柿子、红果等含糖量较高的水果或干果应限量使用。

5．烹调用动植物油以及花生、核桃等硬果类：应限量食用。大约15粒花生米或30粒瓜子及2个核桃就相当于10g油脂。由于动物油中含有较高的饱和脂肪酸，因此提倡尽量使用植物油。但植物油仍然含较高热量，也需限量使用。

6．酒类：每克酒精产热7kcal。注射胰岛素和口服磺脲类降糖药的患者空腹饮用容易引起低血糖。因此还是不饮或少饮为好。

（五）血糖指数（glucose index, GI）

GI是一个衡量各种食物对血糖可能产生多大影响的指标。测量方法是吃含100g葡萄糖的某种食品，测量吃后几个小时内的血糖水平，计算血糖曲线下面积，和同时测定的100g葡萄糖耐量曲线下面积比较所得的比值称为血糖指数。

根据血糖指数的数值，各种豆类及豆制品、燕麦、麦麸、荞麦、莜麦、糙米等食物血糖指数相对较低。

一些食物的血糖指数参见表18-1-5。

表 18-1-5　常见食物血糖生成指数

食物种类		GI
谷类食物		
	荞麦面条	59.3
	荞麦面馒头	66.7
	大米饭	80.2
	白小麦面面包	105.8
	白小麦面馒头	88.1
豆类		
	扁豆	18.5
	绿豆	27.2
	冻豆腐	22.3
	豆腐干	23.7
	炖鲜豆腐	31.9
	绿豆挂面	33.4
	黄豆挂面	66.6
水果		
	樱桃	22
	李子	24
	柚子	25
	鲜桃	28
	香蕉	52
	梨	36
	苹果	36
	柑	43
	葡萄	43
	猕猴桃	52
	芒果	55
	菠萝	66
	西瓜	72
糖		
	果糖	23
	乳糖	46
	蔗糖	65
	蜂蜜	73
	白糖	83.8
	葡萄糖	97
	麦芽糖	105

（六）食品交换份

食品交换份是将食物按照来源、性质将食物分成四大类（细分可分成八小类），每份食物所含热量相仿，约90kcal，同类食物或含营养素比例相近的食物间可互换。参见表18-1-6。

表 18-1-6　食物成分交换法（每份热量 90 千卡）

组别	类别	每份重量		蛋白质	脂肪	糖类	主要营养素
		克	两				
谷薯组	1. 谷薯类	25	0.5	2.0	—	20.0	碳水化合物、膳食纤维
菜果组	2. 蔬菜类	500	10	5.0	—	17.0	矿物质、维生素和膳食纤维
	3. 水果类	200	4	1.0	—	21.0	
肉蛋奶组	4. 大豆类	25	0.5	9.0	4.0	4.0	蛋白质、脂肪
	5. 奶制品	160	3	5.0	5.0	6.0	
	6. 肉蛋类	50	1	9.0	6.0	—	
油脂组	7. 硬果类	15	0.3	4.0	7.0	2.0	脂肪
	8. 油脂类	10	1匙	—	10.0	—	

表 18-1-7　食谷类食物互换表（能量相当于 50g 米、面的食物）

食物名称	重量（g）*	食物名称	重量（g）*	食物名称	重量（g）*
米粉（干）	50	馒头	80	鲜玉米（市品）	240
面条（挂面）	50	花卷	80	饼干	40
面条（切面）	65	烙饼	70	红薯、白薯（生）	300
米饭	150	烧饼	60	油条	45
米粥	300 ～ 800	1120			

* 成品按照与原料的能量比折算

表 18-1-8　乳类食物互换表（相当于 100g 鲜牛奶的乳类食物）

食物名称	重量（g）*	食物名称	重量（g）*
鲜牛奶（羊奶）	100	奶酪	12
奶粉	15	奶片	22
酸奶	120		

* 奶制品按照与鲜奶的蛋白质比折算

表 18-1-9　大豆类食物互换表（相当于 50g 大豆类食物）

食物名称	重量（g）*	食物名称	重量（g）*	食物名称	重量（g）*
大豆（黄豆、青豆、黑豆）	50	北豆腐	140 ～ 190	豆浆	600 ～ 100
腐竹	35	南豆腐	280 ～ 310	豆腐丝	80
豆腐干	100	内酯豆腐	350	素鸡	105

* 豆制品按照与黄豆的蛋白质比折算

表 18-1-10　蔬菜类食物互换表（市品相当于 100g 可食物重量）

食物名称	重量（g）*	食物名称	重量（g）*	食物名称	重量（g）*
萝卜	110	蒜苗	120	西红柿	100
大白菜	115	圆白菜	120	莴笋茎	160
菠菜、油菜、小白菜	110～120	黄瓜	110	樱桃西红柿	110
菜花	120	冬瓜	125	藕	110
韭菜	110	柿子椒	120		
芹菜茎	150	茄子	110		

* 按照市品可食部百分比折算

表 18-1-11　水果食物互换表（市品相当于 100g 可食部重量）

食物名称	重量（g）*	食物名称	重量（g）*	食物名称	重量（g）*
桃	120	柿子	115	草莓	105
苹果	130	鲜枣	115	猕猴桃	120
香蕉	150	橙子（橘子）	130	火龙果	150
梨	120	芒果	170	菠萝	150
葡萄	120	西瓜	170		

* 按照市品可食部百分比折算

表 18-1-12　肉类食物互换表（市品相当于 50g 肥瘦肉）

食物名称	重量（g）*	食物名称	重量（g）*
鲜猪肉（牛肉、羊肉）	50	整鸡、鸭、鹅	75
猪肉松	45	鸡腿	90
猪大排骨	80 小排 85	鸡翅	80
香肠	40	鸡肉、鸭肉	50
肉肠（火腿肠）	85	烧鸡、鸭、鹅	50
酱牛肉	30	烤鸭	55
酱肘子	65	炸鸡	70
牛肉干	20		

* 带骨食物可食部百分比折算，熟食按照与生食的蛋白质比折算

表 18-1-13　鱼虾类食物互换表（市品相当于 50g 可食部重量）

食物名称	重量（g）*	食物名称	重量（g）*
鲫鱼	90	鲤鱼	90
鲅鱼	60	鲈鱼	85
鳊鱼（武昌鱼）	85	鳙鱼（胖头鱼，花鲢鱼）	80
草鱼	85	墨鱼	70
鲳鱼（平鱼）	85	蛤蜊	130
大黄鱼	75	虾	85
带鱼	135	蟹	105
鲢鱼	80		

* 按照市品可食部百分比折算

（七）食谱计算举例

糖尿病饮食治疗举例患者身高 170 厘米，现体重 67 公斤，理想体重 65 公斤，属正常范围，从事极轻体力劳动，食量中等，单纯饮食控制。

第一步：计算全日热能供给量

65 公斤 ×25 千卡 / 公斤≈ 1600 千卡

第二步：蛋白质、脂肪、碳水化合物各占总热量的百分比（如 15%、30%、55% 计算）

蛋白质 1600×15%/4=60 克

脂肪 1600×30%/9=53 克

碳水化合物 1600×55 %/4=220 克

第三步：按下列食品交换表计算全日食谱：

表 18-1-14　全日食谱

热量 (kcal)	交换单位（份）	重量（两）	蛋白质（克）	脂肪（克）	碳水化合物（克）
奶类	1.5	250	8	8	9
菜果类	1	500	5	—	17
谷薯类	10	250	20	—	200
肉蛋豆类	3	150	27	18	—
油脂类	3	30	—	30	—
合计	18.5		60	56	226

18.5 份 ×90 ＝ 1665 (kcal)

第四步：按 1/5. 2/5. 2/5 分配三餐食谱

早餐：牛奶 250 克＋燕麦 25 克＋咸面包 35 克＋咸菜少量。

午餐：瘦肉 25 克、豆腐丝 50 克、洋白菜丝 100 克。拌黄瓜 150 克、烹调油 15 克、米饭（米 100 克）。

晚餐：酱牛肉 50 克、鸡蛋 1 个、炒莴笋 250 克、烹调油 15 克、玉米面糕 1 两（面 50 克）、白米粥（米 50 克）。

四、糖尿病肾病的营养治疗

糖尿病肾病（diabetic nephropathy，DN）是糖尿病的严重的微血管慢性并发症。据统计，糖尿病发病 10 年以上合并肾病者约占糖尿病总数的 10%～53%，并随病程的增加而增加。糖尿病肾病也已逐渐成为终末期肾衰竭的最常见原因。越来越多的 DN 病人接受透析或肾移植治疗，给家庭和社会带来极大负担。

（一）营养治疗的目的

1．减轻体液中氮代谢产物的潴留以及体组织的分解；

2．尽力纠正体内各种氨基酸比例失调现象。设法达到或接近正氮平衡，防止发生营养不良；

3．针对症状纠正水和电解质紊乱；

4．维持患者的营养需要，提高生活质量，延缓病情发展，延长寿命。

（二）营养素供给量

1．蛋白质及低蛋白饮食：低蛋白饮食对糖尿病肾病具有非常重要的意义。首先应明确的是，蛋白质负荷可能增加肾小球内的血流量和压力，使高血糖所致的肾血流动力学异常改变加重。长期高蛋白膳食摄入可加重肾的高滤过状态，同时增加体内有毒的氮代谢产物的产生和潴留，从而导致肾功能进一步损害。

早期适度的低蛋白饮食可使糖尿病肾病患者的尿蛋白减少，GFR 下降率减慢。据观察，给予糖尿病肾病患者每日 40g 的高生物价值蛋白质一年，不仅使尿蛋白减少、血清白蛋白增高，而且体重无变化。因此，目前主张每日膳食中的蛋白质按照 0.6～0.8g/kg 标准体重给予，还要在限量范围内提高优质蛋白的比率，应达到 60%～70%。

当发展到终末期肾病时，对膳食蛋白质的限制应更加严格。在临床营养治疗中，常常采用麦淀粉饮食代替部分大米和面粉，作为重要的能量来源。因为大米和面粉等主食中含有较多量的非优质植物蛋白(每 50 克约含 3.5～4g)，而麦淀粉中植物蛋白含量甚微。因此，可有效减少非优质蛋白的摄入，同时不影响能量的供给。

在采用低蛋白饮食的同时，尽可能多摄入必需氨基酸，也可以口服 α-酮酸制剂来代替部分必需氨基酸。

2．能量：对糖尿病肾病患者必须供给充足能量以维持正常生理生活，同时起到节省蛋白质的作用。能量的供给标准可参考表 18-1-15。

表 18-1-15　能量的供给标准（kcal/kg·d）

劳动（活动）强度	消瘦	正常（理想）	肥胖
轻体力活动（如坐式工作）	35	30	25
休息状态（如卧床）	30	25	20

可以选择含热量高而蛋白质含量相对低的主食类食物，如土豆、藕粉、粉丝、芋头、白

薯，山药、南瓜、菱角粉、荸荠粉等，使膳食总热量达到标准范围。但同时必须要减去这些食物作为主食所含有的热量，保证供需平衡。

3．脂肪：终末期肾病常合并脂代谢障碍，须采用低脂肪的摄入。脂肪产热比例应控制在20%～25%，减少饱和脂肪酸，适当增加单不饱和脂肪酸的供热比例。胆固醇应控制在每日300mg以下。对伴有高胆固醇血症的患者，更应限制在200mg以下。避免摄入肥肉、油炸食品、动物内脏、奶油类食物、鱼子、蟹黄、虾头等是重要的。

4．钠：终末期肾病发展到一定阶段常可出现高血压，表现为水肿或尿量减少，限制食盐可以有效防止并发症的进展。但是如果同时伴有呕吐、腹泻或低钠血症时，不应再过分限制钠盐，甚至还需补充。

5．钾：若每日尿量大于1000毫升和血钾量正常时不必限制钾的摄入，一般可以随意选食蔬菜和水果。由于肾对钾的排泄功能降低，若出现高血钾时，常对机体造成危害甚至危及生命，因此应适当限制含钾高的食物，每日应低于1500～2000mg。一般像瓜果类蔬菜（南瓜，冬瓜，葫芦）、苹果、梨、菠萝、西瓜、葡萄，含钾量都比较低可以食用，而含钾高的食品像油菜，菠菜，韭菜，番茄，海带，香蕉，桃子等应该适当限制。但是并不意味着绝对不能吃，而是应该在总量范围内有选择地吃。同时避免食用浓缩果汁、肉汁。当出现低血钾时，则应多食含钾高的食品。

6．水：掌握患者液体出入平衡很重要，终末期肾病的尿毒症期可能出现少尿甚至无尿，这时水的摄入量就非常重要了，太多的水摄入会加重肾负担导致病情恶化，因此一般每日人液量为前一日的排尿量加上500ml，但当患者合并发烧、呕吐、腹泻等症状时就应再多补充液体。因此患者还需了解食物含水量，量出为入。

7、钙、磷：肾损害时对磷的排泄减少，导致血磷升高。而且对维生素D_3的合成能力减退，影响钙的吸收，血中钙的浓度降低，容易出现骨质疏松。因此理想的治疗膳食应该提高钙含量，尽量降低磷含量。而低蛋白饮食本身就降低了磷的摄入，有利于治疗。

五、妊娠糖尿病的营养治疗

妊娠糖尿病患者在妊娠期间血糖控制的好坏直接关系到孕妇和胎儿的安全。血糖控制不佳，容易发生羊水过多，先兆子痫、妊娠高血压、低血糖、酮症酸中毒等严重并发症；胎儿可出现巨大儿、先天畸形等。妊娠糖尿病患者须接受综合治疗，其中，营养治疗是妊娠糖尿病综合治疗的重要基础。

（一）营养治疗

1．能量：孕期能量摄入应基于妊娠妇女孕前体重和合适的体重增长率，以达到满意的孕期体重增长。

（1）对于正常体重的怀孕妇女，妊娠早期的能量摄入与孕前相同，每日给予30kcal/kg，妊娠中期和妊娠晚期，根据中国居民膳食营养素参考摄入量，每日可增加200kcal，以满足母体及胎儿生长发育的需要。

（2）虽然能量摄入不充分所致的母体酮症对于胎儿有潜在的不利影响，但研究证实，超重妊娠糖尿病患者摄入相对低能量的膳食（25kcal/kg/d或1800～2000kcal）有助于改善妊娠结果。但过度限制能量（＜1200kcal/d）会导致酮症的产生。对此，应特别注意避免酮症，否则会对母亲和胎儿都产生不利的影响。

（3）肥胖孕妇，在妊娠期不要求减体重，只要求控制体重增加的速度。妊娠期较理想的增长速度为：妊娠早期每周增长 1 ～ 2kg，妊娠中期及妊娠晚期，每周增长 0.3 ～ 0. 5kg(肥胖者每周增长 0. 3kg)，使妊娠期体重总的增长 10～12kg(肥胖孕妇增长 7 ～ 9kg)。此外孕妇还应进行适量的运动。

2. 三大产热营养素的分配：一般的，蛋白质提供能量占总能量的 12% ～ 20%，脂肪 25%～30%，碳水化合物 55% ～ 60%。

（1）蛋白质：膳食中蛋白质的需求量是 60g/d 或人约 1g/kg 体重。饮食中蛋白质占总热能的 12% ～ 20%。该比例必须满足母体的生理调节所需和胎盘及胎儿生长发育之所需。根据我国膳食营养素推荐供给量标准，妊娠早期蛋白质每日加 5g，妊娠中期每日加 15g，妊娠晚期每日加 20g。孕期蛋白质的储存和利用的效率不确定，而且摄入量不足会导致潜在的危险。

（2）脂肪：动物脂肪、肥肉、棕榈油、椰子油、可可奶油、全脂牛奶等食品中的饱和脂肪所提供的能量应少于总热能的 10%，单不饱和脂肪酸（橄榄油等含有较高的单不饱和脂肪酸）所提供的能量应占总能量的 10% ～ 15%，由多不饱和脂肪酸提供的能量约占 10%。

（3）糖类：碳水化合物在妊娠早期与妊娠前相同，妊娠中期及妊娠晚期每日 200 ～ 250g，折合粮食 6 ～ 7 两。

3. 矿物质和维生素：要求达到中国居民膳食营养素参考摄入量中孕妇所要求的水平。妊娠时铁、叶酸、维生素 D 的需要量增加了一倍，钙、磷、硫胺素、维生素 B_6 的需要量增加了 33% ～ 50%，蛋白质、锌、核黄素的需要量增加了 20% ～ 25%，维生素 A、B_{12}、C 和能量、硒、钾、生物素、烟酸的需要量增加了 18%。富含维生素 B_6、钙、钾、铁、锌、铜的食物（肉、家禽、鱼和奶制品）在妊娠期建议加量，其中，钙应达到每日 1200mg。

4. 膳食纤维：膳食纤维是食物在消化过程中不被水解的所有成分。膳食纤维分为两大类：水溶和不溶。水溶纤维，如果胶、树胶和多糖，通过延迟胃肠道对营养素的吸收影响葡萄糖和胰岛素的水平，产生更加平缓的血糖水平的升高。富含水溶纤维的食物包括水果（尤其是苹果和柑橘），燕麦，大麦和豆角。不溶纤维如纤维素，木质素和大部分的半纤维素能明显增加胃肠道转运时间，具有更易形成粪团和弱的影响血浆葡萄糖和胰岛素水平的作用。富含不溶纤维的食物有面粉，谷物和麸糠。妊娠糖尿病患者每日进食 20 ～ 30g 膳食纤维是有益的。

（二）餐次安排及其他

应根据妊娠糖尿病患者的生活方式、活动、社会习惯调整个人的餐次安排。建议采用少量多餐的原则，在总能量不变的原则下，在三次正餐的基础上，两餐间进行加餐。适当加餐，既能有效治疗高血糖又能预防低血糖症的发生。定时定量的进食能够有效控制血糖。

每餐能量的构成对于保持妊娠糖尿病患者餐后血糖水平的稳定是重要的。一般的，早餐能量摄入占全天总热能 25% ～ 30%。早餐避免食用水果，水果汁，高度精制的谷物和谷物制品，这对于维持满意的血糖浓度是十分有用的。上午加餐有助于预防中餐前的过度饥饿感。午餐能量摄入占总能量的 40% 左右，晚餐占到 30%。妊娠糖尿病应配合一定量的体育锻炼，不宜剧烈，但应在整个妊娠过程都要坚持。

如果饮食控制后血糖仍高于理想水平，应尽早采用胰岛素治疗。

六、儿童糖尿病的营养治疗

儿童糖尿病约90%属于1型糖尿病，发病较急，症状比较明显，但是近年来随着儿童肥胖症发生率的不断增高，儿童中发生2型糖尿病者也在逐渐增加，应引起足够的重视。儿童糖尿病的预后与血糖控制好坏关系密切。

（一）临床特点

1．儿童糖尿病约90%属于1型糖尿病。

儿童糖尿病的发病较急，症状比较明显，常有多饮、多尿、多食及消瘦等所谓“三多一少”的症状。

2．延误诊断则可能导致酮症酸中毒，出现呕吐、腹痛、嗜睡，甚至昏迷，呼吸深长而不规则，呼气中有腐烂苹果味，严重者甚至危及生命，应予以高度警惕。

3．糖尿病儿童的治疗为综合治疗，其中包括建立在糖尿病教育基础上的胰岛素治疗、营养治疗、运动治疗、心理治疗、血糖监测等。

（二）营养治疗的目的

1．维持血糖、尿糖和血脂达到或接近正常值，防止酮症酸中毒和低血糖的发生，防止或延缓并发症的发生与发展。供给营养充足的平衡膳食，保证他们的正常生长和青春期发育，能与同龄儿童一样参加各种活动。明确理解饮食治疗的要点及调配多样化饮食的方法，学会利用血糖监测的结果调整饮食。

2．应特别注意的是：儿童糖尿病的饮食治疗有其特殊性。因患者处在生长发育的关键时期，其饮食治疗的原则应是计划饮食而不是“严格地”限制饮食。根据患者年龄和平时的饮食习惯制定每日的总能量，再有计划的分配各餐的能量和营养素。在控制血糖、血脂、血压等的同时，还需满足孩子身体和智力发育的营养需要。此外·儿童糖尿病患者的饮食计划应强调个体化原则，充分考虑孩子的喜好和饮食习惯。

（三）能量及营养素需要量

1．能量：

总能量应保证患者生长发育的需要。总能量与儿童的年龄有密切关系，一般按以下含有年龄因子的公式计算总热量。

每日总热量=1000+年龄×(70～100) Kcal。

决定70～100系数的因素：首先，该因素由年龄决定。一般的，年龄较小的患儿，系数值更高，如：3岁以下者取95～100，随年龄的增长总热量渐减少，4～6岁者取85～90，7～10岁者取80～85，10岁以上者取70～80。

其次，该因素与胖瘦程度有关。较胖儿童的能量供给应正常水平偏低，对于肥胖的2型糖尿病儿童应在保证营养需要的基础上给予减体重、低热量、限脂肪饮食。

再次，该因素还与活动量大小有关。原则上，活动量大的，应适当增加能量摄入。此外，值得注意的是，目前越来越多的儿童以肉食为主而忽略了主食摄入，造成营养的不均衡，饱和脂肪酸和胆固醇的摄入偏多，在外源性胰岛素的作用下，加速体内脂肪合成而容易发生肥胖，进而导致或加重胰岛素抵抗，从而加重了病情发展。

为满足能量的供给，儿童糖尿病患者需满足每日主食摄入。能量对应的主食量参见表18-1-16。

表 18-1-16 能量与主食量对应表

能量（kcal）	主食量（生重）
1200	150 克（3.0 两）
1300	175 克（3.5 两）
1400	200 克（4.0 两）
1500	225 克（4.5 两）
1600	250 克（5.0 两）
1700	275 克（5.5 两）
1800	300 克（6.0 两）
1900	325 克（6.5 两）
2000	350 克（7.0 两）

2. 蛋白质：

对儿童糖尿病患者，蛋白质应供给充足，以利于他们生长发育。14 岁以下的糖尿病患儿每日蛋白质供给量为 2 ～ 3 克 / 公斤体重，而青春期患儿（14 ～ 16 岁）每日应提供 1.2 ～ 1.5 克 / 公斤体重的蛋白质。蛋白质占能量的 15%～20%。

年龄越小相对蛋白质的需要量越多。要提供足够量的优质蛋白质，包括来自牛奶、鸡蛋、瘦肉、鱼类、豆类等食物的蛋白质。优质蛋白质占总蛋白质的比例应达到 50% 以上。

3. 脂类：

对糖尿病患儿，脂肪供给不能过量，一般占总能量的 30%，最多不宜超过 35%。其中，饱和脂肪酸的产热比例不宜高于 10%，多不饱和脂肪酸的供热比例为 10%，而单不饱和脂肪酸的供热比例应达到 10%～15%。每日总胆固醇的摄入量应控制在 300 毫克以内。限制富含饱和脂肪酸和胆固醇的食物，如动物油、动物内脏、肥肉、油炸食品、奶油糕点、棕榈油、椰子油、鱿鱼、鱼子、蟹黄等的摄入。

4. 碳水化合物：

由于多数 1 型糖尿病患者注射胰岛素治疗，因此，碳水化合物不必过分限制，一般推荐占总热量 50%～55%，并以多糖类淀粉为主，适当限制单糖和双糖等精制糖的摄入。可适当摄入部分粗粮，一般占总主食量的 30% 左右。

5. 维生素和微量元素：

应有丰富的维生素和无机盐摄入，防止发生维生素及微量元素的缺乏症。

6. 膳食纤维：

膳食纤维包括可溶性膳食纤维（如果胶、树胶和多糖等）和不可溶性膳食纤维（如纤维素、半纤维素和木质素等）。

可溶性膳食纤维通过延迟胃肠道对营养素的吸收影响葡萄糖和胰岛素的水平，使餐后血糖的升高更加平缓。富含水溶纤维的食物包括水果（尤其是苹果和柑橘）、燕麦、大麦、魔芋和豆角等。

不可溶性膳食纤维具有更易形成粪团、有助排便的作用。富含不可溶性膳食纤维的食物有谷物和麸糠等。

儿童糖尿病患者每日应摄入总量20～30克的膳食纤维（包括可溶性和不溶性膳食纤维）。

7. 餐次安排：

采用少量多餐原则，每日应进食5～6餐，3餐正餐、2～3餐加餐，防止低血糖发生。

应注意的是，儿童糖尿病患者应用的胰岛素或者口服药物的需要量是经常变化的，因此膳食安排也应该经常调整。建议患有糖尿病的儿童和家长应至少每年与营养医生协商一次，制订适合其生长发育的合理的膳食计划，同时监测糖尿病和健康指标。要教给所有孩子尽快学会制订和调节平衡的膳食计划，鼓励他们偏爱谷类、蔬菜类食品，而对于充满“诱惑”的甜食、零食、冷饮建立正确的认识，以不影响健康为宜。

（四）其他治疗

1. 运动治疗：

运动是儿童正常生长发育所必须的生活内容，运动对糖尿病儿童更为重要。糖尿病儿童应每天安排适当的运动。运动前应减少胰岛素的用量或运动前后适当加餐，防止发生低血糖，运动应在血糖控制良好以后才开始。

2. 血糖及有关指标的监测：

糖尿病监测是指导治疗的根据，应每夫测血糖2～4次，每8周测一次糖化血红蛋白。每年测1～2次尿微量白蛋白，肾功能，血脂及眼底检查。还应观察儿童的生长和发育。定期门诊复查，并做好家庭记录，以备复诊时作为医生指导治疗的重要参考。

3. 糖尿病教育和心理治疗：

儿童患糖尿病后父母和儿童上均会产生许多不适应，家庭生活也会受到影响，在生活中和心理上均会产生许多问题。医生应帮助解释和解决。因此必须对病人及其家长进行塘尿病知识的教育，组织糖尿病儿童夏令营是对糖尿病儿童进行心理治疗和糖尿病教育及强化治疗的很好方法。

七、营养护理

糖尿病的治疗是综合性的，包括饮食治疗，药物治疗，运动疗法，教育，监控五个方面。被称为治疗糖尿病的“五驾马车”。饮食营养治疗是治疗糖尿病的基础，任何类型、病情、治疗的患者均需要遵循一定的膳食管理。饮食治疗是糖尿病综合治疗的基石，任何一位糖尿病患者如果放纵饮食，其他一切治疗将失去作用。糖尿病患者在进行饮食调整过程中，一方面要面对改变以往的饮食生活习惯，一方面又希望过上正常人的生活，能够自由、灵活调整日常饮食，所以处于一种矛盾之中。因此，护理人员在实施营养护理过程中应想办法将饮食治疗知识应用、落实到糖尿病病人身上，不让患者因为糖尿病影响正常人的生活，这是我们在为糖尿病患者实施营养护理的关键所在。

（一）纠正患者对待合理饮食的不正确态度

态度是产生行为改变的原动力，糖尿病患者对待饮食的态度不同，其执行的效果及取得的结果也不同。因此我们应该首先评估患者对待饮食的态度，对于态度不正确者给予纠正。

1. 满不在乎型　常常发生在病情较轻的患者中，貌似“体格健壮”，认为得了糖尿病无非就是血糖高点，对身体无大影响，拒绝改变饮食习惯。针对这一类型的患者我们可以告诉患者：糖尿病病情轻时，未发生并发症时可能对患者的生活和工作影响不大，但若不早期重视，长时间的拒绝会阻止适当的自我监护致病情加重。若早期积极采取措施，则可延缓或阻止糖尿病慢性并发症的发展。如果让这类患者与糖尿病控制好、遵从饮食治疗合理的病友交谈，让后者起到献身说法的作用与来自护理人员的过分强迫相比，依靠病人相互对话容易引导成功。

2．谨小慎微型　这类患者常常看到什么也不敢吃，吃一点东西都要细心地称量，唯恐多吃一点食物都会影响血糖的波动，或极端地减食、节食，不管方法正确与否，努力使之好转，并且异常的认真，对极小的问题也提出疑问，即使再小的问题说得不合道理，也对护理人员抱有不信任感，而去咨询其他医生或护士，且进一步重新提出疑问。对这一类的患者应告诉他们：得了糖尿病不是什么都不能吃，只要做到科学、合理，什么都可以吃，仍然能像正常人一样生活；控制饮食的目的是为了健康、有质量地生活，不是单纯为了血糖而过分控制饮食，过分控制饮食往往会造成营养不良、机体抵抗力下降，又会诱发其他疾病，不利于身体健康。另外，对这类患者提出的问题要确切地解答，得到患者充分的信任，以便有效地实施营养护理。

3．积极配合型　这类患者通常能够积极配合治疗，治疗效果也较好。

（二）讲解饮食治疗知识

饮食治疗知识的内容包括：糖尿病饮食治疗的重要性、目的、原则、食物的选择与禁忌、理想体重的计算，每日摄入量的计算与具体安排，具体食谱的制定、食品交换法、合并不同并发症时饮食治疗的注意事项等。

不同的患者对营养知识的掌握程度不同，有些患者对知识了解较多，有的则处于一种似懂非懂、一知半解状态，甚至存在错误理解，因此护理人员在进行营养知识教育时，在全面讲解饮食知识的基础上，要重点评价患者的知识掌握情况，纠正饮食知识误区，对错误之处给予指正，并强化。

通常单纯的讲解知识，患者对所讲内容理解不透彻，为了提高患者的理解力，讲解知识时注意以患者为中心，根据所需讲解知识，而不是单纯的知识灌输。可以采用以下方法：让患者回答饮食知识问卷，护理人员评阅，针对患者回答错误之处或理解含糊的地方，重点给予纠正、讲解。在讲解的同时，间或提出问题，让患者回答，调动患者学习的积极性。同时也可以让患者互相或与护理人员讨论学习。

（三）饮食记录

1．做饮食记录的意义

患者每天都要面临着饮食对血糖的影响，患者在接受医务人员一次知识的传授后，在执行中仍然会出现一些问题，而医护人员又不可能跟随患者到家中调整饮食，所以患者做好饮食记录，带到医院，医护人员可帮助其分析存在的缺陷，同时对患其本人起到督促作用，还有助于在日常生活中观察饮食对血糖的影响，进而帮助调整饮食结构、搭配饮食种类，所以饮食记录是帮助病人确定饮食变化，灵活饮食，维持、固定良好饮食习惯的一种方法。

2．做饮食记录前的注意事项

做饮食记录需花费患者的时间，患者可能认为是一件额外的负担，所以在一开始就应向患者指出饮食日记的益处让他们认识到它的价值。

3．做饮食记录的优点

（1）通过分析饮食记录，纠正患者存在的饮食误区。

（2）帮助患者确定进食是否规律、定时。

（3）了解患者是否做到均衡饮食、三大营养素的比例、主食、肉蛋奶、油、盐、水、水果、蔬菜等食物的摄入量是否合理。

（4）了解所摄入的食物对血糖水平的影响，进而作相应的饮食调整。

（5）发现不合理的食物选择，如进食含大量脂肪、高能量的食物。

（6）帮助患者发现对食物量估算的不准确。

（7）帮助病人制定一短期、确实可行的方法来解决问题。

（8）能够看到在实施短期目标过程中取得的进步。

4．应何时做饮食记录

（1）新确诊的糖尿病患者，不知如何食用各类食品时；

（2）当患者开始一项新的饮食计划时；

（3）病人血糖控制有问题时；

（4）病人需要减轻体重，实施减肥计划时；

（5）需要调节饮食、运动、用药三者之间关系时。

5．如何指导患者做好饮食记录

（1）记录的内容：什么时间摄入了何种食物，在哪里摄入的，食物的数量，记录的食物量是生的、还是熟的。

（2）记录的食物量尽量准确，食物的种类尽量详细。如“大米粥 50g”比“粥 1 碗”有意义得多。

（3）最好同时记录相应的运动和血糖监测情况。

（4）饮食日记可以每周记录 1d，也可以 1 个月内记录几日或是连续记录一周等。

（5）记录后可进行随访、反馈。护理人员根据患者所做的记录，指出缺陷和不足之处，与患者讨论适合自身饮食习惯的食物选择。

（四）监测

血糖、血脂、肝肾功能、眼底等。

第二节　痛　风

一、基本概念简介

（一）痛风

痛风（Gout）是指遗传性或获得性嘌呤代谢障碍、血尿酸增高伴组织损伤的一组疾病，其发病的先决条件是血尿酸增高，尿酸为嘌呤代谢的最终产物。80% 的高尿酸血症者可终身无症状，称为无症状性高尿酸血症，少部分可发展为临床痛风。此病可发生于任何年龄，但以中年以上居多。不少患者有家族史。痛风可因酗酒、饮食过多、疲劳、感染、局部受伤等诱发。

（二）嘌呤

蛋白质和核酸是一切生命活动的物质基础。核酸是一类物质的总称，它可分为核糖核酸（RNA）和脱氧核糖核酸（DNA）两大类。DNA 主要存在于细胞核的染色体内；RNA 主要存在于细胞浆内。嘌呤 (purine) 是 RNA 及 DNA 分解代谢后的产物，它主要包括腺嘌呤（adenine，A）、鸟嘌呤（guanine，G）、次黄嘌呤（hypoxanthine，H）、黄嘌呤（xanthine，X) 等，其中以腺嘌呤和鸟嘌呤为主。在酶的催化下即转变为尿酸。

（三）高尿酸血症

尿酸是嘌呤代谢的终产物，腺嘌呤、鸟嘌呤、次黄嘌呤及黄嘌呤在体内通过一系列酶的作用均可产生尿酸。约 80% 的尿酸源于体内核苷酸或核蛋白的分解，20% 的尿酸源于食物。尿酸主要由肾（66%）和肠道（34%）排出体外。已证实肠道尿酸排泄减少不是高尿酸血症的主要原因。尿酸的血中水平决定于尿酸产生和排泄之间的平衡。血尿酸的高低还受种族、膳食习惯、年龄、肥胖等因素影响。

（四）痛风的易感人群

痛风是一种遗传缺陷性疾病，具有明显的遗传倾向，有痛风家族史者易患痛风。

痛风的发生还有很多后天因素，如年龄、性别、职业、酗酒、膳食及肾功能损害等，与痛风的发生有很大关系。肥胖和进食高嘌呤膳食过多的人易患痛风。40 岁以上较为肥胖的中年男性易患痛风，尤其是不爱运动、进食肉类和蛋白质较多、营养过剩的人。可见，痛风的发生与多种致病因素相关，预防痛风，当要采取综合措施。自古以来，痛风就被认为是王公贵族的多发疾病。故又被称为“富贵病”。

（五）痛风的分类和发病机制

（1）痛风的分类：从病因上痛风可分为原发性和继发性两类。

1）原发性痛风：原发性者多由先天性嘌呤代谢紊乱引起，一部分遗传缺陷比较明确，一部分则病因不明。多见于 40 岁以上男性或绝经期妇女，部分有家族史，属于常染色体多基因遗传。

2）继发性痛风：

①继发（伴发）于其他先天性代谢紊乱性疾病，如 I 型糖原累积病、Lesch-Nyhan 综合征等都可以出现痛风的症状。

②继发于其他疾病或药物。继发性痛风或高尿酸血症是继发于其他疾病过程中的一种临床表现，也可以由于某些药物所致。如白血病、淋巴瘤、多发性骨髓瘤、慢性溶血性贫血以及肿瘤化学治疗和放射治疗后。此外，在饥饿、糖尿病酮症酸中毒、酒精性酮症、乳酸性中毒等，一些过多的有机酸如脂肪酸、乳酸等，对肾小管分泌尿酸起竞争性抑制作用而使尿酸排泄减少。

（2）痛风的发病机制

痛风的直接原因是高尿酸血症。高尿酸血症可以是尿酸产生过多（75%），也可以是尿酸排泄过低（25%）。

1）嘌呤来源于：

①内源性嘌呤合成增多；

②内源性核酸代谢不断更新，最后分解为尿酸。研究表明，体内尿酸 80% 为内源性；

③外源性摄取（经食物分解产生）只占 20%。因此，在高尿酸血症的发生中内源性代谢紊乱较外源性因素更为重要。

2）发病机制：

①尿酸生成过多：限制嘌呤膳食 5 天后，如每日尿酸排泄量超过 600mg，或正常膳食情况下 24 小时尿尿酸大于 800mg，可认为尿酸生成增多。痛风病人中由尿酸生成增多所致者仅占少数，一般不超过 10%。

②尿酸排泄减少：24 小时尿尿酸少于 600mg/d。90% 以上的高尿酸血症或痛风属此型。

③混合型：既有尿酸生成过多又有肾尿酸排泄减少，主要见于长期饮酒和葡萄糖 -6- 磷

酸酶缺陷者。大量饮酒可促进肝内三磷酸腺苷（ATP）降解，嘌呤分解加速，从而使尿酸生成增加；饮酒还可引起高乳酸血症，后者可抑制肾小管对尿酸的分泌，使尿酸排泄减少。

二、痛风的临床表现

（一）痛风的临床特点

高尿酸血症、特征性急性关节炎反复发作，在关节滑液的白细胞内可找到尿酸钠的结晶，痛风石形成，其严重者可导致关节活动障碍和畸形，肾尿酸结石及/或痛风性肾实质病变。

1．无症状期：仅有血尿酸持续性或波动性增高。从血尿酸增高至症状出现时间可长达数年至数十年，有些可以终生不出现症状。但随着年龄增长，出现痛风的比率增高，其症状出现的倾向与高尿酸血症的水平和持续时间有关。无症状期仅有高尿酸血症，而无关节炎、痛风石、肾结石等临床表现。

2．急性关节炎期：病人常在午夜突然发病，每因疼痛而惊醒，疼痛可剧烈似刀割样，稍微活动疼痛加剧。有的病人尚出现局部皮肤感觉异常，如麻木、针刺感、灼热感及跳动感等。关节局部明显肿胀、充血，皮肤呈现桃红色，压之可褪色，并有压痛。局部皮肤温度升高，触之有发热感，所以大多数病人病变的关节局部怕热，不能盖被或热敷，而喜用冷敷。

3．慢性关节炎期：多由急性关节炎反复发作发展而来，也可见于未经治疗或虽治疗而没有达到治疗目的的病人。表现为多关节受累，发作较频，间歇期缩短，疼痛逐渐加重，甚至发作后疼痛也不能完全缓解。严重者还可累及肩、髋、脊柱、骶髂、胸锁、下颌关节和肋软骨，表现为肩背痛、胸痛、肋间神经痛及坐骨神经痛。胸部的疼痛有时酷似心绞痛。慢性期的主要表现为痛风石，痛风石是由于尿酸盐产生的速度超过尿酸盐沉积的速度，结果使尿酸盐沉积于软骨、滑液膜、肌腱和软组织等结缔组织处，逐渐形成痛风石。

4．肾结石：痛风病人肾尿酸结石的发病率为10%～25%。形成尿酸结石的主要原因是肾排泄尿酸增多。每日尿酸排出在1100mg或以上时，尿酸结石的发生率达50%，与血尿酸高有一定关系，如血尿酸大于0.77mmol/L（13mg%），其发病率大约可达50%。病人可有肾绞痛、血尿等。部分痛风病人是以肾尿酸结石为最先的临床表现。

5．肾病变：尿酸盐性肾病变是痛风最常见的表现之一，占痛风患者的20%～40%。是尿酸盐在肾间质组织沉积所致。如在集合管、肾盂或输尿管形成尿酸盐结晶使尿流阻断，可导致梗阻性肾病。病情为慢性经过，病人可出现间歇性蛋白尿、高血压、血尿素氮升高，晚期可发展为肾功能不全。临床表现有两种类型：①以肾小球病变为主，即所谓痛风性肾炎。②尿酸性肾病。

（二）痛风的诊断标准

1．急性关节炎发作1次以上，在1日内即达到高峰。

2．急性关节炎局限于个别关节。

3．整个关节呈现暗红色。

4．第一趾关节肿痛。

5．单侧趾关节炎急性发作。

6．有痛风石。

7．高尿酸血症。

8．非对称性关节肿痛。

9．发作可自行中止。

凡具备该标准三条以上，并可除外继发性痛风者，即可确诊。

三、痛风与营养的关系

痛风是被认为是富贵病，尤其在蛋白质膳食为主的西方国家高尿酸血症很常见。最近美国的一份调查表明，美国国民血尿酸正常高限男性已达 8.1mg/dl，女性为 7.2mg/dl，远高于通常认为的 7.0 mg/dl（男性高限）和 6.0 mg/dl（女性高限）标准。

近 30 年来，由于经济的发展和膳食结构的改变，亚洲各国痛风患病率也不断上升。我国在 80 年代后期由于生活水平的大幅提高、高蛋白及高嘌呤膳食、饮酒等因素，痛风患者日益增多。除痛风本身外，痛风伴随病如肥胖、高脂血症、糖尿病和高血压等与膳食的关系也十分突出。

四、痛风的营养治疗

（一）营养治疗的目的

1．尽快终止急性症状，预防急性关节炎的复发；

2．减少并发症的产生或逆转并发症，阻止或逆转伴发病。

因此，治疗上，一方面控制急性痛风性关节炎，另一方面促使尿酸排泄增加，调节饮食，防止过胖，控制高尿酸血症。

（二）营养治疗原则

1．减少外源性和内源性的尿酸生成，促进体内尿酸的排泄。

自痛风有记载以来，就有很多膳食治疗的例证，19 世纪欧洲大陆开始盛行严格膳食控制来预防痛风发作，取得了明显疗效。目前已知限制膳食不仅可限制外源性嘌呤的摄入，而且可减少内源性嘌呤的生成，从而使血尿酸下降，对痛风的各个阶段、各种病变均有辅助防治作用。

（1）减少外源性尿酸生成：食物来源的嘌呤和嘧啶很少被机体利用。但痛风患者由于存在嘌呤代谢有关酶的异常，可利用外源性嘌呤通过嘌呤合成补救途径使嘌呤核苷酸合成增加，然后在体内分解产生尿酸。

营养治疗中应注意的问题：

①限制膳食中嘌呤的摄入量。痛风病人应长期限制膳食中嘌呤的摄入量，急性痛风患者应选用低嘌呤膳食，膳食中的嘌呤含量应控制在每日 150mg 以下，缓解期可适当放开。采用限嘌呤膳食，一般仅能降低血清尿酸 0.5～1.5mg/100ml。

②动物的内脏如肝、腰、胰和鲭鱼、沙丁鱼、小虾、肉汁、肉汤中含有较高的嘌呤，应严格限制食用。蔬菜中的豆荚类如扁豆、青蚕豆、鲜豌豆因含较高的嘌呤，故应限制食用，而其他豆制品则可食用。

（2）减少内源性尿酸生成：

①限制总能量：总能量根据病人理想体重计算，通常每天不超过每公斤体重 25～30 千卡。

②限制蛋白质的摄入量：蛋白质应占总能量的 11%～15%。一般蛋白摄入量限制在每天每公斤体重 1 克。急性痛风发作时蛋白质可按每天每公斤体重 0.8 克供给。以植物蛋白为主，动物蛋白可选用牛奶、奶酪和鸡蛋，因为它们既是富含必需氨基酸的优质蛋白，能够提

供组织代谢不断更新的需要，又含嘌呤甚少，对痛风病人几乎不产生不良影响。但酸奶因含乳酸较多，对痛风病人不利，故不宜饮用。尽量不用肉类、禽类和鱼类的内脏。各种肉汤嘌呤含量很高，可将瘦肉、禽类少量经煮沸后弃汤后食用。

③适量的碳水化合物：碳水化合物应占总能量的65%～70%。这样可减少脂肪分解产生酮体，有利于尿酸盐排出。但应尽量减少蔗糖或甜菜糖，因为它们分解代谢后一半成为果糖，而果糖能增加尿酸生成（通过 ATP 分解加速途径）。蜂蜜含果糖较高，故不宜食用。

2. 促进体内尿酸的排泄

1）保持理想体重：肥胖者应限制总能量的摄入，对超重患者可在原每日摄入总能量的基础上减少 10%～15%，使体重逐渐降至理想体重范围。采取循序渐进的方法逐渐减少，避免体重突然降低。否则能量减少过快因过度饥饿易造成体内酮体升高，酮体与尿酸相竞排出，抑制尿酸从肾小管排泄而使尿酸的排出减少，能促进痛风的急性发作。

2）禁忌酒类：酒的主要成分是乙醇，它可诱发糖异生障碍，导致体内乳酸和酮体积聚，乳酸和酮体中 β-羟丁酸能竞争性抑制尿酸的排出，故一次过量饮酒可使血尿酸增高，诱使痛风发作。经常饮酒，兴奋嘌呤（ATP 分解加速途径）合成，使血和尿尿酸增加，因而导致高尿酸血症和尿酸排泄增多。有时一次过量饮酒，特别是同时伴高嘌呤、高脂肪的盛餐，可引起急性痛风的发作，因此应禁酒类。

3）限制脂肪摄入量：限制脂肪的摄入量。加之痛风病人常常合并有高血压、动脉硬化、脂肪肝、胆结石等，也需要低脂肪膳食。一般控制在每日 40～50g。因脂肪有阻碍肾排泄尿酸的作用，在痛风急性发作期更应加以限制。故应选用含脂肪少的动物性食物，选用植物油而不用动物油，并采用油少的烹调方法。

4）选用碱性食物：一些食物如蔬菜、水果、牛奶等，在体内氧化生成碱性化合物。碱性食物可降低血液和尿液的酸度，并可使尿液碱性化，从而增加尿酸在尿中的可溶性，故应鼓励病人多选择碱性食物。由于蔬菜和水果中还含有丰富的维生素，特别是维生素 C，能促进组织内尿酸盐的溶解。西瓜和冬瓜不但属于碱性食物，而且还具有明显的利尿作用，故对痛风病人更为有利。

5）多饮水：如果病人心肺功能正常，应保持每天的尿量在 2000ml 左右，以促进尿酸的排出。伴有肾结石者最好每天尿量能达到 3000ml。痛风性肾病致肾功能不全时应根据病情适当限制水的摄入量。因此，一般病人每天液体的摄入总量应达到 2500～3000ml。应选用白开水、茶水、矿泉水、果汁为饮料，而浓茶水、咖啡、可可等饮料虽不使体内尿酸产生增加，也不在痛风石里沉积，但有兴奋自主神经系统的作用，可能会引起痛风发作，故应尽量避免使用。为了防止夜间尿浓缩，可在睡前或半夜适当饮水。

6）注意食品烹调方法：合理的烹调方法可以减少食物中嘌呤的含量，如将肉类食物先煮，弃汤后再行烹调。此外，辣椒、咖喱、胡椒、花椒、芥末、生姜等调料均能兴奋自主神经，诱使通风急性发作，因此应尽量避免使用。

3. 食物选择：限制嘌呤含量多的食物摄取，应该根据病人的病情轻重、所处病期、合并症和降尿酸的药物应用情况分别对待。

（1）食物嘌呤含量：根据食物嘌呤含量将食物分为四类。见表 18-2-1。

① 1 类：含嘌呤最多的食物 (每 100 克含嘌呤 150～1000mg)：肝、脑、肾、牛羊肚、沙丁鱼、凤尾鱼、鱼子、胰、浓肉汤、肉精、浓肉汁。

②2类：含嘌呤较多的食物(每100克含嘌呤75～150mg)：扁豆、干豆类、干豌豆、鲤鱼、鳕鱼、大比目鱼、鲈鱼、贝壳类水产，熏火腿，猪肉、牛肉、牛舌、小牛肉、野鸡、鸽子、鸭、野鸭、鹌鹑、鹅、绵羊肉、兔、鹿肉、火鸡、鳗鱼、鳝鱼、淡鸡汤、淡肉汤、淡肝汤。

③3类：含嘌呤较少的食物（每100克含嘌呤＜75毫克）：芦笋、菜花、龙须菜、四季豆、青豆、鲜豌豆、菜豆、菠菜、蘑菇、麦片、青鱼、鲱鱼、鲑鱼、金枪鱼、白鱼、龙虾、鳝鱼、螃蟹、牡蛎、鸡肉、火腿、羊肉、淡牛肉汤、花生、麦麸面包。

④4类：含嘌呤很少的食物(每100克含嘌呤＜30mg)：奶类、奶酪、蛋类，水果类，可可、咖啡、茶，海参，果汁饮料、豆浆、糖果、蜂蜜、精制谷类如富强粉、精磨稻米、玉米，蔬菜类如紫菜头、卷心菜、胡萝卜、芹菜、黄瓜、茄子、冬瓜、土豆、山芋、莴笋、西红柿、葱头、白菜、南瓜、果酱。

表18-1-1　食物中嘌呤含量(mg%)

嘌呤含量	食物名称
100～1000mg	肝、肾、胰、脑、肉馅、肉汁、肉汤、鲭鱼、鲥鱼、鱼卵、小虾、蚝、淡菜、鹅、斑鸠、酵母等
90～100mg	除上述以外的肉禽类、鱼类、贝壳类、干豆类、菠菜、扁豆、龙须菜、蘑菇等
含量很低者	谷类、奶类及其制品、蛋类、蔬菜类、水果类、硬果类、油脂类、调味品

（2）急性痛风发作期时的食物选择

痛风急性发作期只能采用牛奶、鸡蛋，精制面粉及含嘌呤少的蔬菜，多吃水果及大量饮水。禁食一切肉类及含嘌呤丰富的食物（禁用1、2、3类食物，任选4类食物）。可采用严格低嘌呤半流质膳食、软饭或普通饭。

（3）慢性痛风时的食物选择

慢性期的病人可在全天蛋白质摄入量范围内，牛奶鸡蛋清可不限量。全鸡蛋每日限用一个。瘦肉类，白色肉类（鱼、鸡）每日可选用二两（100g），也可采用水煮肉类，弃其汤食肉可减少嘌呤摄入。有建议每2天按急性期膳食供给，其余5天可选用含嘌呤2、3类食物。严禁一次吃过多的肉类及含嘌呤丰富的食物，如动物内脏类、浓肉汤类、沙丁鱼等。少用或不用含嘌呤多的蔬菜，如龙须菜、菠菜、蘑菇、鲜豌豆类等。其他可选用精制米面及含嘌呤少的蔬菜（多选用黄绿色蔬菜水果等）（禁用1类食物，限量选用2、3类食物，任意选用4类食物）。

（三）预防痛风的基本措施

1．养成良好的饮食习惯，尽量避免食用含嘌呤较高的食物。多饮水，保持每日有充足的尿量。

2．戒除不良嗜好，如吸烟、酗酒等。

3．生活要有规律，根据工作及活动情况安排一日三餐。应定时定量进食。

4．每日应进行适当的运动及体育锻炼，并持之以恒，

5．经常检查血尿酸，以及时发现高尿酸血症，采取有效措施使血尿酸恢复正常，则可防止其民展为痛风。

（四）肥胖的痛风病人生活中应注意的问题

1．限制能量摄入量，以逐步达到理想或标准体重。减轻体重切忌急于求成，应避免过分地限制能量减轻体重的计划，以免引起高尿酸血症，促使痛风关节炎发作。

2．进行适当的体育锻炼，以促进体内脂肪的分解。因单靠膳食控制减肥的效果远不如膳食控制加体育锻炼。有的痛风病人还可通过限制能量体重减轻疗法使尿酸浓度下降，尿酸排除也减少，从而减少痛风发作及其他并发症。

（五）患心脑血管疾病的痛风病人应注意的问题

1．坚持“三低膳食”，即低能量、低脂肪、低盐膳食。

2．坚持“三戒”，即戒烟、戒酒、戒刺激性食物与饮料，如辛辣食品、咖啡、浓茶等。

3．生活要有规律，情绪乐观，防止疲劳，经常进行适合自身情况的体育锻炼，要持之以恒。

4．有肥胖及超重者应减轻体重，努力使体重达到正常标准或接近正常标准范围。

5．积极治疗痛风，控制高尿酸血症。

6．定期进行有关检查，如定期检测血脂、血糖、血压、心电图、眼底等。

五、痛风的营养护理

1．端正患者对待疾病的态度

临床护理人员为痛风患者实施营养护理时，首先要了解患者对待疾病的态度，患者能否以正确的态度对待疾病，对是否能够执行护理人员给予的营养指导有很大的影响，同样对疾病的预后发展也有很大的影响。护理人员首先要让患者了解痛风发作与工作紧张、精神创伤、过度劳累有关，认识所患疾病治疗的长期性，让患者了解到无论在急性期还是缓解期均应避免食用高嘌呤食物。避免对疾病的预后盲目乐观或持消极态度，下决心在医生的指导下长期坚持治疗。

2．基本知识的讲解

让患者了解痛风的原因、影响病情和预后的因素、控制病情的方法。知道哪些食物是高嘌呤饮食。告诉患者痛风虽无法根治但并不可怕，关键是如何坚持不懈地进行自我保养，辅以合理的药物治疗，使血尿酸维持在正常范围并将发作次数减少到最低限度，就可以享受与正常人一样的优质生活。

3．营养实施

（1）限制总热量、低嘌呤、中等量蛋白质、低脂肪、适量碳水化合物。

（2）避免饮酒：酒的主要成分是乙醇，它可以诱发糖原异生障碍，导致体内乳酸和酮体积聚。乳酸和酮体中的 β-羟丁酸能竞争性抑制尿酸排泄，故即使一次性大量饮酒，亦可使血清尿酸含量明显增高，诱使痛风发作。长期少量饮酒，会刺激嘌呤合成增加，升高血清和尿液尿酸水平。加之饮酒时常佐食豆类和肉禽食品，势必增加嘌呤的摄取。

（3）多饮水：告诉患者患有痛风者要求多饮水，以便增加尿量，促进尿酸排泄。适当饮水可降低血液黏稠度，对预防痛风并发症（如心脑血管疾病）有一定好处。

（4）选用碱性食物：含有较多钠、钾、钙、镁等元素的食物，在体内氧化生成碱性化合物，如蔬菜、马铃薯、甘薯、水果、牛奶等。碱性食物可降低血液和尿液的酸度，并可使尿液碱性化，从而增加尿酸在尿中的可溶性，故应鼓励病人多选择碱性食物。由于蔬菜和水果中还含有丰富的维生素，特别是维生素 C，能促进组织内尿酸盐的溶解。西瓜和冬瓜不但属于碱性食物，而且还具有明显的利尿作用，故对痛风病人更为有利。

（5）注意食物烹调方法：合理的烹调方法，可以减少食物中含有的嘌呤量，如将肉食先煮，弃汤后再行烹调。此外，辣椒、咖喱、胡椒、花椒、芥末、生姜等食品调料，均能兴奋自主神经，诱使痛风急性发作，应尽量避免食用。嘌呤是亲水物质，只要经过水的浸渍、煮沸，嘌呤即可溶出。如黄豆属嘌呤食物，痛风患者不宜吃，但制成豆腐以后，由于嘌呤已大量流失，痛风病人也可以吃。

第三节 肥 胖

肥胖的病因相当复杂，主要有遗传和环境两大因素。在病因研究中，仍强调两个基本概念：①控制体脂的体内平衡机制；②平衡机制紊乱的生物学基础。采用的研究方法不外乎生理学方法和生物学方法。生理学方法可简化为一公式，即能量贮存一能量摄取一能量消耗。肥胖患者每年能量摄取超过能量消耗 1%～2%，因此，能量储存逐年增加。

饮食治疗是肥胖治疗的最基本的方法之一，无论采取其他哪种治疗方法，都必须辅以饮食治疗。肥胖新的治疗观点显示，肥胖不应该被单纯视为“身体脂肪含量过多”，而应将肥胖视为一种以身体脂肪含量过多为主要特征的、多病因的、能够合并多种疾患的慢性病。其治疗目的也不是简单地被视为“去除身体脂肪并防止其再生”，而被看作“将患者由肥胖功能状态转变成正常功能状态，并使其长期维持”。因此在实施营养护理过程中，应该注意患者生理、生化、心理等各方面的综合反应，在减低患者体重的同时，需要维持肥胖者的身心健康，尽量减少肥胖和减低体重过程中对机体造成的不良影响。

一、肥胖的生活干预治疗

如今，肥胖已经成为现实社会中极为普遍的现象。随着越来越多的人开始注意自己的健康，减肥成为一种健康时尚。如何选择正确的减肥方式？

（一）饮食治疗必须与运动治疗相结合

引起肥胖的直接原因是长期摄入热能过多，少则数月，多则数年甚至几十年。因此，肥胖的饮食营养治疗必须坚持足够的时间，持之以恒地致力于改变原有的生活、饮食习惯，长期控制热能摄入，并增加热能消耗，彻底纠正热能摄入过量的问题。在治疗过程中一定要有耐心，切不可急于求成。长期控制热量摄入和增加能量消耗是现阶段肥胖基础治疗的两大支柱，缺一不可。如果只增加体力活动而不控制饮食，其所增加消耗的热能很容易在饮食中得到补偿，难以达到减肥目的。反之，如果不增加体育活动而只是控制饮食，患者将不可避免地长期忍受饥饿之苦，造成心理负担。在控制饮食的同时适当增加体力活动，可以改善糖耐量，还可降低胰岛素的分泌，促进体脂分解，减少蛋白质丢失，增加合成。肥胖患者在坚持运动，控制饮食的过程中，要养成习惯，长期坚持。尤其在下述两个关键阶段，必须切实做好工作。一是采用低热能饮食的开头几天，由于肌肉组织蛋白质较多，水分随之丢失，因而表面变化明显、体重下降幅度较多，对患者士气有所鼓舞。可是当机体逐渐适应之后，负氮平衡就会减少，尤其在饮食有足够优质蛋白质的供应时，热能负差将大部分存在于体脂的消耗上，于是体重下降的幅度就变小，再加上适当增加体力活动，虽然促进了体脂的分解，却又减少了蛋白质的丢失，增加了体内蛋白质的合成，以至于尽管是在减肥，体重却没有明显的降低。这时，必须反复讲清问题的实质，以免患者产生错觉，误认为治疗无效而半途而废。当治疗取得明显效果时，体脂接近或已恢复到正常水平的时候，应及时向患者发出告诫。必须随时注意体脂变化动态，继续掌握好饮食热能摄入和日常热能消耗的平衡，切勿使热能摄入超过消耗的现象再度发生。

（二）饮食治疗原则

1．合理控制热能

饮食供热能必须低于机体实际消耗热能，亦即必须供应低热能饮食，以造成热能的负平衡，促使长期入超的热能被代谢掉，直至体重恢复到正常水平。然后应注意控制热能的摄入与消耗的平衡，并维持好这种平衡。供给热能的具体数值，应依据具体情况综合考虑。首先要看治疗前长期以来患者的日常饮食热能水平，其次应视肥胖是处在上升阶段还是在平衡稳定阶段；再则对儿童要考虑其生长发育的需要，对老人则要注意有无并发症存在，对热能的控制，一定要循序渐进，逐步降低，以增加其热能消耗。对于正处于青春发育期的青少年来说，则更应以强化日常体育锻炼为主，不宜盲目控制饮食，以免发生神经性厌食。对孕妇来说，为保持其胎位正常，减少妊娠高血压综合征的发生，则应以合理控制热能摄入为主，而不宜多做体力活动。一般来说，对于成年肥胖者，可每月稳步减肥 0. 5～1. 0kg，即与正常供给量相比，每天少供给热能 523～1046kJ（125～250kcal）的标准来确定其一天三餐饮食的供热能。而对成年中度以上的肥胖患者；其潜在肥胖的趋势较大，且常有食欲亢进及贪食含热能高的食物，同时因肥胖限制体力活动，使热能消耗又进一步下降，形成了恶性循环。为此，必须严格限制热能，可以每周减少体重 0.5～1.0kg，每天减少热能 2.30～4.60MJ（550～1100kcal）。

2．限制脂肪

过多摄入脂肪可引起酮症。尤其是动物性脂肪，必须严格限制。肥胖时，脂肪沉积在皮下组织和内脏器官过多，易引起脂肪肝、高脂血症及冠心病等并发症。此外，饮食中脂肪含量高易有饱腻感，对肥胖患者饮食脂肪应控制在总热量 25% ～ 30%。

3．限制糖类

糖类饱腹感低，增加食欲。为防止酮症和出现负氮平衡，糖类供给应控制在占总热能 40%～55% 为宜。糖类在体内转变为脂肪，尤其是肥胖者摄入单糖后，更容易以脂肪的形式沉积。因此，对含单糖食物如蔗糖、蜜饯、甜品等应尽量少吃或不吃。食物纤维可不加限制。每人每日食物纤维供给量以不低于 12g 为宜。

4．保证蛋白质供给

蛋白质供给应控制在总热量 20% ～ 30%。

5．保证饮食有足够而平衡的维生素和矿物质的供应

食物必须大众化、多样化，切忌偏食。事实上，只要含热能低、来源分配得当，而且营养平衡，那么任何一种普通饮食都可成为良好的减肥饮食。

6．限制食盐和嘌呤

食盐可引起口渴并能刺激食欲和增加体重。多食不利于肥胖症治疗，故每日食盐摄入为 3～6g 为宜。嘌呤可增进食欲、加重肝肾功代谢负荷，故含高嘌呤的动物内脏应加以控制。

7．烹饪方法及餐饮

尽量减少食物中脂质和胆固醇的摄入，烹调食物以蒸、炖、凉拌等方式为主，不要油煎或油炸，否则会使食物吸入的大量油脂进入消化道。对于那些高热量、低营养的食物，如甜点、炸薯条等则更要少吃。食用富含纤维的食物，以得到足量的糖类，多吃新鲜水果、蔬

菜、粗粮等。同时不要忘记摄取足量的蛋白质，而豆制品、瘦肉、鱼及无皮的家禽肉则是蛋白质的优质来源。另外，进食不要太快，细嚼慢咽，一旦有饱的感觉立即停止进食，以免摄食过多；进餐时不要看电视、看报纸，否则精力分散就很容易过多进食；不要希望通过不吃早饭或晚饭来达到控制体重的目的，由于饥饿，可能在下一顿吃得更多，反而摄入更多热量。

（三）加强体育锻炼

1．运动对人体代谢的影响

（1）运动对能量代谢的影响：运动对基础代谢率影响研究结果不一致。运动后体内乳酸及脂肪酸继续氧化、体内糖原贮备的恢复需要消耗能量，以及运动引起的内分泌变化、体温升高等均可使运动后的休息代谢率升高至少持续 1 ～ 2h 至 10h 以上。长期规则的运动训练可使饮食量增加，此种观点在一定范围内是正确的。但运动量过大或过度训练者的食物摄入量减少，体重减轻。中等轻度持续时间不长的运动对食欲无明显影响。适量或长期运动后会有饮食的生热效应，使总热能消耗增加。肥胖患者如每天快速行走 3h，则 1 周内热能消耗可增加 26.4×10^3kJ。长期运动的人，身体成分也与静态生活者不同，有报道在具有同样身高的人群中，参加力量训练者体重比静态生活者高 20% ～ 30%，多出的体重几乎全部是肌肉组织成分。因此运动不仅减少体脂，而且增加肌肉组织成分。

（2）运动对脂类代谢的影响：体育运动会显著提高机体脂肪细胞对肾上腺皮质和髓质激素的反应能力，并使脂肪酶的水平提高 3 ～ 4 倍。运动引起的激素和酶反应从总体上是抑制脂肪合成的，但运动并不全面抑制脂肪的合成代谢。运动中分解的脂肪主要是游离脂肪酸，它由脂肪组织动员后，出现于血液中，分为循环、代谢和恢复期三个时相。游离脂肪酸被释放至运动肌肉，可为肌肉氧化利用并清除。人体代谢活动的增强，对激素的敏感性提高，与之相适应的是脂肪的摄取、酯化、动用、代谢转换率增加和半衰期的缩短。在糖供应短缺时，酮体也可为肝外组织（包括肌肉）所氧化。运动中血酮体增加不多，运动后增加显著；然而有高度训练水平者肌肉氧化酮体的能力强，因此运动后酮体出现少。酮体氧化所产生的能量的意义尚缺乏一致的意见。个体训练状态良好，训练适应后可增加对自由脂肪酸及酮体的氧化能力。长期运动对血浆总胆固醇水平影响的多数报道均未见到显著的变化，部分报道提出长期运动可降低血浆胆固醇水平，放射性核素 14C 研究观察到肌肉运动促进胆固醇侧链的氧化，氧化部位主要在肝、肾，还见到反复的肌肉运动使胆固醇环状主体出现在胆汁的量增加。动物实验还表明运动鼠通过促进周围胆固醇向肝的转运、粪胆固醇排出增加及胆固醇转运加速使体内胆固醇的含量降低。研究报道：耐力型项目运动员（如足球、篮球、排球、长跑、自行车及游泳等）血清中 HDL-C 水平比静态工作人员高。HDL-C 主要分为 HDL2-C 和 HDL3-C 等亚成分。运动主要使 HDL2-C 增加。

2．运动量的设定

减体重的运动量根据减轻体重的数量和速度决定。根据采用减少膳食热能的措施，每周减轻 0.68kg 较适宜。具体措施可在每周运动 3 ～ 5 次，每次运动持续 20 ～ 30 分钟，运动强度可采取最大吸氧量的 50% ～ 85% 或最大心率的 60%～70%，此种运动量被认为是刺激机体体脂消耗的阈值。即每周运动的热能消耗量至少达到 3.76MJ。

3．运动的方式和内容

提倡采用动力型、大肌肉群参与的有氧运动，动力型有氧运动如走路、跑步、游泳、骑自行车等。可为患者制订一个体育锻炼计划，过度肥胖者不必参加剧烈运动，低到中等强度足矣。不要强迫患者去进行那些枯燥无味、不感兴趣的运动，如长跑，可选择那些有趣味的活动，如游泳、跳健美操、打乒乓球，哪怕是与家人散散步，只要持续一定时间（一般 20 ～ 30 分钟），同样可以达到减重的目的。可以让患者找一个同伴互相监督，共同减肥。不管怎样，体育运动贵在坚持。体育锻炼初期可能会发现体重反而有所上升，这是因为肌肉在逐步代替脂肪，而肌肉的重量显然是要比脂肪重的。多数人经过饮食及运动治疗 3 个月，体重就会下降。提倡在水中进行运动是减体脂的好方式，因为水有浮力，使关节负重减轻，水中的静水压力可以作用于体表可使人的中心血容量增加。同时在水中运动时，体热容易消除。

4．运动治疗的疗效

单纯性肥胖的运动治疗结合适当控制饮食疗法有较好的疗效。用这种方法治疗肥胖，运动主要内容是步行和慢跑为主的耐力性运动，球类和体操为主的锻炼肌肉力量运动，疗程 3 个月。治疗前后体重平均下降 4.37kg，胸围减少 3.05cm，腹围减少 3.19cm，腹壁脂肪厚度减少 1. 43cm，表明本法有减肥作用。另一个治疗效果就是患者治疗后心肺功能比治疗前明显改善。肺活量平均增加 260ml。患者气喘、心前区疼痛、失眠等症状大部分消失或减轻。

总之，通过饮食、运动加药物的共同作用，体重一定会下降，但不要期望它一定能降到正常，这对有些肥胖者是难以达到的。但即使是下降几斤，也将对患者的身体有极大帮助。

对于肥胖病患者减肥药的应用，应在医师指导下进行治疗。但药物治疗并不是最主要的减肥治疗方法，应以改善生活方式、加强运动、改正不良饮食习惯为主要治疗方式。用药治疗后，应注意预防不良反应的发生。

二、肥胖症的营养护理

（一）帮助肥胖患者确定治疗目标

护理人员在实施营养护理时，要注意肥胖患者应达到的三个目标：

1．半年内体重减轻 10%；

2．长时间保持减肥后的体重；

3．至少要防止再次长胖。

（二）帮助肥胖患者纠正不良生活习惯

护理人员在为患者实施营养护理时，首先根据不同患者的具体情况，帮助其分析自身存在的不良生活习惯，并告诉患者不良生活习惯的害处，使其意识到自身存在的缺陷，逐渐改变不良生活习惯，这是实施营养护理成功的关键之一。

不良的饮食习惯包括多食、贪食，暴饮暴食，嗜好吃零食、甜食，进食速度过快、狼吞虎咽，不吃早餐、午餐和晚餐进食量较大特别是晚餐进食过量，喜欢吃夜宵，三餐不定时。所以护理人员应帮助肥胖者应针对自己的不良习惯，提出相应的纠正方法。

（三）肥胖患者的营养实施

1．确定合适的能量摄入量

减轻体重 1kg，必须大约减少 7700kal 的能量摄入。如果每天减少能量摄入 500 ～ 900kal，需要 10 ～ 15 天时间才能实现减掉 1kg 体重的目标。一般来说以标准体重来决定合适的能量摄入量，即每天摄入的能量（kal）＝标准体重（kg）×（20-25）。但是对于身材矮小的人，有可能每天摄入的能量低于 1200kal。当能量摄入量低于此标准时，很难保证摄人人体需要的营养素供给，也难以坚持下去，所以在实际操作过程中，一般规定年轻男性每天能量的摄入低限为1400kal，年轻女性为1200kal，这对维护减肥者的身心健康具有重要的意义。因此，减肥绝对不可操之过急。一般开始阶段男性以1800kal，女性以1500kal为宜，每餐维持七分饱的原则即可。

2. 适当的营养素分配比例

对降低体重来说，最关键的膳食因素是减少能量的摄入，而不是单纯地大量降低营养素的组成，所以对肥胖患者实施营养护理过程中必须保证各种营养素的供给，才能保持人体正常的生理功能。在膳食减肥过程中，三大产热营养素的分配是至关重要的。正常平衡膳食的三大营养素分配比例是蛋白质占总能量的15%～20%，脂肪为25%～30%，碳水化合物占55%～60%，而肥胖膳食治疗的三大营养素分配原则是蛋白质占总能量的25%，脂肪占15%，碳水化合物占60%。

一般患者平均每日各类食物摄入量的常规要求为：谷类150～300g，蔬菜类≥500g，水果100～200g，畜禽肉类25～50g，鱼虾类50g，蛋类25g，奶类250ml，豆制品50g，油脂类10～20g。个别不能满足需要的营养素（如维生素E、钙等），可考虑额外补充。若患者平时饮食摄入量非常大，建议采用循序渐进的办法，逐渐减少每日的摄入量，最终达到此要求量即可。在为肥胖患者实施营养护理过程中，要注意各类食品的摄入量也不是越少越好。碳水化合物的量每日不少于100g，以减少酮症，而且这些碳水化合物来源中最好由高纤维膳食来补充。蛋白质的能量供给按1.0～1.5g/kg理想体重来计算，女性每天不能少于50g、男性不少于63g。脂肪每天不少于10g。由于受摄入能量的限制，肥胖患者营养治疗过程中，要注意维生素和无机盐摄入不足的问题。容易缺乏的维生素主要有维生素B_1、B_2、尼克酸等，容易缺乏的无机盐有钙、锌、铁等。为了防止维生素和无机盐的缺乏，进行营养护理时，必须注意合理的食物选择与搭配。新鲜蔬菜、水果、豆类、动物内脏（如肝）以及牛奶等都是维生素和无机盐的主要来源，也可在医生的指导下，适当服用多种维生素和无机盐制剂。肥胖患者常用便秘的问题，可提倡食用富含膳食纤维的食物。在进行营养治疗时，最好不要饮酒，酒类是纯热能食品，不含其他营养素，所以饮酒会导致摄入的能量过高而使减肥失败。

3. 限制脂肪摄入的注意事项

（1）教会患者如何鉴别食物脂肪含量：维持体重最有可能通过低脂肪、低能量的膳食来实现，所以要向患者讲清楚高脂肪的来源。很多人都认为烹调用油才是脂肪的唯一来源，因此只要炒菜少用油就认为是限制脂肪了。其实，日常生活中食用的很多种食物中都含有脂肪或类脂。根据其存在的方式，可以粗略分为看得见的脂肪和看不见的脂肪两大类。前者是指从人们感观上就知道含油多的食品，例如，动物油、花生油、豆油、橄榄油、动物外皮（如鸡皮、鸭皮）等，人们都知道含有高脂肪，容易避免过多摄入。还有一些看不见的脂肪，不容易为人所注意，例如，肉类、蛋类、奶制品、动物内脏、豆制品，尤其是坚果类食物，例如，花生、瓜子、核桃、杏仁、松子等，即使谷类、蔬菜、水果中也含有微量的脂肪。这些看不见的脂肪恰恰是人们容易过量食入的，肥胖也由此而来，因此在为肥胖患者实施营养护理时，要特别强调限制这些看不见的脂肪的摄入。

（2）教会患者如何估计总脂肪摄入量：我们建议肥胖患者每日油的摄入量为10～20g，一般患者对此数字理解起来抽象，不知在日常生活中10g油到底是一个什么样的概念，因此护理人员要将这一抽象的数字直观、形象化，我们日常生活中我们平时使用的汤匙即可解决此问题。装满1汤匙即为10g油的重量，因此肥胖患者一天油的摄入量为1～2勺。我们所食用的坚果类食品，例如15粒花生米、30颗瓜子，2个核桃都基本相当于10g纯油脂的含脂量。

（3）教会患者如何在日常生活中减少脂肪摄入：改变烹调方法：建议在以熟食为主的情况下，搭配生食，这样有利于保留生食蔬菜、水果含有的大量维生素，所以能生吃的尽可能生吃，也可采用涮、煮、凉拌等烹调方法进食蔬菜；加工鱼、肉、蛋、豆制品等主要选用蒸、焖、煮、烤、汆、熬、炖、涮等方法。可烹调尽量使用植物油，不选用动物油等。少加调料从而使菜味清淡，减少对味蕾的刺激。

4. 患者可以选择含热量低、饱腹感强的食品

肥胖的患者在最初实施饮食营养治疗时可能由于难挨的饥饿，而无法坚持下去。可选择蔬菜、粗粮等热量很低、容积大、增强饱腹感的食品，而消除饥饿感。可选择的食品有很多种，如黄瓜、冬瓜、韭菜、白萝卜、土豆、山药、魔芋、燕麦等。选择食品美味可口，切忌单调无味，减肥饮食并不应该成为单调口味的膳食，美味佳肴才会有利于减肥的进行。在改善口味方面，芝麻可作为选择，它含有不饱和脂肪酸和大量纤维素，将它与各种生菜拌食，味美可口，利于减肥。为了控制食量，饭前不妨喝一杯白开水、茶水，以增加饱腹感。

5. 定时、定量进餐

有计划地进食，不随时加餐，每日至少固定早、中、晚三餐，最好在上午10点和下午4点左右适当加餐水果或少量点心，这样虽然进食量很少，仍有助于减少饥饿感。避免因减少一次用餐次数导致两餐之间间隔时间延长，最终出现一次用餐量增加的现象。特别应注意晚餐后不要再吃其他零食，尤其是甜点心、巧克力等致胖食品。注意一定不要吃没有必要吃而且吃了并不好受的食物。进食每餐时，都要注意热量不超标，不能减了早餐、不减午餐，或减了午餐、不减晚餐。三餐热量分配要得当，早餐吃饱、午餐吃好、晚餐吃少。

6. 外出吃饭，注意挑选

肥胖患者有时难免陪亲朋好友去餐馆吃饭，应建议患者特别注意饭菜的挑选，挑选食物时要从“减肥”的角度出发。完全没有必要陪客人或朋友吃含热量高的饮食，应主动挑选一些高营养、低热量的菜如虾仁、瘦肉等，但不要油炸的。如果吃蔬菜，应避免高热量调汁。

7. 给患者备用高热量代替食品清单

肥胖患者可以考虑用口香糖来代替热量大的小吃，或准备一些盛放节食小吃的瓶子，在瓶子上写上诸如“体态优美小吃”、“健康苗条食品”等字句，以提醒自己。将瓶子内放些水、胡萝卜、芹菜等低热量食品，并将它们放进冰箱里保存。当患者想吃糖或高热量食物时，便可拿它们来代替一块巧克力糖，像喝饮料时可拿水来代替。

（四）营养治疗工具——饮食记录

对于某些人来说，保持饮食记录可以降低他们的食物摄入量。北京大学第三医院减肥门诊实践经验表明，能够坚持记录每日进食、活动日记者一般均能获得较好的减肥效果。饮食记录的作用不在于使用这些记载，而在于找到一种有效的管理工具，若患者总是忘记把自己所吃的食物写上去，或者每日能量摄入持续地超过其规定的能量摄入，那么饮食记录对于管理体重来说就没有意义。所以在患者刚刚开始进行饮食记录时，护理人员要向其讲清楚记录的目的和意义，以利于患者配合。

1. 饮食记录的内容

（1）什么时间摄入了何种食物，在哪里摄入的，食物的数量，尤其不能忽视对三餐主餐

以外的零食的记录（记录清楚进食零食的时间、地点、种类及量）。

（2）摄入食物的烹调方法。

（3）用哪些食物替换了高热量食品。

（4）摄入食物后饥饿和饱感的程度。

（5）记录对食物的感觉（是否觉得单调无味，还是可口）。

（6）用什么方法减少了热量。

（7）体重、腹围、臀围。

（8）最好与运动记录同时进行。

2．饮食记录的意义

（1）了解患者的饮食总能量和饮食结构是否合理（既不过多，也不过少）。

（2）评价患者是否按计划进食。

（3）帮助患者注意零食或者晚餐后、夜间的进食。

（4）评价是否逐渐减少高热量食品。

（5）评价患者选择的食物是否多样化。

（6）评价进行的饮食计划是否影响了患者的身心健康。

（7）评价所实施的饮食计划是否有效。

3．记录后的随访、反馈

护理人员根据患者所做的记录，比较患者摄入的能量和体重、腹围、臀围的变化，评价患者所做的哪些改动降低热量最多，用什么方法减少的热量最有效，鼓励患者不断取得的进步，同时指出缺陷和不足之处，共同探讨进一步降低热量的食物选择，患者能够在日常生活中执行，而不觉得很痛苦。制定饮食计划时注意，没有哪一种饮食计划可以达到神奇的效果，也没有哪一种食物是必须包括或不包括的，甚至是脂肪类食品。即使要按照计划生活，最好根据自己的实际制定。记住，我们让肥胖患者做的不是在节食，而是制定一个健康的饮食计划，而且患者将来也不会放弃自己制定的饮食计划，并且维持终生，因此其中必须含有患者喜欢的、容易买到和买得起的食物。

（五）肥胖病人营养治疗的注意问题

1．体重下降速度不可过快

如果进行适当的锻炼，适度控制热量摄入，并且平衡饮食可以满足蛋白及糖的需求·就会迫使机体逐步消耗贮存的脂肪来提供能量，体重也会逐渐减轻，这比快速减肥要可取，因为采用此种形式减体重非脂肪组织基本没变，脂肪则被消耗掉了，从而维持身心健康。而绝大多肥胖患者则希望体重下降越快越好，越多越好，这样做往往会收到相反的效果，甚至带来危险。因为体重降低过快，最初始阶段体液丧失量占体重丧失的一半以上，此时可能会出现低血压、痛风发作（血尿酸浓度增高所致）和肾结石等。能量减少过快会出现酮症，甚至由于身体蛋白质、维生素和无机盐的明显减少，患者会出现生气、体力活动减少、运动耐力降低、头晕、眼花、眩晕、无力、贫血、月经不调等一系列症状，有时甚至会出现突然死亡等。

体重下降的速度一般最好是：体重平稳下降，一周内下降不超过体重的1%，每周或每月减少0.5～1kg。

2．贵在坚持，持之以恒

减体重是一个循序渐进的过程，而在实践中，体重增长又是一个持久的挑战，因此会有增重、减重、再增重的循环，或者，更可能发生的情况是增重、再增重。因此，减肥绝不是权宜之计，减肥的目的也不只是为了一个数字，而是建立健康的生活模式，维持健康的饮食生活习惯，即使当体重达到理想后，仍应坚持营养治疗，防止反弹。

第四节　营养不良

一、概述

广义的营养不良包括：营养缺乏与营养过剩，营养缺乏又包括热能营养不良、宏量营养素缺乏（如：必需脂肪酸缺乏）、微量营养素缺乏（维生素、微量元素缺乏）。住院病人的主要营养问题是蛋白质一能量营养不良（protein-energy malnutrition，PEM）。

（一）病因

蛋白质－能量营养不良根据发病原因可分为原发性和继发性两种。

1. 原发性蛋白质－能量营养不良：因食物蛋白和能量的摄入量不能满足生理的需要而发生的，主要原因有：①食物缺乏。多发生在荒年或战争年代；②食物摄取不足。多因禁食、偏食、素食；③需要量增加。如妊娠、授乳、儿童生长发育等。婴幼儿往往因乳汁不足或断乳后饮食不合理或并发其他传染病而诱发。

2. 继发性蛋白质－能量营养不良：多与其他疾病并发，主要由于食欲下降，吸收不良，分解代谢亢进，消耗增加，合成代谢障碍以及大量流血、渗出等使摄入的蛋白质和能量不能满足身体的需要而发生的。在临床上常见合并蛋白质－能量营养不良的疾病有：癌症、贫血、肾病、失血、发烧、心脏功能代偿不全、慢性胃肠炎、结核病、肝硬化、腹水、中毒性甲状腺肿、糖尿病、寄生虫病、神经病及某些外科手术后等。

（二）临床表现

蛋白质一能量营养不良的临床表现及体内成分改变常因蛋白质和能量营养不良的程度和时间、患者特点、生活环境及产生原因而异。

在临床上一般可分为水肿型（ kwashiorkor）、干瘦型（maradmus）和混合型（maras-mickwashiorko）三型；根据缺乏程度分为轻、中、重三度；根据发病过程又分急性、亚急性和慢性三种。

干瘦型：或称单纯饥饿型营养不良型，主要原因是热量摄入不足，常见于慢性疾病或长期饥饿的病人。该类型通常同系统性炎症反应无关。常见于神经性厌食、食管狭窄引起的梗阻或有严重的吸收不良综合征的患者。由于能量严重不足所致，消瘦为其特征。主要临床表现是严重的脂肪和肌肉消耗。在婴幼儿者则生长发育延缓。儿童明显矮小，消瘦，严重者为“皮包骨”（skin and bones），皮下脂肪消失，皮肤干燥松弛，多皱纹，失去弹性和光泽；头发纤细松稀，干燥易脱落，失去固有光泽；双颊凹陷（因脂肪垫消失）呈猴腮状，体弱无力，委靡不振，舐手指，脉缓，血压和体温低，对冷气候敏感，易哭闹，内脏器官萎缩，淋巴结易扪到。成人突出表现为消瘦无力，常并发干眼症（维生素 A 缺乏症），腹泻，厌食，呕吐，脱水等。脱水、酸中毒及电解质紊乱常为死亡原因。尸检可见周身组织器官萎缩，未见水肿和脂肪肝的发生。

水肿型：又称低蛋白血症型或急性内脏蛋白消耗型，主要原因是由于长期蛋白质摄入不足，常见于严重的外伤、感染、大面积烧伤等引起的剧烈的系统性炎症反应，同时还可能伴随食物摄入量的显著减少。机体对此类情况的回应与单纯的半饥饿状态决然不同。急性严重蛋白质缺乏所致，周身水肿为其特征。该型伴有明显的生化指标异常，主要为血浆白蛋白值明显下降和淋巴计数下降。病人脂肪储备和肌肉块可在正常范围，因而一些人体测量指标仍正常，但内脏蛋白质迅速下降，毛发易拔脱，水肿及伤口愈合延迟。此型若无有效的营养支持，病人可因免疫力受损并发革兰阴性菌败血症或严重真菌感染。儿童身高可正常，体内脂肪未见减少，肌肉松弛，两腮似满月（moon-face），眼睑肿胀，身体低垂部水肿，皮肤明亮，其他部位皮肤干燥萎缩，角化脱屑或有不对称性大片融合色素沉着，头发脆弱易断和脱落，常有圆秃，指甲脆弱有横沟，周身软弱无力，表情淡漠，有时痛苦易受激惹，严重病例呆板无表情，无食欲，肝大，常有腹泻或大量水样便，有腹水，常伴有维生素 A 和维生素 B 复合体的缺乏症状。支气管炎合并肺水肿、败血症、胃肠炎及电解质紊乱等常为死因。成人严重蛋白质缺乏时，亦表现出明显的水肿症状。尸检可见周身水肿，内脏及肌肉萎缩，严重脂肪肝，骨红髓萎缩等。

单纯性蛋白质或能量营养不良的极少见，多数病例为蛋白质和能量同时缺乏，表现为混合型的蛋白质-能量营养不良状。该型为最严重的一类营养不良，是由于摄入的蛋白质和热量均不足所致。常在病变的终末期产生，包括脏器器官源性的（如晚期的肝病变引起的恶病质）和疾病病源性的（如癌性恶病质或 AIDS 耗竭）。这类病人原本能量储备少，在应激状态下，体内蛋白急剧消耗，极易发生感染和伤口不愈等并发症，病情危重，死亡率高。

表 18-4-1　PEM 的程度分级（供参考）

参数	轻度不良	中度不良	重度不良
体重	下降 10% ～ 20%	下降 20%—40%	下降＞ 40%
三头肌皮褶厚度	＞ 80%	60% ～ 80%	＜ 60%
上臂肌围	＞ 80%	60%—80%	＜ 60%
肌酐身高指数		60% ～ 80%	＜ 60%
白蛋白	30 ～ 35	21 ～ 30	＜ 21
转铁蛋白	1.50 ～ 1.75	1.00 ～ 1.50	＜ 1.00
淋巴细胞总数	＞ 1200	800 ～ 1200	＜ 800
迟发性过敏反应	硬结＜ 5mm	无反应	无反应

二、治疗

蛋白质一能量营养不良的就诊患者，一般病情均较重。为减少死亡，加速恢复，应根据病情可分为急救期和恢复期两个阶段进行治疗。

1. 急救期的治疗

感染、电解质紊乱及心衰是死亡的主要原因，应首先予以处理。

（1）抗感染　患者一般抵抗力下降，易发生肺炎和败血症。所以，在临床上遇到呼吸道感染、体温降低与低血糖时，应及时进行 X 线胸部检查及血液培养。如发现有肺炎和败血症时，应采用广谱抗生素进行治疗。

（1）调整水盐平衡　调整水盐平衡是治疗蛋白质 - 能量营养不良的重要手段，其中包括：

①补充液体以维持尿的正常排出量；②调整和维持体内电解质的平衡及正常渗透压。但需注意：第一，总体钾缺乏时，虽无低钾血症，但偶有细胞内的低钾；第二，轻度或中度酸中毒时，当电解质得到平衡或给以饮食时，则可消失；第三，治疗前，机体对低血钙有代偿作用，这是由于酸中毒可使 Ca^{2+} 的结合减少所致。但血浆蛋白经治疗而增高时，如钙补充不足，则可发生低钙血症和手足搐搦症。

（3）抗心衰　心衰多见于水肿型患者，主要由于心脏功能障碍和水肿消退时发生液体大量进入血液循环，而肾不能及时排出，血容量增大，加重心脏负荷所致。心衰发生前，患者常有肝大，颈静脉怒张，出现心第三音及背部捻发音等体征。一旦周围循环衰竭，即出现虚脱，治疗时可用利尿剂、氧气及其他支持疗法。因患儿对洋地黄类药物敏感，最好不用。

（4）营养治疗　营养治疗原则是：①蛋白质和能量的摄入应高于正常需要量；②补充液体，脱水和发烧时尤为重要；③矿物质的补充应为低钠、足量的钾和镁及适量的铁；④维生素应补充多种维生素，尤应注意维生素 A 和 C 的补给；⑤饮食摄入量应从小量开始，随着生理机能的适应和恢复，逐渐增加，并应小量多餐；⑥根据患者年龄及病情可采用流质、半流质或软食等，饮食最好经口供给，否则采用肠外营养。

2．恢复期的治疗

供给营养素完全的混合食物，以满足身体恢复期的需要。蛋白质和能量要维持到急救后期时的较高水平。恢复期时，要使患者逐渐开始体力活动，儿童可采用游玩办法；成人可用体育运动，逐渐锻炼心肺功能。体内蛋白质和能量的恢复大约需 12 周左右的时间，主要决定体于体内缺乏的程度及治疗方法。

3．并发症的治疗

低血糖：常见于干瘦型患者。血糖低于 $300mg \cdot L^{-1}$，且伴有临床症状时，在采完血样供血糖测定后，应静脉注射 50% 葡萄 10ml 予以治疗，缺糖症状一般可以迅速得到纠正。如神志仍然不清，可重复注射一次，危险症状消除后，头 24 小时内可每小时供给加葡萄糖的饮食一次，并于并没有 12 小时每 4h 测定血糖一次，观察恢复情况。一般低血糖患者采用少量多餐的方法（每 2h 一次）可以得到纠正。

低体温：严重干瘦型患者伴有低体温时，死亡率较高。低体温主要由于能量不足，体温调节机能障碍，环境温度低以及合并败血症（肛温常低于 35℃）所致。治疗方法要保持环境温度（30 ～ 33℃），特别夜间温度不能降低，以暖水袋或其他方法包裹身体，可防止体温丢失。每 2h 摄取含葡萄饮食一次，严重病例每 15min 测定肛温一次。

贫血：是常见的临床症状。轻度贫血（ $Hb> 60g \cdot L^{-1}$）可口服铁剂（硫酸亚铁 $150mgFe \cdot d^{-1}$，分服）和维生素 C；中度贫血（$Hb40 \sim 60g \cdot L^{-1}$）口服铁剂，如血清白蛋白在 $20g \cdot L^{-1}$ 以上时，亦可根据体重注射铁剂；严重贫血 ($Hb<40g \cdot L^{-1}$) 可以输血，干瘦型患者的剂量为 $10 \sim 20ml \cdot kg^{-1}$；水肿型患者除因贫血出现虚脱或心衰外，不宜输血。

此外，呼吸道、泌尿系统、消化道感染、中耳炎、乳糖耐量不良等，应同时予以治疗。

4．治疗期身体恢复的表现

患者经过治疗，一般均可恢复。其主要表现是：全身状况好转，食欲恢复，体重增加，水肿消退，肝大恢复等。一般经过 6 ～ 8 周治疗；体重 / 身高可接近理想标准，水肿型患者血浆白蛋白可达 $30\%g \cdot L^{-1}$ 以上。

如果患者出院，应进行定期随访，指导饮食治疗，称量体重；继续观察恢复情况。

三、预后

蛋白质一能量营养不良的预后因病因、病程及严重程度和治疗的早晚而不同。绝大多数病例的病程为可逆的，经过治疗可获痊愈，无后遗症。但智力发育是否受到影响，尚难肯定。也有少数严重病例治疗无效而死亡（15%～20%），儿童高于成人，男性高于女性。水肿型患者常于入院后病情进一步恶化而死亡。干瘦型死亡的较少，时间也较晚。

四、预防

主要是供应合理的营养，注意卫生及早期治疗等综合预防措施。

1. 供应合理的营养

供应合理的营养，保证身体的需要是预防各类人员蛋白质一能量营养不良的关键。主要有：①发展农业和食品生产，供应优质食物和蛋白质；②研究制定各地区各民族和各种生理及劳动条件下的能量和蛋白质需要量，作为提供合理营养的科学依据；③宣传营养知识，提高全民族摄取合理的营养和采用科学烹调方法的自觉性；④孕妇、乳母、婴儿及特殊体力劳动者应按生理需要要求，摄取足够的食物和营养。鼓励母亲以母乳喂养婴儿，发展婴儿断奶食品；⑤研究住院各类病人营养需要量及食品或营养补充剂，医生在治疗时，应注意充足能量和蛋白质的供应，必要时采用肠外营养或经肠营养以补充病人所需要的营养素。

2. 注意卫生

加强卫生，减少发病诱因，是预防措施中不可忽略的环节。①改进环境和个人卫生，防止急、慢性传染病的发生；②加强食品卫生管理，防止胃肠道的传染病；③防止寄生虫病的发生。

3. 早期治疗

早期发现、早期治疗是消灭蛋白质一能量营养不良的重要措施。①通过营养调查，发现问题，及时采取预防措施；②医院门诊、卫生防疫单位，注意发现亚临床患者，并给予治疗；③急慢性传染病、胃肠道疾病以及其他外科和手术后的病人，应及早注意营养支持，防止缺乏症的发生或发展。

住院病人PEM的高危人群：

①体重严重丧失：低于理想体重10%以上，6个月体重改变超过10%。

②高代谢状态：高热、大面积烧伤、败血症、外科大手术、骨折及恶性肿瘤。

③营养素丢失增加：肠瘘、开放性创伤、慢性失血、溃疡渗血、腹泻及呕吐。

④慢性消耗性疾病：糖尿病、心血管疾病、慢性肺病、肝病、肾病、风湿病等。

⑤胃肠道疾患或手术：吸收不良、短肠综合征、胃肠道瘘、胰腺炎等。

⑥使用某些药物或治疗：放疗、化疗。

五、营养护理要点

护理人员在为营养不良患者实施营养护理时，应在医疗的基础上找出营养不良的原因，把原因去除，再并配合高热量饮食给患者进食饮食指导。

1. 患者讲述营养不良的危害性

长期营养不良会导致机体抵抗力下降、免疫力降低，容易疲劳，并且会影响下丘脑-垂体-肾上腺、甲状腺、性腺内分泌等功能失调，有时会导致女性月经停止。正当发育期的儿童及青少年，会影响生长速率。重症营养不良会合并感染、电解质不平衡、低体温或心脏衰竭，严重者会死亡。因此要正视自己的身体状况，配合医护人员，调整好饮食。

2．高热量饮食计划要点

（1）热量：每日总热量需要依个人的身心状态来决定。只有比平时多增加 500～1000kal，才可望在一星期内增加体重。

（2）蛋白质：每日蛋白质需要量应在 100g 以上，以弥补不足。但对于严重营养不良者，尤其胃肠道消化吸收有问题，或食后造成呕吐腹泻者，可口服或注射氨基酸，以获得更高蛋白质，达到身体健康之需求。

（3）糖类与脂肪：高热量饮食应增加富含糖类及脂肪的食物，每日脂肪需要量可增加为总能量的 35%。适当量的脂肪摄取不但可提高热能，并能增加食物美味。糖类易消化，若不影响胃口情况下可多利用。

（4）矿物质与维生素：如采用均衡的高热量、高蛋白饮食，已经含有足够人体需要的矿物质与维生素，不需另外补充。但如摄入量不足时或原先已有缺乏现象，就必须额外补充，具体的补充量按照医生的要求为患者实施。

3．实施营养护理时应注意的问题

（1）争取患者的合作护理人员的态度要热情、和蔼、乐观，以便帮助患者解除顾虑，纠正不良的进食行为，并适当给予鼓励及精神上的支持。

（2）与患者协商制定食谱一些营养不良患者长期不正常进食而造成胃肠蠕动减弱，消化酶活性受到抑制等原因，开始进食时，饮食内容应以清淡、少油腻、易消化为主，并避免选用胀气的食物，如牛奶、干豆、坚果、生萝卜等。选择患者所喜好的食物，增加患者进食的兴趣。

（3）选择热量高、营养品种丰富而体积小的浓缩性食物，让患者吃上“一口”即能够获得丰富的营养，每天逐量增加。不要操之过急，以免容易引起患者上腹饱感而停止进食。

（4）先吃浓缩热量高的食物，再吃热量较低的食物。

（5）可用少量香辛料或食醋等以促进食欲。

（6）以少量多餐为宜。除正常三餐外，于两餐之间再补充点心或消夜。

（7）在正餐前与进食中，勿喝太多饮料及液体，最好在两餐之间喝。

（8）晚餐吃的较丰富些及睡前吃点心。

（9）适当运动与足够休息可促进食欲，避免运动过量，以免体力消耗过大体重增加不明显，患者营养不良状况改善不明显，从而失去治疗信心；同时要避免精神紧张。

（10）详细记录每天饮食，内容包括进食的时间、地点、食物名称及自我感觉。根据记录帮助患者发现造成营养不良的因素，并帮助患者选用更适合、更富有营养的食物，有利于改善病情。

（11）定期测量体重。

（12）对于严重营养不良甚至危及生命者，可以采用胃肠外营养、胃肠内营养单独使用或者与膳食营养进行配合，逐步过渡到经口进食为主。但是胃肠外营养只适用于短期使用，不能长期作为营养供给的唯一人径。

第五节　高脂蛋白血症

高脂蛋白血症是脂质运转代谢紊乱，是血浆中某一类或几类脂蛋白水平升高的表现。血浆中的脂类主要包括：胆固醇（TC）、胆固醇酯、三酰甘油（TG）、磷脂和游离脂肪酸等。这些脂类不能直接在血液中被转运，也不能直接进入组织细胞。它们必须与蛋白质结合成脂蛋白，才能在血液中被运输，并进入组织细胞。血浆脂蛋白的种类，用超速离心法，可以将脂蛋白分为：乳糜微粒（CM）、极低密度脂蛋白（VLDL-C）、低密度脂蛋白（LDL-C）和高密度脂蛋白（HDL-C）。高脂蛋白血症，特别是血清总胆固醇和低密度脂蛋白增高，高密度脂蛋白降低，是冠心病发病的主要危险因素，因此防治高脂蛋白血症，可以有效控制动脉粥样硬化和冠心病。

一、诊断

根据 1997 年全国血脂异常防治对策专题组制定并公布了血脂和脂蛋白水平的意义判断见（表 18-5-1）。

表 18-5-1　血脂和脂蛋白水平的意义判断

血脂和脂蛋白水平	意义判断
血清胆固醇（TC）	
≤ 5.2mmol/L（200mg/dl）	合适范围
5.23 ～ 5.69mmol/L（201 ～ 219mg/dl）	边缘升高
≥ 5.72mmol/L（220mg/dl）	升高
血清甘油三酯（TG）	
≤ 1.70mmol/L（150mg/dl）	合适范围
＞ 1.7mmol/L（150mg/dl）	升高
血清低密度脂蛋白（LDL-C）	
≤ 3.12mmol/L（120mg/dl）	合适范围
3.15 ～ 3.6lmmol/L（121 ～ 139mg/dl）	边缘升高
≥ 3.64mmol/L（140mg/dl）	升高
血清高密度脂蛋白（HDL-C）	
＞ 1.04mmol/L（40mg/dl）	合适范围
＜ 0.9lmmol/L（35mg/dl）	减低

二、分型

1. 基于是否继发于全身系统性疾病分型：可分为原发性高脂血症和继发性高脂血症两种。前者是由于遗传因素或后天的饮食习惯、生活方式及其他自然环境因素所引起，后者是由于全身系统性疾病所引起。引起继发性高脂血症的疾病有糖尿病、甲状腺功能减退、慢性肾病和肾病综合征、肥胖等。另有一些药物，如利尿剂、β 受体阻滞剂、含雌激素的口服避孕药等也可引起高脂血症。每日大量饮酒可产生轻至中度 VLDL 增高和高甘油三酯血症，严重者可伴疹状黄色瘤，脂血性视网膜病，甚至胰腺炎。

2．WHO 分型：1967 年 Fredrickson 等用改进的纸电泳法分离血浆脂蛋白，将高脂血症分为 5 型，即Ⅰ、Ⅱ、Ⅲ、Ⅳ和Ⅴ型。1970 年世界卫生组织（WHO）以临床表型为基础分为 6 型，将原来的Ⅱ型又分为Ⅱ a 和Ⅱ b 两型。

3．简易分型：将高脂蛋白血症分为 4 种类型，各型的特点见（表 18-5-2）。

表 18-5-2　高脂蛋白血症的简易分型

	血脂改变		高脂蛋白血症分型
高胆固醇血症	总胆固醇增高		Ⅱ a
高甘油三酯血症		总甘油三脂增高	Ⅳ（Ⅰ）
混合型高脂血症	总胆固醇增高	总甘油三脂增高	Ⅱ b（Ⅲ或Ⅴ）
低高密度脂蛋白血症			

三、营养治疗

国内外目前对于高脂血症的治疗方案主要包括非药物治疗和药物治疗两方面，更加强调治疗性生活方式改变（TLC）的重要性，特别是控制体重和加强锻炼。

早期发现血脂异常，特别是对于年轻人和绝经期的妇女等还没有发现心脑血管疾病的人群特别有益，完全可以通过改变生活方式和饮食疗法分情况及时进行处理。如保持合适的体重和良好的心理状态，限制食盐，戒烟限酒，进行有规律的运动，增加钙的摄入量、改善膳食结构等，而药物降 LDL-C 是备用方法。

不少高脂血症是由于饮食不当引起或继发于糖尿病、肾病综合征、肝病等疾病。如能及早进行饮食控制可预防其发生发展。必须向患者讲明饮食控制是治疗本病的基本措施，应当长期坚持。

（一）营养治疗总体原则

1．限制总热量：每日总热量的摄入应在 25 ～ 30kcal/kg。当热量摄入过多时，多余的热量就以甘油三酯的形式储存与脂肪细胞中，引起肥胖。可使血浆中甘油三酯、总胆固醇含量升高，高密度脂蛋白含量降低。因此，每餐不要吃的过饱，少吃肥肉、油炸食品及各类甜食，少饮酒及各类含糖饮料，应多选用热量低、含膳食纤维高的食物，如蔬菜、水果、魔芋等。并要主意体育锻炼，体重减轻后，血脂可逐渐恢复正常。

2．脂肪：每日脂肪应占总热量的 20% ～ 30%。饱和脂肪酸（SFA）的摄入量是影响血浆低密度脂蛋白（LDL）最强的决定因子。过多摄入可使血浆胆固醇含量增高。一般人群 SFA 摄入量不超过总热量的 10%，对 LDL 高而膳食治疗有效者，可进一步限制在 7% 或以下。由于不同个体对 SFA 的应答存在差异，故膳食中选用的 SFA，应以个体冠心病危险程度为度，SFA 的主要食物来源有畜肉类、家禽的皮下脂肪、，动物油脂、全脂牛奶及其制品、黄油、奶油、椰子油、棕榈油等。而适量摄入多不饱和脂肪酸（PUFA）用 PUFA 中的亚油酸和亚油酸替代膳食中饱和脂肪酸，可使血浆中 TC、LDL-C 水平显降低，并且不会升高 TG。均应占总热量的 8% ～ 10%。主要食物来源为各种植物油、硬果及海鱼、鱼油、亚麻、绿叶蔬菜中。单不饱和脂肪酸（MUFA）也有降低血浆 TC 和 LDL-C 水平的作用，同时可升高血浆 HDL-C。膳食中单不饱和脂肪酸主要是油酸，烹饪用油应选用含油酸丰富的橄榄油、茶油或花生油、玉米油、豆油、芝麻油等。

3．胆固醇：应限制胆固醇摄入量，每日 200 ～ 300mg。忌食动物内脏、蛋黄、鱼子、鱿鱼等含胆固醇高的食物。胆固醇只存在于动物性食品中，如肉、禽、蛋、乳类，如进食过多，则导致血清胆固醇水平升高。增加植物固醇和可溶性纤维的摄入，利于降胆固醇。

4．碳水化合物：过多摄入碳水化合物特别是能量密度高，缺乏纤维素的双糖或单糖，可使血清 VLDL-C、TC、TG、LDL-C 水平升高。高碳水化合物还可使血清 HDL-C 下降，膳食碳水化合物摄入量占总热量的 50% ～ 60%。不宜吃各种糖果、蜂蜜、各类甜点心及高糖饮料等。

5．蛋白质：动物性蛋白质与血浆胆固醇含量及冠心病发病呈正相关，而植物性蛋白质则呈负相关。大豆蛋白有显著降低胆固醇的作用。应占总热量的 15% ～ 20%，可适当选食瘦肉类、鱼虾类、去皮的鸡鸭肉，豆类及豆制品。

6．戒酒：酒的热量高，每克酒精可产生 7 千卡的能量，过多饮酒每日总能量摄入过高。酒精可促进内源性胆固醇及甘油三酯的合成，使血脂升高，并对肝损害严重。

7．增加运动。开始 TLC 后，6 周随访一次，12 周后，每 4 ～ 6 个月随访一次。

（二）高脂蛋白血症的分型营养治疗原则

1．WHO 分型：

（1）Ⅰ型：坚持饮食治疗可以减少急腹症如急性胰腺炎的发生。

①严格限制脂肪摄入，每日 25 ～ 35g。

②中链脂肪可直接经门静脉吸收入肝，不需经乳糜微粒中间转运，可适量进食（如牛奶、鲜奶油等）。

（2）Ⅱ型

①控制总能量摄入，每日 20 ～ 25kcal/kg。

②胆固醇每日 200 ～ 300mg。

③ S 占热比应为 6% ～ 10%，烹饪油应选用含 M 丰富的橄榄油等。

（3）Ⅱ型、Ⅱ b 型

给予低能量、低碳水化合物、低脂饮食。须限制中链脂肪及酒精的摄入。碳水化合物每日应不超过 200g，可进食谷类、豆类、蔬菜和适量的水果，少食乳制品，可适当多吃些鱼类和贝类，以保证蛋白质及能量的供应。

（4）Ⅲ、Ⅳ型的饮食治疗原则基本相似

①限制总能量摄入，每日 25 ～ 30kcal/kg。

②肥胖者必须减肥。

③限制碳水化合物摄入，热比在 50% 左右，限制甜食。

④禁酒。

⑤胆固醇每日限制在 200 ～ 300mg。

（5）Ⅴ型

①限制总能量，每日 25 ～ 30kcal/kg。

②肥胖者必须减肥。

③限制碳水化合物摄入量，热比为 50% 左右，限制甜食及蔗糖。

④蛋白质应占 20% 左右。

⑤脂肪摄入应≤总能量的 30%。

2．简易分型：

（1）高甘油三酯血症：治疗重点是限制总热量，控制碳水化合物尤其是简单糖类，如蔗糖、蜂蜜、严格控制体重，甘油三酯可随体重减轻而降低，碳水化合物占总热能 50% 左右，同时补充蛋白，尤其是植物蛋白如大豆蛋白。对食物中胆固醇不必严格限制，每周可食鸡蛋 3 只，可食瘦肉类、鱼虾类、新鲜蔬菜可增加食物纤维及饱腹感，又可供给丰富的维生素和矿物质。

（3）高胆固醇血症及混合型：治疗重点是控制总热能，使体重降低并维持在标准体重。控制胆固醇摄入量，每天控制在 200 毫克，禁食含高胆固醇的食物，如鱼籽、蟹黄、脑、沙丁鱼、肝、肾、松花蛋等。脂肪占总热能 30% 以内，多食多不饱和脂肪酸，P/S 值为 1.2 ～ 2.0。禁食蔗糖、冰糖、蜂蜜、巧克力、冰淇淋、各种水果糖、甜点心等。适当增加蛋白质的摄入，占总热能的 15% ～ 20%，尤其是大豆蛋白。多吃新鲜蔬菜及瓜果，增加食物纤维及多种维生素和矿物质，戒烟，限制饮酒。

四、食物选择

1．应食物多样化，以谷类为主，粗细搭配，适当增加玉米、莜面、燕麦等食物。多吃新鲜蔬菜及瓜果类，保证每天摄入 400 ～ 500g，以提供充足的维生素，矿物质和膳食纤维。

2．常吃适量鱼、禽、蛋、瘦肉。制作低脂肪膳食可用蒸、煮、拌等少油的烹调方法，肉汤类应在冷却后除去上面的脂肪层，少吃肥肉、剔除动物皮，选用低脂或脱脂奶制品，多吃水产品尤其是高脂海鱼，每周食用 2 次或以上，以增加多不饱和脂肪酸的摄入量。多不饱和脂肪酸能明显降低血甘油三酯，降低血胆固醇，增加高密度脂蛋白，抗血小板凝集。

3．降脂食物：多选食酸奶、大蒜、洋葱、香菇、木耳、海带、紫菜、山楂、绿豆、黄豆及其制品。多饮绿茶，绿茶能调节血脂，防止动脉粥样硬化等作用。

五、药物治疗

使用原则：对于已有明确的冠心病者，如果非药物治疗效果不好，或已伴有高血压、糖尿病等并发症时，可根据其个人特点、血脂水平、所具有的危险因素等情况，在医生的指导下合理选择和使用调脂药。服药期间应定期随诊，在开始药物治疗后 4 ～ 6 周内，应复查血清 TC、TG 和 HDL-C，根据血脂改变而调整用药。若经治疗后血脂已降至正常，则继续用药，以后每 3 ～ 6 个月复查血脂，并同时复查肝、肾功能和测 CK、AST 等。如果血脂未能降至正常，则应改用其他药物，也可考虑联合用药。再则，即便服药也要与改变生活方式和饮食疗法等结合起来才会有好的效果，不能光依赖药物来调脂。药物治疗是以降低病人血清 LDL-C 达到目标值为目的。

在冠心病一级预防中，药物治疗的步骤：

①开始降 LDL-C 药物治疗，采用他汀类；

② 6 周后如 LDL-C 未达治疗目标，加强药物治疗。包括增加他汀类药物剂量；

③ 6 周后如 LDL-C 未达治疗目标，加强药物治疗，并向脂质专家咨询；如果已经达到 LDL-C 治疗目标，应治疗其他脂质危险因素；

④每 4 ～ 6 周就诊一次，检查治疗反应和对治疗坚持的情况。

对冠心病和冠心病等危症患者，如 LDL-C ≥ 3.10mmol/L，治疗应加强 TLC，控制其他危险因素，同时开始降 LDL-C 药物治疗；如 LDL-C 为 2.59 ～ 3. 34mmol/L，治疗应考虑加强 TLC 调整，如 3 个月后 LDL-C 仍大于 2.59mmol/L，应开始或加强调降 LDL-C 药物治疗，对合并代谢综合征者，应强调降低体重和增加体力活动，同时应治疗其他脂质危险因素。

对 HDL-C 低于目标值的治疗，LDL-C 仍然为主要治疗目标，应强调降低体重、增加体力活动、适量不饱和脂肪（非低脂肪）饮食、规律活动、戒烟，以达到 HDL-C 的控制，对低 HDL-C 和低危险性 LDL-C（低于药物治疗水平，即 <3. 36mmol/L），应首先考虑采用贝特类药物开始治疗。

（张祥梅　郑亚光）

第十九章　神经系统疾病

神经系统疾病的患者除药物治疗外，营养治疗也很重要。一方面针对病因起辅助治疗作用；另一方面，由于意识障碍（如昏迷），神经功能缺损（如球麻痹或假性球麻痹、偏瘫），或刺激症状（如三叉神经痛），给营养治疗带来种种困难，而影响疗效和预后。因此，必须提高对神经系统疾病的认识，进一步了解其病因、临床症状和特点，才能进行合理的营养治疗。

第一节　脑血管病

脑血管病（CVD）是老年前期及老年期的常见病，与心血管病、肿瘤构成当今人类的三大杀手，有“发病率、死亡率、致残率”三高的特征，CVD 年发病率约为 200/10 万，现我国患者达 700 万人左右，其中伴有运动、语言及智能障碍者占病人总数 75%，无论对个人的生活质量、家庭以至社会的精神及经济均构成了巨大负担。

急性 CVD 俗称中风或脑卒中。按其性质分为出血性（常见为脑出血及蛛网膜下腔出血）及缺血症（常见有脑梗死、脑腔隙性梗死、一过性脑缺血发作及脑栓塞）两大类。

脑血管病的病情特点是发病急、变化快、病情重、危险性大。临床症状取决于病变性质（出血或缺血、部位、损害程度和代偿情况等）。

1．全脑症状头痛、头晕、呕吐、嗜睡、意识迟钝、精神障碍、严重时可昏迷。

2．局部症状

（1）颈内动脉系统偏瘫、偏盲、偏身感觉障碍，优势半球损害时，可产生运动性或感觉性失语、失用、失读等。

（2）椎脊底动脉系统眩晕、复视、眼震、声音嘶哑、吞咽障碍、感觉异常（特别是嘴唇和面部周围）、共济失调，猝倒发作等。

一、营养因素与脑血管疾病

高血压病，动脉粥样硬化是脑血管病潜在的最危险因素，约占老年性脑血管病的 80%～85%。据 Dallocchio 报告高血压患者收缩压超过 25kPa（190mmHg）时，发生脑出血的危险性就增加 6 倍，舒张压超过 15kPa（110mmHg）时，发生脑出血的危险性就增加 5 倍，而且其死亡率要增加 1 倍。脑血管疾病除脑出血外，也包括脑血栓、脑栓塞引起的脑软化。此外，如血胆固醇增高，造成血管壁通透性增加及类脂质在血管壁内的沉着而引起的脑动脉粥样硬化症等，都是脑血管病的致病原因。

心脑血管病的主要病理改变一动脉粥样硬化的危险因素主要包括年龄、性别、高血压、高血脂、吸烟、不平衡膳食、糖尿病、肥胖、缺少运动和精神压力 10 种。前 2 种（年龄和性别）是不可改变的，后 8 种都与生活方式有关，是可以改变的。其中高血脂、不平衡膳食、糖尿病和肥胖都和膳食营养有关。一些观察表明，不合理膳食营养因素和不良生活习惯与 CVD 发病密切相关，下面做简要介绍：

1. 碳水化合物

成年人脑的重量约1400g，约占体重的2.5%，在基础代谢的条件下，脑的氧耗量却占全身氧耗量的20%，以全脑计算氧耗量约50ml/min，需葡萄糖70ml/min。中枢神经系统每天要消耗120～130g葡萄糖作为能源，才能维持正常机体活动。葡萄糖在脑的代谢途径为糖酵解作用。但中枢神经系统的糖酵解过程与肝不同，主要是其糖原异生作用少。中枢神经系统糖原储备量很少，脑细胞中糖原储备量也非常低。因此，中枢神经系统能量的产生，主要依靠血液循环提供的葡萄糖进行需氧氧化。为了维持正常机能活动，每分钟约有750～1000ml含氧和葡萄糖的血液流经脑，才能维持脑的正常机能活动所需的能量。因此，脑循环对维持脑组织的新陈代谢和维持内环境的稳定都很重要。而糖代谢是脑能量的主要来源，脑组织所用的糖，绝大部分是葡萄糖，脑细胞摄入葡萄糖主要靠细胞质中的己糖激酶发挥作用。脑组织所用的小部分糖是从血液循环中摄取的非糖物质如乳酸、丙酮酸、α-酮戊二酸、酮体等进行氧化后而供给的能量，但含量很低，不能满足需要。因此，只能依靠外源性的葡萄糖，通过血液功能。所以当脑血液循环发生障碍或血糖降低时，脑就发生严重功能障碍，如乏力、出汗、神志不清、昏迷。此时，立即静脉注射葡萄糖溶液，则低血糖很快消失。

对于急性脑血管病患者，每日可供给碳水化合物350～400g。应多用单糖及双糖类食品如水果、蜂蜜、蔗糖、牛奶等。这些食品能迅速转化为葡萄糖，以维持脑循环和脑细胞的新陈代谢。神志清楚病人可口服流质饮食，每日5～6餐，如牛奶冲藕粉加糖，豆浆冲鸡蛋加糖，鲜果汁、酸牛奶、过箩粥或米汤等。昏迷病人应注意维持营养和水、电解质平衡，如无消化道出血，可给予鼻饲高热量混合奶或高热量鼻饲流质，每日4～5次。

2. 脂类

膳食中的脂类与动脉粥样硬化有密切的关系，WHO对17个国家提供的资料分析表明，膳食中饱和脂肪酸和钠摄入与脑卒中死亡率正相关，是人群脑卒中死亡率的主要决定因素。一般认为脂肪摄入应适量，以占总热能的20%～25%为宜，且饱和脂肪酸所占比例不宜过高。

3. 蛋白质

一般来说，蛋白质可占膳食总量的12%～15%，建议老年人每天摄入蛋白质1.2～1.5g/kg体重即可，其中也应包括1/3的动物蛋白质，如鱼、瘦肉、蛋、奶类和大豆制品，可能防治动脉硬化症，并能保持身体的氮平衡。

4. 热量

一般健康人根据不同年龄、不同职业（实际劳动强度）对总热能与各种营养素的需求应有所区别。热能摄入过多，会引起体重增加，导致超重或肥胖，而肥胖则是心脑血管病的重要危险因素。故膳食热能摄入应根据劳动强度、年龄控制在一个适当水平，以维护理想体重。因此，控制体重，防止肥胖是防治脑动脉硬化及血管病的一个重要因素。同时，适当的碳水化合物和脂肪供给热量，也可以减少蛋白质的分解代谢，并有利于改善氮平衡及增加体内氮储留量。对脑血管疾病更为有利。

动脉粥样硬化主要原因之一是营养不平衡引起的代谢紊乱，长期食用高热量、高脂肪（饱和脂肪酸）、高碳水化合物，以及缺乏其他营养素，都可引起动脉粥样硬化。因此，脑动脉硬化膳食的防治应注意以下原则。

食醋：醋有降血压、降血脂的功效，其能促进体内钠的排除，并改善钠的代谢异常，维持钠、钾平衡。故建议适当增加醋的摄入量。

体育锻炼：体育锻炼与 CVD 发病率呈负相关，适度体育锻炼可显著减少发生 CVD 危险性，应提倡经常散步、娱乐活动或周末体育锻炼等。

睡眠时间：美国心脏病专家发现，中老年每晚睡眠 10h 的人比睡眠 7h 的人因脑卒中而死亡的比例高出 35 倍。故老年前期以后睡眠时间不宜过长。

5．营养对卒中发生后的预后影响

在急性脑卒中后，如营养不良可对 CVD 预后产生负面影响。Davalos 通过临床观察，发现不能供应适当营养的急性脑卒中患者，预后与供应合理营养的对照组显著不同，提出急性卒中后的蛋白质一热能营养不良（尤其发病第 1 周内）是不良预后的一个危险因素。故对卒中病人，特别是吞咽困难者，鼻饲标准饮食或补充复合性肠道营养液，应作为治疗的重要环节之一。

二、营养治疗的原则及食物选择

1．平衡膳食，能适合各年龄和工作性质的需要。

2．对脑动脉粥样硬化患者如为肥胖型，应减轻体重 10% ～ 15%。

3．限制吃动物脂肪或含胆固醇较多的食物。

4．多食用植物油，因植物油含不饱和脂肪酸，可促使血清胆固醇降低如花生油、豆油、菜子油、麻油、玉米油、茶油等。

5．膳食中应有适当蛋白质（如蛋清、瘦肉、瘦牛羊肉、鱼、鸡肉、去脂牛奶）和豆类蛋白质（如黄豆、黑豆、赤豆、豆芽等）及豆类制品（豆腐、豆浆、豆腐片、豆腐丝等）。

6．多吃蔬菜（如油菜、白菜、西红柿等）和水果，特别是富于维生素 C 的水果，如山楂、柑橘、柠檬、猕猴桃等）。

7．多吃含碘的食物（如海带、紫菜、蘑菇、虾米等），有利于降血脂。

8．膳食应以清淡为主，保护食欲。

9．应少吃盐，摄入量每日为 2 ～ 3g，防止钠潴留，对高血压有利。

10. 严禁烈性酒，禁用浓茶、咖啡及刺激性调味品（如辣椒、胡椒面、芥末、咖喱等）。

11. 每日要少量多餐，不要暴食暴饮。

12. 意识昏迷患者可用管饲饮食，鼻饲配方如混合奶、匀浆膳、肠内营养剂等。脑出血患者，有肠鸣音后，可给鼻饲流质，如有上消化道出血，鼻饲内可加云南白药 0.3～0.5g，每日 3～4 次，或三七粉 1g，每日 3～4 次。病情稳定后，即可停止使用。

13. 在肠内营养不能满足营养要求时，采取静脉营养支持辅助。

三、重症脑血管病的营养治疗

应结合病情，根据不同症状及并发症，给予不同配方，高热、呼吸道感染、意识障碍、伤口愈合、感染等，都需要优质蛋白质及热量补充。钠、钾、氯、水分，应根据脑水肿及电解质的平衡情况来决定。

1．在起病的 3d 后开始鼻饲，为适应消化道吸收功能，开始以米汤、蔗糖为主，每次量 200～250ml，每天 4～5 次。或应用肠内营养剂从低浓度、低速度开始，间歇或持续，重力或泵入。例如，第 1 天可以能全力 500ml，24h 泵入；第 2 天可以能全力 1000ml，24h 泵入；然后根据情况逐渐加量，提高泵入速度，直至满足营养需求。

2．急性期已过，并能耐受的情况下，给予混合奶、匀浆膳或肠内营养剂，以满足营养需求。

3．昏迷时间较长，又有并发症者，应根据情况调整热能、蛋白质、脂肪、维生素、矿物质等的供给量。

4．恢复期

（1）每日膳食中营养成分，基本符合平衡饮食的原则，可根据病情进行增减：

①总热能：30 ～ 40kcal/kg・d；

②减少饱和脂肪酸和胆固醇，蛋白质、脂肪、碳水化合物可分别占膳食总量的 12% ～ 15%、20% ～ 25%、50% ～ 65%；

③各类食物摄入量参见平衡膳食宝塔；

④盐摄入量控制在 4g/d 左右；

⑤钙的补充应 0.8 ～ 1.0g/d；

⑥总液体量应在 2500ml/d 左右；

⑦根据条件，选用肠内营养剂、混合奶、匀浆膳。

（2）匀浆膳每日膳食食谱举例：

6：00：（脱脂）奶粉 50g，鸡蛋（白）25g、面包 50g；

8：00：水果 100g；

11: 00: 米饭或馒头 100g、青菜 200g．精肉或鱼 50g；

13: 00: 豆粉 25g；

15: 00: 水果 100g；

17: 00: 面片或馄饨 100g，青菜 200g，精肉或鱼 50g；

18: 00: 温开水 300ml；

21: 00: 牛奶 250ml，藕粉或米粉 50g。

（3）匀浆膳制作方法

将每次管饲饮食计算好，放于食品加工机中进行粉碎，成稀糊状液体：

①米饭、馒头、面包等于食品，100g 加温升水至 200ml，浸泡均匀后开始粉碎。

②青菜 200g 切碎加植物油、葱花炒好后放水 200ml 粉碎。

③精肉或鱼做熟后，取一定量加水第 1 次粉碎，然后混于浸泡好的馒头或炒好青菜中进行第 2 次粉碎。

④最后用干净的双层纱布过滤，为避免污染，引起腹泻，再次用文火煮开，晾凉至进食温度。

⑤加入磨碎的多酶片进行管饲，匀浆液不但变稀，便于管饲，还有助于消化。

⑥严格注意操作卫生，所有用具（量杯、漏斗、锅、盆和瓶），必须洗净消毒再用，并注意手的保洁，防止细菌感染。

⑦最好现用现配，如需贮存，配制好后，热时不要加盖，待凉后再盖瓶盖放人冰箱，否则易酸败。

5．管饲的护理

（1）管饲的原则是少食多餐，每次管饲量不超过 300ml。灌人时间每次 10 ～ 20min，间隔时间不少于 2h，应严格掌握鼻饲程度，切勿饲入过快或压力过大，并根据病情需要调节流速，这样既可减轻胃黏膜的损伤，还可减少患者呕吐与反流及不适感。每次鼻饲前需抽出少许胃液观察其颜色，如抽出胃液为咖啡色，可能有上消化道出血，应禁食，注入冷生理盐水 100 ～ 200ml，然后抽出，遵医嘱再注入凝血酶或去甲肾上腺素溶液，待血止后方可恢复鼻饲。

（2）管饲后用 30ml 温开水冲洗胃管，将胃管中残留食物全部冲入胃中，最好让水充满胃管，避免回流胃内溶物占据胃管，使胃管中残留食物变质腐败。

（3）为避免管口周围细菌繁殖，引起中毒腹泻将管口浸入放开水的容器中清洗干净。折叠，用无菌纱布包扎好，最后夹紧，以避免食物回流、外溢，引起污染，纱布应每日更换 1 次。

（4）药物于餐后 1h 灌注，每天口腔护理 2 次，以保持患者的口腔清洁。

（5）管饲温度应以 38 ～ 40℃为宜，或稍高于手背温度。

（6）注意管饲卫生，管饲液一定要现用现配，避免时间过长，食物发生腐败，管饲注入器每次使用后一定用开水冲洗干净备用。

（7）如加酸性果汁或维生素 C 粉剂，必须临灌时再加，以防蛋白质遇酸形成颗粒，堵塞胃管。

（8）喂食牛奶需同时喂食含碳水化合物或含淀粉的食物，以利于蛋白质和钙吸收。

（9）根据情况，30 天左右更换 1 次胃管，检验确定胃管在胃中后，用静点器延长管中间打结于鼻腔下，然后挂于两耳廓之上，再用两端打结于下颌部。

（10）更换胃管的前 1 天晚上最后一次喂食后，将管口折住，迅速拔出。以免胃管内残留食物误人气管引起呛咳。食道休息 8 ～ 9h 后次日晨在另一侧鼻孔重新插入。插胃管时动作要轻，同时注意观察患者的面色有无呛咳现象，如有面色发紫，呛咳等现象要停止插入。

（11）严密观察患者鼻饲后的反应

①在鼻饲过程中，如患者反复呃逆，大便不规律，叩击腹部有气体，多为消化不良所致，要及时报告医生给予助消化类药物，并重新调整食谱。

②在患者鼻饲过程中，要观察患者的大便是否正常，大便秘结要及时增加青菜、水果及水的摄入，如仍不见疗效要给以缓泻剂，如番泻叶、果导等，或增加胃动力的药物，以促进胃肠排空。

③如患者大便过稀次数增多，要注意调查食谱，同时遵医嘱给予止泻药，并注意观察鼻饲液是否受污染，注入器要送去高压消毒。管饲患者肠蠕动增加，应小剂量持续管饲，减慢速度，鼻饲食物应加热至 39 ～ 41℃。重症脑血管患者常伴有意识障碍、进食困难和饮水呛咳，不能经口进食，时间久，机体缺乏各种营养素，代谢功能发生障碍，抵抗力下降，易引起营养不良和肺部感染及各种脏器功能低下，及早鼻饲，增加各种营养素的摄入量，使营养均衡，维持机体的正常生理功能，可预防各种并发症的发生。

腹泻是最常见的并发症，鼻饲液不洁，注入器受细菌污染，大量广谱抗生素的应用，菌群失调都可引起腹泻，在护理工作中要细心观察，严格遵守操作规程，可避免发生。

④焦躁不安，不配合管饲的患者，首先要做好患者的思想工作，并戴大小合适的棉布手套，以防自拔鼻饲管。

⑤气管切开的患者管饲，一定在喂食前予以翻身、拍背、吸痰，彻底吸净痰液，防止刺激性剧烈咳嗽引起食物反流而致误吸，并避免进食 30min 内进行吸痰。

⑥误吸是较严重的并发症，由于患者胃肠功能低下，胃肠蠕动缓慢，造成胃潴留，推注速度过快而引起腹胀，发生呕吐易引起误吸，在护理中抬高床头 30°，喂饭后给予侧卧位或平卧头偏向一侧，进食 30 ～ 60min 再放下床头，以防食物反流。每次胃管注入前确定胃管

在胃内再注入，都可预防误吸的发生。一旦发生误吸，让患者取右侧卧位，吸出口鼻部反流物。

总之，加强对重症脑血管病长期管词患者的饮食营养护理，经常进行更新调整食谱，可有效地杜绝腹泻、便秘、误吸等常见并发症。严密观察患者的细微变化、精心护理重症脑血管长期管何患者使其保持营养均衡，积极寻找原因，发现问题及时解决，可使病情长期处于稳定状态，可延长患者的生命。

第二节　球麻痹和假性球麻痹

在格林一巴利综合征、椎基底动脉病变、脑干脑炎、运动神经元病、颅底与枕骨大孔区肿瘤、延髓空洞症等疾病时，可发生构音障碍、声音嘶哑、吞咽困难、饮水呛咳。一侧或双侧软腭不能上提，咽反射减退或消失，舌肌瘫痪、萎缩、颤动，称之球麻痹。

由于动脉硬化、多发性脑梗死、脑炎、CO中毒等引起的双侧皮质脑干束损害，临床表现与球麻痹相似，但咽反射存在而软腭反射消失，无舌肌萎缩与颤动，出现下颌反射、掌颌反射、吸吮反射、角膜下颌反射（用棉纤维轻触角膜，引起下颌向对侧偏斜）等病理性脑干反射，有强哭、强笑、椎体束征，称为假性球麻痹。

中风引起的假性球麻痹比较常见。无论真性球麻痹还假性球麻痹均应给予高度重视。因为延髓位于心血管和呼吸中枢所在之处，临床上除了产生构音、语言、吞咽困难外，还可伴有呼吸循环障碍，危及患者生命。解决吞咽困难、呛咳，保证病人入量和营养很重要。保留部分功能患者可给予糊状流质，指导病人采取避免呛咳的舒适体位进行进食。可给予高蛋白、高热量食物。喂送进食，应将少量食物放至病人舌上，让其缓慢下咽。严重不能进食者可以鼻饲。一旦食物误人气管应及时取出，并随时做好抢救准备。

一、饮食方式的选择

应根据病人的反应是否灵敏，有无控制口腔活动的能力，是否存在咽反射，能否吞咽唾沫等决定是喂食或鼻饲饮食。

1．喂食：通过评估，认为病人有能力由口进食时，应为病人创造良好的进食环境，保持环境安静，避免不必要的干扰，让病人一心一意地进食，病人的体位应采取坐姿，从小量食物开始，以糊状食物为主，指导病人吞咽前先吸气，继之屏气，给以食物咽下后再呼气。并在喂下一口前检查病人的口腔是否排空，干的食物应给予浸透变软后再喂食，喂食后让病人取坐姿10～15min，床边备吸痰器，以备急用。

2．鼻饲：病人家属根据病人的身高、体重、活动量计算每日所需热卡，再根据热卡计算每日所需的糖、脂肪、蛋白质的量，蛋白质占总能量的15%～30%，脂肪25%～30%，碳水化合物55%～60%，可用食物有米饭、粥、鸡蛋、猪肝、青菜、胡萝卜等，将去皮、骨或刺的食物洗净切块、称量后煮烂，加水至需要量，再加食盐、植物油或乳化脂肪，捣碎称均匀的无糊颗粒状，煮沸3～5min后，装入消毒瓶，冷却后放人冰箱内冷藏，有效期为24h，用前重新煮沸消毒，食物宜加工成糊状，不宜太稀，以防喂食后反流，导致病人窒息及肺部感染的发生。临床观察发现，长期卧床病人喂食量不宜超过150ml，否则发生肺部感染的机会就会增加。这主要是由于病人平卧时胃和食管呈水平位，食物易通过贲门而反流于食管至咽喉，再加上病人吞咽功能障碍，病人无异物感，食物可随着呼吸而进入气管，轻者导致吸人性肺炎，反流多者可引起窒息而危及生命。所以每次喂食量不超过130ml，再加上喂食前后冲洗胃管水约20ml，共计不超过150ml，而喂食后1h内宜取半卧位，以利食物顺利进入十二指肠，每次间隔时间不少于2h，以利胃排空。晚间可于家属临睡前喂1次，而后再于家属起来小便时喂食1次，夜间添加一次量，不但使病人一天的营养得到保证，又不打扰其休息，且减轻了家属的额外负担，保证了家属的睡眠。

二、食物宜忌

球麻痹和假性球麻痹患者因吞咽障碍，食物必须细软，无渣滓，避免刺激性，如过甜、过酸、过碱、过辣皆不适宜，禁用花椒、咖喱粉、芥末、辣椒等调味品，以减少化学性刺激。食物温度要适宜，不要过冷和过热，减少物理性刺激。

三、康复训练

以往解决脑梗死合并假性球麻痹致吞咽困难患者的进食问题采用鼻饲方法，缺乏积极主动的吞咽康复训练。

正常人吞咽运动分3期：

第1期（口腔期）：主要由口轮匝肌、咬肌参与，面神经核、三叉神经运动核发出的面神经、三叉神经支配；

第2期（咽头期）：主要由舌肌、咽头肌参与，舌下神经核、疑核发出的舌下神经、舌咽迷走神经支配；

第3期（食道期）。

脑梗死合并假性球麻痹致吞咽困难主要表现在第2期，肌肉运动与正常人大致相同，只是随意性舌运动开始动作延迟，与吞咽有关的肌肉运动协调性功能低下。

针对上述原因，以能获得经口摄取为目的，早期进行吞咽功能康复护理训练越早越好，此时尚未忘记自己的咽下习惯，而且咽下肌群也未发生废用性萎缩。训练前为患者创造一个安静、舒适、整洁的生活环境，专业护士要随时进行心理疏导，以减轻患者的心理负担。做好口腔护理，加强口腔黏膜、舌及咀嚼肌的按摩，反复发音运动，可提高吞咽肌群的活动能力，力争使患者成功的配合摄食，吞咽功能的每一个环节，减少吸人性肺炎、窒息、营养不良等并发症发生，使患者及时得到足够的营养，增强生活信心，早日康复。

1. 吞咽能力分级标准：

①重度：完全不能经口摄食；

②中度：一部分食物能经口摄食，但不能完全维持营养，需管饲、静脉辅助营养；

③轻度：轻度吞咽困难，完全能经口摄食；

④正常：具有正常摄食吞咽能力。

根据吞咽功能恢复状况对饮食训练疗效进行评价：

①显效：吞咽障碍症状基本消失，饮水试验提高1～2级，营养状况良好，无并发症。

②有效：吞咽障碍症状明显改善，饮水试验提高1级，营养状况良好。

③无效：吞咽障碍症状改善不明显或无变化，饮水试验无变化或在3级以上。

2. 根据吞咽能力分级进行康复训练

（1）轻度：能咀嚼，但不能用舌向口腔深处送进食物，可用汤匙将少量食物送至舌根处，让病人吞咽，偏瘫患者食物堆积于瘫侧颊部内侧或由瘫侧口角流出，故应向健侧送入

1/4 勺食物，待患者完全咽下，张口确认无误后再送入食物，量由 1/4 勺渐增至 1 勺，并保持环境安静，不作任何处置，不说话，避免因分散注意力而引起呛咳，拒绝继续进食。

（2）中度：进食前应放松心情，进食时让患者坐直或靠背架或头稍前倾 45° 左右，使食物由健侧咽部进入食管或可将头部轻转向瘫侧 90°，使健侧咽部扩大便于食物进入。先喂 1 勺温开水润滑口腔、食管，同时试验病人吞咽功能，如吞咽顺利，可先喂 1/4 勺稠粥至健侧舌后方，指导病人用舌搅拌食物，抬起舌头。舌顶上腭，教病人先有吞咽意识，后做吞咽动作，病人完全咽下食物后停 10s，检查口腔，已排空食物，再喂 1/2 勺稠粥，同法增至 1 勺稠粥，如病人发生呛咳时宜暂停进餐，呼吸完全平稳时，再喂下一口食物。若 50s 后仍呼吸急促、呛咳、不能平静，则停止进餐。中度吞咽困难病人，咽部吞咽反射减退，吞咽时流人鼻腔或经会厌流入气管引起呛咳、喘鸣或误吸时可轻叩其后背或气管内吸引等，防止吸人性肺炎发生。

（3）重度：不能顺利进任何饮食。对重度假性球麻痹的吞咽康复训练选用不需要食物的基础训练法（indirect approach）和摄食训练法（direct approach）中几项方法进行，具体做法见表。

①舌肌的运动训练，用湿纱布包住舌头引导它向各个方向运动，上抬、卷曲，顶上腭，有力量时可用压舌板给抗阻，以强化肌肉力量，扩大可动性。

②软腭的训练：张口后压舌板压舌头，用冰棉签在软腭上做快速摩擦，刺激软腭，咽部引起吞咽，嘱病人发“啊、喔”声音，软腭就会自动抬高，有利于吞咽。

③喉肌的训练：用手指握喉结上做上下活动，点头空吞咽动作，通过吞咽肌群的感觉，诱发吞咽反射，发“啊”音，有利于咽缩肌开放。

④进食训练：体位，取坐位或 45° 半卧位，颈部前屈，防止误咽，易诱发吞咽反射，进食量从少到多，从 3 ~ 5ml 开始，逐渐增加，一口食物多次吞咽，除去咽部残留物。

3. 食物选择：要求食物外观能引起患者食欲及具有利于吞咽的食物。吞咽饮食训练使用食物有 4 个阶段。

首先，确认吞咽能力，从果冻、冻状酸奶、蛋羹等半固形食物开始，逐渐增加固体食物。原则上是经口摄取与输液或鼻饲并用，以满足患者机体的营养所需。

表 19-2-1　吞咽康复训练方法

名称	目的	方法
口唇舌等运动 (oral motor exercise)	强化肌肉力量扩大可动性	自动运动他动运动：用棉棒和压舌板
咽部冷刺激 (thermal stimulation)	诱发吞咽反射	用冷水浸湿的棉棒刺激软腭咽部引起吞咽
食物的调节 (diet modification)	要求食物外观能引起患者食欲及具有利于吞咽的食物	
体位的调节 (posture)	选择能预防咽部残留物进入气道的体位	靠背坐位
颈部前屈 (neck flexion)	防止误咽、易诱发吞咽反射	靠背坐位用枕使颈部前屈
反复吞咽 (multiswallow)	除去咽部残留物	一口食物多次吞咽

续表

名称	目的	方法
轮换吞咽 (cyclic ingestion)	不同形态的食物交替吞咽，有利于除去咽部残留物	固体食物和液体食物交替吞咽
促进吞咽反射手术法 (facilitating technique for swallowing)	通过吞咽肌群的感觉，诱发吞咽反射	用手指沿甲状软骨到下颌上下摩擦皮肤
随意性咳嗽	有意识性咳嗽使进入气道内的食物被咳嗽出来	有意识性咳嗽

第三节　癫　痫

癫痫是由于大脑皮层神经元的异常放电，而产生的一种阵发性、短暂的大脑功能失调，临床表现为意识丧失，全身性或局限抽搐和精神障碍等，常突如其来，并且反应发作，上述症状可单独出现或合并出现。

一、癫痫与营养失调

1．可由营养障碍引起发作：癫痫病因复杂，急性酒精中毒、水中毒、低血钙、低血糖、维生素 B_6 缺乏等营养障碍都可能成为癫痫发作的原因之一。营养障碍可使神经元的兴奋性升高、膜电位不稳定、膜内外电解质的分布和运转发生变化，造成神经元同步异常放电。同样，在饮酒、摄入高糖饮食及浓茶、浓咖啡等刺激性食物时，也可诱发癫痫。

2．可引起营养失调：如癫痫发作频繁，特别是在癫痫持续状态时，由于高热、呕吐、缺氧、脱水、酸中毒，营养素消耗增加，而发作后进食过少，使得营养摄入不足，而导致营养失调。

二、营养治疗

（一）营养治疗的目的

1．预防发作。

2．对严重发作的患者，应给予适当的营养补充，以纠正营养失调，或是防止营养素摄入不足。

（二）营养治疗的原则

1．日常饮食

（1）适当限制碳水化合物的摄入量。癫痫病人所需要的热能和蛋白质与正常人相同，而碳水化合物就不需要太多；适当增加脂肪的供应量，宜占总热量的60%左右。禁止食用含简单糖多的食物和刺激性食物。

（2）限制钾、钠的摄入量。脑外伤引起的癫痫病人和长期服用镇静药物的病人容易脱水、贫血、白细胞减少、营养不良等，严重患者可出现电解质代谢紊乱（高血钾症）。当饮食中含钾过多，就会增加患者的血钾含量，所以癫痫患者钾的摄入量每天不应超过 3g。含钾盐低的食物有油菜心、小红萝卜、白萝卜、芹菜、南瓜、番茄、茄子、葱头、黄瓜、冬瓜、丝瓜、西葫芦、鸭梨、苹果、葡萄、菠萝等。

另外有研究表明：癫痫的发作是由于神经过度放电所致，而当人体短时间内过量地摄入食盐后，高浓度的钠盐可致神经元过度放电，从而诱发癫痫，故人们常常津津乐道的“少盐多醋”的养生之道，对癫痫患者依然适用。充分供给维生素与矿物质，尤其是铁、钙等元素。

（3）癫痫病人应增加镁的摄入量。癫痫患者经常会缺乏镁，尤其是需要长期药物治疗的病人，如长期服用苯妥钠时，易引起骨质疏松，除给予高钙饮食外，还应注意镁的摄入。成年人体内含镁 20 ～ 25g，大约有一半集中在骨骼内，骨骼中的镁不能供给身体细胞使用。如果缺镁时，除影响骨骼的成骨外，还可导致肌肉颤抖、精神紧张、手足抽搐。缺镁惊厥状态和缺钙引起的相似，当患者注射镁盐于肌肉中，使其血清恢复到原有镁量水平，其惊厥状态即可停止。

含镁丰富的食品有小米、玉米、红小豆、黄豆、豆腐干、绿色蔬菜、芹菜、牛肝、鸡肉等。成年男子每日需要 350mg，才能维持镁平衡。

（4）癫痫病人不宜多吃含锌高的食物。对癫痫病人进行血锌浓度测定，发现几乎所有的癫痫病人血锌平均含量都比正常人明显增高。经长期的抗癫痫药物治疗后的病人，血锌浓度比用药前明显下降，有的甚至出现某些缺锌症状。这说明癫痫的发生与体内特别是脑内锌含量增高有密切关系。专家认为抗癫痫药物或其他代谢产物能有效地与锌离子发生络合反应，降低癫痫病人的血锌浓度，从而控制癫痫发作。因此，癫痫病人除重视药物治疗外，在日常生活中应尽量少吃或不吃含锌的丰富的食物。

（5）癫痫长期服用苯巴比妥的患者，容易发生坏血病，所以，应摄入大量维生素 C 的食品，以利于血管壁的胶原形成。胶原形成的结缔组织集中在软骨、骨骼韧带和所有的血管壁及牙齿间。如果维生素 C 供应不足，结缔组织崩溃，就产生坏血病。同时维生素 C 与钙质有密切关系，维生素 C 缺乏时，骨骼的生长受到阻碍，无机盐也跟着消失，骨骼脆弱无弹性韧性，如给充足维生素 C，则骨骼恢复得快，并不易发生骨折。

此外，维生素 B_6 缺乏，常发生颤抖和精神紧张、过敏、失眠，用维生素 B_6 治疗癫痫、舞蹈症和震颤瘫痪，再和维生素 B 合剂同用，能减少癫痫发作。维生素 B_6 存在于肉、全谷类和豆类中。

在某些罕见的病例中，缺乏维生素 B_6 和维生素 D 促使癫痫发作。维生素 D 则存在于多油鱼和一些动物制品，尤其是乳酪和添加营养素的牛奶。

（6）避免食用诱发癫痫的食物。烈酒、浓茶、咖啡应绝对禁止；胡椒、辣椒、芥末、大葱、大蒜等辛辣调味品也应适当限量。民间认为癫痫患者应该忌食肉类，这种观点是从古代沿袭下来的。如隋代著名医学家巢元方在《诸病源候论》中就说过，癫痫病分为牛、马、猪、狗、鸡等类，癫痫病患者就忌食六畜的肉，吃了六畜的肉，发作症状就像六畜，现代也有些中医随声附和，对患者提出忌食肉类的要求，但并无现代临床研究支持此观点。

（7）避免暴饮暴食：一次性大量饮水进食易产生饱胀感，有可能诱发癫痫发作，所以癫痫患者应该自觉控制自己的食量。有学者认为：”间脑是人体体液调节中枢，大量液体进入体内，会增加间脑的负担，从而诱发癫痫。”而且有些癫痫患者往往在憋尿的过程中，突然发病，大概也因为过量饮水后造成膀胱过度充盈，从而产生较强的电冲动，诱发神经元异常放电所致。

2. 发作期饮食

癫痫严重发作或频繁发作期，会使神经兴奋性增高，容易发生碱中毒或血钙降低，所以应该补充锌钙丰富的食物，钙能镇静中枢神经系统、抑制神经细胞的兴奋性。含钙丰富的食物有芹菜、雪里蕻、油菜、小白茶、荠菜、榨菜、红果、干酸枣、炒杏仁、炒南瓜子、榛子、猪肾、牛奶、干酪、咸鸭蛋、蛋黄、小黄鱼、田螺、青蛤、海参、虾皮、芝麻酱等。

癫痫持续状态时，要及时纠正营养不足或营养失调，可参照重症脑血管病饮食，必要时可给鼻饲饮食。

3. 治疗期饮食

治疗期间的食谱可参考普通饮食安排。但在此基础上，应减少碳水化合物，提高脂肪量，限制水分。可以选用食物有：小米、芝麻、小麦、大枣、黑豆、刀豆、胡桃、猪心、蜂蜜、山药、鳖甲、鸡蛋、绿色蔬菜、绿豆、胡萝卜、豌豆。

20 世纪 20 年代时，提倡高脂肪低碳水化合物的“生酮饮食”治疗癫痫。由于这类饮食价格较贵，管理也麻烦，口味又不佳，未能被普遍接受，但这种食疗方法确有抗惊厥作用。生酮饮食有三种不同的方案。一是经典的治疗食谱即 4 ∶ 1 食谱，脂肪与蛋白质和碳水化合物比例为 4 ∶ 1，用脂肪的长链饱和脂肪酸，如奶油和白脱油为主。二是以中链脂肪为主食，称 MCT 食谱。三是 80 年代起采用 JR Ⅱ食谱，其中中链脂肪酸与长链脂肪酸各占总热能的 30% 左右。生酮饮食营养素组成见表 19-3-1。

表 19-3-1　生酮饮食营养素组成 (%)

成分	MCT 食谱	4:1 食谱	JR Ⅱ食谱
蛋白质	10	7	10
碳水化合物	19	6	30
中链脂肪酸	60	0	30
长链饱和脂肪酸	11	87	30

第四节　颅脑损伤

由于暴力的直接或间接撞击，造成颅骨或脑组织的损伤，程度轻重不一。临床中出现短暂性或持久性意识障碍，由嗜睡、朦胧状态以至昏迷。头痛、头晕、眩晕、呕吐、逆行性遗忘、癫痫发作，有时可产生神经系统局限性体征（如偏瘫、失语等），严重时可有生命体征（血压、瞳孔、呼吸、脉搏）的变化。有时可产生并发症（如脑积水、颅内感染、肺炎等）。

一、营养治疗的重要性

合理的营养可以促进脑组织早日康复，减少合并症。但颅脑损伤后常有头晕、恶心、呕吐以及卧床不动等，一般食欲都很差，胃肠功能又减退。故营养问题应加注意。重型颅脑损伤，可因消化道出血、高热、昏迷等症状而使热量消耗增大。因此，供给足够的蛋白质、维生素和热量，使患者维持一定营养水平，是非常重要的。

二、持久昏迷患者的饮食

颅脑损伤患者，一般昏迷时期多数在一月以内恢复，最短者 24h，长者可达数年之久。

重型颅脑损伤昏迷时间较长。重型颅脑损伤，尤其是急性期，患者不能进食、头痛、恶心、呕吐，并且伴有意识障碍，因此，必须依靠输液、输血、静脉高营养来维持营养。临床上输液常用5%葡萄糖盐水500ml，加10%葡萄糖溶液1000ml，其全日热量值2100kJ，不能满足颅脑损伤急性期营养的需要。

颅脑损伤急性期，由于组织的分解、手术的负担、高热的干扰，使机体的热量消耗更加增多，体内氮丢失量平均每日约10g，接近于300g肌肉组织的损失。因此，急性期蛋白质的补充是一个重要的问题。根据实验室测定，正常人如缺乏蛋白质，热量必须在3058kJ以上，才可减少机体负氮平衡。而颅脑损伤病人由于长期高热，必须摄入10g氮（每g氮相当于6.25g蛋白质），即需62.5g蛋白质。还需11760kJ的热量才能维持机体的正氮平衡。但实际上患者很难摄入此量。因此，常常体重下降，长期营养摄入不足，就会出现低蛋白血症。所以，不论在颅脑损伤急性期或慢性期，凡不能进食的患者，都应注意营养。应根据患者有无高热、出汗、长期脱水、气管切开与是否给予激素等情况，采用鼻饲饮食，以满足营养需要。

1. 鼻饲饮食原则

①蛋白质：颅脑损伤急性期，由于易出现负氮平衡，蛋白质的供给必须适宜。每日每公斤体重应为1～2g，占总热量的12%～20%。否则血液中蛋白质不足，易引起脑水肿，全身性营养水肿以及机体抵抗力降低，合并高热、感染、肺炎等，更可影响机体的恢复。

②脂肪：脂肪可按每日每公斤体重1～2g供给，占总热量的20%～30%。脂肪能保护末梢神经，如缺乏脂肪，使脑细胞及神经细胞不易构成，影响脑组织恢复。

③碳水化合物：碳水化合物对急性颅脑损伤更为重要，由于患者有意识障碍，手术、高热、不能摄食等情况，使机体消耗更加严重。若合并脑水肿，脑组织能量供给不足，都需要葡萄糖来补充，每千克体重约需5～6g碳水化合物，应占总热量的60%～65%。

④无机盐：颅脑损伤急性期，钠每天排出量由正常人的100mmol减少至5～20mmol。一般开颅术后前三天常出现钠潴留，一周左右恢复正常。如不能经口进食，钠人量每千克体重不可高于1.15mmol。

成人每天钾出入量为2～3g。颅脑损伤或手术后，体内蛋白质分解快，钾排出量也增加。在分解代谢中平均每1g氮，随有2.7mmol的钾排出。因此，当机体呈负氮平衡时，钾也出现负平衡。如钾入量不足或禁食，可引起低血钾，故在静脉输液或鼻饲时，应增加氯化钾3g，以补充不足。高血钾时，可限制含钾多的食物。所以必须结合患有无高热、呕吐、呼吸紊乱、大量出汗、气管切开、激素治疗等情况，考虑钾、钠的供给量问题。

⑤维生素B_1、C对颅脑的关系：维生素B_1能调节神经系统功能，因脑细胞要从碳水化合物中获得能量。当维生素B_1缺乏时，葡萄糖就不能充分产生能量，乳酸就会以丙酮酸的形式堆积在脑中，产生一定毒性作用。如大量补充维生素B_1，能减少颅脑损伤后引起的精神症和健忘等症状，供给量为60～80mg。

颅脑损伤后，需要维生素C帮助制造骨胶原，使结缔组织连接好，以促进伤口愈合，如缺乏维生素C还容易引起细菌感染。此外，还会使机体结合细菌的能力减低，补体无法形成，以至使颅脑损伤容易产生伤口及呼吸道感染。因而引起肺炎及其他合并症。每日以500～1000mg维生素C为宜。

⑥水：颅脑损伤，开颅术后皆可造成不同形式的水、电解质的紊乱，如处理不当也可合并水、电解质的紊乱。颅脑损伤和手术引起的水肿、电解质的紊乱，也有其特殊性。如脑水

肿引起水潴留，某些部位损伤直接影响神经、内分泌和肾功能引起代谢紊乱。丘脑下部、脑干等损伤可出现尿崩症，脑性钠潴留和肾衰竭等。

正常成人每天饮食，进食和代谢产生的水分为 2000 ～ 2500ml，出入量大致平衡。颅脑损伤后，由于机体的应激反应，伤后三天，多数患者尿量明显减少。3 天后尿量增至 500 ～ 1000ml 以下，后来尿量加至 1000 ～ 1500ml，5 ～ 7 天恢复正常。

颅脑损伤患者反应大量呕吐、高热、出汗、不进食、补液不足，或使用利尿药物限制水分，或用鼻饲高热混合奶而水分不足，可引起“高渗综合征”的缺水。其他如尿崩症，若限制水、盐和蛋白质，则症状可减轻。

水分计算方式是高热 38℃或室温 32℃以上时，每升高 1℃时，应多补充每日需水量的 10%。一般根据每千克体重按 30ml 计算人量，每日液体人量在 2500ml 左右。高热、汗多、水分人量应在 3000ml 左右。

2．配制要求与方法：参见脑血管疾病部分。

3.1 其他颅脑损伤疾病的营养饮食原则

（1）脑水肿：颅脑损伤或开颅术后，都可以引起不同形式的水电解质紊乱，颅脑损伤患者突出的问题是脑水肿。在治疗上应限制水分入量，使用脱水或利尿药物，并用静脉输液或鼻饲混合奶来补充，每公斤体重人量按 30ml 计算，如有高热，原则上每升高 1℃时，补充 10% 液体，现在根据临床实践证明脑水肿患者，鼻饲饮食对脑水肿无害，还提倡及早鼻饲，对脑水肿更为有利。但应限制钠盐，因钠潴留，更易引起水潴留，氯化钠每日以不超过 3g 为宜。

颅内压力增高时，还可以引起呕吐、食欲不好，除给予少盐鼻饲外，还可用丰富的磷和卵磷脂食物，可起到消炎作用。多用蛋黄、牛奶等含磷及卵磷脂食物。如脑水肿消失或清醒后，能口服时可给少盐少油流质，或少盐少油半流质，如粥、蛋羹、牛奶、面包、面条等，所需热量可根据病人食欲而定，因此时患者有自动调节作用。水潴留亦可引起钠潴留，但如水潴留，血钠水平相对偏低，如不低于 125mmol/L，不需补充钠盐。

（2）脑出血：脑出血多为脑组织缺血缺氧及局部血循环障碍（如蛛网膜下腔出血、硬膜外出血），脑出血病人饮食，应注意不刺激血压升高，预防脑血管动脉硬化，减少颅压增高，可应用 50% 葡萄糖内加维生素 C500mg，维生素 B_6 25mg 共滴，注意液体人量，多供给保护性食物如优质蛋白质易消化的糖类及低胆固醇食物，达到消炎目的。脑出血患者若空腹血糖升高 2000mmol/L 以上，应限制糖类，用大量维生素 C 及维生素 K50mg。

（3）脑血栓：脑血栓多为颅脑损伤波及脑静脉窦或脑皮质静脉壁时，加上全身休克，血液浓缩及血静脉减慢等因素。可使静脉性血栓形成。脑血栓病人的饮食应给蛋白质每公斤体重 1 ～ 1. 5g，大量维生素 C，丰富维生素 B_1，热量应为 200kJ，血胆固醇如在 2000mmol/L 以上者，应严格限制胆固醇及动物脂肪，以防止脑动脉硬化和脑梗死，液体入量应 2000ml 以内，避免颅压过高。

（4）颅脑损伤意识清楚患者饮食：颅脑损伤患者，因损伤程度不同，症状也不相同，有的患者头晕、恶心、呕吐。有的颅内压增高，不能进食或进食很少。伤后前几天，由于要观察有无手术指征，有的患者原来营养状况尚好，还暂时可以维持，待几天过后，必须把营养问题放在重要位置。否则消耗严重，抵抗力下降易发生感染，酸中毒等并发症。

表 19-4-1　颅脑损伤手术后不同病情的混合奶配方举例（供参考）

名称：适应证	内容	营养成分	特点说明
腹泻的混合奶：腹泻或对牛奶不能适应者	10% 米汤 1500ml，蛋黄 120g 葡萄糖 200g，盐 10g，酵母 10g 维生素 B_1 100mg、维生素 C500 ～ 1000mg。	蛋白质 32.7g，脂肪 37.9g，碳水化合物 318.9g，热量 246kJ。	每次喂 300 ～ 400ml，每日 4 ～ 5 次。
高热量混合奶：严重腹泻营养不良者	牛奶 1500ml，蛋黄 120g，葡萄糖 200g，鲜果汁 150ml，酵母 10g，维生素 $B_1$60 ～ 100mg，维生素 C500 ～ 1000mg。	蛋白质 75g，脂肪 105g，碳水化合物 372g，热量 440kJ。	每次喂 200 ～ 400ml，每日 4 ～ 5 次，牛奶用 10% 氯化钙 20ml 处理，使蛋白质脂肪易消化另加氯化钾 3g 以补充腹泻时钾的丢失。
低胆固醇混合奶：伴有高血压高脂血症或冠心病者	牛奶 1200ml，糖 200g，面粉 150g，豆粉 30g，糖 15g，盐 5g，10% 菜水 1000ml。	蛋白质 60.8g，脂肪 56g，碳水化合物 400g，热量 305kJ。	每次喂 300 ～ 400ml 每日 4 ～ 5 次，还可用蛋清豆浆等作为蛋白质来源，除菜水外，还可用猕猴桃汁、刺梨汁、山楂汁、红果汁等富于维生素 C 的果汁，降胆固醇。
潜血时混合奶：胃肠道出血	蛋黄米汤见腹泻混合奶，另加维生素 B_1 50mg，维生素 K30mg，止血粉（三七粉）3g。	蛋白质 32.7g，脂肪 37.9g，碳水化合物 318.9g，热量 440kJ。	当消化道症状减轻时，可根据情况试喂蛋黄米汤，开始 50ml ～ 100，每日 4 ～ 5 次，止血针可经静脉或肌内注射，每次 1g，潜血消失可酌情给高热量混合奶，从少量开始，可将止血粉放人鼻饲奶内分 3 次服用。
无氮混合奶：肾缺血、肾衰竭	花生油 100ml，葡萄糖 100g，盐 3g，阿拉伯胶 2g，维生素 C1000mg，维生素 $B_1$100mg，叶酸 5mg，碳酸钙 2g。	脂肪 100g，碳水化合物 100g，热量 173kJ。	每次喂 100ml，制法为将花生油烧热后冷却待用，将葡萄糖加入温开水 500ml，待溶后再放入细盐，再将阿拉伯胶加入少量水煮开，放入花生油、盐、糖，用高速搅拌机搅拌，最后加入阿拉伯胶溶液，装入瓶内待用，鼻饲前将瓶内乳化油摇匀。

颅脑损伤急性期的营养维持多靠输液，意识清楚病人需经口试喂食物，食物选择要求：

①食物必须细软，容易咀嚼和吞咽，以减少伤口疼痛：可吃白米粥、烂饭、碎菜、豆腐、鸡蛋等。

②食物必须清淡适口，多数患者厌油腻、怕厚味，愿吃咸的食物如酱豆腐、碎咸菜、肉松等。甜的食物应少用（如藕粉、杏仁茶等），患者一般不喜吃甜食，可制成鸡蛋汤、鸡蛋羹、豆腐脑、肉末菜泥粥等饮食。

③吞咽反射较好，食欲好转可给半流质饮食，如白米粥、蒸鱼（刺少肉厚）、肉末豆腐、西红柿鸡蛋、挂面甩鸡蛋、面片卧鸡蛋、馄饨、肉粥、寇寇牛奶等富于蛋白质及高热量饮食。

④症状轻者、无恶心、无呕吐、无腹泻、无咀嚼和吞咽困难者，可给高蛋白软饭或普通饭。

⑤颅脑损伤有下颌骨骨折时，应给口腔流质，可给匀浆食。用高速捣碎机制成糊状，易于吞咽不须咀嚼。可制成肉松过箩粥、鸡肉泥面糊、肉末菜泥粥、饺子糊等，西餐中间加喂浓苹果汁、苹果泥、鲜橘汁、西红柿汁、山楂水，猕猴桃汁、红枣汁等。

食欲好转时，可给口腔半流质，如肉末柳叶面片、鸡汤鸡蛋面丝、鸡茸粥、蛋黄菜泥粥等。

⑥颅脑损伤患者进食量不足时，再增加鼻饲混合奶1000ml，经口及鼻饲交替服用，以增加蛋白质和热量，至完全能口服时，再拔鼻饲管，以保证营养需要。

第五节　三叉神经痛

三叉神经痛是一种常见的周围神经病，多发生于中年和老年人。

1．神经组织中含有糖脂，而碳水化合物是糖蛋白、黏蛋白和糖脂不可缺少的成分。维持正常神经功能需要糖。因此，三叉神经痛的患者需要高碳水化合物饮食来供给能量及保护神经功能，每日需要350～400g。

2．脂肪是组成人体组织细胞的一个重要组成成分。特别是磷脂和固醇等，脑和外周神经组织都含有鞘磷脂（sphingomyelin），磷脂对动物生长发育很重要，并且也能增加脑的免疫能力。脂肪可多用植物脂肪，以避免胆固醇升高。

3．维生素B1和维生素C对保护颅神经损害很重要。维生素B_1是脱羧辅酶的主要成分，在碳水化合物的代谢过程中占有重要地位。缺乏维生素B_1会引起神经炎，因为神经是燃烧及消耗糖的组织，若缺乏维生素B_1，会引起乳酸堆积，侵入脑部，毒化中枢神经系统，使脑组织消耗氧的能力减弱，以至引起暂时性的痉挛。而三叉神经痛、坐骨神经痛等都是神经炎的表现。成年人每日维生素B_1供给量为1.2～1. 8mg，治疗量100mg。维生素C供给量为75mg，治疗量200～300mg。

4．膳食制备时，禁食刺激性食物，如洋葱、生葱、大蒜、鲜柿椒、韭菜、蒜黄等。禁用刺激性调味品，如干辣椒、五香粉、芥末、咖喱粉等。禁饮各种酒类。膳食温度要适宜，不要过冷或过热，以避免化学和物理刺激，引起剧烈反应。若刺激感觉纤维，易引起面部神经感觉减退及三叉神经疼痛。并能刺激动物支神经，加剧咀嚼肌萎缩。

5．进食较软的食物，因咀嚼诱发疼痛的患者，则要进食流质，每日5～6餐，应配制高蛋白、高糖液体食物，如牛奶冲藕粉，牛奶冲蛋花，鸡汤甩蛋花、肉松过箩粥等厚流质，使患者有饱足感。或用高速度捣碎机，将面条、米饭、粥、饺子、炒菜、红烧肉等，皆可捣成乳糜状食物，供患者食用。

6．注意以下事项：

①生活、饮食要有规律，保证足够的睡眠和休息，避免过度劳累。

②保持心情舒畅，切忌冲动、生气，抑郁寡欢。树立治疗疾病的信心，积极配合医生治疗。

③适当参加体育运动，锻炼身体，增强体质。

④动作轻慢，防止一切诱发疼痛的因素，如洗脸、刷牙等，尽量避免刺激扳击点。

⑤寒冷天注意保暖，避免冷风直接刺激面部。

第六节　多发性神经炎

一、病因

慢性消化道疾病、胃大部切除术后、维生素B族（硫胺、烟酸、吡哆醇、泛酸、B_{12}、叶酸）缺乏症，代谢障碍（低血糖、糖尿病、痛风、妊娠）、酒精中毒、恶病质状态等。

多发性神经炎营养功能障碍，主要是缺乏维生素B_1（硫胺素），而又缺乏杂粮、豆类和其他多种副食品的补充，容易因缺乏硫胺素而患多发性神经炎，如果食高碳水化合物而又是食细粮的地区，多发性神经炎的发展就更严重。因为神经是燃烧及消耗糖的组织，若缺乏维生素B_1，会引起乳酸堆积，侵入脑部，毒化中枢神经系统，使脑部消耗氧的能力减弱，以至引起暂时性的痉挛。此外，脑部细胞要从碳水化合物获得能量，当维生素B_1缺乏时，葡萄糖就不能充分产生能量，乳糖就会以丙酮酸的形式堆积在脑中，产生一定的毒性作用。因而还会引起情绪急躁，精神惶恐、健忘等，如大量补充维生素B_1，症状可以减退，记忆力也可以逐渐恢复。

硫胺素在碱性介质中对热极不稳定，在pH＞7的情况下煮沸，可以大部分或全部破坏；甚至在一般室温下，亦可逐渐破坏、煮粥、煮豆、或蒸馒头时，若放人大量的碱，会造成硫胺素的大量破坏，故在保藏含硫胺素较多的食物如谷类、豆类、猪肉时，不宜用亚硫酸盐作为防腐剂，含硫胺素丰富的食物有粮谷、豆类、酵母、干果、硬果、动物内脏、蛋类、瘦猪肉、乳类、蔬菜、水果等；在谷类食物中，全粒谷物含硫受素较丰富，杂粮的硫胺素也较多，食用量也较大，可作为供给硫胺素的主要来源，但是一定要注意加工烹调方法，否则损失太多，同样引起缺乏病。下表是不同烹调加工方法硫胺素保存率。

表19-6-1　硫胺素保存率（每100g食物）

食物	烹调方法	硫胺素			食物	烹调方法	硫胺素		
		烹调前（mg）	烹调后（mg）	保存率（%）			烹调前（mg）	烹调后（mg）	保存率（%）
米饭（稻米标米）	捞蒸	0.21	0.07	33	窝头	蒸	0.33	0.33	100
米饭（稻米标米）	碗蒸	0.21	0.13	62	猪肉丝	炒	0.43	0.49	87
小米粥	熬	0.66	0.12	18	猪肉丸子	蒸	0.43	0.27	53
富强粉馒头	蒸	0.07	0.02	28	清炖猪肉	清炖	0.43	0.23	35
标准粉馒头	蒸	0.27	0.19	70	烧猪肉	红烧	0.43	0.29	40
富强粉面条	煮	0.29	0.20	69	干炸里脊	炸	0.43	0.37	57
标准粉面条	煮	0.61	0.31	51	炒肝尖	炒	0.32	0.23	45
标准粉大饼	烙	0.48	0.38	79	卤肝尖	卤	0.32	0.23	45
麻酱烧饼	烙烤	0.45	0.29	64	炒鸡蛋	炒	0.10	0.08	87
油条	炸	0.49	0	0	者鸡蛋	煮	0.10	0.09	93

二、临床症状和特点

主要是对称性肢体运动，感觉和自主神经功能障碍，表现为四肢麻木、疼痛、感觉异常、手套和袜套型感觉缺失；肢体 无力，下肢较上肢重，病程较长时可产生肌萎缩。腱反射减低或消失，肢体有血管运动功能障碍，皮肤干燥、菲薄、发红或苍白、光滑、有时手足水肿、多汗、角化过度，严重时可产生肢体挛缩。

三、营养治疗

1. 补充富含维生素 B_1 的食物。多发性神经炎营养功能障碍，主要是缺乏维生素 B_1（硫胺素）而又缺乏杂粮、豆类和其他多种副食品的补充，容易因缺乏硫胺素而患多发性神经炎，如果食高碳水化合物而又是食细粮的地区，多发性神经炎的发展就更严重。因为神经是燃烧及消耗糖的组织，若缺乏维生素 B_1，会引起乳酸堆积，侵入脑部，毒化中枢神经系统，使脑部消耗氧的能力减弱，以至引起暂时性的痉挛。此外，脑部细胞要从碳水化合物获得能量，当维生素 B_1 缺乏时，葡萄糖就不能充分产生能量，乳糖就会以丙酸的形式堆积在脑中，产生一定的毒性作用。因而还会引起情绪急躁，精神惶恐、健忘等，如大量补充维生素 B_1，症状可以减退，记忆力也可以逐渐恢复。

含硫胺素丰富的食物有粮谷、豆类、酵母、干果、硬果、动物内脏、蛋类、瘦猪肉、乳类、蔬菜、水果等；在谷类食物中，全粒谷物含硫胺素较丰富，杂粮的硫胺素也较多，食用量也较大，可作为供给硫胺素的主要来源，但是一定要注意加工烹调方法，否则损失太多，同样引起缺乏病。

2. 忌食生冷，坚硬、不易消化的食物，如酒、辣椒、干姜、胡椒、桂皮等。

第七节　重症肌无力

重症肌无力是一种累及神经肌肉接头处突触后膜上乙酰胆碱受体的自身免疫性疾病。多见于青、壮年，也可见于儿童。常合并多种其他疾病，如甲状腺功能亢进、周期性瘫痪、胸腺疾病等，且多数患者都存在一定的营养问题。

一、临床症状

主要特征为受损的横纹肌在反复的活动中极易疲劳、无力，经休息或给予糖皮质激素泼尼松合用抗胆碱酯酶药物（如新斯的明、吡啶斯的明等）后，有一定程度的恢复。

多隐袭发病，缓慢进展，少数病例可呈急性发病。最常侵犯外眼肌，表现为两侧或一侧眼睑下垂，视物成双，斜视及眼球往各个方向运动障碍。也可侵犯咽喉肌、肋间肌、横膈肌等，说话带鼻音，咀嚼、吞咽困难，严重时可出现呼吸麻痹。

二、营养治疗

患者的饮食治疗采用高蛋白、高糖、高钙、高镁、低磷及充足的维生素饮食。

1. 蛋白质是构成机体最重要的成分，对人体生理起着最重要的作用。此外，蛋白质充分，还能产生抗体和白细胞，使入侵的各种细菌、病毒和细菌毒素结合起来，使它们减弱致病能力，增强人体的免疫能力，可以使病原体无法生存、繁殖，因而可以避免感染。因此，对重症肌无力的病人应给与高蛋白质饮食，既可增加肌纤凝蛋白的合成，加强肌肉的收缩能力，又可以加强病体自身的免疫能力。

2. 注意血清钾浓度钾是细胞内液中的主要阳离子，也是血液的重要组成成分。钾能加强肌肉的兴奋性，维持心跳规律。如血液中钾的含量不正常，就影响横纹肌的活性，造成肌肉传导不正常，周期性麻痹就是一种与钾代谢障碍有关的弛缓性瘫痪，对于重症肌无力的患者应注意血清钾脓度，如血钾浓度减低时，应给与含钾丰富的食物（如黄豆、菠菜、胡萝卜、榨菜、紫菜、牛肉、猪肝、鸡肉、鲤鱼、鳝鱼等），以加强神经肌肉间质的传导作用。

3．供给高钙、高镁、低磷饮食。钙的供给量以 800 ～ 1000mg 较为合适，钙磷比例以 1∶1 ～ 1∶2 为宜。镁在成年人体内约含 20 ～ 25g，约有一半集中在骨骼中，其余的则存在于肌肉、肝及细胞外液内，镁最主要的功用是抑制神经兴奋性，缺镁的主要症状为肌肉颤抖、精神紧张、手足抽搐，故重症肌无力的患者应给以含镁高的食物，如粗粮、黄豆、小米、玉米、红小豆、芹菜、太古菜、牛肝、鸡肉、瘦猪肉等。

钙参与血凝过程，因为钙能降低毛细血管及细胞膜的通透性和神经肌肉的兴奋性。高钙饮食对肌肉的收缩以及神经肌肉兴奋性有重要作用，如膳食钙补充不足时可选用钙剂。

食物中蛋白质与乳糖等能影响钙的吸收。可能在蛋白质消化过程中游离出的一部分氨基酸与钙作用，使其成为可溶性钙盐，因此，重症肌无力的病人，每日增加蛋白质供给量，可以明显增加钙的吸收和潴留，对于加强肌肉的收缩和应激性有利。供给量以 600 ～ 800mg/d 较为适合。

4．维生素 B_1 是具有酶的活性物质，它在碳水化合物的代谢过程中占有重要地位，当葡萄糖分解产生能量时，生成丙酮酸的乳糖在维生素 B_1 的酶帮助下，丙酮酸才能很快地形成二氧化碳和乙酰辅酶 A，而乳糖则转变肝糖。当维生素 B_1 不足，丙酮酸的氧化脱羧作用受影响，因此不能进入三羧酸循环，影响糖的继续氧化，以至引起神经组织的能量供应不足，使这种转化过程停顿，因而丙酮酸和乳酸就会堆存在肌肉组织中，使肌肉纤维化以及心肌和脑组织结构功能的改变。肌肉纤维化后，肌肉表现无力，全身怠倦。如给以大量维生素 B_1，疲倦可以减轻。重症肌无力的病人，每日按每 4200kJ 应给维生素 B_1 20mg，可减轻受累横纹肌的疲劳感。此外，硫胺素又与胆碱酯酶的活性有关，当硫胺素不足时，这种酶的活性增强，加速乙酰胆碱的分解，干扰正常神经的传导以至影响内脏及周围神经的功能，因此，给高糖食物，更易引起硫胺素不足，故得症肌无力的患者，大剂量的维生素 B_1 很重要。

5．维生素 B_6 能抑制震颤和精神紧张，维生素 B_6 在磷酸化酶中，使糖原转变为葡萄糖－1－磷－酸。因此，维生素 B_6 也影响糖代谢。此外，含有维生素 B_6 的酶如磷酸吡哆醛、磷酸吡哆胺与转氨作用有关。还对色氨酸、丝氨酸、谷氨酸等的中间代谢与合成有关，因而有利于蛋白质的利用。对重症肌无力的病人可增加肌纤凝蛋白的合成，并能加强肌肉的收缩能力。

6．维生素 C 对重症肌无力病人的免疫功能和神经肌肉接头阻滞很重要，重症肌无力的病人应用适量的维生素 C，可增强身自身的免疫力，并可以减少肌肉、胸腺、运动终板、毛细血管、微小静脉发生细胞浸润，还可以保护心肌、肝、肾、肾上腺、胰、内分泌腺等，以防止肌纤维的轻度萎缩和退行变性。

7．根据病情采取不同的饮食方式：

（1）无发热症状、咀嚼能力正常，消化机能正常者，采用普通饭。

（2）对于病情重，影响到消化机能和咀嚼能力的，肌力 0 ～ 2 级或大手术后（如胸腺切除）或拒食等类型的患者，分别给予软饭、半流质、流质及管饲流质饮食。

①吞咽困难，常有咽喉肌无力，进食时常常中断吞咽，必须休息片刻后才能咀嚼。供给的膳食应为流质或半流质饮食。食物要细软，容易咀嚼，易于吞咽，少量多餐。

②如肋间肌、横膈肌或咽喉肌同时受累，常出现呼吸困难、缺氧、发绀，心率加速甚至昏迷，此时饮食可用静脉营养或鼻饲饮食。

8．根据病情辩证食疗：不论对于治疗期或康复期均可配合以膳食调养，以达到最佳的配合治疗目的。

（1）对于偏于面色白，流口水，四肢不温腰酸软无力的脾肾虚的肌无力、肌肉萎缩患者可用一些黑芝麻红糖粥、肉桂鸡肝粥、牛骨髓等服用。

（2）对于头晕耳鸣，咽干，胁痛，腰膝酸软，五心烦热，颧红盗汗，舌红少苔，小便少，以浑身软弱无力、肌肉萎缩的可用枸杞水、杜仲猪腰煲、黑枣等加强强身之功。

（3）对于气短懒言，乏力，自汗，心悸，失眠，面色苍白或萎缩，口唇舌色淡，肢体麻木不仁的气血不足型无力，肌肉萎缩，可用归芪羊肉汤、饴糖羔蜂乳等。

（4）对于脾胃亏虚肢体痿软无力，肌肉萎缩，眼睑下垂、少气懒言，语言低弱，咀嚼无力，口张流涎，食少，便溏，面色淡白无华或口黄，舌淡，舌边有齿痕。可见于重症肌无力眼肌型，及运动神经元病的部分症候，可长期服用银鱼汤、砂藕粉、莲子糯米羹等等。

9．对患者实施饮食治疗时，应规律监测营养指标，治疗初推荐每月监测1次，而后可每2～3个月监测1次。各项营养评价指标，如营养指标有不良变化，即应及时寻找原因，必要时调整治疗方案。

第八节　老年性痴呆

老年性痴呆（Alzheimer disease，AD）是一种中枢神经系统退行性疾病，病理改变以脑组织的萎缩和变性为主，主要临床表现为进行性认知障碍、尤以记忆障碍最显著，同时伴情绪、人格改变。全世界范围内65岁以上老年人AD患病率达8.4%，且随增龄而增高。AD患者因认知及行为障碍可出现食欲改变、进食困难及不规律、营养吸收不良等情况，从而易发生营养不良。近年来AD患者的营养问题备受临床关注：

一、营养不良及其对患者的影响

1．营养不良对AD患者的影响

AD患者发生营养不良较为普遍。有研究AD患者营养不良的发生率为66.67%。临床统计表明，老年人特别是高龄老人体重明显下降，但血清蛋白检查值却在正常范围内，常常因应激或进食减少而发生脱水、酸中毒、电解质紊乱等进而危及生命。其次是蛋白质型营养不良，由蛋白质摄入不足或丢失过多引起。患者血清蛋白明显下降，临床常表现为水肿、贫血，常常因支气管炎合并肺水肿、败血症、电解质紊乱而危及生命。混合型营养不良是最严重的一类营养不良状态，患者多器官功能受损，提示预后不良，多见于的终末期。

AD患者的营养状况和认知能力是互为因果的。认知障碍会影响营养素的摄入，营养不良又会进一步损害认知能力，导致病情恶化、免疫功能受损、应激能力低下，从而增加发生感染、皮肤溃疡、跌倒等危险性。

2．营养不良的影响因素

（1）衰老：A）患者多为65岁以上的老年人。老年人常发生消化系统的退行性改变，如味觉减退；消化液分泌减少；胃肠蠕动减弱；基础代谢减少等。这些退行性改变导致膳食摄入减少、消化及吸收功能下降，从而发生营养不良。

（2）认知和进食行为的改变：由于患者的认知力、定向力、语言能力及肢体活动不便，一般伴有不同程度的饮食障碍和吞咽障碍，活动减少难以维持正常的营养摄入。AD患者由于认知障碍常不知饥饿、忘记进食或不能自行进食等，这些表现导致营养素摄入减少且不均衡，从而发生营养不良。有研究发现 AD 患者随着痴呆程度的加重，营养不良的发生率也相应增加。AD 患者进食行为的改变主要表现为少食、挑食如：不吃鱼和绿色蔬菜、喜欢吃肉或甜食等。

（3）其他疾病及药物：AD 患者常同时患有多种疾病，如心血管系统疾病、癌症、糖尿病等，这些疾病不仅可引发营养不良，而且常使 AD 患者服用多种药物。药物与营养素以及药物之间的相互作用可影响食物的摄入、消化、吸收、代谢，增加发生营养不良的危险。

（4）环境因素：McDaniel 等的研究发现安静、明亮的环境能刺激 AD 患者的食欲，增加营养素摄入。家庭经济状况和居住方式如贫困、独居，使 AD 患者不能获得足够、合理的膳食支持而易发生营养不良。

（5）照顾者因素：文献报道 AD 患者的照顾者约有 50% 缺乏有关 AD 的营养知识，从而不能为 AD 患者提供合理的膳食支持。

二、营养支持

AD 的病程一般可维持 5 ～ 10 年，营养不良是 AD 患者普遍存在的问题，严重影响患者的生活质量，末期伴有营养不良、恶病质等。病人长期营养不良可加重病情，多因免疫力低下，并发感染、多器官衰竭而死亡。合理的营养支持不仅可改善营养不良而且还能延缓病情的进展，提高生活质量。营养支持对 AD 的综合治疗具有积极的作用。

1．合理控制食量

限制食量可降低细胞氧化应激水平，增加能量内环境的稳定，提高脑内神经元抵抗代谢的、兴奋的及氧化的损伤能力。AD 患者每天以 3 ～ 4 餐为宜，每餐应定时、定量，以七分饱为宜。

2．摄入适量热量

根据 AD 患者营养不良的程度、类型合理调整热量摄入量，一般以 125.5 ～ 146kJ/（kg•d）为宜。

（1）碳水化合物：碳水化合物是脑细胞活动所需能量的主要来源。AD 患者的糖代谢率低，给予葡萄糖可提高患者的记忆力。AD 患者碳水化合物的摄入量不应低于总热量的 55%，应以复合碳水化合物为主，选择适量的缓释糖。同时应限制仅能产生热能而无其他营养素的食糖。

（2）蛋白质：蛋白质是维持大脑功能活动的第一物质蛋白质缺乏是 AD 发生的危险因素之一。AD 患者应按 1.2 ～ 1.5g/（kg • d）的标准提供优质蛋白质，如鱼、肉、奶等多食豆类及豆制品，因为大豆中含有卵磷脂和 3% 的异黄酮，异黄酮与人体雌激素十分相似，可与体内的雌激素受体结合并具有相应的生理活性，而雌激素替代疗法有防止或延缓 AD 发生的潜能。

（3）脂肪：脂肪摄入量应占总热量的 30% 以下，每日以 50g 左右为宜。多进食富含卵磷脂的食物如鱼脑、花生蘑菇等。PUFA 主要来源于动、植物和微生物，如植物种子油、海水鱼尤其是鱼油，鸡蛋、藻类等。减少饱和脂肪酸的摄入，一般认为饱和脂肪酸与多不饱和脂肪酸的摄入比以 0.8 ∶ 1 为宜。

3．合理补充维生素

应多选用富含烟酰胺的食物如肝、肾、瘦肉，富含胆碱的食物如蛋、肝、大多干酪、大麦、玉米、小米等，保证B族维生素的供给。此外，应从食物中补充维生素。如谷物、坚果等富含维生素E；绿色蔬菜、柑橘类水果、鲜枣等富含维生素C；绿叶蔬菜、西瓜、西红柿等富含叶酸。每天至少食用500g蔬菜，2～3个品种；食用150～200g水果，至少2个品种。应避免采用炖、焖等烹饪方法，以防维生素被破坏。

4．合理补充微量元素

AD患者应多吃富含锌、硒、钙等微量元素的食物，如海产品、乳类、豆类、坚果、贝壳类、蘑菇等。少摄入富含铝的食物如：加明矾制作的粉丝、油条等；不用铝制炊具、餐具烹制和盛食物。同时应注意必需微量元素虽有益于人体健康，但过量可诱发神经细胞凋亡而降低细胞的存活率。

5．辨证选择中医食疗

中医认为AD患者虽以肾虚为本，但不可盲目进补，饮食应清淡，防止油腻。选用补品时不应过于温燥，防止伤阴助热，加重病情。辨证选择中医的药膳食疗方法，如：肾虚血淤者，可选用山楂枸杞饮；血虚者可选用龙眼肉粥；气虚者可选用人参粥等。

6．提供适宜的进食环境

减少进食环境中的噪音，维持一定的明亮度。协助患者做好进餐准备，对焦虑、紧张者做好心理调节，并尽可能满足AD患者特殊的进食要求，如坐在固定位置上进食等。

7．营养知识宣教

对照顾者进行有关AD的营养知识宣教，同时还应对AD患者进行宣教，以提高患者的依从性。

8．做好评估工作

每天对AD患者的进食情况进行评估，定期评估营养状况以评价营养支持的效果。对营养支持效果不佳者要分析原因，及时进行调整。

（范旻　李缨）

第二十章　外科与创伤患者

无论是手术或是灼伤，都会不同程度地造成营养不良。引起营养不良的原因主要与手术或灼伤创伤引起的超高代谢及医源性的半饥饿或饥饿有关。创伤引起的超高代谢可使蛋白质、脂肪和糖原大量分解，能量、矿物质和维生素消耗及丢失增加；医源性如诊断检查或治疗所需要的禁食，并发症引起的厌食、胃肠不良反应等都可使营养素得不到充分的补充更加重营养不良。

营养状况对手术和灼伤的痊愈有着十分密切的关系。如果有营养缺乏，在创伤治疗过程中又没有得到良好的营养支持，常因抵抗力下降，不能及时防止或控制感染，使创口愈合延迟，甚至使治疗失败而导致死亡。

第一节　手术与创伤病人的代谢变化

手术和创伤病人因损伤程度和治疗过程不同，所表现出的代谢改变也不相同，但所有的代谢改变，都是在内分泌变化等因素的作用下发生的。

一、手术后代谢变化

根据手术后内分泌及代谢变化特点，可分为三期。

1．分解代谢旺盛期　由于手术、麻醉、禁食饥饿等应激因素的影响，内分泌发生明显改变，其主要特点是肾上腺皮质和髓质激素分泌增加，胰岛素生成减弱，胰高血糖素升高，生长激素、甲状腺素、抗利尿激素及醛固酮增多，故此期也称“肾上腺能一类皮质激素”期。此期的代谢变化特点是肝糖原和肌糖原分解为葡萄糖进入血液，使血糖保持较高的浓度，以保证主要以葡萄糖为能源的脑组织、外周神经、红细胞、白细胞、某些吞噬细胞以及肾髓质等组织和细胞在机体应激时的需要。机体各组织，特别是肌组织蛋白质分解为氨基酸，以供伤口愈合所需的底物和肝合成应激蛋白或葡萄糖异生的前体。脂肪组织脂肪动员加强，使血中脂肪酸和甘油浓度升高，前者可氧化供能，后者可作为糖原异生的原料。机体对水负荷的排泄能力受抑制，引起水和钠潴留，手术伤口可发生不同程度的水肿。由于肌蛋白的动用，可出现负氮平衡，可达 5 ～ 15g/d，损伤愈重，负氮平衡愈大；脂肪的动用，可表现出消瘦。此期体内某些蛋白质合成并未减弱，包括代谢所需要的各种酶类、抗体、免疫球蛋白、补体、肽类激素和其他应激蛋白等。

2．转折点期　又称皮质激素撤消期。如果没有手术并发症，约从第 4 或第 5 天开始，持续 3 ～ 4 天。内分泌的变化逐渐缓和，去甲肾上腺素和肾上腺素分泌减少，胰岛素抑制的情况减轻，胰高血糖素下降，糖皮质激素逐渐恢复正常。此时，组织蛋白分解和脂肪动用减少，负氮平衡降低，出现代谢转折。尿和钠排出增多。此期机体仍处于负氮平衡。

3．早期合成代谢期　约在手术后 8 ～ 14 天，也称康复早期。促进分解代谢的内分泌激素基本恢复到手术前水平，生长激素及胰岛素等促进合成代谢的激素占优势。如果能供给充足的能量和蛋白质，可出现正氮平衡。若每日达到正氮平衡 2 ～ 4g 时，可获得瘦体组织 60 ～

120g/d。

4．后期合成代谢期　也称外科康复期或脂肪累计期。氮代谢平衡，但仍处于合成代谢范围。体蛋白恢复至正常水平后，脂肪开始累积，体重逐渐恢复正常。

二、创伤后营养代谢变化

创伤后代谢变化可分为两期，即低落期和高涨期。前者是创伤后立即发生的一个早而短的反应，约为1～2天，相当于病人的休克反应，此期的基础代谢下降。随着有效的复苏，病人很快进入高涨期，从创伤后2～3天起一直到创面大部愈合，可持续数周到数月。高涨期是体内代谢最旺盛的阶段，主要代谢变化就发生在此期。

1．能量代谢　自创伤后2～3天起，静息代谢率开始明显增加，可为正常人的1.5～2倍，约在6～7天达到高峰，以后随创面愈合或感染消退逐渐下降到基础水平。代谢率的增加与创伤面积有关。当创伤面积小于50%时，代谢率随创伤面积的增加而直线上升；大于50%时代谢率的增高就不明显了。高代谢主要表现高体温、高循环、高度换气和创面的高水分蒸发。

2．蛋白质代谢　分解代谢增强，尿氮排出增多，呈负氮平衡，与创伤程度呈正比。一般在创伤后1～2周为高峰，以后逐渐降低，可持续数日或数周，甚至上月。创伤面积大于50%体表面积时，每天丢失氮可达30g左右。蛋白质分解产生的氮约80%～90%以尿素氮的形式自尿中排出，其余部分可由创面和粪等途径丢失。体重减少，创伤面积大于40%体表面积时，体重减少20%；如果长时间感染，体重可失去1/3，此时病人衰弱无力，恶液质，有生命危险。

创伤所引起的蛋白质分解代谢反应与饥饿所引起的后果有所不同，饥饿时氮的损失较低，而创伤后氮的损失较多。饥饿早期，肌肉组织分解过程相对增加，氨基酸向血液内释放增多，但由于缺乏能量，生糖氨基酸被肝用于糖异生而大量消耗，肌肉组织可直接氧化支链氨基酸而获得能量，而支链氨基酸降解过程中脱下的氨基，在肌肉组织中又被用于丙氨酸合成。饥饿时，葡萄糖－丙氨酸循环过程加强，导致肌肉组织消耗，丙氨酸及其他生糖氨基酸浓度降低，与机体能量缺乏密切相关。

创伤伴以饥饿可明显地影响机体能量代谢，体内糖原贮备在数小时内即耗尽。肌肉组织分解增加，通过消耗肌肉蛋白质也不能满足机体能量需要，因此机体增加动用贮备脂肪作为主要的能源。饥饿引起的机体代谢改变是手术损伤后血浆游离氨基酸谱变化的原因之一，但损伤后机体分解代谢过程增加，而饥饿时合成代谢减弱，二者表现类似，呈负氮平衡，但机理却不相同。

体内氮的平衡由蛋白质的合成率和分解率决定，氮的负平衡可以由蛋白质分解率增加引起，也可以由蛋白质合成率减少引起，甚至可以由于蛋白质分解率和合成率都增加而分解率增加得更多引起。手术创伤越大，蛋白质合成率低于分解率的情况越严重，在严重创伤情况下，保持一定的营养摄入时，总体蛋白质合成率和分解率都增加，而分解率的增加比合成率的增加更多，创伤程度越严重，负氮平衡越显著。若负氮平衡的状况长期不能纠正，则可能造成以下结果：

（1）血容量减少，可造成低血溶性休克，降低外科病人对手术麻醉的耐受性；

（2）血浆蛋白降低可降低血浆渗透压，造成细胞间水肿；

（3）肝功能障碍，加之蛋白质缺乏，肝内脂肪不易运出，可导致脂肪肝；

（4）伤口愈合能力减弱。其原因是蛋白质中缺乏含硫氨基酸，使纤维增生受阻。严重蛋白质热量营养不良的患者常发生术后伤口不愈合或伤口裂开；

（5）抗感染能力减退。缺乏蛋白质的外科病人网状内皮细胞出现萎缩，免疫力降低，术后易发生感染性并发症，引起住院时间和住院费用的增加。

常见手术过程中的蛋白质丢失见下表 20-1-1。

表 20-1-1 常见手术过程中的蛋白质丢失量

手术名称	平均蛋白质丢失
甲状腺大部切除术	75 克
乳癌根治术	150 克
复杂性胃部分切除术	113 克
腹－会阴式直肠切除术	75 克

3. 糖代谢　创伤早期，体内储备的肝糖原迅速分解，血糖明显升高，可达 44.0 ～ 55. 5mmol/L，并与创伤的程度成正比。这种因创伤应激引起的高血糖倾向，称创伤性糖尿病。高血糖有利于保证靠葡萄糖供能组织的能量供应。由于糖原储备有限，仅能提供十余小时，故创伤后血糖维持主要依靠糖异生。

创伤病人的葡萄糖代谢约 70% 是以无氧代谢或少氧途径进行的，因此可产生大量的乳酸引起乳酸血症，这些乳酸可进入肝再合成葡萄糖。

创伤病人都有不同程度糖耐量降低，可能与肝和细胞内出现的胰岛素抵抗有关。如果补充过高的能量和糖，有可能引起胰岛细胞受损，胰腺功能障碍。

4. 脂肪代谢　创伤后脂肪被大量动用分解，重者一天可达 600g。脂肪的大量分解可使血清游离脂肪酸和甘油三酯浓度明显升高。人体总脂肪减少 50% 无明显危害，但过度脂解则有害，如易发生脂肪肝，影响红细胞膜脂肪酸组成使其形态改变以及免疫功能降低等。如果创伤病人能得到适量的能源支持，就可减少脂肪的动用量。

5. 水、矿物质　创伤早期由于毛细血管通透性增加，大量水与钠自创面丢失或潴留在组织间隙，可使血容量降低、血液浓缩、血黏度增加等。细胞破坏可引起血清钾和其他细胞内液矿物质及微量元素含量升高；到高涨期，尿中排出和创面丢失增加，则血清含量下降。钾磷代谢常与氮代谢平行而出现负平衡。尿钙排出增多，但血清钙在正常范围。锌可自创面和尿中丢失引起血锌下降，如未能及时补充，可引起锌缺乏。镁的变化与锌相似。

6. 维生素　由于创伤的超高代谢，维生素特别是 B 族维生素消耗明显增加，且从创面也可丢失，因此可发生维生素严重缺乏。血清维生素 A、E 水平下降，尿负荷试验可见维生素 B_1、B_2、C 和烟酸排出减少，表明体内这些维生素不足。

第二节　手术与创伤病人的营养素需要量

由于手术与创伤损伤程度和代谢变化不同，因此营养需要上也略有差异。

一、手术病人营养素的需要量

（一）手术前

为了使病人在手术前有良好的营养状况及较多的营养素储备，防止手术后分解代谢期体重的明显下降及营养素缺乏，手术前就应当注意营养素的充分供给。

如果没有手术禁忌，应在正常需要的基础上适当增加能量、蛋白质和维生素的数量。一般能量每日应达 2000 ～ 2500kcal；蛋白质含量应占总能量的 20%，其中 50% 应为动物蛋白。每日维生素 C 供给应为 100mg、维生素 B_1 5mg、维生素 B_6 6mg、胡萝卜素 3mg、烟酸 50mg。若有出血或凝血机制降低时，应注意维生素 K 的补充。

（二）手术后

如果手术后无高代谢及并发症，用葡萄糖水溶液静脉补充，可维持数日不至于发生明显的营养不良，但是如果病人体重已丧失 10%，就需要确定营养素需要量，给予明确的营养支持。

1. 能量：临床病人能量不足的问题极为普遍，创伤 / 感染后的基本代谢反应之一是能量代谢显著增高。能量不足会影响体重的稳定及氮平衡的维持，从而导致严重的营养不良，并进而降低治愈率，增加死亡率。然而，对危重病人的能量补充并非一味地越多越好，能量补充过多可能导致血糖过高，引起肝功能异常等。应指出的是，对危重病人能量补充的目的是维持而非增加体重。所以，能量补充应因人因时而异。在分解代谢期，以维持能量平衡、氮平衡和各重要脏器功能为原则；在合成代谢期，应将消耗量和体内合成代谢需要能量合计在内，以利病人尽快恢复。

计算病人能量需要的最常用且简单的方法是根据基础能量消耗（BEE）再加上活动系数、体温系数及疾病应激状态所增加的能耗，即：

能量需要一基础能量消耗 × 活动系数 × 体温系数 × 应激系数

基础能量消耗可采用 Harris － Benedict 公式：

BMR（男）＝ 66.6 ＋ 13. 7W ＋ 5 H－ 6. 8A

BMR（女）＝ 665. 1 ＋ 9. 56W ＋ 1. 85 H－ 4. 6A

W＝体重（kg），H＝身高（cm），A＝年龄（岁）

活动系数：卧床 1.2，下床少量活动 1. 25，正常活动 1. 3

体温系数：38℃取 1. 1，39℃取 1. 2，40℃取 1. 3，41℃取 1. 4

应激系数：外科小手术为 1.0 ～ 1.1，大手术为 1.1 ～ 1.3。参见表 20-2-1。

上述公式计算所得能量可维持体重，如果需恢复体重，需按下式计算：

能量（获得体重，kcal）＝维持体重的能量（kcal）＋ 1000kcal。

表 20-2-1 不同外科疾病时的应激系数

疾病	应激系数
术后（无并发症）	1. 00 ～ 1. 05
癌症	1. 10 ～ 1. 45
腹膜炎	1. 05 ～ 1. 25
长骨骨折	1. 15 ～ 1. 30
严重感染 / 多发性创伤	1. 30 ～ 1. 55

2. 蛋白质：为了及时纠正负氮平衡，促进合成代谢，蛋白质供给量应适当提高，一般要求每日为 1.5～2.0g/（kg·d）左右。当蛋白质供给量提高而能量未相应提高时，可使蛋白质利用不完全，因此要求能量和蛋白质比值达到 150（kcal）：1g。

3. 脂肪：一般要求占总能量 20%～30%，但需结合病情而定，如肝、胆、胰手术后应限制脂肪。

4. 维生素：如果手术前营养状况良好，术后脂溶性维生素供给无需太多。水溶性维生素在手术后消耗和丢失较多，故应提高供给量，一般以正常需要量 2～3 倍较宜，每天应提供维生素 $B_1$20～40mg，维生素 B_2 20～40mg，维生素 $B_6$20～50mg，维生素 B_{12}0.5mg。维生素 C 是合成胶原蛋白原料，为伤口愈合所必需，故应大量供给，每天为 1～2g。骨折病人应适当补充维生素 D，以促进钙磷代谢，有利于骨折愈合。肝胆外科病人，有阻塞性黄疸或肠道术前用抗生素者，由于肠道菌丛改变使得肠道细菌合成维生素 K 减少，也应适当补充。

5. 矿物质：术后随着尿氮丢失，一些矿物质排出量增加，故术后及康复期应注意适当补充，特别要注意钾、锌的补充。矿物质丢失的多少，随手术创伤严重程度而异，应结合血生化测定结果补充。

二、创伤病人营养素的需要量

1. 能量：大面积创伤后基础代谢明显增加，能量消耗增多，常并发感染发热，故能量供给量应提高，一般成人每日供给 50～60kcal/kg，儿童为 151 kcal/kg。也可按前面提出计算公式计算，应激系数为烧伤面积 0%～20%，1.0～1.5；20%～40%，1.5～1.85； 40%～100%，1.85～2.05。

2. 蛋白质：由于蛋白质大量分解，故需要量明显增加，约为正常人的 2～4 倍。一般认为严重烧伤病人：成人约需 2～3g/（kg·d），儿童为 6～8g/（kg·d），但这不包括烧伤面积因素。若考虑面积和体重因素；可按下式计算：

成人：蛋白质（g/d）=1g/kg× 体重（kg）＋ 3g× 烧伤面积（%）

儿童：蛋白质（g/d）=3g/kg× 体重（kg）＋ 1g× 烧伤面积（%）

3. 维生素：由于创伤病人维生素消耗增加、吸收障碍以及创面渗出丢失等因素的影响，需要量成倍增加。根据一些单位研究，需要量要比正常人高出近 10 倍，并随创伤面积或程度的增加而加大（表 20-2-2）。

表 20-2-2　创伤病人主要维生素需要量（成人）

维生素	创伤面积（%）		
	～30	31～50	51～
维生素 A (μgRE)	3000	6000	9000
维生素 B_1 (mg)	30	60	90
维生素 B_2 (mg)	20	40	60
维生素 B_{12} (mg)	2	4	6
维生素 C (mg)	300	600	900

4. 矿物质：蛋白质分解代谢的同时伴有钾、磷、钙、镁和锌等离子的大量排出，故也

需要注意补充。

一般认为，大面积创伤病人每天需要补充钠 2.3mmol/（kg·d），钾 2～3mmol/（kg·d），镁 0.3～0.4mmol （kg·d），磷 0.6～lmmol/ （kg·d），锌 1.5～3μmol/（kg·d），铁 1.8μmol （kg·d），铜 0.4～1μmol/（kg·d），钙 0.2mmol/（kg·d）。

5. 水分：创伤病人经创伤创面蒸发丢失的水分与创伤伤面积成正比。因此除正常需要量外应增加创面失水量的补充。其量可按 Samdell's 公式计算：补水量（ml/h）=（25+烧伤面积 %）× 体表面积 (m^2)。例 60% 烧伤面积的病人创面蒸发失水量约需 3000～3500ml/d，加上生理需要量，则这类病人每天的入水量应是 6000～7000ml。

6. 碳水化合物和脂肪：碳水化合物可保护心、肾、肝及防止酸中毒与缓解脱水，同时也是能量最经济的来源，因此要保证供给。一般包括静脉输入的葡萄糖在内，每日可在 400～600g 之间。脂肪摄入不宜太多，否则会影响食欲，引起胃肠功能紊乱，供给量以占总能量的 30%左右为宜。

第三节 营养治疗

一、营养治疗的目的

外科营养支持和治疗的目的是减少手术后并发症、死亡率，减少住院时间，降低住院费用，提高外科病人的生活质量。

二、营养治疗的原则

（一）手术病人

1. 手术前

根本目的是维持患者良好的营养状况，减少并发症。

（1）对择期手术的病人，应针对具体情况，采取相应措施，尽量改善患者的血红蛋白、血清总蛋白及其他各项营养指标，最大限度地提高其手术耐受力。

（2）对营养不良消瘦患者，应增加能量和蛋白质摄入，以期增加体重并提高血浆蛋白水平。

（3）对肥胖的外科患者，宜给予低能量、低脂肪饮食，降低体重，同时避免体脂过多影响伤口愈合。

（4）对于患糖尿病的外科病人，需通过饮食控制和药物调整来控制血糖，待血糖稳定后再行手术。

（5）对消化道吸收功能较差、体质消瘦的外科病人，应注意通过营养补充改善一般状况后再行手术。其饮食可按照适宜能量、低脂肪、低膳食纤维、少量多餐的原则给予。

（6）对于肝、胆、胰疾患者，要注意控制脂肪摄入量。

（7）严重的消化道外瘘和主要脏器的复杂手术，对营养的要求较为严格，可在术前 5～7 天开始实施完全胃肠道外营养，以满足正氮平衡的需要。

（8）改善患者营养状况的方式依病情而定，尽量采用肠内营养，严重营养不良且伴有消化吸收功能障碍者，可同时采用肠外营养。

（9）对于没有足够时间纠正营养不良的限期手术患者，多采用肠外营养，必要时可选用人血制品、新鲜全血或血浆，以迅速改善其营养状态。

（10）对于急诊手术的患者，应在中心静脉置管，以利于在术中、术后进行营养支持和生命体征监测。

（11）胃肠道手术前2～3日，应停用普食，改为少渣半流或流食，以清除消化道内手术部位的食物残渣。

（12）一般手术前12h应禁食。4h前开始禁水，以防麻醉和手术进程中呕吐，减少发生吸入性肺炎的危险性，也避免因胃内积存食物过多引发术后腹胀。

2．手术后

必须保证病人营养摄入充足合理。原则是满足能量和蛋白质的需要，增加维生素摄入。手术后结合病情和手术部位，确定营养素供给量、进食途径和餐次分配。

（1）一般中小手术后：饮食不需严格的限制。对于非腹部病人，可根据手术大小、麻醉方法和病人对手术麻醉的反应综合考虑来决定开始进食的时间。

（2）较大的手术，特别是食道和胃肠手术后，进食时间、种类取决于病变性质、术式。术后短时间内病人食欲有所减退：手术创伤、麻醉和镇痛药物的作用。腹部手术后病人排气或排便后，才能开始进食：胃肠道蠕动功能的恢复需要24～48h。

（3）恢复进食后，饮食从容易消化吸收的流食开始，逐步过渡到半流食、软饭和普食。

（4）在整个进食过程中，应采用少量多餐的方式供给营养。

（5）小手术不引起或很少引起全身反应者，术后即可进食。如扁桃体割除术，术后可进冷流食，以减少伤口渗血，有利于伤口愈合，次日可进流食，第三日即可改为半流食。

（6）口腔手术后应给予细、软、烂的饮食，但应保证营养素充足。

（7）大肠或肛门手术后，应限制饮食粗纤维的摄入，以减少早期排便的数量和次数。

（8）肝、胆、胰手术后，饮食原则与胃肠手术相似，但应注意限制脂肪的摄入。

（二）创伤病人

根据创伤的临床过程合理营养。

1．休克期补充多种维生素，不强调蛋白质和能量，尽量保护食欲。

2．感染期以高维生素饮食为主，逐步增加蛋白质和能量的供给量。蛋白质以优质蛋白为主，至少占总蛋白的60%以上。

3．康复期膳食组成以高蛋白、高能量、高维生素为主，注意微量元素的补充，逐步增加脂肪摄入，促进迅速康复。

三、营养治疗途径

（一）营养治疗途径

无论手术或是创伤，均可采用以下方式进行营养支持。

1．经口营养：包括口服自然膳食和肠内营养制剂，包括流质、半流食、普通食及特殊饮食等。口服途径是外科营养支持途径中最有效、最安全、最合乎生理特点的途径。在病人胃肠道功能良好或基本良好的情况下，均应鼓励病人经口摄食。同时，注意改善膳食的色、香、味、型，以刺激病人食欲。

2．肠内营养（EN）：对胃肠道功能允许，但不愿经口进食，或经口进食量不足，或有严重的口腔、食道等疾病或梗阻的病人，可采用管饲（tube feeding）方式提供营养。包括经鼻胃管管饲或经胃和肠造瘘管灌注混合奶或要素膳等。

3．肠外营养（PN）：对外科重症病人，包括大面积烧伤、创伤、手术、骨折、重度感染、重症胰腺炎、高位大流量肠瘘、短肠综合征、肠功能衰竭等，当胃肠道功能不允许时，应采用肠外营养途径进行营养支持。其方式可采用中心静脉插管、外周静脉插管和经外周静脉的中心静脉插管等。包括滴注葡萄糖、氨基酸、脂肪乳剂等。

4．联合应用：① EN ＋ PN；

②口服＋ EN；

③口服＋ EN ＋ PN；

④口服＋ PN。

（二）选择的原则

选择营养治疗途径时应尽可能采取简单的方式。凡能接受肠内营养者，尽量避免肠外营养，因为肠内营养经济而安全。病人自己进食是最简单和最经济安全的方式，故经口营养是首选途径。对危重病人，才考虑完全肠外营养。

四、常见外科疾病的营养治疗

（一）胃切除术后的营养治疗

1．胃切除术后病理生理

胃切除是手术治疗胃癌的常用手术方法。通常应用较多的是近、远端胃大部分切除与全胃切除和淋巴结清扫术。由于残胃只剩余的多少及有无，直接影响患者饮食的消化、吸收及营养状况。

胃切除后，应注意的消化及吸收的改变：

（1）胃切除后，不管是胃大部切除或全胃切除，都会影响其消化吸收的功能。首先是胃切除后，由于食糜与胃液无法充分混合，且食糜不经过十二指肠，造成胰液、胆汁的减少分泌或不当分泌，而影响消化作用。在迷走神经截断术后，亦会影响消化及胆汁的分泌，这些都对消化作用造成不良影响。

（2）因缺乏胃酸分泌、而使肠道细菌容易滋生，且切除了胃窦，会使营养素及维生素的吸收受影响。而由于缺少磨碎食团的功能，食糜颗粒会大而粗，食糜直接进入肠道后易刺激肠道，使蠕动加快，而减少了小肠吸收养分的机会及造成身体不适。而在胃切除术后的肠胃道重建手术中，会减少功能性小肠的长度，降低小肠吸收养分的面积及机会。

（3）某些患者需做大范围的根除性手术，若切除邻近器官如胆囊、肝、胰腺及破坏自主神经丛，这些都会影响消化及吸收的功能，所以胃切除术后的患者，其消化吸收是会受到一定程度的影响及改变，营养的吸收会变差，甚至会产生严重并发症及身体不适，这些情形，在调整饮食后，大都可以获得改善，这也是患者及家属应深入了解的。

2．营养治疗的目的：预防营养不良和倾泻综合征的发生。

3．营养治疗的原则与要求：胃是人体消化系统中最重要的一部分，它有储存、搅拌、研磨及消化食物之功能，并将食糜慢慢的送人小肠内，做进一步的消化吸收。胃癌手术后的病人，因胃容积及胃生理的改变，加上迷走神经的截断，都会影响肠胃道的功能，所以患者往往需要适当调整饮食习惯，在质与量方面必须加以调整，以减少术后常见的腹胀、腹泻、晕眩、贫血、体重减轻等症状。

手术后、初期的饮食进展按照医嘱，自全流质、少量多餐，慢慢进展到软而固体的食物，其进展的程度，视患者恢复及适应的情形而定。一般患者因缺乏胃的研磨功能，所以牙齿的咀嚼功能，扮演很重要的角色，对于较粗糙不易消化的食物，更应细嚼慢咽。

（1）术后早期：胃切除术后两周内，饮食采用“循序渐进、少量多餐”的原则。供应的食物品种少、体积小、次数多、清淡、易消化。可用十二指肠穿刺导管针从十二指肠早期进行肠内营养支持（如补充要素膳）。

（2）术后后期：主要是防止“倾泻综合征”的发生。随着体质恢复，患者食欲好转，开始吃较大量和较多种类的食物，但餐后有的患者可出现不舒服的感觉，表现为饭后约 10 ～ 15 分钟出现腹部痉挛、胀满感，伴有脉搏增快、出冷汗、眩晕等，随后是频繁恶心和呕吐。因吃饭引起的这些不良反应，增加了患者的焦虑感，患者吃的越来越少，接着出现体重丢失和营养不良。这一胃切除后出现的复杂症状就是“倾泻综合征”。此综合征在完全胃切除患者更易发生。机理为大量的高渗食物（如单糖和低聚糖）快速进入十二指肠引起血容量突然减少，造成脑供血不足。

4．疾病不同阶段营养治疗的原则

（1）禁食阶段：

胃大部切除术后，早期由于手术的创伤和刺激，胃肠功能暂时处于抑制状态，病人不能进食，而且有大量的体液丢失。为了维持病人水电解质平衡，供给必要的热量，一般手术后 24 ～ 48h 内胃肠蠕动未恢复前．应由静脉补液供给水电解质及热量，在此阶段应观察胃肠减压引流液的质和量，如引流量多、病人出汗多，应相应增加输液量。

（2）流质饮食阶段：

胃肠术后 48 ～ 72h，肠鸣音恢复、腹软无疼痛、有肛门排气者，或患者有饥饿感，此时停止胃肠减压，按流质饮食的原则，首先给少量饮水，每次不超过 30ml，如无不良反应，可进流质饮食，如蛋花汤、小米汤、去油肉汤、藕粉、蒸蛋羹等。每餐由 30 ～ 40ml 开始，逐步增加至 150 ～ 200ml，每 2 ～ 3h 一次，每日饮食总热量为 1200 ～ 1600kcal，其余部分营养由静脉继续补液供给。

（3）半流质饮食阶段：

一般进流质饮食 3 ～ 4 天后，观察有无腹胀、恶心、呕吐等情况，如无不适，可改为半流质饮食。半流质主食可选用米粥、面包、面条、面片、花卷、馒头、饼干等；副食可选用肉末、煮蛋、蛋羹、瘦肉、鱼虾类、豆腐、少渣的蔬菜（如去皮的瓜茄类等）、果泥、菜泥等。每日总热量为 1500 ～ 2000kcal，基本能满足机体的需要，一般不再补液。胃大部切除术后，病人刚开始进食，由于胃容量减小，胃功能尚未完全恢复，病人的饮食应少量多餐，每餐不宜过饱，一天可进食 5 ～ 6 餐，逐渐增加食量。胃肠术后，一定不能过早，过多、过快地增加食量，密切观察病情，逐渐增加食量。

（4）软饭（普通）饮食阶段

病人进半流质饮食后，如无不良反应，两周后可逐渐由半流质饮食、易消化的食物改为软饭（普通）饮食，每日 6 餐。应注意进食时避免饮用汤和饮料。饮料应放在餐前或餐后 30 分钟再用。

由于病人情况及身体状况不同，以上 4 个阶段的时间可有差异，或早或晚，或长或短。如病人术前腹腔有感染、胃肠功能恢复情况推迟，禁食时间明显延长。临床上应根据每个病人的具体情况，及时调整饮食，做到适时、适量，既要保证热量供给，又不过分增加胃肠负担。

5．患者出院后的饮食原则：

（1）饮食要定时，应少量多餐，防止饮食不当引起胃肠道并发症。

①正餐可恢复正常与家人一同进食，但需视胃容量斟酌予以减少进食量及进食种类，胃大部切除及全胃切除的进食量不同，一般以病人的感觉为主，若有饱足感、腹胀情形，则应停止进食，避免暴饮暴食。

②在两正餐间，可以增加一次点心，以增加营养。

（2）少渣易消化、高蛋白、高维生素饮食。

（3）忌食辛辣、酒、过冷过热及油炸、粗糙的刺激性食物，如炸鸡、炸油条、菠萝、竹笋等食物。

若是有营养不良或体重太轻的情形，可给予补充营养品。现在市面上有多种营养补品可加以利用。高蛋白奶粉属浓缩性的食品，不宜单独使用，务必与五谷根茎淀粉类或碳水化合物混合食用，以增加蛋白质的利用率。体重不足者，可以多利用完整的肠道营养配方，以补充热量。

6．胃大部切除术后并发症的饮食原则

（1）营养不良：可表现为体重减轻、贫血、腹泻。

①体重减轻：由于术后患者不敢吃、不能吃、不会吃，造成能量蛋白摄入不足，引起体重减轻，应采取高蛋白、高维生素饮食，少量多餐，尽量补充。

②贫血：由于能量、蛋白、铁以及维生素B、维生素C、维生素B_{12}、叶酸等维生素摄入不足，以及出血，造成贫血，应采取高蛋白、高铁、高维生素饮食。缺铁性贫血，可以口服或注射方式，补充适当的铁剂与叶酸。而缺乏维生素B_{12}的恶性贫血，则只能注射维生素B_{12}来补充，口服是无效的。

③腹泻：胃切除术后，因迷走神经破坏，胆汁分泌减少，而对脂肪消化不良，常有脂肪下痢造成慢性腹泻；应采取低脂、少渣饮食。热量摄取不足时（体重减轻是其指标）可选用中链脂肪或含中链脂肪的营养品来补充。

（2）出血：术后24小时后吻合口出血，应禁食，采取静脉营养。

（3）碱性反流性胃炎：残胃蠕动无力、胃排空延长、术后梗阻，造成碱性反流性胃炎，应禁食，采取胃肠减压，可置鼻空肠喂养、静脉营养。

（4）倾泻综合征：在饮食方面避免糖、甜食（冰淇淋）、酒精及含糖饮料，尽量采用少量多餐方式，进餐时避免喝汤或饮料，可在餐前、餐后一小时或二餐中间饮用液体。进餐时，可采半坐半卧的姿势，餐后平躺20～30分钟，以减缓胃排空速度，且避免食用会产生个人不舒适的食物，情况严重者，可求助医师给予药物。

（5）餐后低血糖：少数病人在进食后，会发生胰岛素不正常的分泌，而在1～2h出现虚弱、出汗、饥饿、恶心、焦虑、震颤等症状，此为低血糖的表征，应立即食用糖水，使血糖恢复正常。而在饮食方面，应采少量多餐，避免食用浓缩的甜食，如糖、可乐、小甜饼、蛋糕和冰淇淋等。

（6）胃石的产生：少数病人，因胃切除术后，缺少研磨功能，排空不良，牙齿咀嚼功能变差，都是产生胃石的原因。病人患有胃石会有胃口变差，容易产生饱食及肠阻塞等症状。在胃切除手术后病人身上，最常见为植物性胃石。而在没有接受胃手术的病人，则空腹进食柿子是被证实为形成胃石的原因，因柿子与胃酸会形成一种凝块，再加上食物而形成胃石。所以胃手术后病人在进食时需细咀慢咽，且避免高纤维和粗糙食物。

（二）短肠综合征

1．诊断标准：正常成人小肠长度在 400 ～ 600 cm。急性肠扭转、肠系膜血管病变、腹内疝、Crohn's disease、恶性肿瘤、放射性肠炎，造成肠坏死，致使手术切除后残存小肠长度不足 200 cm（约正常之 1/3）时，不能对营养素进行充分的吸收，可致腹泻、脱水、电解质失衡、吸收不良和进行性营养不良，称为短肠综合征（short bowel syndrome，SBS）。

2．主要临床表现：腹泻、体重丧失和中至重度的进行性营养不良。

3．对营养素吸收的影响：小肠切除对营养素吸收的影响主要决定于两个因素：一是切除的长度；二是切除的部位。

（1）切除长度的影响：在正常情况下，人体小肠的吸收面积很大，有较大的功能储备，小肠的部分切除不致严重影响营养物质的吸收，一般也不发生临床症状。如果小肠广泛切除（如切除 50%），则可导致显著的吸收不良，若大面积切除（切除 70% 以上），则可导致严重的临床后果，甚至威胁患者生命。

（2）切除部位的影响：因小肠对各类营养素吸收有很大的部位选择性，因此，切除不同部位的小肠所造成的营养素缺失是不一样的（参见表 20-3-1）。

表 20-3-1　切除不同部位小肠对营养素吸收的影响

切除部位	对营养素吸收的影响
十二指肠	铁、叶酸、钙
空肠、回肠	蛋白质、能量、铁、水溶性维生素、微量元素、电解质
回肠远端	脂溶性维生素
结肠	水、电解质

4．营养支持与治疗：

（1）营养治疗的目的：是维持水电解质平衡、防治进行性营养不良。

手术后最初几周，治疗的主要目的是维持体液和电解质的平衡。应密切监测病人的血流动力学指标和电解质水平。维持每日尿量在 1500 ～ 2000ml。采用肠外营养支持。一旦胃肠恢复运动，便应开始肠内营养，随着经胃肠喂养的逐渐进展，应逐渐减少肠外营养。

（2）营养治疗分为三个阶段：

①静脉营养期（PN）：尽早开始全胃肠外营养，并适当补充钙、镁及微量元素，同时给予抑制肠动力药物，如口服鸦片酊、可待因。针对高胃酸分泌，可口服抗酸药。

②肠内营养（EN）：2 ～ 3 周后，病情渐趋稳定者。在术后 1 周左右，当剩余小肠出现功能代偿，腹泻有所缓解时，可恢复经口进食，开始予以单糖、氨基酸等，以后再过渡到碳水化合物，继续补充热量及电解质。

③口服：8 ～ 10 周以后，可全部经口进食，多注意维生素和钙、镁的补充。

（3）肠外营养支持：手术后的肠道应激过程可长达两年余，这期间肠外营养是保证良好的营养状态必不可少的。

根据生化、营养指标补充，能量 30 ～ 40kcal/（kg·d），蛋白质占总能量 15%，碳水化合物和脂肪占总能量 85% 左右，二者之比为 7 ：1。其他营养素根据生化检查结果适量补充。

（4）肠内营养支持

小肠切除后，剩余的小肠尤其回肠，会发生明显的适应性变化：上皮细胞增生导致黏膜的质量增加，绒毛长度增加、隐窝加深重新剩余肠管的直径和度增加，从而使表面积增大和吸收能力增强。食物对肠道的刺激可促进肠黏膜增生、肥大，增加刷状缘酶的活性，刺激促胃肠激素和肠液的分泌，利于小肠功能代偿。

1）肠内营养要循序渐进，使患者能逐渐增加通过肠道吸收营养物质的量，同时逐渐减少肠外营养供给量，最终达到完全肠内营养。

①开始时一般以单纯葡萄糖液、单纯盐溶液试食，以确定患者肠道是否通畅及其适应能力。

②随后可用无蛋白、无脂肪流食作为过渡，少量多餐，增加对肠道的刺激。

③待肠道适应后，可用要素膳。要素膳要遵循剂量由少到多、浓度由稀到稠、速度由慢到快的原则，逐渐增加能量和蛋白质的量，并尽量采用以中链三酰甘油为主的低脂无渣要素膳。

2）营养素可按如下供给：能量 30 ～ 40kcal/（kg·d），蛋白质占总能量的 15%，碳水化合物占 75%，脂肪占 10%。

3）应提高能量摄入的标准以补偿吸收不良引起的营养素丢失。

①按照吸收程度，能量可能要增加到正常时的 150% ～ 200%。

②如果近段小肠切除较多，则应补充叶酸和铁。

③对失去末段回肠者．每月肌肉注射一次维生素 B_{12}。

④在胆盐不能经回肠充分重吸收时，体内的胆盐储备被耗空和导致腹泻，此时二价阳离子与未被吸收的脂肪酸结合由粪便排出，常需补充钙、镁、锌、维生素 A、维生素 B_{12} 和 25 羟维素 D 等，肠内营养无法提供或提供不足应经静脉及时补充。纠正低镁血症时，硫酸镁只能肌注，如口服硫酸镁反而加重腹泻。

4）营养途径：经胃肠道导管持续滴入比分次喂养更易吸收、更易耐受。

5）营养剂的配制：要避免配制太浓以防引起高渗性腹泻。

6）肠内营养剂的选择：

①可采用要素型肠内营养制剂。要素制剂营养较为全面，无需消化即可直接或接近直接吸收，本身不含残渣或残渣极少，故常用于 SBS 病人。但要素型肠内营养制剂往往伴随较高的渗透压，限制了病人耐受程度，因而并不一定优于多聚性的膳食。

②若大部分空肠被切除，则需要使用低乳糖膳食。

（5）经口进食的方法

注意分期调整饮食，合理添加促进肠功能代偿的物质。

①试用期：可在手术后 3 ～ 4 天给病人少量温和的液体食物，如稀米汤、淡果汁、生理盐水、低浓度葡萄糖液等，由 20 ～ 30ml 开始，观察病人有无胃肠道反应，如能耐受，可逐步增量。这段时间饮食营养无法满足患者的营养需要，其作用在于刺激肠道功能的恢复。试用期一般持续 5 ～ 7 天。禁用一切含蛋白质和脂肪的食物。

②适应期：在接受试用期饮食一周后，如无明显的胃肠道不适，则可进入适应期营养治疗阶段。一般按照以下顺序添加食物：先添加以淀粉为主的食物，如米粥等；而后逐步增加易消化的含蛋白质较高的食物，如脱脂酸奶等；如患者能够耐受，无明显胃肠道不良反应，可谨慎地添加少量含脂肪的食物，如蛋黄等。此期一般持续 8 ～ 10 周。

③稳定期：约在手术后 11 周左右进入稳定期。这个阶段饮食可采用适宜热量 (30 ～

35kcal/kg）、少渣半流或软饭，并逐步增加蛋白质、碳水化合物和脂肪的摄入，仍应坚持少量多餐的原则。

（6）食物的选择

①宜用食物：肠道功能初步恢复时，宜选用低蛋白、低脂肪流食，如稀米汤、稀藕粉、果汁水、维生素糖水、胡萝卜水等，每次 50 ～ 100ml，每日 3 ～ 6 次。肠道功能进一步恢复，可选用营养均衡型肠道营养制剂，如安素、立适康等。

②忌（少）用食物：高脂、高纤维、辛辣刺激性食物，如动物脂肪、芹菜、菠菜、韭菜、葱、蒜、辣椒等。

③低草酸盐饮食：查出高草酸尿症者，宜采用低草酸食谱，限制进食水果和蔬菜量，服用胆酪胺和钙剂可减少饮食中草酸盐的吸收，预防泌尿系草酸盐结石的形成。

（7）其他治疗

1）药物治疗

①复方苯乙哌啶及洛哌丁胺等对本病有止泻作用，可选用。

②回肠切除 90cm 以内者，每天给胆酪胺 8 ～ 12g，或氢氧化铝凝胶 45 ～ 60ml，有助于控制由于胆盐吸收障碍所引起的腹泻。切除范围更广泛者，胆酪胺不仅无效，而且可因进一步减少病人的胆酸储备，而加重已有的脂肪泻。

③胃酸分泌亢进者，可采用西咪替丁、雷尼替丁等组织胺 H_2 受体拮抗剂。

④残肠有细菌过度生长者，可选用氨苄西林、卡那霉素、新霉素等抗生素 7 ～ 10 天，以控制肠内细菌过度繁殖。

⑤口服胰脂酶及促胰泌素也是有益的。

2）手术治疗：如经严格的内科治疗腹泻不能控制，营养恶化，威胁生命者，可考虑手术治疗，如循环肠袢成形术、逆蠕动肠管置人术等。近年来肠移植正在深入研究，如能成功，将对本病的预后有所改善。

3）原发病的治疗：如克隆患者者，在部分小肠切除后，剩余的小肠炎症仍会引起吸收障碍，因此，给予 SASP 或肾上腺皮质激素治疗是必要的。

（三）肠瘘

1. 临床特点：肠瘘是指肠道与其他脏器，或肠道与腹腔、腹壁外有不正常的通道。肠道发生瘘管意味着肠壁穿孔，如果瘘管通向腹腔，肠腔内的胰液、肠液等消化液流入腹腔，会造成腹腔感染、炎症，同时还会流失肠腔大量的水分、电解质及消化液，造成消化功能丧失，吸收不良，从而严重影响病人的营养状况。

（1）肠瘘分类：

①根据瘘口的朝向：外瘘（漏出体表）和内瘘（内接，通入另一肠袢或其他空腔器官）。

②根据瘘内口所在肠襻的部位：高位瘘（位于胃、十二指肠及空肠上段，流失大量的电解质和消化酶，易造成水电解质平衡紊乱、营养不良）和低位瘘（位于下段空肠、回肠及结肠的瘘，易引起感染）。

③根据瘘的形态：完全瘘（肠内容物全部或绝大部分由瘘口流出）、唇状瘘（肠内容物一部分由外口流出，一部分则流入远端肠管）、管状瘘（肠内容物大部分流入远端肠管，仅小部分由瘘口流出体表）。

④根据瘘口的多少：可分为单个瘘和多发性瘘。

2. 营养支持与治疗：早期积极控制感染，腹腔引流；肠外途径补充丢失的液量和电解质，纠正水、电解质、酸碱紊乱；营养支持方式中首选肠外营养（PN），PN 可大量减少胃肠液分泌 (50% ～ 70%)，同时胃肠反应也较少。热量供给以葡萄糖和脂肪为主，约 25 ～ 30kcal/kg · d；氮源可从普通氨基酸液中获得，一般 1g/kg · d 即可满足病人需要，个别病人因周围静脉耐受性差，可改用短期中心静脉进行营养支持。对小肠瘘，可加用生长抑素或生长抑素类似物。肠瘘口小，流量少的患者可采用管饲或口服要素型或短肽型肠内营养制剂。若为低位瘘，患者情况已稳定，并可耐受自然食物，可少量给予流食，并逐步过渡到少渣清淡半流食。

3. 经口进食：虽可增加消化液的分泌，增加漏出量，但可改善肠道自身的营养状况，促进肠黏膜生长，防止肠道细菌易位。并且随着肠道适应性和代偿功能的建立，瘘口流出量会逐步减少，直至愈合。

（1）经口进食时机：肠瘘在发生 1 ～ 2 周后，瘘口开始缩小，并形成完整瘘管。

（2）经口进食原则：从流食逐步过渡到半流食，由少到多，由稀到稠，同时减少或停用肠外营养，此时仍可继续应用要素膳并逐渐减少，最终使患者达到以进食软食甚至普食来满足机体的生理需要，必要时也可将每餐制成匀浆膳或配制混合奶自瘘口灌入。

（3）食物的选择

①宜用食物：开始时可选用营养均衡型营养制剂，以少渣、肠道刺激性小、易吸收者为佳，如安素、立适康等。1 ～ 2 周后，可选用易于消化的半流食、软食等。

②不宜用食物：油腻、高脂、多渣、不易消化的食物及刺激性强的食物。

（4）肠瘘食谱举例（表 20-3 -2）

表 20-3-2　肠瘘混合奶举例 (1000ml)

食物	重量（g 或 ml）
牛乳 ml	750
鸡蛋	50
糖	80
藕粉	20
植物油	10
米汤、菜水、果汁	250
盐	3

能量 4. 181MJ (1000kcal) 蛋白质 30. 2g（12%）脂肪 39. 8g（36%）碳水化合物 130. 3g（52%）

（四）肝手术

1. 临床特点：全身的血液都要通过门脉和肝动静脉循环流经肝，肝是人体的化工厂，进行解毒、营养物质的加工、各种酶和激素的转化等等，肝能够储存一定量的糖原，它是身体进行血糖调节的应急库，肝还能分泌胆汁，所以肝同时还是一个消化腺体。

2. 营养治疗

肝手术后会有一段时间禁食，这是为使胃肠道得到充分休息，避免出现胃肠功能极度紊乱，此期必须靠肠外营养来维持身体的需要。静脉给予葡萄糖、脂肪乳、氨基酸、白蛋白、各种维生素以及电解质、微量元素和矿物质。特别要注意血糖和血浆白蛋白浓度的起伏。

能够经口进食后，需要从无脂肪的流质饮食开始，逐渐过渡到低脂半流质饮食。膳食中适量添加甜食，以满足维持血糖的需要。肝手术后选择蛋白质丰富而低脂的食品才不致增加肝的负担。鱼、虾仁、鸡肉、豆腐、豆浆、新鲜蔬菜及水果等都是此阶段适合的食物种类。用中链脂肪替代部分普通脂肪既不会引发胃肠不适，又能够提供一定的脂质能量，避免长期无脂饮食造成脂溶性维生素的缺乏。

3．术后容易发生的营养问题和对策

（1）低血糖：肝手术后，肝功能尚未恢复，身体缺少了肝糖原应急库，所以肝手术的患者中约有 70% 以上罹患严重的低血糖症，因此从术后到病人能经口进食糖类之前，都要注意维持血糖在适宜的浓度，并视病人情况持续注射 10% 葡萄糖。

（2）低白蛋白血症：肝手术会引起低白蛋白血症，血浆白蛋白降低会引起胶体渗透压下降，导致组织水肿，同时也会引发免疫功能的下降。因此手术后需持续地由静脉给予白蛋白 1～3 星期以维持血液中白蛋白值。

（3）凝血因子合成减少：凝血因子一维生素 K 由肝合成，肝手术后其合成减少；缺乏维生素 K 会出现凝血障碍，机体表现为出血倾向，随着术后肝细胞的再生，其合成会恢复正常。

因此，在手术前应利用其脂溶性特点给予维生素 K，使之在脂肪组织储存，形成储备，手术后再适当补充，就能够有效预防缺乏了。

（4）胆汁分泌减少：胆汁由肝分泌，进入肠道后起乳化脂肪的作用，能够促进脂肪的吸收。肝手术后胆汁分泌减少，使患者消化脂肪的能力减弱，进食高脂食物后患者会感胃肠不适，甚至发生脂肪痢。因此，手术后最初的膳食以淀粉类为主，选择蛋白质的食物来源时要避免那些含脂肪多的食物，如肥肉、肉松、花生米、芝麻、核桃、油酥点心等。开始时进低脂肪、高糖流食，以后改为低脂肪半流质饮食。

（五）胰腺切除术后

胰腺既是一个内分泌器官，又是一个外分泌器官，它的功能就此分为两类，胰腺细胞可以分泌胰液，胰液中含有多种消化酶，通过胰管汇集到肠道，参与食物的消化，此其外分泌功能，而胰岛细胞可以分泌胰岛素，通过血液循环到达全身，促进血糖被身体利用。

1．胰腺切除后对人体代谢的影响

胰腺手术具有一定的危险，因为如果发生胰瘘，具有消化能力的胰液进入腹腔或血液，会导致严重的后果。壶腹部肿瘤、胰腺炎等需要进行胰腺部分切除，胰腺切除后对人体代谢的影响表现在如下方面：

（1）胰液减少：如施行胰十二指肠切除术，手术后有胰液减少、胰酶分泌不足，使供给的热能物质消化不良，以致从粪便中丢失。而氨基酸、钙、镁和脂溶性维生素等也吸收不良，所以可给予胰酶制剂。有些病人脂肪吸收未能恢复正常，此时饮食中要控制脂肪摄入量。

（2）胰岛功能不足：残存胰岛内分泌功能不足，导致继发性糖尿病，在手术后需要适当控制单糖的摄入，并使碳水化合物占能量的比例在 60% 以内。

2．营养治疗

较大的胰十二指肠手术或重症胰腺炎的手术后考虑到可能发生胃、十二指肠潴留、胰瘘、胰梗阻、假性囊肿和脓肿等并发症，以及长期营养支持的需要，术中行空肠造口，插管，作为术后肠内营养支持的通路。术后 1～2 天内患者需要完全肠外营养，外周静脉和中心静脉均可用。肠道蠕动恢复后，可由空肠造瘘输注要素饮食，要素饮食对于胰腺没有刺激，不会增加胰液分泌量。肠外营养中添加谷氨酰胺有助于肠黏膜上皮的功能维护。

手术后早期进无脂流质，可进米汤、果汁、菜汁、藕粉、蛋白水等。以后可进低脂半流质，每日5～6餐，烹调方法宜采用汆、清蒸、烩、煮等。

胰腺手术后膳食治疗总的原则是限制脂肪，适当限制碳水化合物和蛋白质。禁止食用含脂肪多的食物，如肥肉、福建肉松、花生米、芝麻、核桃、油酥点心等。宜进食鱼，鸡蛋白、虾仁、鸡肉、豆腐、豆浆、新鲜蔬菜及水果等。

（六）胆囊切除术后

胆囊炎、胆石症的病人多以外科手术切除胆囊作为根治办法。

1．胆囊切除术后的营养问题

胆囊缺失后经过一段时间代偿，胆总管会发生扩张。因为缺少了胆囊对胆汁的浓聚，进餐后进入肠道的胆汁浓度和数量下降，对脂肪的消化能力也减弱，容易发生粪脂超标，手术后控制食物中脂肪的含量，还可促进伤口愈合，并使病人感觉舒服。所以，胆囊切除术后的患者仍需坚持低脂肪的饮食原则。

2．营养治疗

手术后1～2天肠道开始蠕动，肛门排气后即可给予饮食，如果术后5天以上患者仍不能经口饮食或接受肠内营养，则有必要以肠外的方式给予营养，常规的术后补液恐怕不能满足此期的营养需要。术后饮食先由无脂流质食物开始，依病人能忍受的程度，逐渐进展至给予低脂普食。少量多餐很重要，每天5～6餐可以在肠道能够耐受的情况下补充更多的营养。

五、营养护理

无论何种手术，都对机体组织造成损伤，一般都可能有失血、发烧、感染、物质代谢紊乱、消化吸收功能降低、大便秘结等情况发生，甚至还可能有严重的并发症。因此，必须制定合理的饮食营养治疗方案，促使机体尽快恢复健康。

术后患者的膳食一般多从流食开始，经半流食、软食逐渐过渡至普食。通常采用少食多餐的供给方式，必要时可由静脉补充部分营养素。

1．胃肠道手术：手术后患者须禁食2～3天，但要进行静脉输液和漱口，以保证供给身体足够的液体、葡萄糖和无机盐等。手术后3～4天患者排气，肠道功能开始恢复，可给予少量清流质饮食，其后视病情改为一般流食，5～6天后改为少渣半流食、半流食，一般术后10天左右即可供应软食。直肠和肛门手术后也要禁食2～3天，以后给予清流质饮食、流食、少渣半流食，特别应限制富含粗纤维的食物，以减少大便次数，保护伤口。阑尾切除术后第1天要禁食，第2天可给流食，第3天改为半流食，第5天便可给予软食。若有阑尾穿孔、腹膜炎等并发症，则需推迟更换饮食种类的时间。

2．肝、胆、脾手术：肝胆手术后患者的营养支持与胃肠道手术后相似，此外应注意采用低脂、高蛋白的半流食，减轻肝胆代谢负担。因门脉高压症行脾切除手术后的患者，由于存在肝功能障碍和食管静脉曲张，一般要限制膳食中脂肪及粗纤维的含量，并要将食物切碎、煮烂，不可供给带有骨、刺的食物。

3．口腔、咽喉部手术：一般仅在当天中午禁食，晚饭时即可供给冷流质饮食，至第3天中午改为少渣半流食。注意食物温度要低，以免引起伤口出血。患者手术后1周左右可供给软食。

4. 其他部位手术：其他部位手术患者的术后营养支持，应根据手术创伤的大小、麻醉方法等因素决定营养支持的时间和方式。创伤小的手术一般不引起或很少引起全身反应，患者在手术后即可进食。创伤大的手术或全身麻醉的患者，多伴有短时间的消化吸收功能障碍，一般进食较少，需进行静脉营养补充，弥补暂时营养不足，随着机体的恢复，逐步改为肠内营养。对颅脑损伤和昏迷患者，应给予管饲营养支持。

（于兴凯）

第二十一章 烧 伤

烧伤是常见的外伤。中、小面积烧伤通常指烧伤总面积在 30% 以下的轻度烧伤，烧伤后机体的应激反应轻，属于对机体有利的良性应激反应，一般不存在营养治疗问题。但总面积在 30% 以上严重烧伤病人，由于机体接受这种急性、严重、强烈、持久的刺激应激原，应激反应表现在初期低潮期之后很快进入高潮反应期，体内神经、内分泌系统、代谢和其他各系统均发生强烈反应。高代谢的基本反应是能源物质分解增加、合成减少，外周组织葡萄糖利用受限，脂肪动员和利用增高，以维持烧伤高代谢率的能量供应。特别是首先保证大脑中枢神经系统供能，但这种原来属于机体内生理、防御性的良性反应，因严重烧伤持续高分解代谢状态和一系列神经、内分泌、免疫功能等异常和严重代谢紊乱，变成使机体产生一系列严重损害的烧伤应激反应。因此，在烧伤代谢营养治疗时出现一方面机体消耗增加，急需补给；另一方面又存在外源性营养物质的利用障碍，不能有效阻止自身消耗、自噬代谢和自身相食等病理表现，故此对烧伤病人营养治疗就成为国际及国内在临床营养治疗学中备受关注的热点和难点。

第一节 烧伤病人的代谢反应和营养需要量

一、烧伤病人的代谢反应

烧伤后的代谢反应，Cuthberston 将其分为一个短暂的、代谢低下的低潮期及一个代谢活动增强的高潮期，后者又分为分解代谢阶段和合成代谢阶段。低潮期为伤后第一个 24h，大致与临床上的休克期相近，这一时期中，代谢率低、产热抑制。接着进入高潮期的分解代谢阶段，这一阶段的特征为代谢率增高、产热及氧耗增多、体温升高、心率增快、体重减轻等，可迁延数周到 1～2 个月，直到创面愈合。在合成代谢阶段，代谢转为正常，氮平衡由负氮平衡转为正氮平衡，体重增加。烧伤后的代谢反应主要是指高潮期内的分解代谢异常增加和代谢严重紊乱。包括：①安静状态下代谢率增加。②氮排出增多。③体重明显下降。④对糖的不耐受性增加。⑤脂肪的动员增加等。

多种疾病都有代谢率的增加，但严重烧伤后其增加幅度最大。烧伤后数周，基础代谢率可增高 100%。在各种原因引起的发热情况下，体温每上升 1℃，产热大约升高 13%。烧伤病人实测的代谢率比以体表面积计算的代谢率加上肛门实测温度应增加的部分的和还要高得多。由于烧伤病人的代谢率比正常数值高出许多，故称之为超高代谢。

烧伤病人安静时的代谢率，随烧伤面积的增大而增加，而当烧伤面积超过 60%～70% 时，代谢率的再增加已不明显。即使烧伤面积达到 90%～100%，代谢的再增加也不显著。烧伤代谢低潮期时，代谢率与正常人的代谢率相近。以后渐次上升，烧伤后 7～14 日内达到其峰值，然后逐渐下降，到创面愈合，进入合成代谢期，回到正常水平。

烧伤高代谢反应是在下丘脑一垂体轴的神经反射反应调控下进行。儿茶酚胺为烧伤后产热增加的介质。外周神经和体液信号传人下丘脑后，通过交感和运动神经多种传出途径调节体温，代谢率和各种内分泌腺的功能，包括儿茶酚胺的分泌增加。

烧伤病人蒸发热的增加对于代谢反应也具有影响。正常人失热的主要途径为辐射，占总失热量的44%，蒸发热失热为25%。在烧伤病人，由于深二度及三度烧伤破坏了正常皮肤所含六烷可溶性脂类，致使烧伤皮肤保水能力丧失，蒸发热成为失热的主要途径。据Han-nison测定，蒸发丢失水分占总丢失的60%，在32℃时，每蒸发1L水，需热2420kJ（579kcal）。

烧伤后病人蒸发水丢失量可按下式计算：

烧伤创面失水量(ml/h)=（25＋体表烧伤面积%）× 体表面积(m^2)

环境温度对烧伤病人的代谢也有关，正常人在冷环境中．失热减少；环境温度升高后，因增加蒸发水丢失，散热增加；烧伤病人在较冷的环境中(22～27℃)并无皮肤血管的收缩以减少热量丢失，而呈现为肌肉颤抖，产热增加，氮排出增多·体重减轻，即高代谢状态。而在烧伤病人感到舒适的28～32℃温暖环境中，肌肉不会因发冷而颤抖．产热减少，代谢率降低，但不能恢复至正常水平。这使烧伤病人的中心温度及皮肤温度均较正常人为高，从中心部至皮肤的热传导系数比正常人高两倍。正常人自择最适温度为27.8℃，烧伤病人则为30.4℃（表21-1-1），其所以选择较高的舒适温度是因下丘脑体温调节“定点”的重新调整的结果。

表21-1-1　烧伤病人蒸发水和热量

三度烧伤面积（%）	蒸发水丢失（L/d）	蒸发热散失(kcal/d)
20～40	1～2	580～1160
40～60	3～4	1740～2320
60～90	5～7	2900～4060

二、烧伤病人的营养需要量

烧伤后代谢亢进，能量消耗增加，热能需要量也相应增加，如热能补充不足，病人在短期内即可出现营养不良。但如营养素补充过多，对机体也有危害。过多的蛋白质可加重肝、肾的负担；过多的糖则可转化为脂肪而在肝内沉积，大剂量葡萄糖可抑制肺表面活性物质的形成，其代谢产生的CO_2则可加重受损呼吸道的负担。脂肪补充过量也是有害的，可引起腹泻、胆汁淤积、肝肿大、肝损害、凝血障碍及前列腺素代谢紊乱等，进而影响机体抵抗力。因此，如何比较正确而又简便地估计烧伤病人营养需要量，仍是当今国内外正在探索的课题。

三、能量需要

由于人体24h的能量摄入与消耗通常处于平衡状态，估算烧伤病人热能需要量是以测定、估计热量消耗为基础。通常有两种方法，即间接测热法及公式估计法。我国通常采用公式估算法计算病人的能量需要量。

由于高分解代谢，烧伤病人的能量消耗很大，需要量也相应很大。常用的能量计算方法（表21-1-2）。

表 21-1-2 常用的能量计算方法

来源	计算公式 (kcal/d)
Curreri	成人能量摄入：[25× 体重（kg）] + [40× 烧伤面积（%）] 8 岁以下儿童能量摄入：[B× 体重（kg）] + [35× 烧伤面积（%）] 注；B：1 岁时为 100，随年龄增长而递减，15 岁为 25
浙二医院烧伤科，韩春茂	轻度烧伤：（<30%） 2000 ～ 3000kcal/d 中度烧伤：（30 ～ 60%） 3000 ～ 4000kcal/d 重度烧伤：（>60%） 4000 ～ 5000kcal/d
第三军医大学烧伤研究所	热量（kcal/d）= 1000× 体表面积（m^2）+ 25× 烧伤面积（%）
北京积水潭医院	烧伤 > 50% 成年人：40 ～ 60 kcal/kg · d 8 岁以下儿童：150/kg

第二节 肠外营养治疗

烧伤后代谢反应的特点表现在初期短暂的代谢低潮后紧接着发生的是为时较长的高分解代谢，可持续至创面基本愈合。其临床结果为：大量体蛋白质消耗，脂肪动员，糖耐量降低，体重下降，负氮平衡，机体免疫功能减退，并可能对预后产生影响。因之，积极的营养治疗历来是严重烧伤治疗的基本内容之一。大部分烧伤病人伤前具有正常胃肠道功能，故可进行经口营养，但由于多种并发症，主要是消化道合并症的存在以及频繁的手术和合并损伤等，大部分病人早期不能进食或进行肠内营养；即使可以经口或经肠进行营养治疗，其量也很难达到营养治疗的需要量，因而，肠外营养仍成为烧伤病人营养治疗不可缺少的一部分。

对烧伤病人进行肠外营养治疗时，应注意：①烧伤病人的高代谢率，烧伤病人的代谢率与烧伤严重程度的关系可以简述为：烧伤面积在 50% 以下时，其静息代谢率随烧伤面积增大而增加，两者呈线性关系。烧伤面积 60% ～ 70% 的病人，其静息代谢率超过正常人两倍，在更大的烧伤面积者，静息代谢率再增加甚微。②失氮量很大，在急性感染期，尿氮峰值可达 35 ～ 40g/d，分解代谢期内尿氮均值为 20g/d 左右。此外，还有约占总失氮量的 20% ～ 25% 经烧伤创面丢失。③感染是经中心静脉进行肠外营养的主要并发症。导管感染的发生率随导管时间延长而增加，感染的症状可先于代谢异常表现。现代烧伤病人的营养治疗要达到维持细胞的代谢，保持组织器官的结构与功能，进而调控免疫、神经和内分泌等功能，促进烧伤愈合修复，减少并发症，促使病人早日康复的目的。

一、肠外营养治疗的指征

为补充烧伤高代谢的营养需要量。最适宜的供给营养的方法是经口摄入。但由于发热、创面感染或全身脓毒症，多次的麻醉、手术、换药以及病人常有食欲低下、腹胀甚至腹泻、消化道出血等消化道症状，严重烧伤病人很难经口摄入达到营养需要。肠外营养治疗是补充经口摄入不足的一个重要方法。经肠营养是另一个补充方法，在病人不能耐受胃肠营养时，肠外营养更具有意义，而两者常可配合应用。

肠外营养大多用于大面积烧伤病人作为经口摄入不足的补充，其所提供的热量可达到病人总摄入量的 50% ～ 75%，少数病人则需进行完全肠外营养。肠外营养可用于烧伤病人病程中的不同阶段。一般于休克期以后开始，但亦有主张在休克期即开始施行。肠外营养应用时间大致与分解代谢期相同，疗程为伤后的 1 个月或 1 个半月，在病人消化道功能逐渐恢复后，即应转入完全依赖经肠营养。具体适应证是：

1．＞ 30% 大面积烧伤分解代谢旺盛，肠内营养无法满足其需要者。

2．烧伤后有消化系统并发症：包括应激性溃疡、消化道出血、胃潴留、肠麻痹及肠功能衰竭。

3．并发严重感染或多脏器功能不全 (MODS) 的病人，长期处于严重烧伤应激状态下，组织自身消耗又非外源性营养素所能纠正的严重代谢紊乱者进行代谢支持和代谢调理者。

4．重症吸人性损伤，气管切开长期留置气管套管及应用人工呼吸机的病人。

5．烧伤合并意识障碍的病人，常为合并中毒或颅脑损伤的病人。

6，口腔和消化道化学烧伤病人。

7．颈前部、颏部深度烧伤，病人不能咀嚼或吞咽者。

8．其他原因不能进食或拒绝进食的烧伤病人。这在特殊烧伤人群中，如自杀者或刑事案件病人常发生。

二、肠外营养的途径及选择

肠外营养可通过中心静脉和周围静脉输入。烧伤病人肠外营养选用何种途径取决于准备插管部位及邻近区域的皮肤（颈部及锁骨上下部）有无烧伤，或曾有浅度烧伤是否已愈合。另一考虑因素为计划输入的容量。周围静脉是烧伤病人首选的途径，在有经验、熟练的护士的操作下，可进行输注。但如计划输注量大，病人的颈部、胸部有插管条件时可采用中心静脉途径。也可交替应用这两种途径。经烧伤创面插管或经切痂后新鲜创面插管只在无其他条件的情况下方可慎用。由于烧伤病人肠外营养为补充口服不足的部分肠外营养，用周围静脉途径进行可以满足或基本满足严重烧伤病人的营养需要。这种途径的最大优点为可避免因中心静脉插管而发生的导管败血症和损伤血管、肺等重要并发症。用葡萄糖一脂肪系统作为能源，营养液渗透压较低，对静脉的刺激少，病人易于耐受，而且可提供肠外营养所必需的三大营养素补给量。与中心静脉置管相比，周围静脉插管技术操作简单，对护理和设备要求低，并发症少，由于输入量持续均较慢，故不易发生代谢并发症。烧伤病人建立周围静脉输注通路，因皮肤烧伤，故难度比普外科病人大，配制的营养液渗透压接近血液，从理论上对血管壁无刺激性，但如持续数日也易发生血栓性静脉炎。近年来，市场提供高分子材料的微腔周围静脉导管可插入更深更小管径的血管，营养液经血管可从导管漂浮在静脉血液中，减少对血管壁损伤，又可密封，减少烧伤皮肤细菌的污染，使周围静脉营养治疗更简便。

中心静脉途径的优点在于不需要反复穿刺插管，可耐受高渗透压的营养液，病人体位变动不受影响，应用方便，滴速快，可靠。其用于烧伤病人的主要不足点为导管感染率高及血肿、气胸和动脉刺伤等严重并发症，特别对危重烧伤病人，危险性更高。近年来一般不采用。单纯导管感染的并发症可通过严格管理而降低，应采用以下方法。

1．应在严格无菌的净化台下配制营养液。

2．加强导管的无菌护理。

3．在插管皮肤涂外用高效灭菌药物。

4. 留置中心静脉插管保持期为5～7日，不论有无局部或全身感染症状，均需拔除。

5. 如有条件，在输液系统中放置0.22μm终端过滤器，并用输液泵以确保液体均匀滴注，可过滤微生物及微粒。放置中心静脉导管的途径及方法有：①颈外静脉途径，可经皮肤穿刺插管或切开置管。②颈内静脉途径，方法同颈外静脉，但颈内静脉只可结扎一侧。③于锁骨上或锁骨下区行锁骨下静脉穿刺插管。④高位头静脉切开插管。至于经大隐静脉置管，由于股静脉血流缓慢，红细胞及血小板较易发生聚集而成血栓性静脉炎，并易诱发全身性感染，故烧伤病人不宜从大隐静脉插管。

三、营养液的配方

作为肠外营养的氮源，氨基酸制剂为多种氨基酸的混合液，各个氨基酸的量及其相互作用应不致造成不平衡、拮抗与毒性。也有适应不同疾病代谢特点的特殊混合氨基酸注射液，如专用于肝功能不全或肾功能不全的专用氨基酸。烧伤病人目前多应用平衡型的混合氨基酸制剂。此类氨基酸溶液所提供总氮量必须满足营养需要，混合液中需含8种必需和两种半必需氨基酸，各种氨基酸量应符合国际公认模式并提供多种非必需氨基酸。商品结晶氨基酸溶液的浓缩形式为机体内蛋白质合成提供生理比例，可供生物利用的物质，氨基酸液含右必需（40%～50%）和非必需（50%～60%）氨基酸。

烧伤后的血浆氨基酸谱分析表现为氨基酸总量降低，大部分氨基酸浓度下降，包括甘氨酸、脯氨酸、精氨酸、苏氨酸、丝氨酸和谷氨酰胺等生糖氨基酸，支链氨基酸(BCAA)浓度下降最为明显。而苯丙氨酸、谷氨酸呈升高。补充富含支链氨基酸可减轻肌肉蛋白质分解，促进肌肉、肝蛋白质合成，对周围组织供能有节氮作用。

（一）营养素组成配比

肠外营养液所补充的营养物质必须满足机体全部代谢的需要，既要供给充足的能源物质又要供给充足的合成代谢基质来维持和增加体蛋白质，因为病人病情不同，不同阶段病情也不同，所以要根据病人的具体情况调整静脉营养液中的各种营养成分和配比，以期最大程度地满足机体代谢的需要，达到营养治疗的目的。

能量供给：有条件的单位应根据间接测热仪测量结果供给。如无条件实测，可按146.3～168.1kJ（35～45kcal）/（kg·d）计算。宜用双能源：即葡萄糖和脂肪乳剂共同提供能源，葡萄糖供给300～350g/d，输入速度初期应限制在2mg/（kg·min），并缓慢增加速度。每24h增加0.5～lmg/kg，最快不超过5mg/（kg·min）。脂肪乳剂在非蛋白质热量中所占比例以30%左右为好，用量为1.5～2g/（kg·d）。脂肪乳剂可选择浓度为30%的产品。危重、高应激代谢者应选用LCT/MCT混合脂肪乳剂，对代谢更有利。新产品结构脂肪乳剂可提供更有效的能源基质，减少炎症和免疫抑制介质的生成，对减少感染有利。

氨基酸：为主要氮源．0.25～0.35g/（kg·d）

胰岛素与葡萄糖之比为1（u）：5（g）

氮与热量之比1（g）：418～627kJ（100～150kcal）

氮与钾之比为：1（g）：3～6(mmol)

热量与钾之比为4180kJ（1000kcal）：50～100（mmol）

必要时补充磷每日800～1 200mg

电解质根据血生化监测补给。

水溶性和脂溶性维生素及微量元素对长期肠外营养者应注意补充。

（二）全营养混合液（total nutritient admixture, TNA）的配制和应用

1988 年美国肠外营养协会颁布 TNA 统一名称，取代过去三合一（three in one）和全合一（all in one）的名称。其优点：

1．TNA 简化了 TPN 的步骤，减少了输注脂肪乳剂所需要的管道。

2．由于应用高分子材料的大容器输液，输液时也减少了营养液的污染及降低气栓的发生率。

3．TNA 的理化环境不利于细菌生长，因而比单独输注脂肪乳剂减少了潜在的细菌生长的可能性。

4．从营养代谢角度讲，持续输注的方法，可改善脂肪乳剂中长链脂肪酸的氧化，并可能更少的干扰肝的网状内皮系统功能，脂肪作为非蛋白质热量的一部分，可减少与大量输注葡萄糖相关的并发症，特别是对高浓度葡萄糖敏感的病人如糖尿病、严重创伤病人的胰岛素阻抗期，严重感染及多器官功能衰竭病人等。

5．混合、持续、均衡地输注 TNA，使各种营养物质同时输入，有利于机体组织的合成和利用，减少肾丢失。

6．脂肪乳剂、葡萄糖、氨基酸溶液混合后可获得稳定性和临床使用安全性。

7．营养液的混合应用，可降低渗透压，病人较耐受。

四、并发症及其预防措施

肠外营养的并发症大概可分为三类：操作技术并发症、代谢并发症及感染并发症。烧伤病人应用静脉营养时，这三种并发症较多见。

1．操作技术并发症与普外科病人发生相同。

2．代谢并发症：在烧伤病人常见的是糖代谢的紊乱。烧伤初期，胰岛素分泌受抑制，对糖的不耐受性增加，血糖浓度稍高，休克期后胰岛素分泌虽正常，但组织对胰岛素抵抗增加，葡萄糖利用发生障碍，胰高血糖素分泌增加而加重糖异生及糖原分解。在肠外营养时又需应用高浓度葡萄糖及胰岛素。因此，对糖代谢应加强监测，防止发生紊乱并及早处理。糖代谢紊乱可以表现为高血糖、尿糖阳性、渗透性利尿、脱水、酸中毒、非酮性昏迷、电解质紊乱等。因此应严格对病人血糖、尿糖、出入液体量进行监测。如尿糖超过＋＋，血糖达到 12. 2mmol/L（200mg/dl）时应增加胰岛素用量。糖代谢紊乱另一表现为血糖过低，往往发生于胰岛素用量过大。为防止因突然停用静脉营养而发生的低血糖症，停止使用静脉营养应采用逐渐减量、过渡到口服的方式。

烧伤病人在应用空气悬浮床、热风疗法或远红外治疗时，蒸发水大量增加，在进行静脉营养时，特别注意水平衡，在应用不含盐类的水分补充蒸发水丢失时，应同时应用胰岛素，在出现高钠血症时，应及时补充水分。

在酸碱平衡方面，应用静脉营养时，应注意某些氨基酸盐制剂可能导致高氯性酸中毒。低磷血症是烧伤静脉营养中需加以注意并加强监测的。在全静脉营养时，要及早补充磷，同时补钙，以免在补磷的同时发生低钙血症。在较长期静脉营养时，还需注意镁、锌的补充。

3．感染并发症：烧伤病人肠外营养最重要的并发症为导管败血症。导管败血症指烧伤病人应用静脉营养时发生无其他感染病灶可以解释的全身性感染，导管末端及血培养阳性者。按肠外营养要求，中心静脉插管及外周静脉插管均应只用于输注静脉营养液，但事实上难以做到。Pruitt 报道 4 636 例烧伤中发生与导管有关的静脉内感染 193 例，发生率

4.16%。这种腔内感染不仅为局部作用，且为发生菌血症、败血症、血行播散的肺炎、急性心内膜炎或心肌炎，以至全身感染及死亡的原因。贾晓明等报告烧伤面积大于30%行静脉插管的236例中，导管败血症发生14例，发生率为5.93%，死亡者13例，病死率为5.08%。因导管败血症死亡者占同期大于30%烧伤面积死亡病例的20%。由此可见导管败血症为严重烧伤病人的最危险并发症之一。有人甚至认为宁可采用经肠营养以取代静脉营养。

第三节　肠内营养治疗

烧伤肠内营养治疗在重症烧伤疾病应激代谢调控及营养物质供应量、操作技术、监测等方面获得了一定的规律性，现分述如下。

一、肠内营养治疗的指征

1．烧伤面积＞30%。

2．中、重度吸入性损伤。

3．重度化学烧伤及中毒。

4．重度电烧伤。

5．烧伤、创伤复合伤。

6．60岁以上中度烧伤病人。

60岁以上老年人因生理和病理变化导致烧伤愈合慢，而并发症多，肠内营养适应生理变化、管理较肠外营养简便、经济，故适应证宜放宽。

7．有口腔烧伤（尤其是会厌烧伤），其他原因进食困难（如颜面，口周严重烧伤张口困难），或进食不合作者。

凡烧伤面积＞30%，处于高代谢反应的病人，早期急症处理及时，休克期过渡平稳，应在伤后8h内即开始鼻胃或鼻肠管小量滴入营养素进行早期肠内营养治疗。对大面积烧伤或合并吸入性损伤或复合伤病人，早期复苏治疗不平稳，而且又需要多次手术的病人，早期应以肠外营养为主，辅以肠内营养，并创造条件逐步过渡以肠内营养为主的营养治疗。

二、肠内营养素的配方

从临床营养学要求按四方面要素来组合：能量密度、蛋白质含量、营养素的分子复杂性和给予途径，在国内市场能获得的进口及国产产品和烧伤中心医院内配制产品基本分三大类。

1．多聚物配方（polymeric fomulas）含高能量密度的多聚物所含营养素的相对分子质量大，需要肠道有较正常的消化吸收功能。

2．预消化配方（pre-digested）　由一种或多种部分消化的营养素或营养素的化合物组成，其能在消化功能受损情况下吸收、消化。这组配方是把营养素进行预消化，或将营养要素成分在体外组合，如氮源由结晶氨基酸或寡肽，碳水化合物底物由双糖或单糖，脂肪由中链三酰甘油（MCT）和多不饱和脂肪酸，并加入维生素和微量元素组成。国内通称要素膳。

3．标准配方（modulor）　由多种单一营养素或其他化合物组成，但这种配方所含营养素是不完全的，作为一种添加品与前两种联合使用。但添加剂要求严格，应不影响原有营养素中营养成分的质量，而这些添加剂必须达到最佳对原疾病或代谢调理或治疗的作用。这类配方国内通称组件式配方。

此外，可以自行配制混合奶和匀浆食物。

经肠道喂养配方比肠外营养静脉输注配方的要求虽然较简便些，但危重病人耐受差异性，疾病之间差异性及喂养方式、操作等等都与肠外营养制剂的要求一样，需要在每个烧伤中心建立医、护、技三结合的营养治疗小组，否则仍难达到配方设计要求。

三、肠道喂养方法

（一）方式

喂养方式分两大类：口服摄入和管饲营养（鼻胃管、鼻十二指肠管、胃造瘘及空肠造瘘）。对烧伤危重病人因常伴有胃肠道功能障碍即急性胃黏膜损害和急性肠功能障碍，均以管饲为主，并以鼻十二指肠管方式为主。

（二）喂养方法

1. 一次性注入（bolus feeding）：用注射器将配好营养液每次 10 ～ 15rain 注入，但易发生恶心、呕吐、腹痛甚至造成误吸。这只适应轻症，病人神志清且合作者。

2. 间歇性喂养（intermittent feeding）：分次通过输液袋重力滴注，每次半小时，间隔 3 ～ 4h 一次，分次滴注。这种方式并发症比一次性注入少，但这两种方法仅适用于置鼻胃管者。

3. 连续输注（continuous feeding）：通过输液泵 24h 连续泵入，此法安全性好，适用于鼻肠置管者。

4. 循环输注（cyclic feeding）；通过输液泵集中一段时间泵人，这方法是连续法的改进，适应于白天需进行其他治疗或能下地活动的病人，把配制液安排在夜间泵入。

（三）肠道喂养监测与护理

全部要求按烧伤病人的肠外营养治疗要求进行。应注意：

①胃肠道耐受情况，有无腹胀、腹泻等。

②如病情许可应将翻身床头抬高 30° 。

③每日按医嘱配制营养液应保存在 4℃冰箱中。每次输入要注意，如室温过高，配制液不应超过 6h；如室温过低，输入液管道应加保温措施，以减少胃肠道反应。

④每次注完营养液后用少量温开水冲洗胃管，反折胃管外口，用干净纱布包扎。

⑤长期留置胃管时，注意胃管压迫鼻翼部位有无感染坏死：每周更换胃管 1 次，做好鼻腔清洁护理。

四、肠内营养治疗原则

1. 休克期：烧伤后 1 ～ 2 天，可置（螺旋形）鼻肠管，经肠内营养输液泵持续给予少量肠内营养液，保护胃肠结构和功能。

2. 感染期：肠内营养液输入应逐渐增加用量，大约一周后，胃肠道功能基本康复。

3. 恢复期：当病人经口进食不能完全满足营养素的需要情况下，可采用经口与管饲混合的营养支持。采用经口营养或要素膳仍不能满足蛋白质和热能的需要时，可同时采用周围静脉营养。

（薛梅）

第二十二章 肿 瘤

恶性肿瘤病人中营养不良的发生率相当高。营养不良者的预后明显差于营养良好者，营养不良至后期常表现为恶病质。肿瘤病人出现营养不良和恶病质的原因和机制颇为复杂，有肿瘤本身的原因和来自抗肿瘤治疗的相关因素。肿瘤病人营养治疗的目的不同于良性疾病时的营养不良，其效果评价所涉及的因素更是错综复杂，更何况肿瘤病人应用营养治疗还涉及是否促进肿瘤生长和与各种抗肿瘤治疗的关系。因此，并非所有肿瘤病人都能从营养治疗中获益，应当针对不同个体提供合适的营养治疗。

第一节 肿瘤恶病质

荷瘤体的营养状况与肿瘤类型、部位、大小、分期等有关。非消化道肿瘤或早期肿瘤对荷瘤体营养状态的影响要小于消化道和中晚期肿瘤。随着肿瘤负荷的增加，出现一组以脂肪组织和瘦体组织丢失为特征的进行性营养状态恶化的症候群，称为癌性恶病质。其表现为：厌食、进行性体重下降、贫血、低蛋白血症、乳酸血症和高脂血症等。癌性恶病质在某些肿瘤病人中的发生率较高，且较严重。在诸多种类的肿瘤中，最易发生恶病质的是胃癌病人，约占癌性恶病质病人的45%。

一、厌食

厌食可见于各种肿瘤病人中，更成为众多肿瘤病人的共同主诉。有33%～75%的肿瘤病人有厌食表现，其中，进展期肿瘤病人约占80%；胃癌病人诉有厌食的约占60%。引起厌食的原因有多方面：①肿瘤的局部作用：消化道肿瘤常致胃肠道不适，摄食量减少，尤其见于消化道梗阻的病人。咽喉部和食管肿瘤病人因部分梗阻引起吞咽困难和疼痛，胃癌病人因胃容量缩小或肠癌和其他腹部肿块引起部分或完全性消化道梗阻，导致饱胀、呕吐等消化不良和营养物质吸收障碍。②味觉改变：有些肿瘤病人表现为甜阈值增高，酸和咸阈值下降；也有的肿瘤病人伴有微量元素，如锌的缺乏。③体内乳酸水平升高：荷瘤状态下，体内乳酸循环增加，当肿瘤广泛累及肝时，致肝功能受损，葡萄糖无氧酵解产生的乳酸堆积或清除率下降，继发恶心和厌食。④神经内分泌因素：控制食欲的神经内分泌中枢位于下丘脑侧部，某些因素能改变对此区域的输入性和输出性刺激。⑤化学药物作用于中枢化学受体诱导区或局部胃肠道，产生黏膜炎、舌炎、咽炎和恶心、呕吐，最终影响食欲。⑥心理因素：对肿瘤的恐惧、焦虑、无望感和癌性疼痛等使病人的食欲受到抑制。

二、细胞因子

细胞因子可能是导致癌性恶病质时病理生理改变的主要效应分子。细胞因子系某些被激活细胞产生的多肽物质，通过影响细胞增生、分化、代谢和活化，提供细胞间的小范围“交流”。个别细胞因子能诱导、激活血细胞中的其他细胞因子，共同参与荷瘤状态下的代谢改变。这一系列细胞因子作用于脑组织，可引起厌食；作用于脂肪组织，将减少脂肪合成和增加分解；作用于周围肌肉，可减少蛋白质合成和增加分解；作用于肝，则增加葡萄糖生成和急性相反应物质的合成。

最具代表性的细胞因子之一是肿瘤坏死因子（tumor necrisis factor，TNF）。该因子又称恶病素（cachectin），来自巨噬细胞，为一种相对分子质量为 17 000 大小的三维蛋白质。已有实验证实，无论在体内或体外，当巨噬细胞暴露于脂多糖时，即可产生大量 TNF。但也有学者认为，静止的吞噬细胞并不分泌 TNF，往往是在被某种因素激活后，TNF 才自巨噬细胞内被迅速、有效地释放人血循环，与广泛分布于机体组织的、有高度亲和力的浆膜受体结合，达到抑制和促进某些基因的转录，从而改变靶细胞的结构特征和代谢过程。如 TNF 可刺激肌肉蛋 F1 质分解，通过抑制脂蛋白脂酶转录而导致高三酰甘油血症和脂肪丢失。除 TNF 外，研究较多的与肿瘤有关的细胞因子还包括 IL -1、IL -6 和 γ - 干扰素，这些因子常属多效性因子。

癌性恶病质为多因素而非单因素介导。肿瘤可产生多种活性肽或糖蛋白，刺激宿主免疫细胞诱导产生其他细胞因子。其中部分肽类具有选择性刺激肿瘤细胞生长的能力，而部分则可能是介导代谢异常引发恶病质的原因。

三、能量消耗异常

肿瘤的存在可改变宿主静息能量消耗（REE）。荷瘤状态下的能量消耗完全不同于慢性饥饿时。慢性饥饿状态下，机体为适应生存需要，通过降低基础代谢率以保存机体组分。而肿瘤状态下，由于多种因素的参与，短期内可促使营养物质向肝转移，促进合成，以维持急性相应答反应；长此以往则导致碳水化合物、脂肪和蛋白质代谢异常。

恶病质时，机体组成发生变化，细胞外液和总体钾含量减少。蛋白质代谢异常，包括肌肉蛋白质合成减少，消耗增加，血浆氨基酸谱异常，负氮平衡。内源性氮的丢失首先表现在骨骼肌部分，因为肌肉占总体氮的 45% 和总体钾的 85%，有一定的“缓冲”能力。其后，才是内脏蛋白，如循环蛋白质的耗竭。随着疾病的进展，总体蛋白质更新率增加，肌肉蛋白质合成和分解率亦增加，但以分解率的增加更为明显。不同类型肿瘤病人中，总体蛋白质更新率增加的幅度不一致，如小细胞肉瘤病人的蛋白质更新约增加 50% 以上，肺癌和结直肠癌病人增加 50% ～ 70%，但也有些肿瘤病人的蛋白质更新率处于正常状态。有人比较了处于饥饿（10d）状态的营养不良的肿瘤病人与营养不良的良性疾病者和健康者的总体蛋白质更新率，发现肿瘤病人较之后两组分别高出 32% 和 35%，提示肿瘤病人伴营养不良时总体蛋白质更新率增加。利用亮氨酸稳定核素标记示踪测定方法，比较另一组维持正常体重的良性疾病者与无体重丢失的肿瘤病人的总体蛋白质合成、总体蛋白质分解和净蛋白质分解率，各组之间未见明显差异。但体重丢失≥ 15% 的癌性恶病质病人的总体蛋白质分解率明显上升，净蛋白质分解率也上升。虽然总体蛋白质合成率同步上升，但幅度很小，仅骨骼肌内、肝内蛋白质和清蛋白的合成率相对高些。表明癌性恶病质病人的蛋白质大量丢失是总体蛋白质分解率增加的结果，而总体蛋白质合成率的小幅度增加根本不足以代偿该丢失速度。

四、激素与神经递质

正常状态下，神经递质，如血清素、去甲肾上腺素和阿片制剂可影响摄食和饮食的选择，当中枢神经系统的血清素活性增高时即成为厌食的原因。

与肿瘤代谢异常有关的激素包括胃泌素、血管活性肠肽、血清素、胰高糖素、胰岛素、抗利尿激素、甲状旁腺素及其类似物、生长激素、生长抑素等。

高钙血症是癌症病人最常见的代谢异常表现之一。乳癌、鳞癌、膀胱癌和肾癌、多发性骨髓瘤、淋巴瘤病人出现高钙血症者有 20% ～ 40%。常见症状为恶心、厌食、乏力、尿量过多、血压上升、嗜睡、意识模糊、木僵，甚至昏迷。导致高钙血症的主要机制为：①局部溶骨增强。与乳房癌、多发性骨髓瘤、淋巴瘤和白血病有关的破骨细胞激活因子，主要是 TNF-β（淋巴毒素）；其次，还可能与某些肿瘤细胞刺激生成的骨吸收细胞因子，TNF-α 和 IL-1 及变异的生长因子有关。②骨转移的实体瘤（乳癌、肺癌、胰腺癌）引起散在的破骨性和溶骨性病变。③由非转移性乳癌、肺癌、肾癌、胰癌和淋巴瘤分泌的甲状旁腺素样肽的作用。淋巴瘤病人的高钙血症又与血循环中 1，25-$(OH)_2$-D_3 水平升高有关。库欣（Cushing）综合征与各型肺癌、类癌和腺癌产生 ACTH 有关；异常的抗利尿激素综合征与肺癌和结肠癌有关。胰岛细胞瘤产生胰岛素，再加上正常细胞分泌的胰岛素，可引起严重低血糖。已发现曾发生低血糖现象的各类癌症病人中，约 21% 为原发性肝癌，还有一部分为胃和结肠腺癌。低血糖的发生可能与由肝合成的促生长因子的类胰岛素作用有关。许多神经内分泌肿瘤分泌的激素含有阿片样肽。如分泌血清素的肿瘤可引起严重腹泻（类癌综合征）；卓一埃综合征与胰腺肿瘤分泌的胃泌素有关，后者的大量分泌降低了肠内 pH 而抑制胰酯酶功能和损害肠上皮细胞，导致脂肪泻。而血管活性肠肽瘤与 Vemer-Morrison 综合征时的钾离子和液体的丢失有关。

第二节　营养治疗对营养状态的影响

恶性肿瘤病人继厌食后，逐渐出现无意识的体重下降，直至明显营养不良和恶病质。无体重下降者的生存率明显优于体重下降者。伴有营养不良和免疫功能减退时，术后并发症发生率和病死率均上升。因此，对多数需手术治疗而又伴有营养不良的肿瘤病人而言，围手术期营养治疗显得尤为必要。而对于应用化学药物或放射作为治疗手段的、伴营养不良或不能正常摄食的肿瘤病人，营养治疗同样必要，关键是营养治疗对这些病人是否有效。对肿瘤病人而言，荷瘤状态与去瘤状态下的营养治疗效果截然不同。评价营养治疗是否有效主要涉及宿主营养状况、生活质量的改善和对预后的影响。

一、营养治疗对改善宿主营养状况的意义

评价营养状况的指标包括两大部分：人体测量指标和实验室指标。

人体测量指标中以体重的变化最具有意义，临床经验提示，若在抗肿瘤治疗合并营养治疗后，凡体重获得增加者，预后较理想。

实验室指标主要包括蛋白质代谢和免疫系统功能的改变。

营养治疗效果除与宿主原先营养不良程度有关外，与营养配方中某些特殊营养素或底物的应用也有一定关系。

二、营养治疗对改善免疫功能的作用

免疫监视在肿瘤的发生、发展和转归中具有相当重要的意义。现已公认细胞免疫是机体抵御恶性肿瘤的整个免疫监视系统中的主要功能部分。其中，自然杀伤细胞（NK 细胞）约占周围淋巴细胞库的 5% ～ 10%。人类 NK 细 胞介导的细胞毒在体外具有溶解多种肿瘤细胞

的功能，从而成为机体防御肿瘤生长、发展的第一道防线。淋巴因子激活的杀伤细胞（LAK 细胞）系由 T 淋巴细胞在白介素 -2（IL-2）的刺激下转化而来，具有非特异性杀伤肿瘤细胞的功能，并对部分能抵抗 NK 的肿瘤细胞亦具有细胞毒作用；此外，还有 T 细胞亚群等，在免疫防御中均举足轻重。

有研究报道，术后早期经肠内途径给予的营养配方中添加免疫营养物质能增强宿主防御能力，并改善预后。

第三节　肿瘤病人的营养治疗

住院的恶性肿瘤病人多为进展期，人院时往往存在不等程度的营养障碍或不良，这种状态将直接影响整个治疗过程。然而，对所有这些慢性消耗性疾病病人而言，不可能、也不应指望在短期内达到机体各组成部分的明显恢复。因此，有些急需要处理的问题就不能等待或延迟至营养不良纠正以后，如急性和慢性维生素和矿物质的缺乏、贫血、水、电解质失衡等应在短期内快速予以纠正，以降低对生命的威胁程度；而营养不良的改善和纠正则是一个相对长而慢的过程。

一、营养治疗的基本对象

营养不良降低病人的生活质量，不利于原发病的治疗·甚至影响预后，已成共识。因此，营养不良是每个临床医生所必须面对和重视的问题。

临床上将恶性肿瘤粗略分为早期、进展期和晚期。不同部位，不同临床分期的肿瘤所引起的病理生理改变、临床营养状况亦不同。消化道肿瘤病人营养不良的发生率高于非消化道肿瘤病人；上消化道肿瘤病人的发生率又高于下消化道肿瘤病人；早期肿瘤病人基本无明显营养不良的发生，进展期肿瘤病人营养不良的发生率要高于早期病人，而晚期病人则多数出现营养不良。故肿瘤病人营养治疗的实施，应视肿瘤分期等具体情况而定。

（一）早期肿瘤病人

恶性肿瘤处于早期时，肿瘤负荷较小，对局部产生的影响亦小；肿瘤所致的代谢异常程度相对较轻，还未及干扰整个机体，全身营养状况尚属正常；病人具备对各种抗肿瘤治疗的耐受力，预后较好，这部分病人只要能维持基本正常的饮食摄入，一般无需提供额外的营养治疗。

（二）进展期肿瘤病人

随着肿瘤的进展，由肿瘤所带来的局部和全身性影响越来越显著；局部压迫症状，如疼痛、消化道梗阻；全身症状，如厌食、消瘦、贫血、血浆蛋白质水平下降和免疫功能低下等，体重丢失程度为 10% 左右。这部分病人的肿瘤尚属可切除或治愈范围，但往往因营养不良而使其对手术或其他抗肿瘤治疗的耐受性下降，极有可能发生术后并发症，并因此而影响抗肿瘤治疗的整体效果。因此，进展期肿瘤病人若伴有营养不良或属于并发症高危对象时，应当及时、合理有效地提供营养治疗。而且，多数学者和临床医生认为对这部分病人的营养治疗是有积极意义的。

（三）晚期（终末期）肿瘤病人

晚期肿瘤病人多因肿瘤导致的消化道梗阻和癌性恶病质，常无法经口饮食或仅少量摄入，全身情况极差，往往失去手术机会和治愈的可能，对这些病人有否必要提供积极的营养治疗是有争议的。从临床角度分析，此时的营养治疗只是一个暂时性的“救命”方法，其意义仅仅是从非常小的程度减慢病人营养状况的进一步恶化，却不能达到纠正营养不良的目的，对其病程发展和最终预后的改善无济于事。从伦理学角度分析，给予终末期病人营养治疗可短暂地提高病人的生活质量，如同其他病人一样得到了同等对待和处理，获得心理安慰。

二、与肿瘤综合治疗有关的问题

现今，恶性肿瘤的治疗多采用综合性措施，包括手术、放射治疗、化学药物治疗和免疫治疗。因肿瘤类型和部位的差别，不同的治疗方法，对肿瘤周围组织、器官和营养状况造成的影响亦不同（表 22-3-1），只有按每个个体所存在的营养问题区别处理，才能达到预期效果。

表 22-3-1 与肿瘤治疗有关的营养问题

治疗问题	有关营养问题
I 手术治疗	
1. 口、咽部癌根治术	咀嚼和吞咽困难
2. 食管癌根治术	继发于迷走神经切断术后的胃潴留，胃酸过少，脂肪泻或腹泻，早期饱食感，反流
3. 胃癌切除术（胃次全或全切除）	倾倒综合征，消化吸收不良，胃酸、内因子和 R 蛋白缺乏，低血糖，早期饱食感
4. 肠癌切除术	
(1) 空肠切除	多种营养物质吸收率下降
(2) 回肠切除	维生素 B_{12} 缺乏，脂溶性维生素吸收不良，胆盐丢失，脂肪吸收不良，伴腹泻或脂肪泻，高草酸盐尿和肾结石，钙和镁缺乏
(3) 广泛肠切除	威胁生命的营养物质吸收不良，营养不良，代谢性酸中毒，脱水
(4) 回肠造口术和结肠造口术	水、电解质失衡
II 药物治疗	
1. 糖皮质激素	液体和电解质问题，氯和钙的丢失·高血糖
2. 类性激素	液体潴留，恶心
3. 细胞毒性化学药物	恶心、呕吐、腹泻，骨髓抑制
4. 免疫治疗	
(1) 肿瘤坏死因子	液体潴留，低血压，恶心、呕吐、腹泻
(2) 白介素 -2	低血压，液体潴留，氮质血症
(3) 干扰素	厌食、恶心、呕吐、腹泻，氮质血症
III 放射治疗	
1. 口、咽部放疗	味觉受破坏、口干、吞咽疼痛、牙齿脱落
2. 颈部下段和纵隔放射治疗	吞咽困难、食管炎、食管纤维化变、狭窄
3. 腹部和盆腔放射治疗	急、慢性肠炎，吸收不良，腹泻，肠腔狭窄，梗阻，瘘

三、营养治疗的原则

营养治疗的方式分为肠内和肠外营养。胃肠道途径许可时，当首选肠内营养治疗。若因局部病变或治疗限制不能利用胃肠道时，考虑肠外营养治疗。营养治疗的适宜时间包括围手术期和其他抗肿瘤治疗时。术前肠内营养治疗可经鼻胃管或经纤维内镜作胃或空肠造瘘提供，估计术后需较长时间禁食或1周内不能恢复正常饮食的病人，可在术时预先作胃或空肠造瘘，术后早期（术后12～48h内）给予肠内营养治疗，亦可在术后第一、二日（内环境稳定后）开始肠外营养治疗。

营养治疗的有效性往往与治疗对象的选择、治疗是否及时等诸多因素有关。因此，在临床实施过程中，应把握以下准则。

1．早期评价病人的营养状况和免疫功能

此举有利于可能出现营养不良的高危病人，这些病人应在整个抗肿瘤治疗过程中接受营养治疗并定期评价治疗效果，避免待并发症出现后才考虑应用营养治疗的现象。

2．伴轻至中度厌食和味觉改变的病人

在较长期的治疗过程中，均应根据病人对食物的喜好与否制定食谱，需肠内营养治疗者，营养液内可加入病人乐意接受的调味剂，以增加摄入和控制体重的进行性下降。

3．胃肠道功能明显减弱或伴白细胞减少的易感染病人也是营养治疗的指征。

4．肿瘤病人的肠内和肠外营养配方基本同非癌症的营养不良病人但不能忽略各种抗肿瘤治疗所引起的问题，包括各器官功能状态。

5．体重丢失＜5%或无体重丢失但需接受大手术的病人。

术后常规补液和补充电解质。除非出现严重并发症或7～10日内肠功能不能恢复，才考虑肠外营养治疗。体重丢失达15%～20%者，继发于营养不良的并发症危险性显著增加，应给予围手术期肠内或肠外营养治疗。

6．味觉改变：味觉改变的产生原因包括癌瘤增大、化疗药物的作用、放射线对味蕾的破坏及缺乏微量元素锌等。很多癌症患者对甜味和酸味的感觉减弱，苦味较为敏感，对咸淡的感觉因人而异。

避免味觉改变可试用糖或柠檬以增强甜味和酸味，选用香菇、洋葱等味道独特的食物。尽量不吃或少吃苦瓜、芥菜等苦味重的食物，并根据患者对咸淡的感觉调节食盐的用量。

7．食欲减退常在癌症发病初期即表现出来。其原因包括癌瘤增大、毒素产生、化疗药物及放射线的作用等。患者的食欲可大为减退，导致进食量锐减，有的仅达到发病前的1/3甚至更少。

避免食欲减退应强调少量多餐，每日进餐次数不限，鼓励患者进食，想吃时就吃，并尽量多吃。若在进餐过程中感觉疲倦或不适，可休息片刻后再进食。尽量满足患者对食物及烹调方法的要求并不断变换花样，特别注意色、香、味、形的搭配。

伴有严重厌食，但不再作进一步抗肿瘤治疗者若胃肠功能存在，可提供家庭肠内营养治疗，以期改善生活质量。

8．恶心呕吐：恶心呕吐主要因放疗、化疗引起。

避免恶心呕吐应注意在放疗或化疗前两个小时内不宜进食。食物需清淡而避免过甜或油腻，特别不能摄食油炸、油煎的食物及奶油类食物，不要一次大量摄入饮料。冷和热的食物不可同时摄入，以避免对胃肠的刺激。

9. 口腔溃疡：口腔溃疡主要因放疗、化疗引起，亦可因癌瘤本身及病毒感染引起。患者可因口腔溃疡导致不能摄食和咀嚼。

避免口腔溃疡宜采用液体肠内营养制剂，可口服，也可管饲，辅助以少量新鲜果汁以促消化。采用少量多餐的原则，并注意进食肠内营养制剂的“三度”以减少进食后的不耐受反应：

①温度：与皮肤温度相似即可。

②速度：每次口服或管饲不宜超过 200ml，速度不宜过快。

③浓度：不宜超过 25%，一般可按肠内制剂上的说明配置，粉剂的肠内制剂与兑水的体积比例一般为 1：4 至 1：6。

10. 对有持续肠梗阻或严重胃肠功能障碍，不能应用肠内营养及各种治疗措施均无效的病人应当明确告知病人或其家属：TPN 无助于控制或缓解病情、TPN 有潜在并发症及相当的经济费用，但平均生存期一般＜ 3 个月。对这些病人，常因不得已而应用家庭肠外营养治疗。

11. 因手术、放疗或化疗等综合治疗所引起的消化功能不全，但无残存肿瘤的病人应用营养治疗的意义完全不同于上述病人，此类病人通过适当的肠内或肠外营养治疗能改善生活质量和有助于延长生存期。

四、部分肿瘤的治疗特点及其建议

（一）头颈部肿瘤

头颈部肿瘤病人除肿瘤引起的梗阻使摄食量减少外，部分病人可能还有饮酒和吸烟史，使之在治疗前处于营养缺乏状态。

放疗使病人的味觉丧失，唾液腺被破坏，常口干舌燥。因放疗部位的关系，可出现牙齿松动或脱落、牙关紧闭和某些神经受损。放疗的这些负面影响将是长期的。手术可能增加咀嚼和吞咽困难的程度。

营养治疗建议：对人院时已存在严重营养不良的病人，应早期作营养干预。若病人能吞咽，经口摄入流质营养液，或经鼻饲管喂养。若需较长期管饲者，最好采用胃造瘘途径提供营养物质。易反流或误吸危险性较大的病人，则宜经空肠造瘘提供营养液，并用输液泵维持缓慢滴注。上述途径有困难者，才考虑应用肠外营养治疗方式。

（二）食管癌

食管癌在治疗前常有部分或完全梗阻症状，因进行性吞咽困难而使摄食量下降；癌肿溃破血管可出血；食管下段和纵隔的放射治疗可引起放射性食管炎，虽然部分病人的食管炎在治疗结束后逐渐消退，但部分病人可发展到纤维化，导致食管狭窄。手术治疗多为包括双侧迷走神经切断的食管切除、近端胃部分切除和食管胃吻合术。由于手术切除范围较大、张力高等因素可能发生吻合口瘘。早期饱食感、食物反流、胃排空延缓、腹泻等往往是手术后的常见问题。

营养治疗建议：当体重下降＞ 10% 时往往影响预后。对这些病人应注重提供足够的营养物质。部分梗阻但无反流的病人，可经口提供含完整营养素的全量肠内营养，有助于预防营养不良的发生或减轻营养不良的程度。当存在严重厌食时，可经管饲方式提供营养物质。若因喂养的方式、原发病引起的恶心、疼痛或其他综合因素使摄入量不能满足机体代谢需要时，可考虑肠外营养治疗。食管切除术后的病人，若经口饮食，应少食多餐，以避免早期饱食感和反流。食物应含高碳水化合物、足够蛋白质和脂肪。一旦脂肪泻次数较多，伴腹部不适等，用 MCT 替代 LCT，可能有帮助。放疗后或术后出现食管或吻合口狭窄者，暂时需经口或管饲提供肠内营养治疗，直至狭窄解除才能恢复普通饮食。术后若较长时期不能恢复正常摄食或经管饲获得足够营养物质时，应提供肠外营养治疗。

（三）胃癌

胃癌的主要治疗手段为手术，包括根治性胃大部分或全胃切除，再行胃空肠吻合或食管一空肠吻合术。根据胃切除及周围脏器切除范围、个体的适应性反应和术后护理的差异，对术后病人生理和营养方面的影响结果迥异。

胃次全切除或全胃切除术后病人的生理、营养问题有别于食管一胃部分切除术病人。前者易发生倾倒综合征，约占胃空肠吻合术病人的 50% 左右，只是严重程度各异。倾倒综合征除与手术、胃肠道的重建有关外，还取决于术后摄入的食物类型、数量和个体的反应差异。常见的症状和体征发生于摄食后 15 ～ 30min，有血管舒缩表现：出汗、虚弱、晕厥；还有胃肠道症状：腹胀、肠痉挛和腹泻。另一组症状可发生在餐后 2h 左右，以出汗、心动过速和晕厥为特点，亦可出现精神紊乱。该组症状与儿茶酚胺释放有关，还因高浓度的含糖液态食物快速进入小肠上段，引起胰岛素大量分泌而产生的低血糖反应。胃手术后，除倾倒综合征外，还易发生脂肪吸收不良，脂溶性维生素、铁、钙缺乏；因胃酸减少，影响食物消化、吸收。

营养治疗建议：术前已存在明显体重下降、严重贫血、低蛋白血症或免疫防御能力低下或营养不良的病人，应视为可能发生并发症的高危病人，应积极提供营养治疗。包括管饲和肠外营养治疗。若能经口饮食或管饲者，当首选营养成分完整的半流质或流质肠内营养。若有呕吐、厌食或幽门梗阻，可考虑提供围手术期肠外营养治疗，或术前肠外、术后早期经空肠造瘘肠内营养治疗。

倾倒综合征的治疗除药物外，主要经饮食调理。进餐时应限制食物的液体量和碳水化合物量，饮食应含高蛋白质、适当的脂肪和碳水化合物，葡萄糖含量不能过高；少食多餐，每日约分为 6 餐。果胶衍生物可延长胃排空时间，减少倾倒综合征发生。胃切除后，因脂肪泻导致脂肪吸收不良者占 20% ～ 25%。饮食中的部分 LCT 以 MCT 替代有助减轻脂肪泻。由于缺乏胃酸、内因子和 R 蛋白，补充足量的铁、水溶性和脂溶性维生素可防治维生素、矿物质缺乏和贫血。

胃切除术后病人多有乳类不耐受症状，如腹胀、腹泻。若长期不进食乳类食品，且又不服用钙剂，可出现缺钙症状。此类病人可经常少量饮乳或饮用去乳糖或用乳糖酶处理过的乳制品，也可饮用容易耐受的酸乳。若上述方法无效，应摄入溶解性好、易吸收的钙盐，每日约 600 ～ 1 000mg，分次服用，以达到防止缺钙的目的。

体重下降是胃切除术后病人的常见现象，除吸收不良外，主要归咎于摄食不佳。其他原因有：与心情压抑有关的厌食，进食后的“倾倒”，令病人害怕进食；引起食后不适的输入襻综合征，胆汁反流所致的食管炎、残胃炎，放疗或药物治疗的消化道反应等。若经调整饮食方案仍不能保证足够摄食量及维持体重时，推荐管饲饮食，应用输液泵控制，缓慢滴注，以保证营养物的完整、足量摄入。

（四）胰腺癌

胰腺癌病人多诉有厌食、恶心、呕吐、腹痛和体重下降。十二指肠梗阻致恶心、呕吐；加之胆道、胰管梗阻，引起消化酶和胆汁缺乏，结果是厌食、消化吸收不良、进行性体重下降；胆盐缺乏减少了维生素的吸收，使血浆中依赖于维生素 K 的凝血因子水平下降。胰腺癌病人中糖尿病的发生率取决于肿瘤部位，有明显糖尿病者有 10% ～ 12%，10% ～ 35% 为无症状糖尿或高血糖。全胰切除后，可有外分泌和内分泌功能的双重减退。施行胰十二指肠切除术的病人糖耐量下降，同时伴有胰岛素分泌相对不足。胰腺癌手术后，脂肪吸收不良的发生率达 27% ～ 50%；临床多见厌食、严重吸收不良和腹泻同时存在的现象。

营养治疗建议：胰腺癌病人于手术前已有严重营养不良时，应提供肠内或肠外营养治疗，以提高机体对手术的耐受力。作全胰切除术者，术后可继续提供肠外营养，再逐步过渡至肠内营养治疗。胰十二指肠切除术后伴有中至重度消化、吸收不良者，应补充胰酶制剂。在缺乏胰酶和胆盐的情况下，应注意肠内营养配方的组成，配方中的脂肪酸以 MCT 较之 LCT 更易被吸收。胰功能不全病人的肠内配方中的碳水化合物以葡萄糖寡糖为宜，因为短链葡萄糖多聚体能被肠刷状缘中的蔗糖酶。糊精酶水解为葡萄糖而吸收。

（五）结肠癌

右半结肠癌有贫血、体重下降的全身性症状。右半结肠加回盲瓣和部分末端回肠切除术后可出现水样腹泻，部分原因为进入结肠的胆盐量增加和回盲瓣失却。这些病人每日丢失大量的水和钠、钾离子。当钠摄入不足时，出现“低钠性”利尿，此类利尿同时伴有强制性回肠内钠的丢失，易致病人发生严重水和盐缺乏。即使多数病人能适应，但亦将经历胃肠炎、麻痹性肠梗阻，或长期大量出汗所致的额外丢失和脱水。

营养治疗建议：相对上消化道癌病人而言，结直肠癌病人中严重营养不良的发生率较低。术前需肠外营养治疗的病人不多。但术后，尤其右半结肠切除术后易出现的水、钠、钾丢失应予重视并积极处理。术前已存在营养不良时，应提供围手术期肠内、外营养治疗，如术后短期应用可经鼻胃管或术时作胃造瘘，以便术后提供肠内营养治疗。

第四节　营养治疗的若干问题

肿瘤病人的营养治疗，不是通常意义的、简单的营养治疗，还涉及许多与营养治疗有关的问题，如厌食的处理、营养治疗的效果、与肿瘤生长的关系和费用效益等问题。

一、厌食

临床上，外科医生或肿瘤学专家关心的大多是如何控制症状，提高肿瘤病人的生存率，营养师感兴趣的却是如何改善营养状况。事实上，肿瘤病人需要摆脱和解决的不仅仅是这些问题，还包括一系列其他可变因素，如厌食、生理和心理状态、生活质量和社会功能等，其中厌食更是众多肿瘤病人的共同问题，尤其胃癌病人。但在以往的诸多研究中，厌食的处理并未成为营养治疗和肿瘤治疗中的一部分；直至近年的一些报道强调厌食不但是导致癌性饥饿的重要因素，也是引起病人诸多不适感觉的原因之一。

利用药物逆转癌性厌食有两个目的：去除症状和改善营养状态。短期应用皮质类固醇对进展期肿瘤病人具有改善食欲的作用，但长期应用将增加副作用，包括虚弱、肌肉消耗、液体潴留、胃肠道不适、低血钾和高血糖等。

二、营养治疗与肿瘤生长的关系

营养治疗是否促进肿瘤生长，是对肿瘤病人应用营养治疗所涉及的颇多争议的核心问题之一。从 TPN 的发展史看，当初将 TPN 应用于肿瘤病人的出发点是因为部分肿瘤病人不能正常饮食或难以耐受各类肠内营养制剂，以致因营养不良而不能接受完整的抗肿瘤治疗。故最初应用 TPN 的目的仅为改善病人营养状况，支持病人安全渡过手术关或能耐受其他抗肿瘤治疗。数十年来，营养治疗对于营养不良的肿瘤病人的正性作用已得到认同，但是，出于对营养治疗潜在性刺激肿瘤生长的顾虑又使临床医生对营养治疗的应用处于进退两难之地。

尽管缺乏临床肿瘤病人接受营养治疗后肿瘤生长加速或转移的直接证据，但对于营养治疗与肿瘤生长间的关系仍有待在细胞周期调节机制上作更为科学、深入的研究分析。

（薛岚　刘扬）

第二十三章　获得性免疫缺陷综合征

获得性免疫缺陷综合征（AIDS；或称艾滋病）是由人类免疫缺陷病毒（HIV）引起的感染。在整个病程中，患者最突出的一个表现就是体重进行性下降和营养不良，体重下降可发生在HIV感染全过程并与疾病的进程明显相关，部分患者死于严重营养不良。因此合理的营养治疗对纠正AIDS患者的营养状况、改善病人的生活质量、抵御感染的能力均有明显的作用。而且部分营养素还能提高机体的免疫能力，减缓临床AIDS期的到来，推迟抗反转录病毒治疗的时间，从而减少这种治疗给病人带来的很多不良反应。

食品和农业组织（FAO）、世界卫生组织（WHO）2003年在一份HIV/AIDS治疗指南中提出：平衡饮食通过支持免疫系统，提高患者体内的能量水平，有助于提高患者对HIV/AIDS的抵御能力，通过维持体重，有助于药物治疗，预防营养不良。营养治疗虽然不能替代抗反转录病毒治疗，但是可以增强患者的免疫力，推迟抗反转录病毒治疗的时间，而且营养治疗比较廉价、方便，因此可以合理分配卫生资源，使得有治疗指征的患者得到有效的抗反转录病毒治疗。HIV感染可损害体内多种免疫细胞，造成机体免疫功能损害。

第一节　急性HIV感染者和无症状HIV感染者的营养支持

一、代谢改变

原发性HIV感染通常没有任何临床症状，或表现为一过性的发热等流感样症状，但也可以表现为急性HIV综合征，具体表现为传染性单核细胞增多症样疾病、急性神经系统疾病等。发病一般在感染疾病后的2～3周，产生抗病毒的抗体之前。在无症状的HIV感染者，营养不良主要表现在免疫系统功能低下，淋巴细胞数量下降，细胞免疫能力低下，自然杀伤细胞功能障碍，补体活性下降及免疫球蛋白水平降低，细胞吞噬能力抑制等。HIV每天都摧毁大量的免疫细胞，而骨髓则通过加速生成新的细胞来加以补偿。但是，新细胞的补充速度总赶不上细胞损失的速度。感染者的无症状期持续的时间可长可短，少则为2年，多的可达20年，其长短与感染途径密切相关。一般情况下，经血感染者（主要为非法采血与共用注射器）为4～5年，性交感染一般为11～13年。如果一个感染者的无症状期能达到13年，就可以被称为长期生存者了。

二、营养支持的作用

无症状HIV感染期，患者体内HIV对CD4细胞的破坏与体内骨髓产生CD4细胞基本保持平衡。如果这种平衡被打破，即HIV对CD4细胞的破坏速度大于体内骨髓细胞产生速度，患者就会加速进入AIDS期，继发各种机会性感染、恶性肿瘤、中枢神经系统疾病，导致死亡。不同的营养素对机体的免疫系统有不同的影响。

1．蛋白质与氨基酸　有关蛋白质和氨基酸对机体免疫系统影响的研究报道比较少，但是目前的研究证明必需氨基酸的缺乏会损害体液免疫反应，大多数氨基酸缺乏引起的体液免疫抑制显然比细胞免疫抑制严重，而氨基酸的不平衡也能损伤免疫反应。

2. 维生素　维生素与细胞免疫及体液免疫有着密切的关系。

维生素A的缺乏导致外周血T细胞明显减少，吞噬细胞的功能降低，淋巴细胞的PHA反应和NK细胞活性受到显著影响；免疫球蛋白和特异性抗原反应降低，抗体和补体生成均减少，从而直接影响细胞和体液免疫反应，使宿主的抵抗力降低。

叶酸缺乏将导致T细胞对PHA的反应降低以及细胞毒性T细胞功能降低，中性粒细胞的吞噬功能受损，机体的体液免疫应答受损。生物素是脂肪和碳水化合物中几个需酶羧化反应中的辅酶，与细胞和体液免疫均有关。生物素缺乏时可损害细胞和体液免疫应答反应，并导致胸腺萎缩。

维生素B_6缺乏会引起淋巴组织萎缩，抑制初发性和继发性体液免疫反应，混合性淋巴细胞应答降低，淋巴细胞对促细胞分裂剂的应答降低等。

维生素B_{12}缺乏会损害淋巴细胞对PHA的反应，损害中性粒细胞的功能，从而影响机体免疫功能的发挥。

维生素E具有重要的抗氧化作用，是一种能在一定程度上提高机体免疫功能的维生素。维生素E的缺乏会损害淋巴细胞对促细胞分裂剂的应答，损害免疫应答，损害中性粒细胞及巨噬细胞的化学趋化作用及吞噬功能。补充维生素E则可提高体液及细胞免疫，并可扩大吞噬细胞毒的效率。

3. 微量元素　微量元素对机体免疫的调节主要是通过其对酶活性的调节作用实现的，目前研究比较多的并认为与免疫关系密切的主要有锌、铁、铜和硒等。

锌缺乏可导致淋巴组织萎缩，T细胞特别是CD4细胞的数量减少和功能低下，进一步导致IL-1、IL-2减少和NK细胞活性降低。

铁（Fe）：血清铁缺乏时，可导致人体T细胞数减少和功能低下，中性粒细胞的杀菌能力下降，降低淋巴细胞的胚变反应。但血清铁过多会引起细胞毒性了细胞受损、抑制性了细胞活性提高、CD4细胞增生能力下降等免疫应答受损的表现。蛋白质缺乏和铁缺乏同时存在的营养不良病人，血浆结合蛋白质的浓度降低，这些病人在补充蛋白质和铁的治疗期间可产生有临床表现的细胞内感染，这是因为铁大量供给这些感染性的病原体，从而刺激它们的生长。

铜缺乏时会引起人体内T细胞（尤其是CD4细胞）和中性粒细胞的数量减少及功能低下，使感染增加；阻止内皮系统对感染的正常反应。

硒缺乏可在一定程度上导致巨噬细胞和中性粒细胞杀菌能力及B细胞产生抗体能力降低。

三、营养支持的实施

急性HIV感染和无症状HIV感染者营养治疗的目的是通过合理补充营养素，调理和改善HIV感染者的免疫系统功能，增加抗感染力，改善患者的营养状况，延缓AIDS期的到来，推迟抗反转录病毒治疗。在HIV诊断明确后就应该及时进行营养治疗，治疗可以阻止进行性体重下降、LBM的丢失和BCM的减少。

1. 营养物质的需要量

（1）能量需要量：HIV感染早期患者能量消耗比正常健康人要高10%～15%。因此，在饮食中可适当增加碳水化合物的量。此外，脂肪由于单位体积热能高，且使得食物具有更好的味道，增加食欲，在患者身体情况允许下也可适当增加脂肪的量（表 23-1-1）。

表 23-1-1　HIV 感染者每人每天所需能量推荐量（kcal）

活动水平	轻度	中度	重度
男性	2 600 ～ 2 800	2 900 ～ 3 000	3 300 ～ 3 500
女性	2 300 ～ 2 400	2 500 ～ 2 700	3 000 ～ 3 100

注：lkcal=4. 184kJ。

（2）蛋白质需要量：虽然在 HIV 感染早期，体重未明显下降，但补充蛋白质对机体免疫系统的调节有或多或少的作用。由于 HIV 感染者比正常健康人面临更大的机会感染的危险，补充蛋白质可增强患者体质，提高免疫力，减少感染的可能。因此，一般认为 HIV 感染者每日所需蛋白质的量为正常健康人的 1.5 ～ 2 倍。

（3）电解质需要量：正常膳食下无需补充多余的电解质。若患者呕吐频繁，可以适当补充一些钾。

（4）维生素需要量：日常膳食有时不能满足人体日常维生素的需要量，因此需要额外补充维生素以达到 WHO 推荐的每日摄入量。在 HIV 感染早期，维生素 B_6 缺乏相对比较普遍，因此在膳食中需注意适当补充富含维生素 B_6 的食物，当然也可以在膳食外额外补充维生素 B_6。有研究表明，一天口服 20mg 或者多于 20mg 的维生素 B_6，就可以基本纠正 HIV 感染者的维生素 B_6 缺乏。

（5）微量元素需要量：微量元素对机体免疫有着重要的作用。正常的饮食可以保证健康人从食物中获取足够的微量元素，但对于 HIV 感染者来说，由于各种原因包括食欲不佳、心理作用等，往往不能从食物中摄取足够的微量元素。因此，合理膳食外适当补充此类微量元素是十分重要的。

2．营养物质供给途径　急性 HIV 感染和无症状 HIV 感染者一般状况较好，多种影响进食的并发症尚未产生，因此主张患者从平常膳食中补充足够的营养物质，必要时可口服药物以补充维生素、蛋白质、微量元素等。值得注意的是所有 HIV 感染者均应接受有关营养的知识和教育，配合医生积极治疗，以维持机体的营养状况和体重。一般说来，临床病情稳定的患者推荐蛋白质和热量分别为 0. 80～1. 25g/kg・d，105 ～126kJ/kg・d（25 ～ 30kcal/kg・d）；临床有症状的病人，推荐蛋白质和热量分别为 1.5 ～ 2．0g/kg，126kJ/kg・d（35kcal/kg・d）。研究发现，对于无继发感染的病人，可通过口服进食高热量和高蛋白饮食可有效维持或增加机体体重。对于通过口服无法保持一定蛋白质和热量摄入且具有一定胃肠功能的病人，可考虑肠内营养支持。治疗时间的长短、胃肠道功能、误吸风险等均是选择肠内营养制剂和途径的因素。短期（＜ 30 天）肠内营养支持可通过放置鼻胃、鼻十二指肠或鼻空肠管进行喂养。对于需要长期肠内营养支持的病人，选择胃造瘘、空肠造瘘途径进行喂养。屈氏韧带以下的空肠喂养适合于胃瘫、有误吸风险的病人。

标准型肠内营养制剂适合于大多数 HIV 感染者，但也有一些适合于 HIV 感染者的特殊制剂，如含 ω-3 多不饱和脂肪酸、精氨酸、谷氨酰胺、核苷酸的免疫增强型肠内营养制剂。

当 HIV 感染患者出现严重胃肠功能障碍（如顽固性腹泻、急性胰腺炎等），高营养素需求或体液限制时，适合肠外营养。肠外营养的弊端是费用高、并发症多。为避免中心静脉导管感染并发症，短期肠外营养可采用外周静脉营养支持。此外，PICC 也可有效减少中心静脉导管相应的并发症。临床上，无论是外周或中心静脉营养，均应避免给予过高剂量脂肪乳剂，以免出现脂肪廓清障碍、高脂血症。

第二节　AIDS 患者的营养支持

随着时间的推移，感染 HIV 的患者最终会进入 AIDS 前期，出现持续或间歇性的全身症状和“轻微”的机会性感染，即出现艾滋病相关综合征（AIDS-related complex，ARC）。全身症状包括持续性全身淋巴结肿大、乏力、厌食、发热、体重减轻、盗汗、反复间歇性腹泻、血小板减少。轻微感染多表现于口腔、皮肤黏膜，包括口腔念珠菌病、口腔毛状黏膜白斑、特发性口疮、牙龈炎；皮肤真菌感染、带状疱疹、单纯疱疹（生殖器疱疹）、毛囊炎、脂溢性皮炎、瘙痒性皮炎等。这时感染者血浆病毒载量开始上升，CD4+ 细胞减少速度明显加快。对没有接受抗反转录病毒治疗者而言，从严重的免疫抑制 (CD4 ＋细胞＜ 200×10^6/L) 开始，发展为艾滋病的平均时间是 12 ～ 18 个月。AIDS 前期过后，即进入一种或多种 AIDS 指征性疾病的 AIDS 期。

AIDS 期最主要的三大临床表现有：机会性感染、恶性肿瘤和中枢系统疾病。对于其治疗，目前仍缺乏根治 HIV 感染的药物，临床上多采用综合治疗，即抗 HIV 治疗、预防和治疗机会性感染、增加机体免疫功能、支持疗法及心理咨询。

对 AIDS 患者进行营养支持的目的是防止因摄入不足导致的体细胞群（BCM）严重消耗，防止或改善营养不良，最大限度地减少抗反转录病毒治疗的不良反应，提高病人的生活质量和延长存活期。

一、营养支持的实施

AIDS 病人的营养治疗应该遵循以下原则：首先，营养治疗应根据每个病人营养不良的情况、病情进展、疾病的不同临床阶段和并发症慎重考虑，营养治疗方案应当个人化。其次，要充分考虑病人经济状况和社会、心理因素，尽可能维护和保持病人饮食要求和习惯，通过口服或经肠营养，使病人得到足够的食物。此外，要尽早认识和治疗机会性感染，往往在症状及体征出现前，病人已经有体重减轻，早期发现并用药物有效控制某些机会性感染，可改善病人营养状况及防止进行性消瘦的发生。有学者把这样一种营养治疗叫做医学营养治疗，即用有效的特殊营养治疗方案治疗疾病，它包括营养评估、个性化营养治疗方案的制定、营养治疗方案的完成 3 个阶段。这种治疗方法的完成通常需要团队的合作，以及病人的配合等。

1. 成年患者的营养支持　对于胃肠道功能尚好病人，口服或肠内营养可以保护和维持胃肠道黏膜的结构和功能，减少感染的危险性。在无并发症阶段，机体能通过口服维持能量平衡。但此阶段可伴有吸收不良，机体能量消耗增高，这种代谢改变可发生在疾病早期。因此，当 HIV 感染确诊后，应对每个无症状的病人制定饮食计划，从口服补充精细加工的食物或营养液，部分管饲补充到完全经肠营养。如口腔疼痛或吞咽痛，则用软食、半流质或流质，同时应注意食物的温度及应用相应药物治疗。由于胃肠道感染在 HIV 感染病人中很常见，特别是沙门菌和肠球菌感染，因此需用抗生素治疗。另一方面，由于此类病人常有不同程度的免疫功能低下，因此应注意饮食卫生，避免食用生的或烤制的食物。有计划地对病人进行营养教育，饮食指导，保证病人良好进食，使之处于良好的营养状态，延缓疾病紧张。

厌食或上消化道病变如口腔念珠菌感染、病毒性胃炎等均可明显影响进食，建议使用高能量、高蛋白质、富含维生素的营养液，同时应减少脂肪或应用含中链脂肪酸的营养液，特别是对患有腹泻的病人更应该如此。对乳糖不耐受的病人，则可补充不含乳糖的营养液。

随着疾病的发展，当口服不能摄入足够的营养时，应采用肠内营养。鼻胃管饲可有效提供营养物质，但不宜长期使用，一般使用期为6周。超过4周者宜采用经皮内镜胃造瘘术（PEG）或肠造瘘术（手术或内镜）置入胃营养管，以输入营养液，病人较易耐受，但有一定的感染和并发症的危险。管饲时如病人仍可部分摄食，应鼓励进食。随着疾病发展，经肠管饲可从部分到完全（TEN）。营养液的选择则根据病人的消化吸收功能及是否耐受乳糖和脂肪而选用整蛋白质营养制剂、多肽类营养制剂、无乳糖营养制剂、低脂肪营养制剂，必要时选用要素营养制剂，以期有利于营养素的吸收，减轻腹胀、腹痛、恶心、呕吐等消化道症状。

对于AIDS合并肠梗阻、难治性腹泻、难治性呕吐或肠内营养不能满足机体需要的患者，则应该应用肠外营养。周围静脉肠外营养主要用于7～10天的营养支持，中心静脉肠外营养可以用于较长的时间，且可以输注更多的蛋白质、碳水化合物和电解质。营养液可选择标准或高蛋白质（蛋白质1.5g/d）。脂肪制剂至少每周一次，以满足机体所需的必需脂肪酸。此外还应考虑机体从胃肠道内丢失的电解质，应适当补充。肠外营养可以短期内改善病人的营养状况。但是，由于此类病人的中心静脉导管的感染率可能要高于其他病人，在应用肠外营养治疗时应十分重视静脉导管的护理。一般说来，肠外营养仅适用于无法口服或肠内营养不能耐受的病人，或用于临床需要迅速改善营养状况的病人，如手术前的准备。此外，在某些病人中，治疗胃肠道紊乱时，需要短期使用肠外营养，以便胃肠功能的恢复。

2. 儿童患者的营养支持　AIDS患儿的特点是KS和恶性病变的发病率低，但间质性肺炎和细菌性感染发生率高，90%以上的患儿有生长停滞和严重消瘦，腹泻和吸收不良也很常见。此外，小儿较成人更易发生维生素和微量元素的缺乏，这在消化道症状严重的患儿尤为常见。

AIDS患儿的营养治疗原则与成年人差不多，但能量需要往往较高。一般说来，AIDS患儿需要高能量、高蛋白、富含微量元素和维生素的饮食。根据患儿的年龄和性别，所需蛋白质的量可以是推荐膳食营养供给量标准的150%～200%。根据患儿的活动情况确定所需能量，可以是推荐膳食营养供给量标准的50%～200%，比如患有严重脑炎的AIDS患儿一般卧床休息，所需能量和蛋白质的量要明显少于其他患儿。小儿维生素和微量元素储备少，易产生叶酸、硒、锌、铁等缺乏，尤其是在腹泻者应更注意观察、监测和补充。除了食物中提供的多种维生素外，还应该向患儿提供100%推荐膳食营养供给量标准的维生素量。营养治疗途径尽可能采用经肠营养，最好在夜间用输液泵匀速输入。儿童易发生乳糖酶缺乏或缺失，应及时诊断，确诊者给予无乳糖制剂或补充含乳糖酶的饮食。

而营养支持可以有效纠正病人的营养不良，缓解病情，改善临床过程，提高病人生活质量，已经逐渐成为继抗反转录病毒治疗以外又一个有效的治疗HIV感染的方法。随着对HIV感染时恶病质机制及病理生理过程的了解不断加深，营养支持在该疾病的治疗中将发挥更大的作用。

第三节　影响营养素摄入和利用症状的饮食处理

艾滋病病毒感染者和病人由于病毒感染造成身体的代谢、食物的消化吸收发生变化，同时加上治疗药物的影响，会出现一些影响营养素摄入和利用的症状，如腹泻、食欲不振、恶心呕吐等，由此会加重感染者和病人的营养缺乏程度，降低身体对疾病的抵抗能力。所以应从饮食上加以注意，以更好地改善感染者和病人的营养状况。

1．腹泻时应怎样安排饮食？

慢性腹泻是艾滋病病人常见的并发症，是病人出现消耗症状、体重降低的一个主要的促进因素，而体重降低的病人其生存时间明显短于体重正常的病人。因此，减轻腹泻、提高食物的吸收率，对维持病人正常的体重是十分必要的。腹泻病人在饮食上应注意以下几点：

（1）食用含脂肪低的食物

每天摄入脂肪在40g左右，过多不容易消化，会加重腹泻。禁食油腻的食物，如肥肉、香肠、油条、炸薯条、炸鸡、炸鱼等油炸食品。食物烹调时应限制植物油的使用，以蒸、煮、烩、烧等方法为主，禁用油炸煎、爆炒、滑溜等。

（2）高蛋白高能量饮食

每天蛋白质摄入量应在100g左右，能量在10.46～12.55MJ（2500～3000kcal）之间。可吃一些脂肪含量较低而蛋白质含量丰富的食物，如瘦肉、鸡肉、鱼虾等海产品、豆制品等。

（3）避免吃纤维多和粗糙的食物

1) 不要吃有籽、带皮的水果和蔬菜、豆类、玉米、洋葱、蒜、菜花、面包和花生等。

2) 纤维含量高的食物，如韭菜、芹菜、榨菜等，能刺激肠蠕动，加重腹泻。

3) 要吃容易消化的食物，如细挂面、粥、烂米饭、豆腐等。

4) 禁止食用坚硬、不好消化的肉类如火腿、香肠、腌肉等。

（4）要补充维生素和矿物质

1）水果不要多吃，要去皮，以苹果、桃子为主，酸性较强的猕猴桃、橘子、柚子等要少吃，避免对胃肠的刺激。

2）当腹泻次数较多时最好不吃或尽量少吃蔬菜和水果，可给予鲜果汁、番茄汁等补充维生素。

3）要注意补充维生素A或胡萝卜素，可吃一些含维生素A或胡萝卜素的食物，如动物肝、禽蛋、胡萝卜等。

（5）补充充足的水分和含有丰富钾离子的食物

1）腹泻会引起身体脱水，因此补充充足的水分是十分必要的，要比平常多喝3～4杯水。

2）要多补充含有丰富钾离子的食物如香蕉、马铃薯、鱼和肉类。

3）有一些食物对止泻有帮助，如白米饭、水煮白面条、白面包等。

4）尽量保持正常饮食次数，或维持少量多餐，食物温度要适中。

（6）注意饮食卫生

1）吃清洁卫生、不变质的食物，避免食物和水污染；

2）注意饭前、便后要用肥皂洗手；

3) 肉蛋要煮熟；

4) 新鲜蔬菜和水果要洗净；

5) 生熟食品要用不同的案板和刀，存放要分开，保持饮食环境清洁。

（7）禁忌食物

1) 禁食辣椒、胡椒、芥末等辛辣食物；

2) 禁止吸烟和饮酒；

3) 禁止饮用碳酸饮料；

4) 禁食生冷瓜果、凉拌菜等；

5) 如果产生胀气，则豆类食物不要食用；

6) 不要食用牛奶。

2．吃不下饭时怎么办？

（1）吃一些平常喜欢吃的食物；

（2）少食多餐；

（3）准备一些营养丰富的食品放在身边，以便觉得有胃口时可以进食；

（4）细嚼慢咽，这样能使胃不至于太快充实；

（5）少吃油腻的食物；

（6）在进食前不要喝太多的液体，如水、饮料等，进食时喝少量的液体，两次进餐之间喝一些汤；

（7）喝有营养的饮料，如牛奶、豆浆与酸奶；

（8）在晚上睡觉前可以吃些食物；

（9）在一个放松的环境，与朋友一起或听喜欢的音乐进食。

3．嘴中有异味怎么办？

（1）如感到吃肉的口味不好时，换吃鸡、鸭、鱼或蛋；

（2）设法增加食物的香味，如在蔬菜中加些香肠、火腿、咸肉或葱等以刺激食欲；

（3）有时调味品能去除异味，可在食品中加入醋、柠檬汁，也可吃些泡菜、咸菜；多喝茶、水、咖啡、水果或者糖；

（4）不吃有强烈腥味的食物如鱼、虾等。

4．恶心呕吐时怎样安排饮食？

感染和药物都会引起呕吐反胃，如果因此少吃或不吃只会使情况变得更糟。

（1）让医生开治恶心呕吐的药，在就餐前半小时口服；

（2）少量的低脂食物能抑制恶心和呕吐；

（3）尽量吃干的食物，如馒头干、面包干、饼干等；

（4）吃咸的食物，不要吃甜食；

（5）喝清汤而不要喝油腻的汤；

（6）饭后不要立即躺下，最好隔一小时，如果感到体力不支，可半躺半坐；饭后要松衣带，并尽量呼吸些新鲜空气；

（7）如果一闻到食物的气味就恶心，那在短时间内不要吃该食物，同时在烹调时，尽量不要让病人闻到烹调的气味；

（8）可采取少量多餐的方式，当病人自觉情况较好时，可以多吃一些；反胃情况严重时，不要选择平时自己最喜欢的食物，因为有时会得到相反的效果，使以后对自己喜欢的食物再也引不起吃的兴致；

（9）不要食用辛辣、高脂以及含咖啡因的食物。

5. 口腔或咽喉疼痛时怎样安排饮食？

口腔和咽部发生炎症，对 HIV 感染者 /AIDS 病人来说是常见的症状，炎症可导致疼痛，某些药物可以造成口干，从而影响进食，应注意以下几点：

（1）口腔或咽喉有炎症或肿胀时，则首先应消除炎症；

（2）不要食用粗糙、含纤维高、需要大量咀嚼、坚硬的食物；

（3）要吃软食，蔬菜和肉都应切得很细；

（4）如软食也不能下咽，则吃半流质，如蘑菇马铃薯汤、鸡蛋玉米汤、香蕉、粥类，婴儿用食物也是不错的选择；

（5）避免吃太酸或太咸的食物，橙汁、葡萄汁、番茄汁等酸性果汁也不要饮用，会刺激口腔；

（6）不吃辛辣的食品；

（7）要吃温食，不要吃太烫的食物；

（8）冰棒、冰激凌类的冷冻食品可以减轻吃东西时的疼痛和吞咽，可以试着把一些可以作成冰棒的食物以冷冻方式处理后食用；

（9）用吸管、杯子或直接饮用半流汁，比用匙吃刺激口腔的机会少。

有些药物的副作用可以导致口干：

（1）可以多喝一些清淡的果汁（如苹果、水蜜桃汁）；

（2）含一些较酸的糖果，使分泌唾液湿润口腔；

（3）找医生开一些人工唾液；

（4）流质食物在此时是比较适合的。

6. 脂肪消化不良时怎样安排饮食

脂肪是提供能量的良好来源，脂肪不耐受（消化吸收困难）是艾滋病病毒感染者和病人面临的一个问题。如果吃含脂肪高的食物后感到不舒服，就应该降低食物中脂肪的含量。食物中把脂肪全部去掉是不可能的，也不提倡这么傲，除非病人面临长期的严重腹泻。不要吃下列禁忌食品，但可以吃含特定形式脂肪、容易消化的食品和不含脂肪但含有额外能量和蛋白质的替代食品：

表 23-3-1　腹泻病人的禁忌食物

禁忌食品	替代食品
油炸食物，如油条、油饼、炸鸡等	冰激凌
油脂	肉汤
香肠、熏肉、热狗	全牛奶
薯条	花生酱
奶酪、奶油、人造黄油	巧克力

7. 发热时怎样安排饮食？

（1）每天要喝 8 杯以上的液体，最好是含能量的液体.

（2）如果可能的话，每天至少进餐6次。

（3）密切关注体重的变化，以了解身体是否从食物中获得足够的营养素

8．一些禁忌食品的替代食品

表23-3-2　一些禁忌食品的替代食品

禁忌食品	替代食品
1．牛奶及其制品如干酪、松软干酪、有时包含酸奶酪、冰激凌、冷冻酸奶酪	无乳糖低脂牛奶及干酪
2．生水果或蔬菜；任何类型的产气蔬菜（椰菜、菜花、球芽甘蓝、卷心菜）	没有果皮或纤维部分的罐装水果（桃、梨、瓜、香蕉）；没有皮或核的蔬菜（马铃薯、笋瓜、胡萝卜）
3．油炸或多脂食物	烤肉；瘦肉（不能见到脂肪）；蛋，至少煮沸10分钟
4．辛辣食品（通常取决于自己的口味，但要小心辣椒、咖喱）	刺激性小的食物
5．含有大量奶油、蛋、糖的点心，油炸圈饼、糕点、饮料	不含果皮或果核的罐装水果或加热煮熟的水果，凝胶，冰冻果子露，冰汽水；含糖碳酸饮料，果汁或甘露（用等量的水稀释），运动饮料；记住不要喝太快
6．过热或过冷的食物	冷却或加温到室温的食物（除了冷饮）
7．高纤维食物如生的蔬菜水果，尤其是豌豆、玉米、葡萄的皮，黄瓜、全麦面包	不含果皮或果核的罐装水果或加热煮熟的水果；烧好的蔬菜如笋瓜、胡萝卜；白面包，低纤维谷类，白面条，低纤维饼干、白米；由白面（非全麦）制成的面包和饼干易消化，不易引起肠道不适

（孙德强）

第三篇

中医营养治疗与护理

第二十四章 中医食疗

第一节 中医食疗发展简史

祖国医学根植于中华民族几千年文明的沃土，历史悠久，内容博大精深，历史上，它曾对中华民族的繁衍昌盛做出过巨大贡献。时至今日，它仍以特有的理论体系和卓越的效果，独立于世界医学之林。中医在预防疾病的长期实践中，非常重视饮食的作用，指出“医食同源，药食同用”，同时，也积累了非常丰富的经验。《素问》记载“凡诊病者必问饮食居处”。历代的医药学著作可谓汗牛充栋，有关食疗的论述比比皆是，并有不少食疗专著问世。总之，中医药是一个伟大的宝库，食疗是宝库中的一枝奇葩，我们应努力发掘、整理、提高。

据《周礼·天官》记载，当时有四种医官，即食医、疾医、疡医、兽医，“食医掌和王之六食、六饮、六膳、百馐、百酱、八珍之齐”。说明在两千多年前，我国不但有了医学分科，并且有了专门掌握饮食营养的“食医”。

秦始皇统一中国后，积极推行统一文字、统一法律、统一度量衡等政策，文化一统成为当时基本趋势。医学家也顺应潮流，构建了统一的中医理论体系。中医学的四大经典就出现在秦汉时期，它们对食疗的内容都有所涉及。如《内经》指出：“五谷为养，五果为助，五畜为益，五菜为充”、“形不足者温之以气，精不足者补之以味”、“五味各走其所喜：谷味酸，先走肝；谷味苦，先走心；谷味甘，先走脾；谷味辛，先走肺；谷味咸，先走肾”。提出了许多食疗的理论和相当科学的配膳原则。《伤寒杂病论》为东汉末年伟大的医学家张仲景所著，该书对饮食宜忌有许多记载，如服桂枝汤后，“啜热稀粥一升余，以助药力”，同时，“禁生冷、粘滑、肉面、五辛、酒酪、臭恶等物”，对后世产生了极为深远的影响。

唐代孙思邈于公元625年著《千金方》，其中有食治专篇，收载食物约150多种。对动物肝能治夜盲，海藻、昆布治瘿瘰，赤小豆、薏苡仁治脚气病等有了明确说明。他主张“夫为医者，当须先洞晓病源，知其所犯，以食治之，食疗不愈，然后命药”。他已将“食疗”作为整个医学的一个组成部分，为“食疗学”的发展奠定了基础。此后，食疗得到了迅猛的发展。公元853年，昝殷编著《食医心鉴》，载内、妇、儿科各种食疗方共计200多条，是早期一部比较重要的系统性食疗专著。

唐代丰富的临床经验积累，加上宋时理学的勃兴和宋王朝对医学的特别扶持，宋、金、元时期医学得到长足的发展，出现了金元四大家为代表的医学流派。其中“脾胃派”的代表人物李杲，他提出“内伤脾胃，百病由生”的观点，重视饮食脾胃的作用。公元992年宋代，王怀隐等人编写《太平圣惠方》，其中有食疗内容，如水肿病人吃黑鱼粥或黑豆粥，咳嗽病人吃杏仁粥等。公元1085年，陈直著《养老奉亲书》与《寿亲养老新书》，都是为老年人益寿保健的专著，其中有一个重要观点，认为老年人益寿保健，应从饮食调治着手。他说：“食者，生民之天，活人之本。故饮食进谷气充，谷气充则气血盛，气血盛则筋力强”。又说“老人之食，大抵宜其温热熟软，忌其粘硬生冷，每日晨朝宜以醇酒，先进平补下之药一服”。书中记载了如肝羹、乳粥等多种富有营养适于老年人食用的食品。元代，忽思慧于1331年著《饮膳正要》，集此前食疗之大成，并有所发挥。该书共三卷，内容包括饮食宜忌、饮食卫生、饮食疗法、菜谱、食物性味等，是一部内容丰富、完善的饮食营养学专著。

明清是中国封建社会走向成熟和渐趋停滞时期，中医学的发展也有近似的特征，食疗作为中医学内容之一，也不例外。这一时期出现了大批集成性著作。如《医学纲目》、《证治准绳》、《本草纲目》、《景岳全书》、《医宗金鉴》等，这些著作，都涉及食疗的内容。如《本草纲目》载药1890多种，其中有关食品的内容就分谷、菜、果、虫、鳞、介、禽兽七大类，计700多种，对每种食物的性能、功用均有详细说明，是一部极为宝贵的祖国医药学遗产。这一时期，食疗专著甚多。1813年，章杏云著《调疾饮食辨》，共六卷，在序中指出：“饮食为生人大欲，拂之则颠，纵之则流，诚不可不辨也”。记有“欲食辨诸方”56个，对用食物治疗疾病记述甚详。其他尚有费伯雄撰《费氏食养三种》，尤乘著《食治秘方》，朱本中著《饮食需知》，吴汝纪著《每日食物却病考》等等。

清朝中后期，西医传人中国，汇通学派兴起，强调中西医汇通。民国时期，中医学的发展处于坎坷之中。1949年中华人民共和国成立后，在党的中医政策关怀下，中医学有了长足发展，中医在食疗方面也取得了可喜的成绩，有关食疗的著作如雨后春笋，相继出版，不断丰富和发展了中医食疗的内容和水平。由于与现代营养学相联系，中医食疗的内容更丰富、更科学、更实用，为实现中西医结合的饮食治疗做出了有益的贡献。

值得一提的是，食疗不仅是医生的事，千百年来上至帝王将相，下至黎民百姓都在自觉不自觉地实践着，正是由于有这样深厚的基础，中医食疗才能不断地得到发展。

第二节　饮食与疾病的关系

饮食是人体摄取食物，使之化生为水谷精微、气血津液、精，以维持生命活动的最基础条件。得饮食则生，不得饮食则病，甚至死亡。但饮食要有一定的节制，如果饮食失宜，又常常成为导致疾病发生的原因。饮食水谷，全赖脾的运化、胃的收纳、腐熟，故饮食失宜，通常主要损伤脾胃以及与水谷饮食传化直接相关的六腑。此外，还可聚湿、生痰、化热或变生它病。饮食失宜包括饮食不节、饮食不洁和饮食偏嗜三个方面。

1. 饮食不节

饮食以适量和有节律为宜，每个人适度的饮食量根据其年龄、性别、体质、工作种类而定，每日进食的次数与时间应相对稳定。否则就容易导致疾病。

（1）过饥：所谓过饥，是指饮食量明显低于本人的适度饮食量。过饥，则饮食水谷摄入量不足，气血生化乏源，日久则气血衰少，见面色不华、心悸气短、神疲乏力等症，继而抗病能力下降而变生其他病征。

（2）过饱：所谓过饱是指饮食量明显超过本人的适度饮食量。暴饮暴食，超过脾胃运化与六腑传化的能力，则出现脘腹胀满、嗳腐吞酸、厌食，矢气腐臭、呕吐，泄泻或便秘等症状。小儿因脾胃较弱，加之不能自控，最易伤食。食积日久既可郁而化热，又可聚湿生痰，久则酿成疳病，出现面黄肌瘦、脘腹胀满，手足心热、心烦易哭等症。此外，饮食过量，久而久之，容易出现痢疾或痔疮。过食肥甘厚味，易化生内热，甚至引起痈肿疮毒等病。

（3）食无定时：所谓食无定时，是指进食的餐数及时间无定准。时饥时饱，一方面导致上述饥饱失常所引起的病征；另一方面，影响脾胃气机升降以及六腑传化虚实更替的正常秩序，导致气机郁滞。例如，脾胃气滞，则见胃脘疼痛；日久脾虚肝乘，则兼见嗳气泛酸；病久入络淤血内蓄，则兼见疼痛加剧、消瘦、肌肤甲错，或吐血、或便血、或见聚积等。

2．饮食不洁

饮食不洁是指饮食不清洁、不卫生、被污染或陈腐变质或有毒的食物。由于环境污染、过度使用农药和化肥等众所周知的原因，饮食不洁已成为一个不容忽视的问题。饮食不洁可引起多种胃肠疾病，例如腹疼、呕吐、泄泻、痢疾、甚至霍乱等。或引起各种寄生虫病，如蛔虫、蛲虫、绦虫（寸白虫）、姜片虫（赤虫）等。若进食腐败变质或有毒食物，可致中毒，常出现剧烈腹痛、吐泻，重者可致昏迷或死亡。

3．饮食偏嗜

饮食要多样化，才能满足人体对各种营养成分的需要，才能健康不病。假使饮食偏嗜，导致五味失衡，阴阳失调而发病。

（1）饮食五味偏嗜：《素问·至真要大论》说："夫五味人胃，各归所喜，故酸先人肝，苦先人心，甘先入脾，辛先人肺，咸先入肾。"如果长期嗜好某种食物，久而久之，就会造成五脏不平衡，而导致疾病的发生。如过食辛辣的食物，可使胃肠积热而致大便干燥或酿成痔疮下血等症。此外，嗜酒、嗜茶太过，可生酒毒或助湿等。平时饮食不要偏嗜，病时更应注意，这是保证健康、防病、康复的重要一环。

（2）饮食的寒热偏嗜：饮食寒热偏嗜，也可引起疾病。如过食生冷寒凉之品，易伤脾胃的阳气而发生腹痛、泄泻、呕吐等；若偏嗜辛温燥热之品，则易导致胃肠积热，而见口渴、口臭、腹痛、便秘等症，或酿成痔疮。

总之，人以胃气为本，借水谷精气而生长，没有正常的饮食，就不能维持生命和健康，同时，饮食失宜，又成为一种重要的致病因素。许多疾病的形成都与饮食有关，疾病形成之后又常导致饮食方面的问题，饮食也影响着疾病的发展和预后。大病之后，余邪未尽，饮食不当，疾病又容易复发，即"食复"。所以，了解饮食与疾病的关系，掌握其基本规律，是防治疾病重要的一环，也是学习食疗知识所必不可少的内容。换句话说，要讲食疗在防治疾病中的作用，就必须首先做到饮食有节、饮食清洁、饮食平衡，防止饮食不节、饮食不洁、饮食偏嗜。

第三节　食物性能

食物之所以具有治疗作用，主要是因为它与药物一样，本身性味有偏胜，也就是性能不同。药有药性，食物亦有食性。进行食疗必须首先通晓食性。食性与药性一样，分为四气五味，归经等。

所谓四气，就是寒热温凉四种不同的药性，也称为四性。其中寒凉属阴，而凉次于寒，温热属阳，而温次于热。食物的四性不如药物的四性分得清楚。食物一般只分成寒凉性与温热性两大类，另外如偏胜之气不显著，介乎温热与寒凉两类之间者，则称为平性。食物的四性是由其作用于人体所产生的不同反应和所获得的不同疗效而总结出来的，如能减轻或消除热症的食物，即属寒凉性。如发热时吃西瓜、梨或荸荠，能清热解渴，就表明这类食品具有寒凉性。反之，能减轻或消除寒症的食物，即属温热性。如阳虚怕冷者，多食用羊肉一类食物，可温中补虚抵御寒冷，而腹中冷痛者，饮姜糖水能温中散寒，于是就将羊肉、生姜归入温热性食品之中。一般来讲，寒凉性食物分别具有清热泻火、凉血解毒、滋阴除蒸、泻热通便、清热利尿、清化热痰、清心开窍、凉肝熄火等作用，主要用于治疗实热烦渴、温毒发斑、血热吐衄、火毒疮疡、热结便秘、热淋涩痛、黄疸水肿、痰热喘咳、高热神昏、热极生风等一系列阳热症；而温热性的食物则分别具有温里散寒、暖肝散结、补火助阳、温阳利水、温经通络、引火归源、回阳救逆等作用，主要用于治疗中寒腹痛、寒疝作痛、阳痿不举、宫冷不孕、阴寒水肿、风寒痹证、血寒经闭、虚阳上越、亡阳虚脱等一系列寒症。正如《素问·至真要大论》云："寒者热之，热者寒之"。

每一种食物均有自己的食性，因此相同食性和不同食性的食物间，必然会起相互协同或抵消的作用，也就是相生和相克的作用。故在进行食疗时应注意用这种食物间相生、相克作用来治疗疾病。如当归生姜炖羊肉，同用能协同加强温补作用；赤小豆配鲤鱼也能增强利水作用。又如水产动物一般多属寒凉性，烹调时需加葱、姜、酒等辛温之佐料来解水产食物的寒性；吃螃蟹时加醋与生姜末，也是用以解蟹毒及消减螃蟹之咸寒对肠胃的有害影响。一般而言，人类适合于食用温热食物，而忌过于寒凉的食物，故调制性属寒凉的食物以及凉菜时常加用葱、姜、辣椒、蒜、酒等温热性的佐料，可见，加这些佐料，一方面为了调味，另一方面也是为了调性。但应注意的是，食物如配合不当也可能互相抵触，轻者食疗作用被抵消，重者相克则产生有害的作用。忽思慧《饮膳正要》中所载相克的食物有数十种，沈李龙《食物本草汇纂》所列食物相忌相克者，更多达二百余种，如柿子忌螃蟹、生姜忌蜂蜜等。这些经验之谈，虽有些已被现代科学试验所否定，还有许多尚待进一步研究证实，但起码说明在食疗中必须注意到食物配伍的重要性。

食物的五味，即辛、甘、酸、苦、咸。不同的"味"具有不同的治疗作用。一般认为辛"能散、能行"，即具有发散、行气、活血、开窍、化湿等作用。常用于表证、气滞、血瘀、窍闭、神昏、湿阻等证。如葱、姜、蒜、薄荷、辣椒、胡椒、桂皮、茴香等。一般的佐料都具辛味、性属温热。甘"能补、能和、能缓"，即具有补益、和中、调和药性和缓急止痛的作用。常用于正气虚弱、肢体诸痛、调和药性、中毒解救等几个方面。如蜂蜜、饴糖及其他糖类。酸"能收、能涩"，即具有收敛、固涩的功效。常用于体虚多汗、肺虚久咳、久泻肠滑、遗精滑精、遗尿尿频、崩带不止等证。如乌梅、山楂、醋等。若"能泄、能燥、能坚"，即具有清泻火热、泻降气逆、通泻大便、燥湿祛湿、泻火存阴等作用。常用于治疗热症、火证、实证喘咳、呕恶、便秘、湿证、阴虚火旺等证。此味多作药味用，食物如苦瓜、莴苣、苦杏仁等。咸"能下、能软"，即具有泻下通便、软坚散结的作用。常用于大便燥结、瘰疬痰核、瘿瘤、癥瘕痞块等证。如海带、海蜇、海藻等。

归经是指食物对于机体某部分的选择性作用，即主要对某经（脏腑或经络）或某几经发生明显的作用，而对其他经则作用较小，甚至无作用。归经指明了食物治病的适用范围，说明了功效所在，食物的归经不同，治疗作用也就不同。归经是从长期疗效观察中总结出来的，此外，还有依据食物自身的特性，即形、色、气味、禀赋等的不同，进行归经的方法，如味辛、色白入肺、大肠，味苦、色赤人心、小肠，味甘、色黄入脾、胃，味酸、色青入肝、胆，味咸、色黑人肾、膀胱等。另外质重者多入肝、肾，质轻者多人心、肺。

总之，食物的性、味、归经和治病的关系都很密切，疾病的寒热不同，所在的脏腑不同，要求的食物的性，味、归经也不同。如《神农本草经》说"疗寒以热药，疗热以寒药"。

食物也是一样的，这是对性的要求。《素问·五脏生成篇》说："心欲苦，肺欲辛，肝欲酸，脾欲甘，肾欲成，此五味之所合，五脏之气也"。《灵枢·五味》说："水谷皆入于胃，五脏六腑皆禀气于胃。五味各走其所喜：谷味酸，先走肝；谷味苦，先走心；谷味甘，先走脾；谷味辛，先走肺；谷味咸，先走肾"（此处所谓之谷，可以视为对食物的总称）。这是对五味与归经的说明。可见中医食疗与食物的四性、五味、归经等，关系很密切。要掌握中医食疗这门知识，对性味、归经理论就必须有所了解，对食物的性味、归经也必须有所了解。否则，难免有盲人摸象的感觉。

第四节　中医食疗治则

1．预防为主

中医学历来十分重视对于疾病的预防，早在《素问·四气调神大论》就有"圣人不治已病治未病，不治已乱治未乱，……夫病已成而后药之，乱已成而后治之，譬犹渴而穿井，斗而铸锥，不亦晚乎"的警言，它较为明确地反映出了"治未病"的思想，也强调了"治未病"的重要性。

所谓"治未病"，就是预防为主。它包括未病先防和既病防变两个方面的内容。这种防患于未然的预防思想，几千年来不仅贯彻在医疗方面，同样也体现在饮食营养方面，如《千金方·食治》中说："不知食宜者，不足以存生也"。又说"夫在身所以多疾者，皆由……饮食不节故也"。

所谓"未病先防"，是指在疾病未发生之前，做好预防工作，以防止疾病的发生。由于疾病的发生与机体的正气和邪气密切相关，因而从这两方面人手对于预防疾病的发生十分必要。一方面应注重调养正气，提高机体的抗邪能力，如《素问·遗篇·刺法论》所说"正气存内，邪不可干"，从而抵御疾病的发生。由于饮食失宜是造成疾病的一个重要原因，如《内经·痹论》指出"饮食自倍，肠胃乃伤"，所以一定要饮食适宜，才能保证健康长寿，如《素问·上古天真论》所说"其知道者，……饮食有节，……故能形与神俱，而尽终其天年，度百岁乃去"。《吕氏春秋·尽数篇》上说"食能以时，身必无灾"。此外，适当进行饮食治疗，即食补，也是提高正气的重要方法。另一方面，要注意防止饮食失宜，如《吕氏春秋·尽数篇》上说"味不重珍，衣不燀热，""凡食，无强厚味，无以烈味重酒"。也是未病先防的有效手段和方法。

所谓"既病防变"，是指如果疾病已经发生，应早期诊断，早期治疗，防止疾病的发展与传变。《素问·阴阳应象大论》说"故邪风之至，疾如风雨。故善治者治皮毛，其次治肌肤，其次治六腑，其次治五脏。治五脏，半死半生也"。即强调了早诊早治的重要性。在中医食疗中，要弄清楚饮食与疾病发生、发展、转归、预后的关系，而采取一些防止病情加重，有利于疾病向愈的饮食措施，如病属寒凉，可进温热性食物；大便秘结，可进蜂蜜、香蕉等能润肠通便的食物等也就体现了"既病防变"的原则。

2．辨证施食

辨证论治是中医认识疾病和治疗疾病的一条基本原则。所谓"辨"，有审辨、甄别等意思。"证"有"证据"之意，指的是机体在疾病发展过程的某一阶段，多方面病理特性的概括。辨证，指的是将望、闻、问、切等诊法所收集来的资料、症状和体征，在中医理论指导下，通过分析综合，去粗取精，去伪存真，辨清疾病的原因、性质、部位、发展阶段及邪正之间的关系等，最后概括、判断为某种性质的证。论治，是根据辨证的结果，选择和确定相应治疗原则和治疗方法的过程，也就是研究和实施治疗的过程。食疗作为一种治疗方法，也必须按照这条基本原则进行。不同的证，揭示其本质特点不同，须用不同的治法。故有“证同治亦同、证异治亦异”的说法。

食疗同其他治疗手段目的是一样的，都是为了防病治病，所以一般的防治原则同样适合于食疗。如：治病求本、调整阴阳，扶正祛邪、三因治宜、预防为主、病治异同等。

“寒者热之”，“热者寒之”，“虚则补之”，“实则泻之”，是治病求本的一些具体原则，适用于疾病的征象与本质相一致的病症。临床上大多数情况下疾病征象与性质是一致的，如寒病即见寒象，热病即见热象，虚病即见虚象，实病即见实象等，至于疾病的征象与本质不一致，甚至相反的病证，可顺从疾病的假象而治，即“热因热用”、“寒因寒用”、“塞因塞用”、“通因通用”等。但其本质仍是治病求本。这些原则也是中医食疗的基本法则。在具体实施中要分清寒热虚实，然后按上述原则采取相应的食疗措施。要提醒的是对于虚症要分清气、血、阴、阳而后施食。虚症总的原则是“补其不足”。如阴虚用清补，阳虚用温补等。若阴虚用温补，就会“助火上炎”，反之，阳虚用清补，也会“重遏其阳”，都会加重病情，达不到防治目的。所以在选择滋补性食品时就要有所区别，不能混淆。

属清补的食品主要有山药、桂圆、莲子、百合、冰糖、桑椹、藕、豆腐、蜂蜜、赤小豆、绿豆、鸭、甲鱼、蚌肉、鸭蛋、面筋、牛乳、薏仁米、大枣等。

属温补的食品主要有羊肉、牛肉、狗肉、鸡肉、鸽肉、鳝鱼、海参、淡菜、荔枝、核桃、板栗、胡萝卜、红糖等。

脾胃为后天之本，气血生化之源。因此，在食疗过程中必须十分重视脾胃的功能。脾胃功能的强弱，关系到营养是否能充足与平衡，在战胜病邪和修复机体功能、预防疾病和延年益寿等方面的作用十分重要。如果患者脾胃功能减弱，吸收和运化机能较差，这时即使是与病症相宜的饮食，也应注意不能过食，以免增加脾胃负担，以至不能消化而使疾病加重或愈后又复发（即所谓“食复”），或引起其他病症。特别是虚弱的病人，虽然很需要在饮食上给以调补，但由于其脾胃机能衰减、食欲不振，运化失调，因而不能以滋腻厚味来滋补，这时就应给予清淡而易消化的补养食物，甚至加用一些开胃醒脾消食的药物，以促进食欲。逐渐增强脾胃功能。因此，饮食的调理，应以适应病人脾胃吸收和运化能力为原则。这也是辨证施食原则的体现，也是中医食疗的一个显著特点。

3．三因制宜

三因制宜，是指因时、因地、因人制宜，即施食时要根据季节、地区以及人体的体质、性别、年龄等不同，制定适宜的食疗方法。由于疾病的发生、发展与转归，常受时令气候、地理环境、体质因素等多方面因素的影响，因此在治疗疾病和预防疾病时，应充分考虑这些因素，区别不同情况，制定适宜的食疗方法。

所谓“因时制宜”，指根据不同季节和气候特点来考虑食疗方法的原则。四季不同，脏腑功能强弱就有变化，所以，饮食就应该顺应自然以维持阴阳平衡。四季气候变化对人饮食的影响，表现为冬日喜热食，夏季喜凉食，酷夏食减，秋凉食增，即在不同的季节气候的影响下，人们有不同的食欲。

四时的饮食宜忌，大致概括如下。

春季：春为万物生发之始，春天阳气发越，所以此时不宜多食油腻辛辣之物，以免助阳生热，应多食用清淡蔬菜、豆类及豆制品。

夏季：夏季气候炎热，多雨，由于暑热挟湿，脾阳受困，脾胃功能相对较弱，多食欲不振，如过于贪食生冷或饮食不洁，则易患痢疾、泄泻。故宜食用甘寒、清淡、少油腻的食物。可多进食绿豆汤、荷叶粥、西瓜等，均为清暑解热之佳品。

秋季：秋季万物收敛，凉风初长，霜露下降，如早晚受凉易引起咳嗽或复发喘疾，此时可多食萝卜、梨、杏仁、薏仁米粥等，以清肺降气化痰。

冬季：冬季天寒地冻，万物收藏，北风凛冽，最易感受寒邪，故晨起宜服热粥。选食牛、羊肉等温热性食品，有御寒之功，但也不能恣意过食肥甘厚味，以免助湿生痰。

以上只是按四季气候变化应注意的一般原则，仍要结合地域，个体体质与疾病等因素的差异而全面考虑。

所谓“因地制宜”，指根据不同地区的地理特点，来考虑食疗的原则，如不同地区的地势、气候、生活饮食习惯等各不相同，使机体的生理活动和病变特点也不尽一致，因而食疗方法亦须相应有所变化。如寒冷地区，饮食热量应充足；潮湿地区，饮食应偏辛温芳香；炎热地区，应多食水果饮料、汤粥清补之品等。

所谓“因人制宜”，指根据患者年龄、性别、体质、生活习惯等不同特点，来考虑食疗方法的原则。年龄不同、饮食要求不完全相同。如孩童生机旺盛，应增加饮食次数，提供足够的营养和热量，更年期前后开始，脾肾渐亏，肝郁而热，饮食宜清淡平和，忌辛辣助火。老人饮食更应平和、防止不节、不洁、偏嗜等。男女体质不同，生理功能有别，饮食应该有区别。尤其是妇女经、产、胎期间，饮食尤为重要，妇女月经期间，慎食生冷，孕产期间，适当增加饮食供给，保证母子需要等。由于体质不同，脏腑强弱有异，易患疾病种类也不同。根据体质施食，利用食物性味不同，扶弱抑强，就可以达到防治疾病的目的。如阴虚体质之人，消瘦而多火，食宜清补，少进辛辣，而肥胖之人，应节食，增加运动，少食肥甘等。我国幅员辽阔，民族众多，物产不同，风俗、饮食、生活习惯各不相同，故在食疗时要加以注意。同时由于个体差异，疾病不同，对饮食宜忌的要求也不同。饮食得当，可以减轻疾病，饮食失宜就会加重疾病。如“脾为生痰之源，肺为贮痰之器”，所以咳嗽有痰之人，就应饮食清淡，易于消化，防止痰湿内生加重病情。

总之，三因制宜，是中医治疗学的重要原则之一，也是食疗的一项重要原则。

4．饮食宜忌

《金匮要略》指出：“所食之味，有与病相宜，有与身为害，若得益则益体，害则成疾”。说明饮食宜忌对疾病的发生与恢复极为重要。

食物有性味归经，而疾病也有阴阳、表里、寒热、虚实之别。食物的性味等必须与疾病的属性相适应，否则即起恶化加重作用。如寒症疾病应忌生冷、瓜果等寒凉性食物，而宜食温热性食物；热症则宜食寒凉、平性食物，而忌食温热性食物，故应忌辛辣、姜、葱、烟、酒及油炸之类。阳虚宜温补，忌食寒凉性食物；阴虚宜清补，忌食温热性食物。如肺结核患者，大多属阴虚体质，应禁忌辛辣动火伤阴伤络的食物，如食之，可引起咯血；水肿病人大都为脾肾两虚，必忌盐，因盐属咸寒之物，可让水肿加重；肝阳上亢头晕、头痛病人大多为阳亢之体，应忌食动风动火食物，如食辛辣湿热之物，可致动风升阳，使病情加剧。

服药饮食禁忌，指服药期间对某些食物的禁忌，又称忌口。一般在服药期间，忌食生冷、油腻、腥膻、有刺激性的食物。此外，病情不同，饮食禁忌也有区别，如热性病忌食辛辣、油腻、煎炸类食物，寒性病忌食生冷，胸痹者忌食肥甘厚味，疮疡及皮肤患者忌食腥膻发物及辛辣刺激性食品等。还有，在服药期间，应特别注意所食食物之性味与所服药物是否矛盾，中医书中曾提出过不少服药时的食物禁忌，例如：牛膝要忌食牛肉；商陆忌犬肉；桔梗、乌梅忌猪肉；鳖甲忌苋菜；绿矾忌荞麦等。服发汗解表药时，要禁忌生冷及酸性食物；服滋补药如参类时应禁食萝卜；服健脾和胃宽中药物时，应忌食豆类、油腻食物等，不然的话，食用与药物性味相反，就会减低药物的疗效，或引起不良反应，故必须避免。

（杨百京）

第二十五章　常见疾病的中医食疗

饮食是人体生长发育和抵抗疾病的物质基础。任何疾病的防治都要有一定营养的饮食来配合。疾病的饮食配合关系到防治的成效，值得重视。

第一节　病人饮食分类

根据病人疾病的情况、个体差异、咀嚼功能和脾胃运纳功能的强弱，可以分别采用多种形式的饮食，医学上把它分为基本饮食和特别饮食两大类。

一、基本饮食

基本饮食的种类虽然很多，但按其质量及烹调方法，可分为普通饭菜、软饭菜、半流质和流质四种。

（一）普通饭菜

1. 饮食特点：这种饭菜除少用煎炸的、不易消化的食物外，通常和一般健康人的日常饮食相仿。

2. 适用对象：凡脾胃运纳功能正常者，无饮食禁忌者，都可试用普通饭菜。如①疾病恢复期、没有饮食禁忌者；②没有口腔炎症和咀嚼不便；③没有发热者。

（二）软饭菜

1. 饮食特点：是由普通饭菜改变而来的，介于普通饭菜与半流质饮食之间。其特点在于一个“软”字，必须是含渣滓少，便于咀嚼、易于消化的饭菜，烹调时必须切碎煮软，不能用油炸，油煎等做法。

2. 适用对象：脾胃运纳功能尚不能适应普通饭菜的病人。如①疾病恢复期消化吸收能力较差，或有较严重的消化道慢性病；②年老体弱或咀嚼不便；③有低热或退热后不久。

3. 主食：馒头，米饭、面条、面片、包子、饺子、馄饨等。

4. 副食：①肉类如瘦嫩的猪肉、牛肉、羊肉等；如能选用鸡、鱼、虾、肝、腰子等更好。应炖烂、或把肉剁成肉末，做成肉丸子、肉饼等。②蛋类除油炸外均可。③水果应该去皮。④注意补充所需的维生素。

5. 忌用食品：①油炸煎的食物；②生的蔬菜和凉拌的菜类；③硬果类，如花生米、杏仁、核桃等；④粗纤维多的蔬菜，如豆芽、芹菜、韭菜、黄瓜、藕、榨菜等；⑤强烈的调味品，如辣椒、芥末、胡椒、咖喱等。

（三）半流质

1. 饮食特点：以半液体的食物为主，比软饭菜更易消化，食品的外观呈半流动状态，渣滓含量极少。半流质饮食由于含水量多，所进食物较少，因此在营养供给上往往低于普通饭菜。为了使病人能保持摄入一定量的营养素和需要的热量，大多采用少食多餐的方式（一般每隔 2 ～ 3 小时吃一次，每天吃 5 ～ 6 次）。

2. 适用对象：脾胃运纳功能尚不能适应普通饭菜和软饭菜的病人。如①有较严重的消化道疾病；②口腔有病或咀嚼不便；③发热；④施行手术后不久。

3．主食：各种细粮的粥类，其他还可用挂面、面片、馄饨、藕粉、饼干、面包片等。

4．副食：①肉类只限用少量瘦嫩筋少的猪肉、羊肉及牛肉等；应剁碎煮烂；肝、鱼、虾等则可切成极薄的片。②蛋类除煎炸外均可。③各种乳类及其制品。④豆类如豆腐浆、豆腐脑等。

5．忌用食品：馒头、蒸饭、烙饼、包子、大量肉类、油脂类及用油煎炸的食品等。

（四）流质

1．饮食特点：食品多半呈液体状态，没有渣滓，极易消化。一般采用少食多餐的方式（每隔2～3小时吃一次，每天吃6～7次）。但长期食用，热量和各种营养素都感不足，故只宜短期采用。

2．适用对象：脾胃运纳功能尚不能适应普通饭菜、软饭菜和半流饮食的病人。一般适用于下述情况：①高热；②病势严重，身体虚弱；③急性消化道炎症；④口腔有病或咀嚼不便；⑤患有急性感染如肺炎、丹毒等。

二、特别饮食

特别饮食是以上述基本饮食为基础，再根据防治疾病的需要，增加或减少某些食物成分，达到治疗或控制疾病的目的。最常采用的特别饮食有如下几种：

（一）高蛋白质

1．饮食特点：在基本饮食的基础上，每餐应另加动物蛋白质含量丰富的食物。

2．适用对象：蛋白质的需要量绝对或相对不足，且在饮食中适当增加蛋白质含量后，脾胃运纳功能仍正常者。一般适用于下述情况：①显著消瘦，体重明显不足，需要增加营养者；②手术前或病后恢复期；③各种血浆蛋白明显低下的病人，如各种肝病或肝硬化者，但无肝昏迷倾向；④大面积烧伤；⑤各种消耗性疾病，如肺结核、癌证、伤寒病等；⑥孕妇、哺乳期妇女等。

（二）低蛋白质

1．饮食特点：原则上以素食为主，一般不采用鱼、肉、蛋、和豆类制品等。要求在一天的普通饭菜或软饭菜中，蛋白质含20g，最高每天每公斤体重亦不能超过1g。

2．适用对象：凡吃了含蛋白质过多的食物后便能引起病情恶化的，均要求采用低蛋白质饮食。一般适用于下述情况：①急性肾炎伴有尿闭或氮质血症者；②尿毒症；③肝功能严重损害，并伴有肝昏迷倾向。

（三）高热量

1．饮食特点：每日饮食的总热量必须高于普通饮食的总热量。加餐是最常用的办法。

2．适用对象：因病情需要，而且又能吃较多饮食者。一般用于下述情况：①体重不足和营养不良；②甲状腺功能亢进；③病后恢复期；④肝炎和肝硬化；⑤发热；⑥乳母、孕妇和强体力劳动者。

（四）低热量

1．饮食特点：每日饮食总热量低于普通饮食的总热量。一般是每日在1200～1500卡以下。

2．适用对象：因治疗需要减轻体重，或者为了控制病情，减少机体代谢方面的负担。一般用于下述情况：①单纯性肥胖；②心脏病体重过重；③肥胖的糖尿病病人。

（五）少油

1．饮食特点：所选食物和烹调方法，均以少油为原则。

2．适用对象：凡因治疗需要或防止病情恶化而要求忌油者。一般用于下述情况：①大部分的胆囊和胰腺疾病；②腹泻或腹泻恢复期；③高血压和动脉硬化症；④血脂及胆固醇过高；⑤肥胖症。

（六）少渣

1．饮食特点：所选食物以少渣滓为原则。

2．适用对象：凡因治疗需要或防止病情恶化而要求减少肠蠕动和大便次数者。一般用于下述情况：①各种原因的腹泻；如痢疾、慢性肠炎等；②伤寒恢复期；③胃、肠、肛门手术后恢复期；④肛瘘和痔疮并发出血、栓塞；⑤肠道肿瘤。

（七）多渣

1．饮食特点：所选食物以含渣滓量高为其特点。

2．适用对象：凡因治疗需要，通过含渣多的食物（一般指植物纤维素）来促进肠蠕动和增加排大便能力。一般用于下述情况：①习惯性便秘；②由于多次怀孕、肥胖、年老等原因，腹肌和膈肌衰弱，失去正常紧张力而引起便秘的病人。

（八）少盐、无盐或少钠

1．饮食特点：根据病情需要，在选用食物和烹调技术上，均以少盐、无盐或少钠为特点。

2．适用对象：凡因治疗需要或防止病情恶化而要求必须限制食盐或钠用量者。一般用于下述情况：①各种心脏病出现心力衰竭并水肿的病人；②急、慢性肾炎有水肿者；③肝硬化腹水及其他各种水肿病人；④重度高血压；⑤妊娠毒血症；⑥应用某些药物（如可的松、泼尼松、促肾上腺皮质激素，11-去氧皮质酮等），容易使钠盐停留在体内而引起水肿的病人。

（九）口腔半流质

1．饮食特点：原则上主食不限量，可用的食品如烧糊的面条、厚粥、菜泥、鱼肉丸子、牛奶、鸡蛋、蛋糕等。

2．适用对象：颌骨良性和恶性肿瘤手术后。

（十）清流质

1．饮食特点：为了避免或减轻手术后肠胀气，要求不用过甜或胀气的食物，如牛奶、豆浆等。

2．适用对象：官颈癌、官体癌、卵巢癌、绒癌、食管癌、贲门癌、胃癌、结肠癌、直肠癌、肛管癌、膀胱癌等手术后。

（十一）管喂混合流质

1．饮食特点：可用这种流质经胃或肠造瘘处灌入。开始时可用少量，以后逐渐增加，每日六次，每次从一两逐渐加到四两。

2．适用对象：舌癌、喉癌、颌骨肿瘤病人手术后口腔暂时不能进食者，或食管癌因食道狭窄或食管穿破和胃癌晚期不能手术者。

第二节　常见食疗举例

一、热病膳食

伤寒、温病、感冒、中暑等急性高热患者，多食欲不振，纳食减少，又厌食油腻厚味，故应给予有清热、解毒、生津、祛暑等功能的清淡流质或半流质食物。忌食温热、辛辣、油腻厚味、顽腻难化的食物等。

可用绿豆汤、米汤、赤小豆汤、炒米粥、西瓜汁、绿豆汁、藕粉、杏仁茶、豆浆、莲子汤、果子汁（最好选用鲜果汁，如西瓜汁、梨汁、甘蔗汁、橘子汁等）、菜水（可用冬瓜、黄瓜、白采、芹采、萝卜、藕等煮水）。

表 25-2-1　热病膳食举例

餐次	内容	功能
早餐	糖豆浆 米汤	宽中健脾利水 健脾胃和五脏
加餐	西瓜汁	清热解暑
午餐	绿豆汁 蒸蛋羹	清热解毒 补中益气
加餐	藕粉	调中开胃
晚餐	炒米粥 熬冬瓜	宽中健脾助消化 泻热利水
加餐	梨汁	润肺止渴消痰降火

二、肺痨膳食

肺痨是具有传染性的慢性虚弱性疾病，以身体逐渐消瘦，证见咳嗽、咯血、潮热、盗汗等为特征。是由体质虚弱、气血不足、痨虫传染所致。

脾胃为后天之本，气血生化之源，饮食是防治体质虚弱、气血不足、痨虫传染的重要保证。肺痨的饮食应清淡而富有营养，具有益气养阴作用的食物，如百合、梨、山药、藕、豆腐、茄子、鸡蛋、鸭肉、兔肉、乳品等最宜，忌食辛辣，戒烟酒等，才能提高疗效。

表 25-2-2　肺痨食谱举例

餐次	内容	功能
早餐	牛奶 煮鸡蛋	补气血解虚热 补益气血
加餐	桂圆莲子汤	补中养神益气力
午餐	米饭 炒豆腐 西红柿鸡蛋汤	清热益气、养阴止咳 益气补血
加餐	羊乳	补虚劳润五脏益精气
晚餐	馒头 炖鸭肉 炒茄子	补虚益气血 补中益气、养阴止咳 利肺止咳

三、高血压膳食

高血压发病有多方面的因素，但饮食失节是发病原因之一，如平日过食肥甘厚味，饮酒过度等，均能导致湿浊内生，痰浊阻塞脉络，上扰清窍，而发生高血压病。肥胖患者易患高血压病，就是这个原因。

高血压膳食宜清淡、低盐，忌烟、酒、辛辣或煎炸油腻厚味。应多食新鲜蔬菜，如芹菜、菠菜、萝卜、芥菜、黄瓜、藕等。每日用少量瘦肉，可用黄豆、绿豆及豆制品代替肉类食品。

于正餐外，每日可加煮芹菜水、山楂水、菊花茶或雪梨羹汤，均有降血压作用。

表 25-2-3　高血压病食谱举例

餐次	内容	功能
早餐	豆浆 糖发糕	宽中健脾
午餐	米饭 香干炒芹菜 萝卜粉丝汤	除烦热下淤血 理气宽胸利膈
加餐	山楂水 或雪梨羹汤	消食散瘀行滞 清热化痰
晚餐	馒头 瘦肉末炒豆腐 拌藕片 绿豆汤	豆腐：清热散血 宽胸凉血 清热解毒利尿

四、喘证膳食

喘证以呼吸急促、甚至张口抬肩、鼻翼翕动为特征。

祖国医学认为本病的发生与以下几种情况有关：

1. 外邪侵袭、肺气上逆。
2. 恣食肥甘、生冷，或嗜酒伤中，痰湿内生，壅阻肺气。
3. 情志所伤。
4. 肺肾虚弱。

饮食宜清淡、宜于消化。可常食芝麻、苹果、核桃、荔枝、萝卜、梨、茄子、豆腐、胎盘等，忌肥甘、生冷，或嗜烟酒。

表 25-2-4　喘证食谱举例

餐次	内容	功能
早餐	芝麻粥	滋肾补血、润肠通便
加餐	苹果	清热化痰、生津止渴
午餐	米饭 炒豆腐 西红柿鸡蛋汤	清热益气、养阴止咳 益气补血
加餐	核桃	益肾平喘、润肠通便
晚餐	馒头 炖萝卜 炒茄子	补虚益气血 清热化痰、开胃降气 利肺止咳

五、中风膳食

中风包括现代医学的脑出血、脑血栓形成、脑栓塞、面神经麻痹等疾病。

祖国医学认为中风的发生与以下几种情况有关：

1．由于起居失宜，七情郁结，肝热化风。

2．饮食失节，脾失健运，湿聚生痰。

3．体质素弱，外感风邪。

由于风、火、痰、热互相影响而突然发病，是中风最常见的发病因素。故饮食应忌膏粱厚味、肥甘辛辣等动火生痰之物，如猪肉、鸡肉、猪油、辣椒、烟、酒等。

饮食宜清淡，应多食新鲜蔬菜、水果之类，如萝卜、藕、菠菜、大白菜、芹菜、香蕉、橘子、梨等，以凉血清热、消食开胃、宽胸理气。

当病情严重，患者神志不清时，应给以有清热、降火、化痰作用的鼻饲清淡流质饮食，如藕粉、杏仁茶、鲜萝卜汁、菠菜汁、大白菜水、芹菜水、橘子汁等，兼用米汤、鲜豆浆等健脾养胃之品。

患者神志清醒，病情好转时，给以开胃健脾、清热利大肠之清淡半流质饮食，如玉米面粥、藕片粥、菠菜面片、西红柿挂面等。同时每日应适当配用豆浆、牛奶、豆腐等。

恢复期可增加清淡补品，如清蒸湖鸭、瘦猪肉、鱼虾等，但不可过食油腻，并应严忌饮酒。

表 25-2-5　中风食谱举例——清淡流食

餐次	内容	功能
早餐	糖豆浆 米汤	宽中健脾利水 健脾胃和五脏
加餐	萝卜汁	宽胸利膈理气
午餐	杏仁茶 绿豆汤	宽胸下气 清热利水
加餐	橘子汁	开胃宽胸
晚餐	藕粉 芹菜水	调中开胃 清热除烦
加餐	糖豆浆	宽中健脾利水

表 25-2-6 中风食谱举例——清淡半流食

餐次	内容	功能
早餐	牛奶 糖发糕	补虚解热
加餐	萝卜汁	宽胸利膈理气
午餐	瘦肉末菠菜面片	补血调中开胃润燥
加餐	藕粉	调中开胃
晚餐	玉米面粥 炒豆腐	调中健脾利大肠 清热散瘀
加餐	糖豆浆	宽中健脾利水

六、水肿膳食

体内水液潴留，泛滥肌肤，引起头面、眼睑、四肢、腹背甚至全身水肿者，称为水肿。

膳食中应多用有消肿利尿作用的食物，如赤小豆、绿豆、黄豆、薏米仁、鲤鱼、鲫鱼、墨鱼、冬瓜、黄瓜、西瓜、甜瓜等。患者每日可食用赤小豆粥、薏米仁粥或茯苓粥，用鲤鱼、鲫鱼、墨鱼、冬瓜等做菜，如用赤小豆与鲤鱼同煮食，则利水消肿效果显著。

根据患者水肿轻重程度，应采用低盐或无盐饮食。

表 25-2-7 水肿食谱举例

餐次	内容	功能
早餐	薏米仁粥 糖豆包	健脾利湿 清热健脾利湿
加餐	赤小豆汤加糖	清热健脾利湿
午餐	米饭 拌黄瓜 清蒸鲤鱼	下水气利尿消肿
加餐	西瓜	清热解渴利水
晚餐	米饭 冬瓜粥	泻热利水消肿

七、痢疾膳食

痢疾多发生于夏秋之季，此时气候炎热潮湿，加以起居贪凉，饮食不节或过食生冷，以致湿热相结，气血凝滞而发病。症状多有发热、面赤、口渴、里急后重、便下浓血、日便数次至数十次不等。

1. 应多用有调血理气，开胃化滞，清热祛湿作用的食物；不宜用油腻肥厚及不易消化的食物。

2. 忌食生冷及辛辣动火之物，如凉拌生菜、生水果、冷饮、韭菜、辣椒等。

3. 马齿苋对痢疾有特效，做汤、菜、馅或煮食，能清热解毒杀菌。

4. 用山楂、山楂炭，以达止泻吸着之功效。

痢疾初期发热、下痢次数频繁时，宜用流质饮食，可用米汤、藕粉、豆浆、杏仁茶、菜水、马齿苋水、焦山楂煮水等。

热退，下痢次数减少，病情好转时用清淡少渣半流质饮食，但仍应加马齿苋、大蒜、山楂水等。

恢复期应着重补养脾胃，清理肠浊，可用半流质或软饭，但仍以易消化及少食多餐为原则，并忌油腻、生冷。可用薏米仁粥、糖蒸山药、焖烂扁豆等以健脾利湿、止泻。用豆浆、豆腐等清热、和脾胃、消大肠之浊气。用马齿苋，清余热解余毒。加猪肝、鸡蛋、鲤鱼等，能益气补血，行水利湿。

表 25-2-8　痢疾食谱举例——流食

餐次	内容	功能
早餐	米汤	健脾胃和五脏
加餐	马齿苋水	清热解毒杀菌
午餐	藕粉 米汤	调中开胃止泻 健脾胃和五脏
加餐	山楂水	消食宽中开胃止泻
晚餐	米汤 豆浆	健脾胃和五脏 宽中健脾行水
加餐	杏仁茶	宽胸下气化湿

表 25-2-9　痢疾食谱举例——半流食

餐次	内容	功能
早餐	薏米仁粥 酱豆腐	健脾祛湿
加餐	蒸糖山药	补脾固肠止泻
午餐	白米粥 发糕 猪肝炒豆腐	补血宽中理气
加餐	山楂水	消食宽中开胃止泻
晚餐	马齿苋馅馄饨 蒸蛋羹	清热解毒杀菌 益气补血

八、胃脘痛膳食

胃脘痛即指胃及十二指肠病变，如炎症、溃疡等。主要是由于七情郁结、饥饱失常或寒热不适等所致。大致可分以下三型：

1. 由于忧思郁结，肝郁不舒，横逆犯胃，则胃脘作痛、呃逆嘈杂、呕吐酸水，遇怒则发，应疏肝理气，如例（一）。

（1）饮食宜清淡，易消化，忌粘腻、多油、质硬等，应少食多餐。

（2）用萝卜、藕、菜花等做菜；水果可用橘子、柠檬、菠萝等，或用橘皮、鲜柠檬泡水当茶饮，均有疏气宽中的作用。

表 25-2-10 胃脘痛食谱举例（一）

餐次	内容	功能
早餐	白米粥 蜂糕	健脾祛湿
加餐	藕粉	调中开胃
午餐	软饭 鸡蛋烩菜花	宽中理气
加餐	鲜柠檬茶或用橘皮泡茶	和胃调气解郁
晚餐	发糕 丸子萝卜汤	理气宽胸利膈

2. 由于血虚、肝阴不足，则心烦多梦、急躁易怒、嘈杂泛酸、胃脘隐痛时作等。应多用退火宽中之品，如例（二）。

（1）饮食质地应细软易消化，少食多餐，忌食辣椒、胡椒、生葱、油腻、甜粘等辛热助火食品。

（2）可用玉米面粥、白米粥、烤馒头片、发糕、豆浆、鸭肉、萝卜、白菜、藕等，以退热宽中。

表 25-2-11 胃脘痛食谱举例（二）

餐次	内容	功能
早餐	玉米面粥 烤馒头片	调中开胃健脾利大肠
加餐	藕粉	调中开胃
午餐	软饭 炖鸭块白菜心	清虚热利肠胃
加餐	豆浆	宽中健脾
晚餐	发糕 瘦肉末焖碎藕片	宽胸利膈凉血

3. 由于阳虚中气不足，或寒甚，则面色萎黄，或青，胃脘作痛，遇冷则重，得温则减，喜温喜按，腹泻等，应温中散寒、补中益气，如例（三）。

（1）饮食质地宜细软易消化，少食多餐，忌食生冷瓜果蔬菜、寒凉性食品及油腻甜粘难化之食品。

（2）多用温中、散寒、益气之品，如山药、莲子、红枣、羊肉、羊乳、鸡肉、鸡蛋、胡萝卜、生姜、扁豆等。

表 25-2-12　胃脘痛食谱举例（三）

餐次	内容	功能
早餐	羊乳 蜂糕	补虚劳益精气
加餐	红枣蒸山药	缓中补脾益气
午餐	软饭 黄芪炖鸡 焖胡萝卜	补中益气补虚损 健脾助消化
加餐	生姜红糖水	温中散寒
晚餐	发糕 蒸蛋羹 煸扁百	益气补血 健脾祛湿

九、贫血膳食

贫血症状有面色萎黄、神疲乏力、纳食减少、舌淡且胖、脉细虚等。

祖国医学认为贫血原因有：

1. 营养不良。
2. 体内有寄生虫慢性消耗。
3. 心脾不足，气血生化不足，及脾失健运等。

饮食治疗宜补血益气，健脾开胃，补精生血等。除多用有补益作用的食品外，并可加入黄芪、当归、丹参、冬虫夏草等补益气血的药物同用，以加强调补功能。

可用各种动物肝，母鸡、羊肉、牛肉、羊乳、鸡蛋、猪心、海参、干贝、鱼虾等。蔬菜可用木耳、菠菜、胡萝卜、紫菜头、西红柿、黄花菜等。干鲜果品宜用红枣、桂圆、栗子、山药、莲子、核桃、葡萄等。

忌用辛辣、寒凉之物，如辣椒、生葱、冷食、浓茶、酒等。

表 25-2-9　贫血食谱举例

餐次	内容	功能
早餐	红枣粥 煮鸡蛋	养脾胃补气血 补益气血
加餐	桂圆莲子汤	补中养神益气力
午餐	米饭 焖鸡块油菜底 西红柿鸡蛋汤	补虚温中 益气补血
加餐	羊乳	补虚劳润五脏益精气
晚餐	馒头 炖羊肉胡萝卜底 猪肝菠菜汤	补虚益气 血 宽胸利膈补血 补肝养血润燥

十、黄疸膳食

黄疸以目黄、身黄、小便黄为主要症状。多有湿邪为患。

祖国医学认为本病的发生与以下几种情况有关：

1．时邪外袭，湿热熏蒸肝胆。

2．饮食不节、饥饱失常，或嗜酒过度，损伤脾胃，湿热内生。

3．脾胃虚寒，寒湿内生。

4．积聚日久不消，结石、瘀血阻滞胆道。

饮食原则上要求简单适口，一般蛋白质要高，脂肪要低，糖要充足，维生素要丰富。所以应多食瘦肉、豆制品、蛋类、新鲜蔬菜、水果、蜂蜜等，忌肥甘、辛辣、生冷、煎炸、烟酒等。如果是爆发性肝炎、肝癌、肝硬化晚期、肝功能极度低下并拌血氨增高时，则应完全限制蛋白质，禁用肉食品，只给病人糖类食物，如果汁、藕粉、蜂蜜、稀饭、饼干，以防止诱发肝昏迷。

表 25-2-14　黄疸痛食谱举例

餐次	内容	功能
早餐	牛乳 蜂糕	补虚解热
加餐	赤豆汤	清热解毒化湿
午餐	软饭 炒豆腐 薏米仁粥	健脾益胃、清热散瘀 健脾化湿
加餐	藕粉	调中开胃化湿
晚餐	面条 烤红薯 焖扁豆	健脾益胃、利湿退黄 健脾祛湿

十一、便秘膳食

便秘可见于多种疾病，主要由于传导功能失常，粪便在肠内停留时间过久，水分被吸收，而致粪质干燥，坚硬所致。

祖国医学认为本病的发生与以下几种情况有关：

1．素体阳盛，或因饮酒过度，过食辛辣厚味，导致肠胃积热，或热病伤阴。

2．忧愁、思虑过度，或久坐少动，或劳倦内伤、或病后、产后，以及年老体弱等。

为了防治便秘，经常要多喝开水，有些人习惯每天早上起来喝一杯淡盐开水，也有好处。其次要多吃含渣滓较多的食物，特别是含粗纤维多的新鲜蔬菜，如青菜、芹菜、韭菜等。多食香蕉、苹果等水果，以及蜂蜜、生瓜子等也有好处。

忌食辛辣食物、少食煎炸食物。养成定时排便的习惯。

表 25-2-15　便秘食谱举例

餐次	内容	功能
早餐	牛奶 发糕	补虚解热
加餐	蜂蜜水	补中益气、润肠通便
午餐	米饭 炒芹菜肉	健脾、清热、利气
加餐	香蕉	清热止渴、润肠通便
晚餐	馒头 韭菜炒鸡蛋 米粥	补肾壮阳、补虚通便

十二、消渴膳食

消渴是以多食、多饮、多尿、身体消瘦或尿有甜味为特征的病症。

祖国医学认为本病的发生与以下几种情况有关：

1. 过食肥甘、醇酒厚味，致脾胃运化失职，积热内蕴，化燥伤津。
2. 长期的精神刺激。
3. 劳欲过度，或阴虚之体，房事不节，劳伤过度。
4. 遗传因素。

消渴病不论病情轻重，不论什么类型，都首先要进行饮食治疗。关键是控制主食和忌糖。如果只图一时痛快，大吃大喝，不控制饮食，病情就会恶化。以主食来讲，淀粉类食物，如米、面、玉米面、高粱米、荞麦面、小米等都可以吃，但每天总量应限制在 5 ～ 11 两之间，最好是 5 ～ 7 两。要避免吃甘薯等含糖高的食物。以副食来讲，应选择含蛋白质多的食物，黄豆最好。其他如猪瘦肉和鸡蛋都可以吃，对于脂肪，应当多吃植物脂肪，少食动物脂肪。

不论哪种饮食，每餐的数量必须比较稳定。限制主食量后感到饥饿，可用下列蔬菜补充：小白菜、大白菜、菠菜、油菜、洋白菜、苋菜、韭菜、冬瓜、南瓜、黄瓜、苦瓜、丝瓜、番茄、绿豆芽、茄子、花菜、西葫芦、红小萝卜、雪里红、龙须菜、塌棵菜、空心菜、芥菜等。另外在烹调时还可以用酱油、盐、醋、姜、糖精、味精等佐料。

表 25-2-16　消渴食谱举例

餐次	内容	功能
早餐	牛奶 咸蛋	补虚解热 补益气血
加餐	黄瓜	清热解毒、生津止渴
午餐	米饭 炒芹菜肉	健脾、清热、利气
加餐	南瓜粥	健脾益气、生津止渴
晚餐	馒头 炒豆腐 米粥	清热散瘀 健脾胃和五脏

（陈燕）

主要参考书目

1. 陈清，范曼主编．临床营养基本理论与技能．乌鲁木齐：新疆人民卫生出版社，2003.
2. 中国营养学会《中国居民膳食指南》专家委员会．《中国居民膳食指南》(2007)（节录)．营养学报，2008，30 (1)：2－18.
3. 吴坤．营养与食品卫生学．（第5版）．北京：人民卫生出版社，2003.
4. 顾景范，杜寿芬，查良锭，等．现代临床营养学．北京：科学出版社，2003.
5. 于康．临床营养治疗学．北京：中国协和医科大学出版社，2004.
6. 葛可佑．中国营养科学全书（上下册）．北京：人民卫生出版社，2004.
7. 王希成．营养学一概念与争论．北京：清华大学出版社，2004.
8. 曹伟新．临床营养新概念与新技术．北京：人民军医出版社，2003.
9. 李晶，闻平．痛风患者健康箴言一痛风诊疗新进展．北京：人民军医出版社，2003.
10. 薛耀明，李晨钟．痛风的诊断与治疗．北京：人民军医出版社，2003.
11. 吴肇汉主编．实用临床营养治疗学．上海：上海科学技术出版社，2001，332－337.
12. 赵昌峻主编．临床营养诊断与治疗．杭州：浙江科学技术出版社，2000，106－108.
13. 史奎雄．医学营养学．上海：上海交通大学出版社，1998.
14. Barker H. M. (2002) . Nutrition and Dietetics for Health Care (10th) . London: Churchill Livingstone.
15. Curry K. R. &.Jaffe A. (1998) . Nutrition Counseling & Communication Skills. Philadelphia: W. B. Saunders Company.